常见疾病影像检查技术与诊断

CHANGJIAN JIBING

YINGXIANG JIANCHA JISHU YU ZHENDUAN

主编　江万里　周　娟　时志强　刘晓伟

刘晓云　李志鹏　张友军

上海科学技术文献出版社

Shanghai Scientific and Technological Literature Press

图书在版编目（CIP）数据

常见疾病影像检查技术与诊断／江万里等主编 .--
上海：上海科学技术文献出版社,2023.8
ISBN 978-7-5439-8927-6

Ⅰ.①常… Ⅱ.①江… Ⅲ.①常见病－影像诊断
Ⅳ.①R445

中国国家版本馆CIP数据核字（2023）第173223号

组稿编辑：张　树
责任编辑：苏密娅
封面设计：宗　宁

常见疾病影像检查技术与诊断

CHANGJIAN JIBING YINGXIANG JIANCHA JISHU YU ZHENDUAN

主　　编：江万里　周　娟　时志强　刘晓伟　刘晓云　李志鹏　张友军
出版发行：上海科学技术文献出版社
地　　址：上海市长乐路746号
邮政编码：200040
经　　销：全国新华书店
印　　刷：山东麦德森文化传媒有限公司
开　　本：787mm×1092mm　1/16
印　　张：23.5
字　　数：598千字
版　　次：2023年8月第1版　2023年8月第1次印刷
书　　号：ISBN 978-7-5439-8927-6
定　　价：198.00元

编/委/会

主　编

江万里　周　娟　时志强　刘晓伟
刘晓云　李志鹏　张友军

副主编

周　猛　邱先锋　彭　容　张茗芝
宋丽娜　邵占功　梁玉刚　王付敏

编　委（按姓氏笔画排序）

王　舟（山东中医药大学附属医院）
王小龙（河北省儿童医院）
王付敏（河北省邯郸市中心医院）
刘印文（山东省聊城市东昌府区中医院）
刘松军（寿光市中医医院）
刘晓云（东阿县妇幼保健院）
刘晓伟（昌乐齐城中医院）
江万里（山东中医药大学）
李志鹏（鄄城县第二人民医院）
时志强（济南市莱芜人民医院）
邱先锋（无棣县水湾镇中心卫生院）
宋丽娜（湖北医药学院附属襄阳市第一人民医院）
张友军（潍坊市益都中心医院）
张茗芝（滕州市东郭中心卫生院）
邵占功（河北省秦皇岛市青龙满族自治县医院）
周　娟（菏泽市第六人民医院）
周　猛（山东颐养健康集团新泰协庄医院）
周金玲（宜城市人民医院）
梁玉刚（河北省秦皇岛市青龙满族自治县医院）
彭　容（攀枝花市中心医院）

前 言

医学影像学是现代医学的重要分支。自 20 世纪后期到现在，随着 CT、MRI、PET-CT、新型超声、分子影像等众多新技术、新方法的出现，医学影像学获得了迅猛发展，在临床诊疗活动中有十分重要的作用。目前，医学影像学不仅能够提供适时、三维、动态的大体影像解剖学信息，而且能够反映疾病分子水平的功能和代谢状态，在辅助诊断、计划治疗和随访疗效中发挥着重要作用。让广大医务工作者更好地了解现代医学影像学的进展，合理利用各种影像诊疗手段，更好地为患者服务，是医学教育的重要任务。为此，我们特组织编者编写了《常见疾病影像检查技术与诊断》一书，以帮助影像工作者迅速、准确地对临床常见疾病做出判断。

本书侧重介绍了各种常见疾病影像学检查方法的选择和主要影像征象。本书的编写将学术性与实用性相结合，内容丰富、详略得当、条理清晰，力求全面、系统、准确的阐述医学影像在疾病诊断方面的应用，实现书本知识与临床实践的统一，在评估病情、判定病灶性质、制订手术方案、评估治疗效果中具有重要意义，是一本集权威性、前沿性和可操作性于一体的影像学书籍，适用于广大影像科医师，也可作为临床医师选择影像检查方法、学习疾病影像表现的参考书。

本书编者较多，写作方式和文笔风格不尽一致，虽已反复校对、多次修改，但难免存在疏漏与错误之处，恳请广大读者提出宝贵的意见，以期再版时进一步完善。

《常见疾病影像检查技术与诊断》编委会
2023 年 6 月

目 录

第一章

X线成像基础

第一节　X线成像的基本原理

一、X线影像信息的传递

(一)摄影的基本概念

1.摄影

将光或其他能量携带的被照体的信息状态二维形式加以记录,并可表现为可见光学影像的技术。

2.影像

反映被照体信息的不同灰度(或光学密度)及色彩的二维分布形式。

3.信息信号

由载体表现出来的单位信息量。

4.成像过程

光或能量→信号→检测→图像形成。

5.成像系统

将载体表现出来的信息信号加以配制,就形成了表现信息的影像,此配制称为成像系统。即从成像能源到图像形成的设备配置。

(二)X线影像信息的形成与传递

1.X线影像信息的形成

由X线管焦点辐射出的X线穿过被照体时,受到被检体各组织的吸收和散射而衰减,使透过后X线强度的分布呈现差异;到达屏-片系统(或影像增强管的输入屏),转换成可见光强度的分布差异,并传递给胶片,形成银颗粒的空间分布,再经显影处理成为二维光学密度分布,形成光密度X线照片影像。

2.X线影像信息的传递

如果把被照体作为信息源、X线作为信息载体,那么,X线诊断的过程就是一个信息传递与转换的过程。下面以增感屏-胶片体系作为接受介质,说明这一过程的五个阶段。

第一阶段：X 线对三维空间的被照体进行照射，形成载有被照体信息成分的强度不均匀分布。此阶段信息形成的质与量，取决于被照体因素（原子序数、密度、厚度）和射线因素（线质、线量、散射线）等。

第二阶段：将不均匀的 X 线强度分布，通过增感屏转换为二维的荧光强度分布，再传递给胶片形成银颗粒的分布（潜影形成）；经显影加工处理成为二维光学密度的分布。此阶段的信息传递转换功能取决于荧光体特性、胶片特性及显影加工条件。此阶段是把不可见的 X 线信息影像转换成可见密度影像的中心环节。

第三阶段：借助观片灯，将密度分布转换成可见光的空间分布，然后投影到人的视网膜。此阶段信息的质量取决于观片灯的亮度、色温、视读观察环境及视力。

第四阶段：通过视网膜上明暗相间的图案，形成视觉的影像。

第五阶段：最后通过识别、判断作出评价或诊断。此阶段的信息传递取决于医师的资历、知识、经验、记忆和鉴别能力。

二、X 线照片影像的形成

X 线透过被照体时，由于被照体对 X 线的吸收、散射而减弱。含有人体密度信息的射线作用于屏-片系统，经加工处理后形成了密度不等的 X 线照片。

X 线照片影像的五大要素：密度、对比度、锐利度、颗粒度及失真度，前四项为构成照片影像的物理因素，后者为构成照片影像的几何因素。

（一）光学密度

1.透光率

透光率指照片上某处的透光程度。在数值上等于透过光线强度与入射光线强度之比，用 T 表示：$T=$ 透过光线强度/入射光线强度 $=I/I_0$。

T 值的定义域为 $(0,1)$，透光率表示的是照片透过光线占入射光线的百分数，T 值大小与照片黑化的程度呈相反关系。

2.阻光率

阻光率指照片阻挡光线能力的大小。在数值上等于透光率的倒数，用 O 表示：$O=1/T=I_0/I$。O 的定义域为 $(1,\infty)$。

3.光学密度

照片阻光率的对数值称作照片的光学密度值，用 D 表示：$D=\lg O=\lg(I_0/I)$。光学密度也称黑化度。密度值是一个对数值，无量纲。

（二）影响 X 线照片密度值的因素

1.照射量

在正确曝光下，照射量与密度成正比，但在曝光过度或不足时，相对应的密度变化小于照射量变化。这说明影像密度的大小不仅取决于照射量因素，还取决于 X 线胶片对其照射量的反应特性。

2.管电压

管电压增加使 X 线硬度增强，使 X 线穿透物体到达胶片的量增多，即照片的密度值增加。由于作用于 X 线胶片的感光效应与管电压的 n 次方成正比，所以当胶片对其响应处于线性关系时，密度的变化则与管电压的 n 次方成正比例。管电压的变化为 $40\sim150$ kV 时，n 的变化从

4 降到 2。

3.摄影距离

X线强度的扩散遵循平方反比定律,所以作用在 X 线胶片上的感光效应与摄影距离(FFD)的平方成反比。

4.增感屏

胶片系统在 X 线摄影时,增感屏与胶片组合使用,其相对感度提高,影像密度增大。

5.被照体厚度、密度

照片密度随被照体厚度、密度的增高而降低。肺脏不能单以厚度来决定其吸收程度,吸气程度不同,从而对照片密度的影响也不同。肺的吸气位与呼气位摄影要获得同一密度的影像,X 线量差 30%~40%。

6.照片冲洗因素

X 线照片影像密度的变化,除上述因素之外,与照片的显影加工条件有密切关系,如显影液特性、显影温度、显影时间、自动洗片机的显影液、定影液的补充量等。

(三)照片影像的适当密度

符合诊断要求的照片密度应适当,一般在 0.20～2.00。

三、X 线对比度

(一)概念

1.X 线对比度的定义

X 线照射物体时,如果透过物体两部分的 X 线强度不同,就产生了 X 线对比度 K_X,也称射线对比度。

$$K_X = \frac{I}{I'} = \frac{I_0 e^{-\mu d}}{I_0 e^{-\mu' d'}} = e^{\mu' d' - \mu d}$$

式中:I_0 为入射线量,I、I' 为不同部位的透过 X 线强度,μ、μ' 为物体不同部位的吸收系数,d、d' 为物体不同部位的厚度。

2.X 线对比度按指数规律变化

从表达式看 K_X 只与 $d'(\mu' - \mu)$ 有关系,但实际上围在 $\mu' d'$ 周围的 μd 滤过板的作用,使 X 线质变硬;另外,μd 产生散射线,使对比度受到损失。

3.影响 X 线对比度的因素

影响 X 线对比度的因素有 X 线吸收系数 μ、物体厚度 d、人体组织的原子序数 Z、人体组织的密度 ρ、X 线波长 λ。

4.人体对 X 线的吸收

人体对 X 线的吸收按骨、肌肉、脂肪、空气的顺序而变小,所以在这些组织之间产生 X 线对比度。而在消化道、泌尿系统、生殖系统、血管等器官内不产生 X 线对比度,无法摄出 X 线影像,但可以在这些器官内注入原子序数不同或者密度不同的物质(对比剂),即可形成 X 线对比度。

(二)X 线对比度指数

在 $K_X = e^{d'(\mu' - \mu)}$ 表达式中的指数 $(\mu' - \mu)$,即吸收系数之差是形成 X 线对比度的原因,把 $(\mu' - \mu)$ 称为对比度指数。

对比度指数特点：管电压上升，对比度指数下降，软组织之间的对比度指数亦变小。软组织的对比度指数在管电压为 40 kV 时仅是 0.07，30 kV 时上升到 0.14。若管电压下降，指数上升很快。肺组织的对比度指数在管电压上升时下降很快，但在 60～80 kV，对比度指数几乎不变化。

(三)X 线对比度观察法

1.透视法

通过荧光板，将波长为 $(0.1 \times 10^{-8}) \sim (0.6 \times 10^{-8})$ cm 的 X 线转换成波长为 $(5 \times 10^{-5}) \sim (6 \times 10^{-5})$ cm 的可见影像。

2.摄影法

胶片接受 X 线照射形成潜影，通过显影处理而成为可见影像的方法。但胶片感光膜对 X 线的吸收很少，99% 的 X 线穿过胶片，因而需将 X 线通过荧光物质制成的增感屏转变为荧光，使胶片感光（医用 X 线摄影几乎都用这个方法）。

四、X 线照片的光学对比度

(一)概念

1.定义

X 线照片上相邻组织影像的密度差称为光学对比度。照片对比度依存于被照体不同组织吸收所产生的 X 线对比度及胶片对 X 线对比度的放大结果。

X 线胶片由双面药膜构成，所以观察到的对比度是一面药膜对比度的 2 倍。

2.照片上光学对比度(K)与 X 线对比度(K_x)的关系

光学对比度是依存于被照体产生 X 线对比度 K_x 的。利用胶片特性曲线可以得出：

$$K = D_2 - D_1 = \gamma \lg I_2 / I_1 = \gamma \lg K_x = \gamma(\mu_1 d_1 - \mu_2 d_2) \lg e$$，式中，γ 表示 X 线胶片特性曲线的斜率，μ_1、μ_2、d_1、d_2 分别表示被照体两部分的线性吸收系数和厚度。

(二)影响照片对比度的因素

主要为胶片 γ 值、X 线质和线量及被照体本身的因素。

1.胶片因素

胶片的反差系数(γ 值)直接影响着照片对比度，因 γ 值决定着对 X 线对比度的放大能力，故称其为胶片对比度。应用 γ 值不同的胶片摄影时，所得的照片影像对比度是不同的，用 γ 值大的胶片比用 γ 值小的胶片获得的照片对比度大。

此外，使用屏-片系统摄影，与无屏摄影相比，增感屏可提高照片对比度。同样，冲洗胶片的技术条件也直接影响着照片对比度。

2.射线因素

(1)X 线质的影响：照片对比度的形成，实质上是被照体对 X 线的吸收差异，而物质的吸收能力与波长(受管电压影响)的立方成正比。在高千伏摄影时，骨、肌肉、脂肪等组织间 X 线的吸收差异减小，所获得的照片对比度降低；在低千伏摄影时，不同组织间 X 线的吸收差异大，所获得的照片对比度高。

(2)X 线量(mAs)的影响：一般认为 mAs 对 X 线照片的对比度没有直接影响，但随着线量的增加，照片密度增高时，照片上低密度部分影像的对比度有明显好转。反之，密度过高，把线量适当减少，也可使对比度增高。

(3)灰雾对照片对比度的影响：由 X 线管放射出的原发射线，照射到人体及其他物体时，会产生许多方向不同的散射线,在照片上增加了无意义的密度,使照片的整体发生灰雾,造成对比度下降。

灰雾产生的原因:胶片本底灰雾;焦点外X线和被检体产生的散射线;显影处理。

3.被照体本身的因素

(1)原子序数:在诊断放射学中,被照体对X线的吸收主要是光电吸收。特别是使用低kV时,光电吸收随物质原子序数的增加而增加。人体骨骼由含高原子序数的钙、磷等元素组成,所以骨骼比肌肉、脂肪能吸收更多的X线,它们之间也就能有更高的对比度。

(2)密度:组织密度越大,X线吸收越多。人体除骨骼外,其他组织密度大致相同。肺就其构成组织的密度来讲与其他脏器相似,但活体肺是个充气组织,空气对X线几乎没有吸收,因此肺具有很好的对比度。

(3)厚度:在被照体密度、原子序数相同时,照片对比度为厚度所支配,如胸部的前、后肋骨阴影与肺部组织形成的对比度不一样,原因是后肋骨厚于前肋骨。另外,当组织出现气腔时相当于厚度减薄。

(江万里)

第二节　X线成像的检查方法

X线成像的检查方法可分为普通检查、特殊检查和造影检查三类。普通检查包括透视和X线摄影,是X线检查中最早应用和最基本的方法。后来,在普通检查方法的基础上又创造了多种特殊摄影和各种造影检查方法,特别是近些年来更为突出,从而为人体各部位的结构和器官显影开辟了新的途径。

一、普通检查

(一)荧光透视

荧光透视(简称透视)是一种简便而常用的检查方法。透视时,需将检查的部位置于X线管和荧光屏之间。除观察形态外还可观察器官的活动,如呼吸运动,心脏和大血管的搏动,胃肠道的蠕动和排空等。

一般透视在荧光屏上所显示阴影的亮度不够强,较轻微和细致的结构或改变不易显示,较厚和较密实的部位则因基本不易透过而显影不清,所以透视最适用于胸部以观察肺、心脏和大血管。在骨骼系统一般限于观察四肢骨骼的明显病变如骨折、脱位等;对颅骨、脊柱、骨盆等均不适用。对腹部病变,除观察膈下积气和胃肠道梗阻,积气、积液及致密的异物外,一般不做透视,但在进行胃肠钡餐检查和钡剂灌肠时就必须用透视。

透视的优点在于比较经济方便,而且当时即可得出初步结果,还可以直接观察器官的运动功能。其主要缺点为不能显示轻微改变和观察较厚的部位,而且不能留有永久的记录以供随时观察或复查时比较。

一般透视工作在暗室中进行,故在工作开始前应充分做好眼的暗适应,否则轻微改变会被遗漏。暗适应需时11分钟左右。使用影像增强装置,荧光屏亮度大大提高,透视可不在暗室中进行。

在检查前,应简单告诉被检查者透视的步骤和目的,并尽量脱去有扣子或较厚的衣服,除去一切外物(如饰物、膏药、敷料等),以免产生混淆阴影引起误诊。

(二)摄影

摄影也是一种常用的主要检查方法。摄影时,需将受检部分置于 X 线管与胶片之间,并贴近胶片,固定不动。胸部和腹部摄片时需停止呼吸,否则会导致影像模糊。摄片时,也须将外物(如饰物和敷料等)除去,以免造成混淆的阴影。

摄影可用于人体任何部位。常用的投照位置为正位,其次为侧位;在不少部位如四肢和脊柱等,需要同时摄正、侧位,其他的投照位置包括斜位、切线位和轴位等。摄影的优点在于能使人体厚、薄的各部结构较清晰地显示于 X 线片上,并可作永久记录,以便随时研究或在复查时对照、比较,以观察病情的演变。缺点是检查的区域受限于胶片大小,不能观察运动功能而且费用较大。

在实际工作中,透视和摄影是相互辅助而应用的,一方的优点即是另一方的缺点。因此,常常两者并用,取长补短,以使诊断更为全面正确。

二、特殊摄影检查

(一)体层摄影

普通 X 线照片是 X 线投照路径上所有影像重叠在一起的总和投影。感兴趣层面上的影像因与其前、后影像重叠,而不能清晰显示。体层摄影则可通过特殊的装置和操作获得某一选定层面上组织结构的影像,而不属于该选定层面的结构则在投影过程中被模糊掉。体层摄影常用于明确平片难以显示,重叠较多和处于较深部位的病变,多用于了解病变内部结构有无破坏、空洞或钙化,边缘是否锐利,以及病变的确切部位和范围,显示气管、支气管腔有无狭窄、堵塞或扩张;配合造影检查以观察选定层面的结构与病变。

(二)荧光缩影

荧光缩影是将被检查部位的阴影显示于荧光屏上,再以照相机将屏上的影像摄成缩小的照片。在荧光屏上产生明亮的影像需要毫安较大的 X 线机(100～500 mA)。缩影片大小可为 35 mm、70 mm 和 100 mm。在 35 mm 和 70 mm 的小片上,不易看到细节,须用适当的放大设备来观察。在缩影片上发现问题,还需摄大片详细研究。荧光缩影最常用于大量的肺部集体检查,这种方法可以代替常规透视检查,包括医院和诊疗机构中的胸部透视。它不仅比透视的效率高,使被检查者和工作人员所受的射线量远为减少,并且还可留作记录。

(三)放大摄影

放大摄影是根据投影学原理,将检查部位和 X 线片之间的距离增加,使投照的影像扩大,但较模糊失真。应用小的 X 线管焦点(0.3 mm),可以减少 X 线束的扩散作用,使扩大的阴影比较清晰。摄片时,X 线管同胶片的距离为 100～150 cm,检查部位同胶片间距依所需要的放大率而定。放大率可以列公式计算:

$$放大率 = 靶片距/靶物距$$

这种放大摄影可用于显示细致结构,从而观察有无早期和细微的改变。

(四)记波摄影

常规 X 线摄片只能记录器官某一瞬间的状态,而不能显示其活动情况。记波摄影的目的是使器官的活动如心脏大血管的搏动、膈的升降、胃的蠕动等在片上成为波形而加以观察。记波摄影的特殊装置是一个由许多横行宽铅条所组成的格栅,每个铅条宽12 mm,中间隔有0.4 mm的裂隙(木条)。将此格栅置于身体和胶片之间,摄片时胶片在格栅后等速均匀向下移动11 mm距离,这时格栅前的器官活动如心脏大血管的搏动,在每裂隙间都呈现为锯齿状波记录在X线片上。这种方法称为阶段性记波摄影,常用于心脏大血管的检查。对胃肠蠕动、膈运动也可应用。

另一种记波方式是胶片固定而格栅移动,称为连续性记波摄影。它所记录的波形为不同时期不同点综合而成。因此,不能用以观察同一点在不同时期的改变。

(五)高千伏摄影

高千伏摄影是用高于120 kV的管电压进行摄影,常为120～150 kV。需用高电压小焦点X线管,特殊的滤线器和计时装置。由于X线穿透力强,能穿过被照射的所有组织,可在致密影像中显示出隐蔽的病变。

(六)软X线摄影

软X线摄影是用钼靶、铜靶或铬靶X线管,用低的管电压以产生软X线进行摄影。由于波长长,软组织的影像分辨率高,软X线摄影多用于女性乳腺摄影,显影效果好。

(七)硒静电X线摄影

硒静电X线摄影(又称干板摄影)是利用半导体硒的光电导特性进行摄影;用充电的特制硒板代替胶片,然后进行摄影;用特制的显影粉显影,再转印在纸上,加温固定,即于纸上出现与X线片上影像相似的影像。在观察软组织方面具有优势,如乳腺。由于手续繁,不稳定,受辐射线量大且效果不如胶片,而未被推广使用。

(八)立体X线摄影

立体X线摄影是应用两眼同时视物而产生立体感的原理来摄一对照片,再通过立体镜进行观察。应用较少。

三、造影检查

普通X线检查是依靠人体自身的天然对比,而造影检查则是将对比剂引入器官内或其周围,人为地使之产生密度差别而显影的方法。造影检查显著地扩大了X线检查的范围。

对比剂可分两类:①易被X线透过的气体,常称为阴性对比剂;②不易被X线透过的钡剂和碘剂,常称为阳性对比剂。对比剂引入人体的途径与方法有直接引入和生理积聚两种。

(一)直接引入

除胃肠钡餐造影可以口服外,大多需要借助工具,如导管、穿刺针等,将对比剂引入管道或空腔脏器中。例如,经气管内导管将碘剂注入支气管内,以行支气管造影;经尿道内导尿管将碘水剂注入膀胱中以行膀胱造影;经肛管将钡剂注入结肠中,以行钡剂灌肠;经心室内导管注入碘水剂以行心血管造影;穿刺血管或向血管内插入导管注入碘水剂以行血管造影;穿刺脑室,注入对比剂以行脑室造影;行腰穿,向脊柱蛛网膜下腔中注入对比剂以行脊髓造影等。

(二)生理积聚

生理积聚是对比剂在体内的生理吸收与排泄,也就是将碘剂通过口腔或经血管注入体内后,使其选择性地从一个器官排泄,暂时存于其实质或其通道内而显影。经静脉肾实质或肾盂造影、口服胆囊造影和静脉胆管造影是常用的利用生理积聚的造影方法。

四、X 线检查方法的选择和综合应用

X 线检查方法繁多,如何选择和综合应用以达到诊断目的十分重要。检查方法选择的原则应以临床要求和检查部位为依据,一般是先简单、后复杂,但也有灵活性,根据具体情况综合应用。透视是最简单的方法,如胸部检查可首先采用。又如肠梗阻,往往需要透视与摄片结合采用。在厚度大的部位,如颅骨、脊椎等,应该摄片。特殊摄影应在其他检查方法的基础上作进一步研究时应用,如胸部体层摄影。

某些疾病仅作普通检查(透视或摄片)即可作出诊断,如长骨骨折;另一些疾病则需采用特殊检查或造影检查才能达到诊断目的,如检查胆囊需作胆囊造影。有时需采用特殊检查与造影检查相结合,如胆囊造影时,并用体层摄影。在选择检查方法和综合应用时,必须从实际出发,既要解决诊断问题,又要减少患者负担,诊断一经确定,就无须再做多种检查。

(江万里)

第二章

CT成像基础

第一节　CT成像的基本原理

一、CT成像基本原理

计算机断层扫描（CT）是根据人体对X线吸收率不同，使用计算机重建方法得到人体二维横断面图像的影像设备。CT是计算机和X线相结合的一项影像诊断技术，主要特点是密度分辨率高，能准确测量各组织的X线吸收衰减值，通过计算进行定量分析。

CT成像的基本过程为X线→人体→采集数据→重建图像→显示图像。CT球管产生的X线经准直器校准后，穿过具有密度差异的被检体组织，部分能量被吸收，衰减后带有组织的信息由探测器接收，通过数据采集系统进行模数转换，数据转换后由计算机重建成横断面图像，最后由显示器显示图像（图2-1）。

图 2-1　CT 成像原理

因此，CT成像是以X线为能源，以X线的吸收衰减特性为成像依据，以数据重建为成像方式，以组织的密度差为CT成像的基础，以数据采集和图像重建为重要环节的X线成像技术。

(一)数据采集

单层 CT 图像数据采集的基本原理如图 2-2 所示,CT 球管与探测器成对称排列,每排探测器由500~1 000 个探测器单元组成。当 X 射线以扇形束的形式穿过患者横断面时被检体衰减,每个探测器单元会接收透过该层面的 X 射线并测量其衰减后的强度。单个探测器单元在每个角度每条射线上探测到的 X 射线信号强度可通过衰减定律方程进行计算:

$$I = I_o \cdot e^{-\mu d}$$

式中,I_o 代表 X 线在空气或未进入物体前的初始强度,I 为衰减后 X 线强度,d 为物体厚度,μ 为物体的线性衰减系数,e 是自然对数的底。

图 2-2　CT 数据采集

单层 CT 图像重建多采用滤波反投影法,利用平行线束几何学原理进行断层图像重建,要求在图像重建前要把所获的扇形线束投影数据转换为平行线束投影数据。在滤波反投影法的应用中,"重建函数核"代表对投影的高通滤波法,它决定图像的锐利度和噪声。重建图像用像素的数字矩阵来代表(通常像素为 512×512),每个像素代表被 X 线束透射的体内欲成像层面的衰减系数。每个像素的 X 线束衰减系数需要转换为 Hounsfield(Hu)单位。范围从−1 024 到 3 071,作为以灰阶或彩色阶代表图像的基础。

(二)图像重建

CT 图像重建的基本算法可分为三种。

1.直接反投影法

直接反投影法(又称总和法)是将众多的投影近似地复制成二维分布的方法。其基本原理是把与各向投影强度成正比的量沿投影反方向投影回矩阵里,并将它们累加起来,组成该物体的层面图像。该方法是 CT 成像算法的基础。

2.迭代法

迭代法(又称近似法)是将近似重建所得图像的投影同实测的层面进行比较,再将比较得到的差值反投影到图像上,每次反投影之后可得到一幅新的近似图像。通过对所有投影方向都进行上述处理,一次迭代便可完成;再将上一次迭代的结果作为下一次迭代的初始值,继续进行迭代。迭代重建技术有三种方法:联立迭代重建法(SIRT)、代数重建法(ART)和迭代最小二乘法(ILST)。该方法图像较为真实准确,但耗时较多,现已不采用。

3.解析法

解析法是目前CT图像重建技术中应用最广泛的一种方法,它利用傅里叶转换投影定理。主要有三种方法:二维傅里叶转换重建法、空间滤波反投影法和褶积反投影法。其中褶积反投影法目前应用最多,其无须进行傅里叶转换,速度快,转换简单,图像质量好。解析法的特点是速度快,精度高。

普通CT每个探测器单元的宽度、焦点的大小、每转的投影数决定图像的空间分辨率,患者长轴的扇形束厚度则决定图像层厚及长轴的空间分辨率。普通CT只支持一排探测器单元,球管每旋转一圈只扫描一层,扫描时探测器获得的是平面投影数据,而每一层的投影数据是一个完整的闭合环。

二、单层螺旋CT成像原理

螺旋CT扫描是在球管-探测器系统连续旋转的基础上,患者随检查床一起纵向连续运动,CT球管连续产生X线,探测器同步采集数据的一种CT检查方法。螺旋CT采用滑环技术,去除了CT球管与机架相连的电缆,球管-探测器系统可连续旋转,使扫描速度加快。由于螺旋CT扫描时检查床连续单向运动,球管焦点围绕患者旋转的运行轨迹类似一个螺旋管形(图2-3),故称为螺旋扫描。扫描时,螺旋CT探测器采集到的不是某一层面的数据,而是一个部位或一个器官的容积数据,故又称为容积扫描。

图2-3 螺旋扫描

滑环技术和检查床连续运动技术的应用是单层螺旋CT在硬件上的重要改进,使用热容量大于3 M的CT球管,可满足进行较大范围的容积扫描。

用滑环代替电缆传递信号的方法,称为滑环技术。螺旋CT扫描机架内有多组平行排列的滑环和电刷,CT球管通过电刷和滑环接触实现导电。X线球管的滑环部分根据传递电压的不同,分为高压滑环和低压滑环。前者传递高压发生器输出的电压为几万伏,高压发生器安置在扫描机架外;后者为几百伏,高压发生器安置在扫描机架内。高压滑环上的高压经铜环和碳刷摩擦传递进入转动部分时,易发生高压放电,产生高压噪声,影响数据系统采集,进而影响图像质量。低压滑环的X线发生器需与X线球管一起旋转,增加了旋转部分重量。因而要求X线发生器体积小、重量轻。现在的螺旋CT普遍采用低压滑环技术。螺旋CT的高压发生器体积小,可安装在机架内,并可产生80~140 kV的高压。

单层螺旋CT与非螺旋CT相比有以下优点:①扫描速度快,检查时间短,对比剂利用率高;②一次屏气可完成一个部位检查,克服了呼吸运动伪影,避免了小病灶的遗漏;③利用原始数据,可进行多次不同重建算法或不同层间距的图像重建,提高了二维和三维图像的质量。螺旋CT

扫描无明确层厚概念,扇形线束增宽,使有效扫描层厚增大。

(一)基本原理

CT 图像重建的理论基础是二维图像反投影重建原理,该原理要求被重建的一幅二维图像平面上的任意点,必须采用 360°的全部扫描数据。螺旋扫描是在检查床移动过程中进行的。数据采集系统获得的信息为非平面数据。由于只有平面数据才能重建无伪影的二维图像,为了消除伪影,螺旋 CT 常采用线性内插的数据预处理方法把螺旋扫描的非平面数据合成平面数据,再采用非螺旋扫描的图像重建方法重建一幅螺旋扫描的平面图像。线性内插(LI)是指螺旋扫描数据段上的任意一点可采用相邻两点的扫描数据进行插补。数据内插的方式有 360°线性内插和 180°线性内插两种。360°线性内插法采用 360°扫描数据向外的两点,通过内插形成一个平面数据,优点是图像噪声较小,缺点是实际重建层厚比标称层厚大 30%～40%,导致层厚响应曲线(SSP)增宽,图像质量下降。180°线性内插法则采用靠近重建平面的两点扫描数据,通过内插形成新的平面数据。180°线性内插与 360°线性内插的最大区别是前者采用第二个螺旋扫描数据,并使第二个螺旋扫描数据偏移 180°,从而能够更靠近被重建的数据平面。180°线性内插法重建改善了层厚响应曲线,图像分辨率较高,但噪声增加。

(二)成像参数

由于螺旋 CT 与普通 CT 的扫描方式不同,产生了一些新的成像参数,如扫描层厚与射线束宽度、床速、螺距、重建间隔与重建层厚等。

1.扫描层厚与射线束宽度

扫描层厚是 CT 扫描时被准直器校准的层面厚度,或球管旋转一周探测器测得 Z 轴区域的射线束宽度。单层螺旋 CT 使用扇形 X 线束,只有一排探测器,其射线束宽度决定扫描的厚度,扫描层厚与准直器宽度一致。

2.床速

床速是 CT 扫描时扫描床移动的速度,即球管旋转一圈扫描床移动的距离,与射线束的宽度有关。若扫描床移动的速度增加,则射线束宽度不增加,螺距也增大,图像质量下降。

3.螺距

螺距是扫描旋转架旋转一周,检查床移动的距离与层厚或准直宽度的比值。公式为:

$$Pitch = TF/W$$

式中,TF 是扫描旋转架旋转一周检查床移动的距离,单位是 mm;W 是层厚或准直宽度,单位是 mm;螺距是一个无量纲。

单层螺旋 CT 的准直器宽度与层厚一致,其螺距定义为球管旋转一周扫描床移动的距离与准直器宽度的比值。若单层螺旋 CT 的螺距等于零时,扫描方式为非螺旋扫描。通过被检体的 X 射线在各投影角相同,可获得真实的横断面图像数据;螺距等于 0.5 时,球管旋转 2 周扫描一层面,类似于重叠扫描;螺距等于 1 时,数据采集系统(DAS)可获取球管旋转一周的扫描数据;螺距等于 2 时,DAS 只获取球管旋转半周的扫描数据。扫描剂量恒定不变时,采用大螺距扫描,探测器接收的 X 线量较少,可供成像的数据相应减少,图像质量下降。采用小螺距扫描,探测器接收的 X 射线量较多,成像数据增加,图像质量得到改善。常规螺旋扫描的螺距用 1,即床速与层厚相等;如病灶较小,螺距可小于 1;病灶较大,螺距可大于 1。

三、多层螺旋 CT 成像原理

普通 CT 和单层螺旋 CT 的球管-探测器系统围绕人体旋转一圈只获得一幅人体断面图像，而多层螺旋 CT 的球管-探测器系统围绕人体旋转一周，能同时获得多幅横断面原始图像（图 2-4），故称为多层螺旋 CT（MSCT）。由于多层螺旋 CT 探测器在 Z 轴上的数目由单层 CT 的一排增加到几十排至几百排，故又称为多排 CT（MDCT）。多层螺旋 CT 是指 2 层及以上的螺旋 CT 扫描机，目前临床普及机型为 16 层，16 层以上的有 64 层、256 层、320 层等。

扫描床
移动

图 2-4　多层螺旋扫描

多层螺旋 CT 使用锥形线束扫描，采用阵列探测器和数据采集系统（DAS）获取成像数据。锥形线束和阵列探测器的应用，增宽了每次扫描的线束覆盖范围，实现了多排探测器并行采集多排图像的功能，降低了采集层厚，增加了采集速度，为复杂的影像重组奠定了基础。多层螺旋 CT 的优势是薄层（高分辨）、快速、大范围扫描。

（一）数据采集

多层螺旋 CT 与单层螺旋 CT 相比，X 线束由扇形改为锥形，线束宽度在 Z 轴方向从 1 cm 增加到几厘米。探测器在 Z 轴方向从单层 CT 的一排增加到几排至几百排。探测器排列有两种类型：一种是 Z 轴方向上所有探测器的宽度一致，即探测器宽度均等分配的等宽型（对称型）；另一种是探测器宽度不均等分配的非等宽型（非对称型）。探测器的绝对宽度决定多层螺旋 CT 容积覆盖范围，探测器单元的大小决定图像的层厚。探测器单元越小，获得的图像分辨率越高。16 层以上 CT 的采集单元可达 0.625 mm，实现了"各向同性"的数据采集。各向同性是指 Z 轴分辨率与 XY 轴的分辨率一致或相近，体素为一正方体，任意重建平面（冠、矢状位）的图像质量保持高度一致。

多层螺旋 CT 主要是采用多排探测器和多个数据采集系统，探测器排数大于图像层数。如 4 层螺旋 CT 探测器排数最少为 8 排，最多可达 32 排。DAS 的数目决定采集获得的图像数目，探测器的组合通过电子开关得以实现，目前 DAS 系统有 4 组、16 组、64 组、256 组和 320 组，选择合适的层厚可获得与 DAS 对应的图像数。

Siemens 64 层 CT 采用的 Z-Sharp 技术又称 Z 轴双倍采样技术，球管周围的偏转线圈无极调控偏转电子束，灵活改变 X 线焦点大小和在 Z 轴方向上的位置；每一个焦点投影可读出 2×32 层图像数据；每两个 32 层投影融合得到一个在 Z 轴采样距离 0.3 mm 的 64 层投影；每 150°旋转应用自适应多平面重建（AMPR）方法可重建 64 层图像。Z-Sharp 技术的特点在于 Z 轴飞焦点使到达每一个探测器单元的 X 线投影数加倍，两次相互重叠的投影导致 Z 轴方向上的重叠采样，即 Z 轴双倍采样。GE 使用的共轭采集技术是根据系统设置最佳螺距，在插值求解某重建标准层面上不同投影角位置的数据时，自动根据当前的扫描数据结果，动态采集所需的插值数据点。

(二)图像重建

多层螺旋CT的重建原理是用多列探测器的数据来重建一个标准层面的图像。若在Z轴某位置重建图像,则把与此重建位置同一投影角的Z轴上相邻两个探测器阵列的数据用于插值,并以此作为重建标准层面的投影数据,最后用二维反投影重建算法(2DBP)进行图像重建。

多层螺旋CT使用锥形线束扫描,在图像重建前,需要对扫描长轴方向的梯形边缘射线进行必要的修正。多层螺旋CT图像重建预处理是线性内插的扩展应用,4层以下的CT大部分采用不考虑锥形线束边缘的图像预处理。常用的图像重建预处理方法有以下几种。

1.优化采样扫描

优化采样扫描是通过扫描前的螺距选择和调节缩小Z轴间距,使直接成像数据与补充数据分开,故又称为扫描交迭采样修正。

2.Z轴滤过长轴内插法

Z轴滤过长轴内插法是在扫描获得的数据段内选定一个滤过段,并对该段内所有扫描数据作加权平均化处理。滤过段的范围称为滤波宽度(Fw),滤波参数、宽度和形状可影响图像质量。

3.扇形束重建

扇形束重建是将锥形束射线平行分割模拟成扇形束后,再使用扇形束算法进行图像重建的方法。16层以上CT则都已将锥形线束边缘的射线一起计算,各生产厂家采用不同的图像重建预处理方法。常用的方法有以下几种。

(1)自适应多平面重建(AMPR)法:将螺旋扫描数据中2倍的斜面图像数据分割成几部分,采用各自适配螺旋的轨迹和240°螺旋扫描数据,并辅以适当的数据内插进行图像重建。

(2)加权超平面重建法:是将三维的扫描数据分成二维的系列,采用凸起的超平面做区域重建的方法。

(3)Feldkamp重建法:沿扫描测量的射线,把所有测量的射线反投影到一个三维容积,并以此计算锥形束扫描射线的方法。

(4)心脏图像重建方法:多层螺旋CT心脏图像重建方法主要有单扇区重建法(CHR)和多扇区重建法(MSR)。单扇区重建法(CHR)是用回顾性心电门控获得螺旋扫描原始数据,利用半重建技术进行影像重建。多扇区重建法(MSR)是利用心电门控的同期信息,从不同的心动周期和不同列的检查器采集同一期相,但不同角度半重建所需的原始数据来进行影像重建。单扇区与多扇区重建的主要区别是单扇区重建的时间分辨率仅由X线管的旋转速度决定,而多扇区重建的时间分辨率不仅受X线管的旋转速度的影响,同时也受心率的影响。

四、电子束CT成像原理

电子束CT(EBCT)由大功率的电子枪产生电子束,电子束通过电磁偏转打击固定于机架上的靶环产生X射线,实现CT扫描。由于没有机械运动,电子束CT一次曝光扫描的时间可以达到50毫秒。

EBCT从1982年开始应用于冠状动脉疾病的诊断成像。现在仍在使用的EBCT有两排探测器和四排钨靶阳极,对受检者的不同检查部位进行8层图像数据的扫描采集。在采用"容积模式"进行扫描时,可以在300~400毫秒的成像周期内只需曝光50~100毫秒就可以获得8幅图像。在进行钙化积分、冠状动脉CT成像或者心功能评价时,EBCT采用"电影模式"或"流动模式"进行扫描成像,这两种扫描模式分别采用单排探测器(C-150/C-300)和双排探测器的采集方式。电影模式的曝光时间是 50 毫秒,以每秒 17 次的扫描频率对同一解剖结构进行扫描;流动模式是在扫描时,根据心跳周期时相对同一解剖结构曝光 50~100 毫秒进行扫描采集。由于 EBCT 的扫描模式是非螺旋的,因此,要在受检者一次屏住呼吸的情况下完成整个心脏的扫描,扫描层厚受到了限制。当采用单层数据采集模式(C-150/C-300)时,图像厚度是 3 mm,采用双层数据采集模式时,成像厚度是 1.5 mm。进行钙化积分时,EBCT 的纵轴分辨率是足够的,但要实现冠状动脉的三维可视化显示则纵轴分辨率还不够。

EBCT 扫描过程由电子束及四个钨靶环的协同作用完成,避免传统 CT 的 X 线球管、探测器(扫描机架),甚至扫描床的机械运动。电子束 CT 的成像原理与常规 CT 的主要区别在于 X 线产生的方式不同。由于电子束 CT 采用电子束扫描技术代替 X 线球管的机械运动,消除了 X 线球管高速旋转运动产生的离心力,使扫描速度大为提高,将扫描速度缩短为 50 毫秒或更短(17~34 幅/秒),成像速度是普通 CT 的40 倍、螺旋 CT 的 20 倍(需 500 毫秒),从而减少了呼吸和运动伪影,有利于运动脏器的检查。

当然,目前高档的多层螺旋 CT 扫描机的扫描速度和扫描范围取得了很大进步,在某些方面甚至超过了电子束 CT 的成像水平,促使电子束 CT 扫描机需要在扫描速度、图像信噪比和空间分辨率等方面进一步提高。

五、双源 CT 成像原理

双源 CT(DSCT)采用双球管和双探测器系统,扫描速度为 0.33 秒,时间分辨率达到 83 毫秒,使心脏 CT 成像不受心率约束;两个球管的管电压设置不同时,可做功能性 CT 检查。

(一)球管与探测器系统

双源 CT 配置了两个球管和与之对应的探测器,这两套数据获取系统(球管-探测器系统)放置在旋转机架内,互呈 90°排列(图 2-5)。CT 球管采用电子束 X 线管,单个球管的功率为 80 kW,扫描速度0.33 秒,最大扫描范围 200 cm,各向同性的空间分辨率≤0.4 mm,使用高分辨率扫描时可达到 0.24 mm。

图 2-5　双源 CT 示意图

两套探测器系统中,一套探测器系统(A)覆盖整个扫描野(直径 50 cm FOV),另一套探测器系统(B)主要用于覆盖扫描中心视野(直径 26 cm FOV)。每组探测器各有 40 排,中间部分准直为 32 排宽度 0.6 mm;两边各有 4 排探测器,准直是 8 排宽度 1.2 mm。在机架等中心处,两组探测器的 Z 轴覆盖范围都是 28.8 mm。通过对采集信号数据的正确组合,两组探测器都可以实现

32 mm×0.6 mm 或 24 mm×1.2 mm 的扫描。

(二)数据采集

通过 Z 轴飞焦点技术,32 排 0.6 mm 准直宽度的探测器能同时读取 64 层的投影数据,采样数据的空间间隔是等中心的 0.3 mm。通过使用 Z-Sharp 技术,双源 CT 机架旋转 1 周。每组探测器都能获取相互重叠的 64 层 0.6 mm 的图像数据。

双源 CT 扫描系统内,两组成 90°排列的互相独立的数据获取系统(球管-探测器系统),只需同时旋转 90°,就可以获得平行于射线投影平面的整个 180°图像数据,这 180°的图像数据由两个 1/4 的扫描扇区数据组成。由于机架只需旋转 1/4 的扫描扇区,扫描时间只有机架旋转时间的 1/4,即获得半圈扫描数据的时间分辨率只有机架旋转时间的 1/4;而机架的旋转时间是0.33 秒,那么数据采集的时间分辨率就是83 毫秒,和受检者的心率无关,在一次心跳周期内就可以完成单扇区数据的采集。

(三)图像重建

双源 CT 的基本扫描重建模式是单扇区重建,这是双源 CT 和单源 CT 最主要的区别。双源 CT 也可采用双扇区重建方法来进一步提高时间分辨率,在采用双扇区重建的方法时,每组探测器采集的 1/4 扫描扇区数据来自相邻连续的两个心跳周期,在每个心跳周期内采集的扇区数据都小于 1/4 扫描扇区数据,这和传统单源多层 CT 的双扇区重建方法相似。双源 CT 在使用双扇区重建方法时,时间分辨率是心率的函数,随着心率的变化而变化,机架旋转时间为 0.33 秒时,在某些特定心率条件下,时间分辨率可以达到 42 毫秒。由于心率的小变化都会引起时间分辨率的大变化,在双扇区重建的条件下,时间分辨率的平均值是 60 毫秒。在考虑进行高级的心功能的评估时,可以考虑使用双扇区重建扫描方式,比如在评价异常的心肌运动或者是计算射血分数的峰值时。在进行冠状动脉的检查或者进行心脏功能大体评估时,单扇区重建扫描模式就已能够在临床任何心率条件下提供足够的时间分辨率。

双源 CT 在进行常规 CT 检查时,可以只运行一套 X 线系统,方法与普通 64 层 CT 相同。特殊临床检查,如心脏扫描、心电门控血管成像,全身大范围全速扫描,以及双能量减影成像等,则需使用两套射线/探测器系统的双源组合。

两套 X 线系统由球管和一体化高压发生器组成,可以分别调节相应的 kV 和 mAs。由于每个球管的 kV 都可独立设置为 80 kV、100 kV、120 kV 和 140 kV,当两个球管的管电压不一致时,如一个球管设置为 80 kV,另一个球管设置为 140 kV,双源 CT 就可以实现双能量扫描,从而获得双能量的扫描数据。

(江万里)

第二节　CT 成像的适应证与禁忌证

一、适应证

CT 图像由于密度分辨率高、组织结构无重叠,有利于病变的定位、定性诊断,在临床上应用十分广泛。可用于全身各脏器的检查,对疾病的诊断、治疗方案的确定、疗效观察和预后评价等具有重要的参考价值。

(一)颅脑

CT对颅内肿瘤、脑出血、脑梗死、颅脑外伤、颅内感染及寄生虫病、脑先天性畸形、脑萎缩、脑积水和脱髓鞘疾病等具有较大的诊断价值。多层螺旋CT的脑血管三维重组可以获得精细清晰的血管三维图像,对于脑血管畸形的诊断有较大诊断价值。

(二)头颈部

对眼眶和眼球良恶性肿瘤、眼肌病变、乳突及内耳病变、鼻窦及鼻腔的炎症、息肉及肿瘤,鼻咽部肿瘤尤其是鼻咽癌、喉部肿瘤、甲状腺肿瘤及颈部肿块等均有较好的显示能力;多平面重组、容积重组等后处理技术可以从任意角度、全方位反映病变密度、形态、大小、位置及相邻组织器官的改变,对外伤、肿瘤等病变的显示可靠、清晰、逼真,可以更有效地指导手术。

(三)胸部

CT对肺肿瘤性病变、炎性病变、间质性病变、先天性病变等均可较好地显示。对支气管扩张症诊断清晰准确。对支气管肺癌,可以进行早期诊断,显示病灶内部结构,观察肺门和纵隔淋巴结转移;对纵隔肿瘤的准确定位具有不可取代的价值。可显示心包疾病、主动脉瘤、大血管壁和心瓣膜的钙化。冠状动脉CT血管造影可以清晰显示冠状动脉的走行、狭窄,对临床评价冠心病和进行冠脉介入治疗的筛查有重要的价值。

(四)腹部和盆腔

对于肝、胆、脾、胰、肾、肾上腺、输尿管、前列腺、膀胱、睾丸、子宫及附件,腹腔及腹膜后病变的诊断具有一定优势。对于明确占位性病变的部位、大小及与邻近组织结构的关系、淋巴结有无转移等亦有重要的作用。对于炎症性和外伤性病变能较好显示。对于胃肠道病变,CT能较好显示肠套叠等,亦可较好地显示肿瘤向胃肠腔外侵犯的情况,以及向邻近和远处转移的情况。但目前显示胃肠道腔内病变仍以胃肠道钡剂检查为首选。

(五)脊柱和骨关节

对椎管狭窄,椎间盘膨出、突出,脊椎小关节退变等脊柱退行性病变,脊柱外伤、脊柱结核、脊椎肿瘤等具有较大的诊断价值。对脊髓及半月板的显示不如MRI敏感。对骨关节病变,CT可显示骨肿瘤的内部结构和肿瘤对软组织的侵犯范围,补充X线片的不足。

二、禁忌证

妊娠女性不宜进行CT检查。急性出血病变不宜进行增强或CT造影检查。CT检查时应注意防护生殖腺和眼睛。

(江万里)

第三节 CT成像的检查方法

一、CT检查前准备

为使CT检查取得较好的效果,扫描前的准备工作必不可少。检查前的主要准备有以下几个方面。

（一）了解病情

扫描前应详细询问病史，了解患者携带的有关影像学资料和实验室检查，以供扫描时定位及诊断时参考。

（二）解释说明

对患者耐心做好扫描说明解释工作，以消除其顾虑和紧张情绪。

（三）胃肠道准备

进行腹部、盆腔、腰骶部检查者，扫描前一周，不进行胃肠道钡剂造影，不服含金属的药物，如铋剂等。扫描前两日少吃多渣食物。腹部检查前4小时禁饮食，扫描前口服对比剂，使胃肠道充盈。盆腔检查前晚口服甘露醇等泻剂清洁肠道，若行清洁灌肠更佳。扫描前2小时口服对比剂充盈肠道（图2-6）。

图2-6　CT扫描胃肠道内对比剂

（四）制动

根据不同检查部位的需要，确保检查部位的固定，是避免漏扫及减少运动伪影的有效措施。另外，胸腹部检查前应做好呼吸训练，使患者能根据语音提示配合平静呼吸或吸气、屏气；腹部检查前可口服或肌内注射山莨菪碱注射液20 mg以减少胃肠道蠕动；喉部扫描时嘱患者不要做吞咽动作；眼部扫描时嘱患者两眼球向前凝视或闭眼不动；儿童或不合作的患者可口服10%水合氯醛0.5 mL/kg（不超过10 mL）以制动。

（五）除去金属物品

摆位时去除扫描范围内患者穿戴及携带的金属物品，如钥匙、手机、发卡、耳环、项链、金属拉链、义齿、带金属扣的皮带、硬币、带金属的纽扣等，以防伪影产生。

（六）增强扫描及造影检查准备

行增强扫描及血管造影检查的患者检查前4小时禁食、水，以防发生变态反应时发生呕吐或呛咳将胃内容物误吸入肺；检查前应询问有无过敏史，并做碘过敏试验，试验阴性者请患者或家属在碘对比剂检查说明书上签名。少数低渗型非离子型对比剂变态反应发生率极低，不需做变态反应，但应在增强或造影过程中严密监控，以防意外。

（七）注意监护

危重患者检查时，需请临床科室的医护人员陪同并监护。

（八）防尘

患者更衣、换鞋或穿着鞋套进入扫描室，以防灰尘带入机房，进入机器内部。

(九)注意患者家属防护

患者家属非特殊情况下不要滞留在扫描室内,以避免辐射线损伤。

二、CT 检查步骤

(一)对患者的接待与登记

仔细审查 CT 检查申请单是否填写完整,检查部位是否明确和符合要求,并根据病情的轻、重、缓、急和本部门的工作流程合理安排患者的检查时间。给患者做好解释和说明工作以便做好配合,通知患者做好检查前准备。由专门人员进行检查项目的登记和归档。

(二)输入患者的一般资料与扫描相关信息

将患者的姓名、性别、出生年月、CT 号等资料输入 CT 机。有放射科信息系统(RIS)和图像存储与传输系统(PACS)的医院,输入患者资料由工作列表完成。选择扫描方向和患者的体位;如果是增强扫描,要注明 C+,其他特殊扫描方式,必要时也注明。

(三)患者体位的处置

根据检查的要求确定是仰卧还是俯卧,头先进还是足先进;根据检查的需要采用适当的辅助装置,固定检查部位;按不同检查部位调整检查床至合适位置,开启定位指示灯,将患者送入扫描孔内。

(四)扫描前定位

定位就是确定扫描的范围,通常先进行定位像扫描,即球管与探测器位置不变,曝光过程中,检查床载患者匀速移动,扫描图像类似高千伏摄影平片。在该定位像上制订扫描计划,确定扫描范围、层厚、层距等。定位较明确的部位(如颅脑),也可利用定位指示灯直接从患者的体表上定出扫描的起始位置,该方法节省时间,缺点是定位不如通过定位像定位准确。

(五)扫描

选择扫描条件,设计扫描程序,按下曝光按钮。在整个扫描过程中,要密切观察每次扫描的图像,必要时调整扫描的范围或作补充扫描,如肺内发现小病灶,最好加扫小病灶部位的高分辨力 CT。

(六)照相和存储

根据不同的机器情况,可自动照相或手工照相。自动拍摄是指在 CT 机上可预先设置,扫描完毕 CT 机会自动根据设置依次将所有扫描的图像拍摄完成。手工拍摄是扫描完成后,由人工手动照相。一般扫描完毕的 CT 图像都暂存于 CT 机的硬盘上,如需永久存储,可选择磁带、光盘等存储介质。

三、CT 检查注意事项

主要注意事项有以下几个方面。

(1)CT 检查必须注意放射线的防护,要正确、合理地应用 CT 检查,避免不必要的曝光。对育龄女性及婴幼儿更应严格掌握适应证,非特殊必要,孕妇禁忌 CT 检查。CT 机及机房本身结构需达到防护标准,以减少被检者、工作人员和与 CT 机房相邻地区人员的 X 线辐射剂量。重视个人防护,减少被检者、工作人员的受照剂量。

(2)应认真了解病史、其他检查结果及既往影像检查资料,借以指导本次检查,以免检查范围或扫描参数设置不当。

　　（3）增强扫描使用的碘对比剂量较大，注射速度快，有引起不良反应，甚至变态反应的可能，碘过敏试验阳性者禁忌增强扫描。过敏体质的患者可选用非离子型对比剂以减少不良反应，使用过程中要严密观察，一旦出现变态反应应及时处理、抢救，否则可能危及生命。为避免迟发型变态反应的发生，检查后应让患者留 CT 室观察 30 分钟后再离开。CT 室应常备必需的急救药品、器械，以备抢救之用。注意药品的有效期，定时添补更新。

　　（4）危重患者，过多搬动有生命危险者，临床应先控制病情，可待病情较为稳定后再作 CT 检查。对危重患者的搬动及检查应迅速、轻柔，检查以满足诊断需要为标准，不宜苛求标准延误抢救时间。

（江万里）

第三章

MR成像基础

第一节　MR成像的基本原理

生物体组织能被电磁波谱中的短波成分(如X线)穿透,但能阻挡中波成分如紫外线、红外线及微波。令人惊异的是,人体组织允许磁共振产生的长波成分如无线电波穿过,这是磁共振能用于临床的基本条件之一。

磁共振(MR)实际上是指核磁共振(NMR)。由于害怕"核"字引起某些人的误解与疑惧,目前通称为磁共振(MR)。核子自旋运动是自然界的普遍现象,也是核磁共振的基础。1946年美国科学家Bloch与Purcell几乎同时独立地完成了核磁共振试验,这一科研成果获得了1952年诺贝尔物理学奖。自从揭示了"化学位移"现象以来,磁共振学迅速发展起来。1967年Jasper Jackson在活的动物身上首次获得MR信号,1972年Lautebru利用水模成功地获得了氢质子二维的MR图像,从20世纪80年代开始MR进入了医学临床应用阶段。

根据19世纪的Gauss学说,电与磁是一回事,可统称为电磁。电荷沿一导线运动或质子沿轴自旋即可产生磁场,而导线切割磁力线又可产生电流。自然界任何原子核的内部均含有质子与中子,统称核子,都带正电荷。核子像地球一样具有自旋性,并由此产生自旋磁场。具有偶数核子的许多原子核其自旋磁场相互抵消,不能产生核磁共振现象。只有那些具有奇数核子的原子核在自旋中才能产生磁矩或磁场,如^{1}H(氢)、^{13}C(碳)、^{19}F(氟)、^{31}P(磷)等。因此,可被选用为核磁共振成像术中的靶子,而氢原子更是其中的佼佼者。氢原子是人体内数量最多的物质,原子核中只含1个质子而不含中子,最不稳定,最易受外加磁场的影响而发生核磁共振现象,所以,现阶段临床应用的磁共振成像主要涉及氢质子。氢质子带1个正电荷,又能自旋,其周围自然形成一个小磁场,整个氢原子核实际上是一个自旋的小磁体。"核"的意思是指核磁共振成像主要涉及原子核(尤其是氢原子核),与核周围的电子层关系不大。"磁"有两个含义:①磁共振过程发生在一个巨大外磁体的孔腔内,它能产生一个恒定不变的强大的静磁场(B_0);②在静磁场上按时叠加另外一个小的射频磁场以进行核激励并诱发核磁共振(B_1),还要叠加一个小的梯度磁场以进行空间描记并控制成像。"共振"是借助宏观世界常见的自然现象来解释微观世界的物理学原理。例如,一个静止的音叉在另一个振动音叉的不断作用下即可能引起同步振动,先决条件是两个音叉固有的振动频率相同。核子间能量的吸收与释放亦可引起共振,处于低能级的氢质子吸收的能量恰好等于能级差即跃迁到高能级水平,释放的能量恰好等于能级差又可跌落回低能级水平,核子这种升降波动是在一个磁场中进行的,故称为"核-磁共振"(图 3-1)。

图 3-1　磁共振示意图

　　从人体进入强大的外磁场(B_0),到获得清晰的 MR 图像,人体组织与受检部位内的每一个氢质子都经历了一系列复杂的变化。①氢质子群体的平时状态:在无外磁场 B_0 的作用下,平常人体内的氢质子杂乱无章地排列着,磁矩方向不一,相互抵消;②在外加磁场中的氢质子状态:人体进入强大均匀的外加磁场 B_0 中,体内所有自旋的混乱的氢质子,其磁矩将重新定向,按量子力学规律纷纷从杂乱无章状态变成顺着外磁场磁力线的方向排列,其中多数与 B_0 磁力线同向(处于低能级),少数与 B_0 磁力线逆向(处于高能级),最后达到动态平衡;③通过表面线圈从与 B_0 磁力线垂直的方向上施加射频磁场(RF 脉冲),受检部位的氢质子从中吸收了能量并向 XY 平面上偏转;④射频磁场(RF 脉冲)中断后氢质子放出它们吸收的能量并回到 Z 轴的自旋方向上;⑤释出的电磁能转化为 MR 信号;⑥在梯度磁场(由梯度线圈发出)辅助下 MR 信号形成 MR 图像。

一、氢质子群体的平时状态

　　某些原子核(如氢原子核)可以看成是一个具有自旋能力的小星球,因为它带有电荷,自旋进动必然产生磁矩声,$\vec{U}$ 代表着该原子核周围小磁场的大小与方向。由这种磁偶极产生的小磁场颇似一个旋转着的小磁棒(图 3-2)。平时人体内的氢原子核处于无规律的进动状态,无数的氢原子核杂乱无章地进动着,漫无方向地排列着,其磁矩与角动量相互抵消,整个人体不显磁性(图 3-3A)。

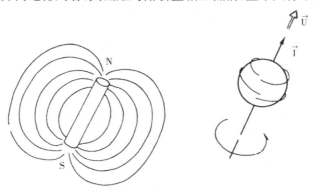

图 3-2　磁偶极产生的小磁场示意图

二、在外加静磁场中的氢质子状态

　　人体进入强大均匀的磁体空腔内,在外加静磁场 B_0 的作用下,原来杂乱无章的氢原子核一齐按外磁场方向排列并继续进动,整个人体组织处于轻度磁化状态(图 3-3B)。由于氢质子的自旋量子数 I＝1/2，只有两种基本的排列方向：一是顺向排列（向上自旋）；二是逆向排列（向下自旋）。前者与静磁场磁力线方向相同，相应的磁化量子数 m＝＋1/2，处于低能级状态；后者与静磁场磁力线方向相反，相应的磁化量子数 m＝－1/2，处于高能级状态。在静磁场中氢质子自旋矢量的方位角 $\theta = \mathrm{arc\,Cos}\, m \sqrt{I(I+1)}$。

图 3-3　原子活动示意图

在静磁场中自旋（磁动量）矢量有一个转矩或电偶，它们环绕静磁场的纵轴进动，其速率可用 Larmor 公式算出：

$$f = \omega/2\pi = \gamma B_0/2\pi$$

式中，f 为共振频率（Hz），ω 为每秒的角频率（弧度），γ 为旋磁比，B_0 为静磁场。对每一种原子核来说 γ 是一个常数。

一大群原子核在静磁场中进动，每一个原子核的磁矩其位相是杂乱无章的。也就是说，它们在进动的圆环中其磁化矢量的顶端处于不同的位置，但联合起来可形成一个总的磁矩 $\vec{M}$。这个净磁矩 $\vec{M}$ 是接收线圈产生 MR 信号的根据。

对 MR 成像作用最大的核子是质子，尤其是氢质子。因为它在人体内数量最大，其重量小而磁动量大，在水溶液中氢原子核的数量级为 $10^{23}/cm^3$，其中半数以上与静磁场 B_0 的磁力线方向相同，处于低能级状态。每个氢原子核磁矩的总矢量（$\sum$）可用以下公式计算：

$$\vec{M} = \sum \mathrm{P}i\mu i$$

式中，$\vec{M}$ 为净磁矩，μi 为氢原子核的磁矩，Pi 为氢原子核的数量。由于能量差极小，因此在两个能级状态中自旋＝1/2 的氢原子核数目基本相等。例如，在 1.5 T 的静磁场中处于同向低能级状态的氢原子核比处于逆向高能级状态者仅多 1×10^{-5}。

在低能级与高能级状态之间根据静磁场场强大小与当时的温度，势必要达到动态平衡，称为"热平衡"状态。此时，从低能级转入高能级的氢原子数恰好等于从高能级转入低能级的氢原子数，最后的磁化状态 M，称为"平衡"状态或"静息"状态。

三、施加射频(RF)脉冲后的氢质子状态

MR 信号的产生分两个步骤：一是磁共振的激励过程；二是磁共振的弛豫过程。如前面所述，氢质子是一群处于一定能量级与方向上不断自旋进动的微粒，它们类似于一般磁体，具有磁性、角动量与旋转性。在 MR 扫描机的孔腔内，人体内所有的氢质子小磁体都将顺着强大静磁场 B_0 的方向排列，其中较多的氢质子其磁矩方向与静磁场 B_0 相同（处于低能级），较少的氢质子其磁矩方向与静磁场 B_0 相反（处于高能级）。人体内大量氢质子的小磁极相加，形成一个微弱的

小磁场,其总磁化矢量 M 仅为静磁场 B_0 的几百万分之一,但方向相同。在常温的"热平衡"状态下顺静磁场 B_0 排列的氢质子数毕竟比逆向排列者多 10^6 倍,因此人体磁化矢量 M 与静磁场 B_0 方向一致。

通过射频(RF)线圈中的电流对 MR 孔腔中的人体组织施加一个垂直方向的交变磁场 B_1,诱发氢质子产生核磁共振,这就是磁共振的激励过程。交变磁场 B_1 是由射频线圈发出的,所以 B_1 又称为射频磁场。B_1 交变地发出与中断,按磁共振所需要的频率工作,所以又称为射频脉冲。射频磁场 B_1 与静磁场 B_0 有两点不同:①B_1 十分微弱,为 B_0 的 0.000 1 如 B_0 的场强为 1.0 T,而 B_1 仅为 0.000 1 T 即足以诱发核磁共振;②静磁场 B_0 不仅强大,而且恒定,其磁力线方向与 MR 扫描机的孔腔平行。B_1 磁场迅速交变,其磁力线方向总是与静磁场方向垂直。

B_1 磁场的交变振动频率具有严格的选择性,必须准确地选择 B_1 磁场的频率,使之相当于 Larmor 共振频率,才能诱发受检组织内氢质子的磁共振现象。Rabi 发现,在静磁场 B_0 的垂直方向上施加一个交变磁场 B_1,只有在 Larmor 频率时,交变磁场的能量才会突然大量地被吸收,这种现象称为共振吸收现象。按照量子力学理论,氢质子在磁场中只能采取两种能级状态:高能级与低能级(图 3-4)。通过原子间的热运动相互碰撞,能量相互传递,氢质子可在两种能级间跃迁;通过吸收电磁场的光子氢质子也能从低能级跃迁到高能级,因为光子只能整个地被吸收,所以在一定的场强下能级差也是一定的,射频磁场 B_1 发射的电磁能(射频能量)必须恰好等于能级差才会被处于低能级状态的氢质子吸收,并借助于这个射频能量跃迁到高能级状态。在一定的场强条件下射频磁场的交变频率必须符合 Larmor 频率,它所发出的射频电磁能才恰好等于能级差。

图 3-4 高能级与低能级示意图

所谓核磁共振就是指氢质子在两种能级上相互转换,当按照 Larmor 频率施加射频能量时,迫使氢质子的磁矩从 m＝＋1/2 低能级跃迁到 m＝－1/2 高能级状态。两者的能级差 E1/2－E－1/2＝rhB$_0$,rhB$_0$(＝h/2π)是一个常数。

磁共振的能量吸收只能在垂直于静磁场 B_0 的横向上查出来。因为横向上的磁化矢量 M_{XY} 具有时间依赖性,按照法拉第感应定律,M_{XY} 在进动过程中切割静磁场 B_0 的磁力线,可在接收线圈上感应出相应的电压。与此相反,在热运动平衡状态下的纵向磁化矢量是静止的,它不切割磁力线,因而不产生感应电流。当施加射频(RF)磁场 B_1 时,随着氢质子自旋进动的同步旋转,即会产生横向磁化矢量(图 3-5)。射频磁场 B_1 垂直于静磁场 B_0,其作用是旋转磁化矢量 M 偏离静息状态,M 在纵向上逐渐缩短,在横向上逐渐延长。如果射频磁场 B_1 施加的时间足够长,净磁化矢量 M 可俯垂90°,在横向上垂直于静磁场 B_0 而不断转动。旋转角度 θ 称为 RF 偏转角。θ＝γB$_1$T$_2$,该公式中 B_1 是射频磁场的大小,T 是施加的时间。由此可见,RF 偏转角度可通过 B_1 磁场的强弱与施加时间加以控制。

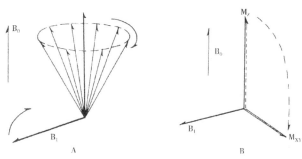

图 3-5　磁化矢量示意图

从图 3-5B 可以看出,在射频磁场 B_1 的作用下,磁化矢量 M 开始转动,随着时间的延长 M 在横向上逐渐增大,从原来的 Z 轴上向 XY 平面贴近(图 3-6)。

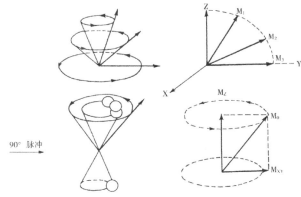

图 3-6　磁场形成示意图(一)

(1)射频磁场 B_1 是以无线电波的频率提供的,所以又称为射频脉冲。施加射频脉冲会使氢质子旋转在同一相位上,称为同步。同步化可以看作净磁化矢量 M 在静磁场 B_0 中的相对性同步转动。

(2)控制射频磁场 B_1 的幅度与时限,可准确地控制 M 与静磁场 Z 轴(纵轴)的夹角,使之转至 $90°$、$180°$或其他角度(图 3-7)。

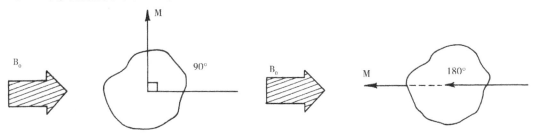

图 3-7　磁场形成示意图(二)

(3)使磁化矢量 M 产生 $90°$ 或 $180°$ 转动的射频脉冲分别称为 $90°$脉冲或 $180°$脉冲。

(4)磁化矢量的转动角度可以通过 Larmot 公式加以计算,即 $V_1 = \frac{1}{2\pi}\gamma \cdot B_1$。这个公式说明在激发脉冲后磁化矢量的进动过程,$V_1$ 是旋进的频率,B_1 是射频脉冲的幅度。在单位时间内 (tp)磁化矢量转动的周数为 $rB_1 tp$,每周 $360°$,所以磁化矢量的转动角度为 $\theta = \frac{\gamma}{2\pi}B_1 tp \cdot 360°$。根据标准射频频率的理论，一个长度为 t 的射频脉冲可以覆盖其频率范围的 1/2，也就是说，100 μs 脉冲可以覆盖 5 kHz。

总之，施加 90°、180°或其他角度的射频脉冲后，人体组织内受检部位的氢质子因接收了额外的电磁能，其磁化矢量偏离了静磁场的方向而转动 90°或 180°，部分处于低能级的氢质子因吸收了能量而跃迁到高能级状态。这一接收射频磁场电磁能的过程就称为磁共振的激励过程。在激励过程中氢质子吸收了额外的电磁能，由低能级升入高能级，从而进入了磁共振的预备状态。

四、射频脉冲停止后的氢质子状态

一旦射频（RF）磁场 B_1 停止，净磁化矢量 M 就仅受静磁场 B_0 的作用，并环绕着 B_0 进动。如果在静磁场 Y 轴方向上安置一个线圈，净磁化矢量 M 在盘旋转动时必将在该线圈中感应出一个 AC 电压，$V = M_{XY}° \cos \omega t_2$，该公式中 $M_{XY}°$ 是 90°射频脉冲中止时横向上的磁化矢量，t 是从 90°盘旋转动至电压测量时的间隔，由此引起的信号强度是一个余弦，其大小与磁化矢量呈正比，其频率相当于 Larmor 频率。当横向磁化矢量从缩短至消失，信号也衰减至零，这种衰减呈指数衰减，需要恒定的时间 t_2*，与此同时线圈上测出的电压也递减至零。因此，感应电压比较准确的表达公式应为 $V = M_{XY}° e^{-t/t_2*} \cos \omega t_2$。上述现象称为"自由感应衰减"或称 FID 信号。无论吸收或释放电磁能，都必须在 Larmor。共振频率的特殊条件下才能进行。氢原子核等在 Larmor 共振频率条件下这种电磁能的吸收与发射过程，就是核磁共振。

如果知道静磁场 B_0 的场强大小，即可计算出 Larmor 共振频率，Larmor 方程式为 $\omega_0 = \gamma B_0$，即共振频率（MHz）＝γ·静磁场场强（T），式中，ω_0 为共振频率（MHz）；B_0 为静磁场场强（T）；γ 为一个常数，称为旋磁比，氢原子核的旋磁比 42.58 MHz/T_2。以超导型 MR 扫描机为例，当静磁场场强为 0.5 T 时，$\omega_0 = 42.58 \times 0.5 = 21.3$ MHz；当场强为 1.0 T 时，$\omega_0 = 42.58 \times 1.0 = 42.58$ MHz；当场强为 1.5 T 时，$\omega_0 = 42.58 \times 1.5 = 63.9$ MHz。上述频率非常接近于自动电话机与民用无线电收音机的波频，因此通常称 B_1 磁场为射频磁场，称产生这一波频的线圈为射频（RF）线圈。

对 MRI 来说，Larmor 方程有以下实用价值。

（1）静磁场场强的大小决定了 MR 扫描机工作时所需要的射频频率，静磁场场强与共振频率之间呈线性关系（表 3-1）。

表 3-1　氢原子核在不同静磁场中的共振频率

MR 扫描机的场强（T）	共振频率（MHz）
0.15	6.4
0.3	12.8
0.5	21.3
0.6	25.5
1.0	42.6
1.5	63.9
2.0	85.3

（2）除氢核子外还有某些核子亦可产生核磁共振，但其旋磁比有所不同（表 3-2）。

表 3-2　某些顺磁性物质的旋磁比

原子核	旋磁比 γ（MHz/T）
^1H	42.58
^{19}F	40.05
^{31}P	17.23
^{23}Na	11.26
^{13}C	10.76

（3）静磁场的微小变化将使共振频率发生相应的微小变化,梯度线圈产生的微小磁场叠加在静磁场上,会引起频率与时相的微小变化,通过频率编码与相位编码,可以确定每一个像素的空间位置,这是 MR 成像的基础。

当射频磁场 B_1 中断时,激励过程即告完成,弛豫过程随之开始,受激励的氢质子将释放出它们吸收的能量,重新回到静磁场原先排列的平衡位置上。在回返过程中转动的净磁化矢量 M 将感应出一个电磁波,通过接收线圈检测出来,就是呈指数衰减的 MR 信号。

总而言之,激励的氢质子释放能量并回返原先排列方位的过程就称为弛豫。释放的能量以无线电磁波的形式发射出来,是 MR 成像的基础（图 3-8）。

图 3-8　MR 成像的基础

弛豫过程伴随着能量释放,只有在发射频率与吸收频率相同的条件下,即在 Larmor 共振频率时吸收的能量才能释放出去。能量释放会伴发下列情况:①射频线圈可兼做天线接收器（接收线圈）,释放的能量以无线电波的形式发射,被接收线圈接收并记录成 MR 信号;②能量不可逆性地散布于人体周围组织"晶格"中,化为热量或诱发分子运动（T_1 弛豫）;③能量可逆性地转移到其他正在共振的氢质子上,使其相位的一致性丧失（T_2 弛豫）。

射频线圈（接收线圈）只能记录与静磁场 B_0 方向垂直的能量成分;与静磁场 B_0 平行的能量成分因变化太慢,不能在 RF 线圈内诱发出有意义的 MR 信号。受检部位每个小的组织体素（容积）所发出的 MR 信号均有细微的差异,利用梯度磁场的频率编码与相位编码方法,足以破译出 MR 信号的细微差异,通过傅立叶转换,可将组织内每个 MR 信号的位置及强度计算出来,并重建成电视屏幕上的亮点,信号越强则亮点越白。

净磁化矢量 M 回返的过程由两个时间常数所决定,分别称为 T_1 弛豫时间与 T_2 弛豫时间。净磁化矢量先从静磁场 B_0 的垂直面上开始衰减,称为横向弛豫（T_2 弛豫）;继之逐步返回静磁场 B_0 的方向,称为纵向弛豫（T_1 弛豫）。

27

净磁化矢量 M 在弛豫过程中是不断转动的,在垂直于静磁场 B_0 的 XY 平面上转动的半径越来越短(T_2 弛豫),在平行于静磁场 B_0 的 Z 轴上逐渐延长(T_1 弛豫)。

在 MR 技术中仍然沿用横断面(轴面)、冠状面及矢状面代表人体的三维空间。Z 轴代表静磁场 B_0 的磁力线方向,人体进入磁体圆孔腔内,组织形成的净磁化矢量 M_0 与 Z 轴平行,这一过程需时几秒钟。施加 90°射频脉冲后,净磁化矢量 M 偏转 90°,在 XY 平面上转动(M_0)。90°脉冲中断后弛豫开始,此后随着弛豫时间的延长 M_{XY} 缩短,而 M_Z 延长,如图 3-9、图 3-10 所示。

$$T_1(纵向弛豫)\cdots\cdots M_2 = M_0(1 - e^{\frac{t}{t_1}})$$

$$T_2(横向弛豫)\cdots\cdots M_{XY} = M_0 e^{\frac{t}{t_2}}$$

图 3-9　弛豫过程中 M_{XY}、M_Z 与时间的关系

图 3-10　T_1 弛豫与 T_2 弛豫的方向

弛豫过程中纵向磁化矢量的增长（T_1 延长）与横向磁化矢量的缩短（T_2 缩短）均呈指数函数关系，在一定的静磁场中 T_1 与 T_2 是两个时间常数。

90°脉冲后净磁化矢量 M 与静磁场 B_0 成 90°，此时 $M_1(M_z)$ 成分为 0；纵向弛豫开始后 M 矢量偏转，并回返至平衡状态，此时 $M_1(M_z)$ 最长并与静磁场 B_0 的方向平行。$M_1(M_z)$ 方向上的纵向弛豫过程呈指数增长曲线，其特征性的时间常数 T_1 在磁共振学上被定义为从零增长到 $1-1/e$ 所需要的时间，即从零到达其最终最大值 63% 所需要的时间。

T_2 弛豫代表 90°脉冲之后在均一静磁场 B_0 中共振氢质子脱离相位（丧失相位一致性）所需要的时间。90°脉冲中断的瞬间，M 矢量的 $M_z(M_{XY})$ 成分最大，弛豫开始后横向上的 $M_z(M_{XY})$ 成分向零递减，达到平衡状态时横向磁化矢量 $M_z(M_{XY})$ 不复存在，此刻共振质子间的相位一致性丧失殆尽。$M_z(M_{XY})$ 递减过程也是一个指数递减曲线，其特征性的时间常数 T_2 在磁共振学上被定义为最大值递减至 $1/e$ 所需要的时间，即从最初最大值到达 37% 所需要的时间（图 3-11）。

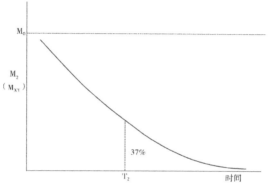

图 3-11　T_2 弛豫曲线

T_1 弛豫方向平行于外磁场 B_0 方向，在此过程中能量从共振氢核向周围晶格中散失。T_2 弛豫方向垂直于外磁场 B_0，在此过程中不涉及从共振氢核向周围晶格的能量散失，共振质子失去相位的一致性，共振核之间有彼此的能量交换，但无能量丢失。T_1 与 T_2 弛豫过程是理解人体组织 MR 成像的关键。目前 MR 成像中常见的 T_1 与 T_2 加权像即表现了组织的 T_1 与 T_2 弛豫特征。

T_1 弛豫即纵向弛豫，又称为"自旋-晶格弛豫"。RF 脉冲使氢原子核吸收能量而处于激励状态；激励的氢原子核必须将它们吸收的过多的能量逸散于周围的环境即分子晶格中，才能重新回返原来的平衡状态，所以这一弛豫过程称为"自旋-晶格弛豫"。回返到平衡状态也需要一个激发的射频磁场，引起自旋-晶格弛豫的射频磁场是由周围环境中的原子核晶格提供的，又称为晶格磁场。晶格磁场最常见的来源是周围组织中磁核产生的偶极磁场，例如在水分子中有 2 个氢原子核，其中一个氢核产生一个小磁场，并影响邻近的另一个氢质子，这就是一个偶极磁场（图 3-12）。晶格磁场的波动频率必须与激励氢质子的进动频率相一致，也就是在 Larmor 共振频率的条件下才能激发氢质子释放它们吸收的能量，从而回返到原来的平衡状态。在液体中晶格磁场的波动是由分子盲目的热运动（布朗运动）引起的。

分子重新定向的平均速率与分子的大小有关。小分子（如水）比大分子（如脂质）重新定向要快得多，巨大分子（如蛋白质或 DNA）重新定向则十分缓慢。在适当的 MR 场强中，中等大小的分子如脂肪分子，其转动频率最接近于 Larmor 进动频率，因此脂肪质子的弛豫比水分子要弛豫得快；而水分子的平均转动频率远远大于氢质子的进动频率，所以水分子弛豫相当缓慢。巨大分子如蛋白质的转动频率比氢质子的进动频率缓慢得多,所以蛋白分子弛豫得相当缓慢。进动频率与外加静磁场的场强成正比,所以,T_1 弛豫时间还具有场强依赖性。

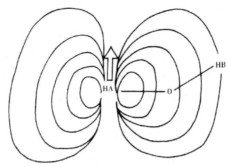

图 3-12　偶极磁场示意图

分子弛豫快其 T_1 弛豫时间就短,如脂肪的 T_1 为几百毫秒,而纯水的 T_1 为 3 秒。在共振频率(ω_0)中弛豫率与晶格磁场的场强成正比,因此,Larmor 频率的变化势必改变组织的弛豫时间。外加静磁场场强增大会使共振频率 ω_0 增大,组织的弛豫时间也随之延长(长 T_1)。

游离水弛豫缓慢(长 T_1 与长 T_2),但生物组织中的水却弛豫得相当快,T_1 弛豫时间仅为几百毫秒。为了解释这一现象,有人认为组织中的部分水分子吸附在蛋白质分子的表面上,形成结合水(图 3-13)。由于蛋白大分子的牵扯结合水的运动速度缓慢下来,比较接近 Larmor 进动频率,因而弛豫增快,T_1 值得以缩短。正常组织中的游离水与结合水处于一种快速的动态平衡状态,在病理情况下这种快速动态平衡发生紊乱,如肿瘤及邻近的水肿区,其结合水释放,游离水增加,因而呈长 T_1 与长 T_2 信号。

图 3-13　组织中水分子的两种形式:游离水与蛋白结合水

表 3-3 列出了在 1.4 T 场强中各种组织的弛豫时间,从中可见胼胝体、白质的 T_1 值明显短于脑灰质;因为白质中的含水量明显低于灰质。

表 3-3　场强为 1.4T 时各种脑组织的弛豫时间

脑组织	T_1 值(ms)	T_2 值(ms)
壳核	747±33	71±4
尾状核	822±16	76±4
丘脑	703±34	75±4
皮层灰质	871±73	87±2
胼胝体	509±39	69±8
半卵圆中心白质	515±27	74±5
内囊	559±18	67±7
脑脊液(侧脑室)	190±353	250±3

T_2 弛豫即横向弛豫,在此过程中不存在能量从氢原子核向周围晶格中的转移,但激励氢核与静息氢核之间彼此交换能量,也就是说,处于静息状态的氢核吸收了激励氢核释放的能量。横向磁化矢量丧失的速率决定着 T_2 弛豫时间的长短。横向磁化矢量之所以丧失,是由于氢核之间相互作用使其磁动量丧失了位相上的一致性。在一个理想的均匀磁场中,所有氢核的进动频率应当相同并保持位相的一致性。但外加静磁场都不够均匀,人体组织的固有晶格小磁场也不够均一,这就导致了磁场的不均匀性,后者使氢核以略有差异的速率进动,共振频率的差异会越来越大,必然引起位相一致性的丧失及横向磁化矢量的丧失。T_2 弛豫时间就是指人体局部小磁场横向磁化矢量丧失所需的时间,它主要与人体组织的固有小磁场有关。大分子比小分子的 T_2 弛豫快,因为大分子重新定向比较缓慢。结合水(与巨大分子如蛋白质紧密结合)的进动速度接近于 Larmor 共振频率,所以 T_2 弛豫快,但比 Larmor 共振频率慢得多的巨大分子其 T_1 弛豫慢。与 T_1 相比 T_2 对外磁场的大小不那么敏感。在生物组织中 T_2 的波动范围为50～100毫秒。游离水的 T_2 值比结合水长得多,病灶处 T_2 值延长显然与游离水/结合水比率增大有关,肿瘤、梗死、炎症及其水肿区内游离水比例高,所以呈长 T_2 高信号。

如果不检测自由感应衰减,可以另外观测"自旋回波"。众所周知,在一个 90°脉冲之后一定的时间(T_2)内,MR 信号应衰减殆尽,这段时间即所谓自旋-自旋弛豫时间,或称为横向弛豫时间。但实际上横向磁化矢量的衰减速度比自由感应衰减速度快得多,即 T_2^* 值比 T_2 值短得多,T_2^* 就是所谓的实际横向弛豫时间。造成横向弛豫速度加快的主要原因是外加静磁场的空间不均匀性。由于静磁场场强在空间上不太均匀,人体不同部位的氢质子实际上是在略有差异的不同的场强条件下自旋,其进动频率自然也会略有差异。这样一来,必然加速自旋氢质子丧失其位相上的一致性,因而横向磁化矢量的实际缩短速度比单纯的 T_2 弛豫速度要快。世界上迄今尚未制造出理想的完全均匀的静磁场,为了克服磁场空间不均匀性带来的弊端,物理学家在 MR 技术中创用了 180°射频脉冲。在 90°脉冲后一定时间内(t),再施加一个 180°射频脉冲,在 t(ms) 后(即所需时间 t＝90°脉冲后 2t)可以重建位相的一致性(重聚焦),这样一来,因静磁场空间不均匀而失去位相一致性的核,又回到彼此一致的位相上,并能从这一过程中记录下 MR 信号,故称为回波。2t 也称为回波延迟时间(TE)。

为了更好地理解这一物理过程,可以参看图 3-14。A 代表 90°脉冲后即刻的横向磁化矢量($t_1＝0$),B 代表 $t_1＝t$ 时的横向磁化矢量。此时该矢量已进动了许多圈,并呈扇形散开于不同的方位上,有的进动快(F),有的进动慢(S),此时围绕着 Y 轴施加一个 180°射频脉冲,企图将脱离位相一致性的各个横向磁化矢量驱赶到镜面像的位置上,这样一来进动快的横向磁化矢量 F 又回过头去尾随进动慢的横向磁化矢量 S,向相反的方向进动。显然,再经过 t(ms)那些自旋进动快的氢质子(F)会追上那些自旋进动慢的氢质子,同时回返到 90°脉冲后一致的位相上(C),这是人为创造的一个"自旋回波"(SE)。从 90°脉冲开始至回波完成之间的时间间隔就是所谓"回波时间"(TE)。

自旋回波形成的过程像一场独出心裁的赛马。$t_1＝0$ 相当于比赛开始,所有的参赛马都排列在起跑线上。比赛开始后 $t_1＝t$,每匹马按自己的速度拉开了距离,快马(F)跑得远,慢马(S)跑得近。此时一声回跑令,马匹均按原速回返,$t_1＝2t$ 时快马慢马几乎同时回到起跑线。

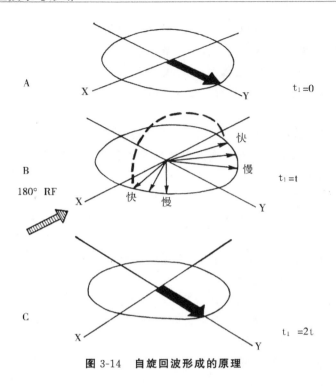

图 3-14　自旋回波形成的原理

（江万里）

第二节　MR 成像的适应证与禁忌证

磁共振扫描主要使用强磁场与射频脉冲,目前使用的磁场强度为 0.15～2.0 T,相当于 1 500～20 000 Gauss。使用强磁场的目的是使人体组织内的原子核磁化。使用射频脉冲的目的是给予磁化的原子核一定的电磁能。人体原子核接受了电磁能在弛像过程中又释放出来,并形成磁共振信号,电子计算机将 MR 信号收集起来,按强度转换成黑白灰阶,按位置组成二维或三维的形状,灰阶与形状最终组成 MR 图像,供临床诊断与分析。由此可见,磁共振检查不像 CT 扫描那样要受到 X 线的辐射损伤,它是一种崭新的无创性的影像学检查手段,对患者既安全又可靠,不会造成任何损害。

一、患者受检前的准备

在进入强磁场检查室之前,医师应对患者做适当的解释工作,以消除其思想顾虑。

(1)详细询问现病史与既往史,结合申请单上临床医师查出的症状、体征、实验室检查及拟诊,确定扫描部位及层面选择,以便有的放矢地查出病变的部位、范围与性质。

(2)询问并检查患者是否有心脏起搏器、神经刺激器、人工心脏瓣膜、眼球异物及动脉瘤夹,发现这些物品者不要进行检查。

(3)进入检查室以前取下患者身上的一切金属物品,如假牙、发卡、戒指、耳环、钥匙、钢笔、手表、硬币等,这些物体会造成金属伪影,影响成像质量。信用卡、磁盘、磁带也应取下,否则会发生去磁损坏。检查眼部前应洗掉眼影等化妆品,检查盆腔应取出女性卫生巾及避孕环,否则也会因伪影而影响诊断。

（4）幼儿、烦躁不安与幽闭恐惧症患者应给予适量镇静剂,如水合氯醛、地西泮等。

（5）使患者尽量舒适地平卧在检查台上,盖上棉毯以保持温暖。

（6）预先向患者解释检查过程中的一些现象,如梯度场启动会有噪声,使患者能安心静卧,平稳呼吸,如有不适可用话机与医师交谈。

（7）中风、脑瘤伴颅内高压者应先采取降颅内压措施,否则患者仰卧会因喷射性呕吐而造成窒息与吸入性肺炎。由于检查时间较长,为预防意外,可侧卧位扫描。

二、安全性问题

由于磁共振采用强磁场,在使用过程中需特别注意以下几个问题。

（1）医用磁共振扫描仪的场强均在 2.0 T 以下,对人体并无有害的生物学效应。虽然梯度磁场引起的场强变化可使受激励组织发生生物电流感应,但电流强度十分微弱,远远低于能够刺激心脏、神经细胞与肌肉纤维所需要的强度。目前认为,外磁场强度应限制在 2.0 T 以下,启动梯度磁场应限制在 3.0 T/s 以下,射频脉冲的功率应限制在 0.4 W/kg 以下。

（2）即使微弱的磁场也足以造成心脏起搏器及神经刺激器失灵,因此带有上述装置者禁止进入磁共振室。

（3）在强磁场内的射频脉冲可使受检组织与植入体内的金属物体温度轻微上升。较大的金属物,如人工髋关节与哈氏棒,具有导电性,温度可上升 1~2 ℃。

（4）动脉瘤夹含镍量较高,在强磁场中会产生较大的扭矩,有导致动脉瘤破裂的危险。

（5）迄今尚未发现医用磁共振设备引起人体基因的变异或婴儿发育障碍,但检查妊娠期女性应十分慎重,一定要做磁共振者应尽量减少射频次数及发射时间。

（6）心电监护仪、人工呼吸机、心脏起搏器等抢救设备不能进入强磁场的检查室,因此危重患者应避免在抢救期受检。

（7）超导型 MR 扫描仪采用液氦与液氮制冷,密封管道一旦漏气,氦气上升,氮气下沉,使正常空气层逐渐变窄,影响患者的氧供,应随时注意检查。

三、中枢神经系统磁共振检查的适应证

中枢神经系统位置固定,不受呼吸、心跳、胃肠蠕动及大血管搏动的影响,运动伪影很少,而磁共振又无骨质伪影的干扰,所以 MR 对脑与脊髓病变的效果最佳。总起来说,中枢神经系统的器质性病变往往都有相应的磁共振特征,有的表现为形态学改变,有的表现为信号异常,有的形态与信号均有改变,结合病史、临床改变与化验检查,大多数病例可以作出定位与定性诊断。

（一）脑血管病变

（1）缺血性中风如动脉粥样硬化性脑梗死、腔隙性脑梗死、分水岭脑梗死等,MR 均比 CT 敏感而特异。MR 对显示出血性梗死有独特的价值。

（2）出血性中风如大灶性脑出血、小灶性脑出血、脑叶出血、蛛网膜下腔出血、硬膜外血肿、硬膜下血肿等,MR 均可显示。在高场强条件下 MR 能显示血肿内含氧血红蛋白、脱氧血红蛋白、正铁血红蛋白、含铁血黄素等生化改变,能将血肿进行准确的分期诊断。

（3）双重性中风,既有脑出血又有脑梗死,在 MR 上显示得最清楚。

（4）脑动脉瘤、动静脉畸形均表现为流空血管影。MR 能显示 DSA 与 CT 均不显影的隐性血管畸形,尤其是海绵状血管瘤。

（5）静脉窦血栓形成在 MR 上可以确诊。

（二）感染与炎症

各种细菌、病毒、真菌性脑炎与脑膜炎,结核性脑膜炎与肉芽肿在 MR 上均可显示,注射顺磁性对比剂 Gd-DTPA 对定性诊断更有价值。对弓形体脑炎、脑囊虫病、脑棘球蚴病可做定性诊断,并能分期分型。

（三）脑部退行性病变

MR 显示皮质性、髓质性、弥漫性脑萎缩优于 CT。MR 能诊断原发性小脑萎缩与橄榄脑桥小脑萎缩。MR 能显示动脉硬化性皮质下脑病、阿尔茨海默病与鞘磷脂沉积病、亨廷顿舞蹈病、肝豆状核变性、亚急性坏死性脑脊髓病、CO 中毒、霉变甘蔗中毒、甲状旁腺功能减退及 Fahr 氏病。MR 能显示帕金森氏综合征、Shy-Drager 综合征、运动神经元病的异常铁沉积。

（四）脑白质病变

MR 对诊断多发性硬化、视神经脊髓炎、Balo 同心圆性硬化、弥漫性硬化有重要价值。MR 可确诊异染性脑白质营养不良、肾上腺皮质营养不良等髓鞘发育障碍。

（五）颅脑肿瘤

脑瘤在 MR 上有形态学与异常信号两种改变,除占位效应外多数脑瘤呈长 T_1 与长 T_2 信号。脂肪瘤与含三酸甘油酯的胆脂瘤、畸胎瘤内有特征性的短 T_1 高信号。恶性黑色素瘤有特征性的短 T_1 短 T_2 信号。MR 显示肿瘤内出血尤为敏感。注射 Gd-DTPA 可分辨胶质瘤的恶性程度,并能分辨瘤组织与水肿区。

（六）颅脑外伤

脑挫裂伤内的软化坏死与出血灶在 MR 上泾渭分明。外伤性脑内血肿、蛛网膜下腔出血、硬膜外或硬膜下血肿在 MR 上显影清晰且持续时长久。

（七）脑室与蛛网膜下腔病变

MR 能显示室间孔与中脑导水管,因而易于分辨梗阻性或交通性脑积水。MR 显示蛛网膜囊肿、室管膜囊肿、脑室内肿瘤、脑室内囊虫、蛛网膜下腔囊虫等均很敏感。

（八）颅脑先天性发育畸形

MR 是显示发育畸形最敏感而准确的方法,如大脑或小脑发育不良、脑灰质异位症、胼胝体发育不良、神经管闭合障碍、Dandy-Walker 综合征、Chiari 畸形、结节性硬化、神经纤维瘤病等。

（九）脊髓与脊椎病变

从矢状面、轴面与冠状面上直接显示脊髓与脊椎（包括椎间盘）是 MR 的突出贡献。脊椎骨折、椎间盘损伤与脊髓受累的关系在 MR 上一目了然。MR 能对颈椎病进行分期与分型诊断。MR 显示椎管狭窄、腰椎间盘病变、脊髓结核与转移瘤相当清楚。MR 直接显示脊髓空洞、脊髓动静脉畸形、髓内出血、硬膜下或硬膜外血肿、蛛网膜囊肿均很清晰。MR 显示髓内与髓外肿瘤均优于 CT,还可显示肿瘤性脊髓空洞、瘤内出血与囊变,增强 MR 可勾画出肿瘤侵犯的具体范围。

四、体部磁共振检查的适应证

磁共振对软组织的分辨力明显优于 CT,能直接显示血管结构,能显示铁质等顺磁性物质,能分辨脂质与含水组织,这是它在体部脏器与骨骼关节肌肉系统得以推广应用的基本优势。附加呼吸门控与心脏门控技术使磁共振可以检查肺脏与心脏,并提高腹部脏器的分辨力。但磁共振扫描时间长,检查腹部脏器时胃肠运动伪影造成的干扰较大。为提高肺脏与心脏的分辨率需加用较为复杂的门控技术以抑制运动伪影。因而腹部 MR 扫描在某些方面并不比 CT 扫描优越。

(一)五官与颈部病变

由于 MR 的软组织分辨力高,可进行矢、冠、轴多方位扫描,又无骨质伪影的干扰,在检查眼部、鼻窦、内耳、鼻咽、喉与颈部病变方面比 CT 优越;但在显示上述部位的骨质受累方面不如 CT。

(二)肺与纵隔病变

肺与纵隔的磁共振检查需加呼吸与心脏门控。由于 MR 可行冠状与矢状面扫描,因而具备了常规X线的优点。由于 MR 可行轴面扫描,因而具备了 CT 扫描的优点。像 CT 一样,MR 擅长显示肺与纵隔内的肿瘤与淋巴结肿大,MR 还可直接分辨纵隔内的大血管与淋巴结。肺内炎症、结核、纤维化、肺大疱、胸腔积液、支气管扩张症等病变,在 MR 上均可显示。

(三)心脏与大血管病变

心脏与大血管磁共振检查需加心电门控。由于快速流空效应,心腔与大血管均呈无信号黑影,其内的肿瘤呈软组织影,其内的血栓呈正铁血红蛋白独特的高信号。MR 可直接显示主动脉瘤、主动脉夹层动脉瘤等大血管病变。MR 能直接显示肥厚性心肌病、充血性心肌病、缩窄性心肌病、心包积液及室壁瘤。急性与慢性心肌梗死区呈长 T_1 与长 T_2 异常信号。MR 能显示风湿性心脏病瓣膜改变,并能显示前负荷与后负荷增加所致的继发性改变。对各种先天性心脏病变如室间隔或房间隔缺损、法洛氏四联症、马方综合征等病理改变在 MR 上必须选择适当的层面才能显示。

(四)肝胆系统病变

MR 能诊断肝囊肿、肝海绵状血管瘤、肝癌、肝转移癌。MR 对鉴别海绵状血管与肝癌(包括转移癌)有特别重要的价值,少数 CT 增强动态扫描难以确诊的海绵状血管瘤在 MR 重 T_2 加权像上可以与肝癌明确地加以鉴别。MR 诊断肝硬化可以借用 CT 的所有标准,但 MR 可以直接显示食管与胃的静脉曲张。MR 在显示急性肝炎方面优于 CT,但诊断脂肪肝却不如 CT,因为脂肪肝内脂肪成分与含水成分的化学位移信号相互抵消,使信号变化反而减弱。

MR 诊断急慢性胆囊炎可以借用 CT 的诊断标准,T_1 加权像与 CT 所见雷同。MR 可鉴定胆囊浓缩胆汁的能力,有助于鉴别急性与慢性胆囊炎。MR 显示胆囊癌与 CT 类似。MR 诊断胆石症似不如 CT 敏感,CT 上胆石呈高密度,而 MR 上胆石呈低信号。

MR 显示梗阻性黄疸的作用与 CT 相同,也能区分梗阻的部位,从而区分出低位梗阻性黄疸与高位梗阻性黄疸。胆道扩张在 CT 上呈低密度,在 MR 上呈长 T_1 长 T_2 异常信号。对肝内胆管扩张 MR 优于 CT,因为 CT 上扩张的胆管与肝内静脉皆呈低密度,而在 MR 上肝内静脉呈流空低信号,而淤滞的胆管呈长 T_1 长 T_2 信号。

(五)胰脏病变

胰脏是 MR 检查中比较薄弱的环节,由于 MR 扫描时间长,胃肠蠕动伪影的干扰较大。胰脏周围为脂肪,其后有大血管,其前有含气肠腔,因而化学位移伪影的干扰也比较大。MR 可以沿袭 CT 的标准显示胰腺癌、胰岛细胞瘤、急性胰腺炎、慢性胰腺炎与胰腺假性囊肿,但并不比

CT 的影像清晰。

（六）肾脏与泌尿系统病变

肾脏周围为脂肪，后者呈短 T_1 高信号。肾脏为含水脏器，在与脂肪的交界面上因化学位移伪影，可勾画出肾脏的轮廓，在冠状面上尤其清晰。MR 可以显示肾脏的肿瘤、囊肿、肾盂积水等 CT 可以显示的病变。MR 显示输尿管与膀胱病变与 CT 雷同，但显示结石并不优于 CT。

（七）盆腔病变

MR 显示男性盆腔与女性盆腔病变均略优于 CT，因盆腔脏器不受运动伪影的干扰，MR 又能直接区分流空的血管与肿大的淋巴结，因而盆腔肿瘤、炎症均显影清晰。

（八）关节肌肉病变

MR 显示关节肌肉系统的病变明显优于 CT，对关节软骨与韧带损伤的显示更为其他影像学检查所无法比拟，因此关节肌肉病变的 MR 检查日益普及。

五、磁共振检查的禁忌证

磁共振采用高场强扫描成像，为防止发生意外，下列情况应视为禁忌证：①带有心脏起搏器及神经刺激器者；②曾做过动脉瘤手术及颅内带有动脉瘤夹者；③曾做过心脏手术，并带有人工心脏瓣膜者；④有眼球内金属异物或内耳植入金属假体者。

下述情况检查时应慎重对待：①体内有各种金属植入物的患者；②妊娠期女性；③危重患者需要使用生命支持系统者；④癫痫患者；⑤幽闭恐惧症患者。

（江万里）

第四章

核医学成像

第一节　常用放射性药物

一、放射性药物及主要种类

作为示踪剂应用于诊断和治疗的开放性放射性核素及其化合物和制剂称为放射性药物。核医学显像中的放射性药物用量非常小，不依靠普通药物所具有的药理作用，而是依靠所荷载的放射性核素起到诊断作用。

诊断用放射性药物有体内和体外使用两种类型。

显像用放射性药物供体内使用，包括离子类放射性药物（如 $Na^{99m}TcO_4$、$Na^{131}I$、$Na^{18}F$ 等）、放射性胶体和颗粒（如 ^{99m}Tc-硫胶体、^{99m}Tc-大颗粒聚合清蛋白等）、放射性标记化合物（如 ^{131}I-马尿酸、^{99m}Tc-DTPA、^{99m}Tc-HIDA、^{99m}Tc-MDP 等）。

供体外使用的主要是体外诊断试验所用的放射性试剂，包括体外放射分析法所需要的一些放射性试剂（如 ^{125}I-T_3、^{125}I-胰岛素等）。

治疗用放射性药物主要包括组织选择性治疗药物和放射性胶体，如治疗甲状腺功能亢进症的 ^{131}I、治疗慢性白血病或真性红细胞增多症的 ^{32}P 等。

二、放射性药物的主要特点

放射性药物的特点可从"放射性"和"药物"两方面来理解。

（一）放射性核素的特点

1.物理半衰期

半衰期在数十分钟至数天之间的放射性核素最适合显像使用。过长的半衰期一方面会增加患者内照射的时间，使其接受较大的辐射剂量；另一方面还会带来放射性废物处理上的困难及患者的活动所带来的环境污染问题。

对治疗用放射性药物而言，其在体内的有效半衰期必须足够长，使病灶能浓聚足够的放射性药物，而核素的半衰期直接影响放射性药物的有效半衰期。

2.射线的种类和能量

显像用 γ 射线的能量在 100～400 keV 最佳。能量太低时,射线易被机体所吸收,使探测效率降低;能量太高则探测器的准直效果不好,影响仪器的空间分辨率。显像放射性核素最好不发射或少发射 β 射线及内转换电子或俄歇电子等,以减少对患者的辐射剂量。发射纯 γ 射线的同质异能素(如^{99m}Tc)在核医学显像中有着最广泛的用途。

对治疗放射性药物,射线的种类和能量决定了射线在组织中电离密度和射程,射线射程短、电离密度高(如 α 粒子、β 粒子和俄歇电子)的核素,杀伤病变细胞的能力强。

3.放射性比活度

放射性比活度简称比放,是单位质量或体积内的放射性活度。比放太低时,放射性药物的制备和使用都难以进行。

(二)药物的特点

放射性核素和它们的初始制备形态往往不能直接用于核医学治疗和显像,需要通过物理的、化学的或生物学的方法,将放射性核素的原子引入特定的化合物的分子结构中,制成放射性核素的标记化合物,才能应用。因此,对"放射性药物",可以理解为主要是指应用于核医学中的各类放射性核素及其标记化合物。

核医学显像放射性药物在"药物"方面的特点如下。

1.显像和示踪性能

显像剂在引入体内之后,在靶组织(即被显像的组织)有特异性浓聚,靶组织的摄取是相邻的非靶组织的 5 倍以上。血液清除时间短,能尽快通过各种途径进入靶组织,并在靶组织有合适的停留时间。显像剂在靶组织的正常组织与病变部位之间的摄取率有较大的差异。

2.制备特性

常选择易于制备的药物。制备方法多是"一步法"标记,即预先将标记过程中所需的除放射性核素以外的物质通过简单混合或使其产生预反应而制成放射性药物的半成品药盒,标记时只需将放射性核素加入,即可一步标记成功。已有许多不同种类的半成品药盒作为商品供临床应用。

3.稳定性

放射性药物的稳定性包括化学稳定性、辐射稳定性、标记稳定性和体内稳定性。

化学稳定性指其具有确定的、较为稳定的化学结构,使其在制备放射性药物的过程中和药物贮存过程中不易发生分解、氧化、还原等化学变化,生成复杂的副产物而影响药物的使用性能和有效使用期。

辐射稳定性指药物对自身辐射作用的耐受能力。辐射自分解是影响显像药物辐射稳定性的一个重要因素。辐射直接作用于放射性药物,引起分子的还原或断键降解,产生放射化学杂质或化学杂质,称为初级分解;溶剂吸收了射线能量而产生具有很强的化学反应性的游离基,通过这些游离基再与药物分子作用而使其发生分解,称为次级分解,其对显像药物辐射稳定性影响更大。

标记稳定性指放射性核素的原子或基团与化合物结合的牢固程度。显像药物多是标记牢固,不易因时间、温度、介质等条件的影响而脱落的标志物。一般说来,通过化学键的结合比其他形式的结合稳定。而在化学键结合中,键能越大越稳定。

体内稳定性指药物引入机体后,不会因为介质条件的改变或生物活性物质(如酶等)的作用而发生分解、变性或标记核素的脱落。

4.比活度

要有适宜的比活度,若比活度太低,则要加大用药体积才能获得足够的放射活度,但无限增大用药体积是不允许的。比活度也不是越高越好,比活度过高时,在满足使用总放射活度尽可能低的前提下,则会导致使用药物的化学量太低,不足以引起药物特定的生理生化作用。

三、放射性药物的来源

首先要获得合适的放射性核素,然后通过各种途径制备适合核医学使用的放射性核素标记化合物。

(一)放射性核素的生产

核医学中所使用的放射性核素几乎都是人工放射性核素,生产方式主要有反应堆生产和加速器生产两种。而在核医学科室中常用的放射性核素发生器,可以认为是一种特殊的放射性核素运输、存储和提取装置。

1.核反应堆生产放射性核素

核反应堆是实现可控制的重核裂变链式反应的装置。铀(U)、钍(Th)和镤(Pa)等重核皆能发生裂变,只要裂变时的中子增殖系数 K>1,即可实现裂变的链式反应。例如^{235}U的核吸收一个中子后发生裂变,又放出 2～3 个中子,除去消耗,至少还有一个中子能引起另一个^{235}U 核发生裂变,使裂变自行地进行下去。

有两种方式从反应堆中生产放射性核素,一是中子活化,二是分离提取。

链式反应使中子大量增殖,因而核反应堆是一个巨大的中子源。如果将适当的靶物质放入反应堆中,用中子照射,就能引起靶物质的活化,生产放射性核素。这种方式主要利用(n,γ)核反应,即靶物质原子核俘获一个中子,放出 γ 光子,生成一种新的放射性核素,如^{51}Cr、^{99}Mo等。也可由(n,γ)反应的产物经过一个半衰期较短的 β 衰变或轨道电子俘获而产生,如^{131}I、^{125}I 等。

利用反应堆生产的放射性核素皆具有过多的中子,核内的过多中子会通过 β$^-$ 衰变转化为质子,因而反应堆生产的放射性核素多是 β$^-$ 衰变核素。

除利用反应堆的中子照射外,还可以从核燃料的裂变产物中分离提取出所需放射性核素。例如,^{235}U 的慢中子裂变产物有三百种以上,质量数 72～162,原子序数 30(Zn)～65(Tb)。核医学显像常用的 43 号元素锝不存在天然同位素,制备这种元素的有效途径就是从裂变产物中提取,一吨天然铀在辐照 300 天,再冷却 100 天后,大约可以分离出 25 g 锝。裂变产物的化学分离和提纯过程比较复杂。

利用反应堆生产的放射性核素皆具有过多的中子,核内的过多中子会通过 β$^-$ 衰变转化为质子,因而反应堆生产的放射性核素多是 β$^-$ 衰变核素。

2.加速器生产放射性核素

加速器是一种加速带电粒子的设备,它不仅是研究原子核结构的重要设备,同时也广泛地应用于其他部门,在医学上,它被用于肿瘤的治疗和医用放射性核素的生产。

加速器有各种不同的类型,其结构和原理也不尽相同。目前在核医学中用来制备放射性核素的加速器主要是回旋加速器。一台回旋加速器由 4 个系统组成:①能够形成 1～2 T 磁场的常导磁体;②可将气压控制在 10^{-5} Pa 以下的真空系统;③可提供峰值电压为 40 kV 的高频系统(约 40 MHz);④将氢原子离子化为自由质子及氘和 α 粒子的离子源。

　　回旋加速器使带电粒子沿着螺旋形轨道回旋加速,即带电粒子被加速电极加速,同时在磁场的作用下做圆周运动,使其运动轨道成为螺旋形。粒子不断获得能量而加速,最后轰击到终端的"靶"上,引起核反应,产生放射性核素。

　　加速器加速的粒子主要是质子、氘核及α粒子,因而生产的放射性核素缺乏中子,一般以正电子衰变或电子俘获的形式衰变,使核内质子转变为中子。

　　加速器生产的放射性核素半衰期都较短,正电子衰变或电子俘获中一般都发射γ射线,所以它们在核医学中有着广泛的用途。特别是像^{18}F、^{11}C、^{15}O 和^{13}N 这样的正电子衰变核素,它们的稳定同位素是机体的主要组成成分,因而用处很大。几种核医学中应用的加速器生产的放射性核素为^{18}F,半衰期 110 分钟,β^+衰变;^{11}C,半衰期 20.3 分钟,β^+衰变;^{13}N,半衰期 10 分钟,β^+衰变;^{15}O,半衰期 123 秒,β^+衰变。

　　3.放射性核素发生器

　　放射性核素发生器是一种能定期地从半衰期较长的母核中分离出其衰变产生的半衰期较短的子核的装置。要注意的是,虽然被称为放射性核素发生器,严格说来它并不是一种放射性核素生产装置,而仅仅是一种提取装置。核医学中所使用的放射性核素半衰期皆较短,运输和使用困难。放射性核素发生器以长寿命核素作为运输和保存形式,以短寿命核素为使用形式,结构简单、运输方便,在核医学中的应用广泛。各种放射性核素发生器特别是^{99}Mo-^{99m}Tc 发生器已成为核医学必不可少的装置。

　　^{99}Mo-^{99m}Tc 发生器中的^{99}Mo 的半衰期为 66 小时,衰变后,87％成为亚稳态的^{99m}Tc,13％为基态的^{99}Tc;^{99m}Tc 的半衰期为 6 小时,发射 140 keV 的 γ 射线;^{99}Tc 的半衰期为 2.1×10^5 年,衰变转变为^{99}Ru。

　　^{99}Mo-^{99m}Tc 发生器按其母体核素^{99}Mo 的来源和装柱工艺的不同可分为裂变吸附色谱和凝胶色谱发生器两种。^{99m}Tc 放射性活度峰值发生在洗脱后 23 小时,因此洗脱后 24 小时再次洗脱得到的^{99m}Tc 的放射性活度大约是前次洗脱的 80％。部分洗脱也是可行的,洗脱后 4.5 小时^{99m}Tc的放射性活度可达峰值的 50％,洗脱后 8.5 小时则达 75％。

　　(二)放射性药物的制备

　　在获得合适的放射性核素后,要通过各种途径制备适合核医学使用的放射性核素标记化合物。放射性药物的制备,就是通过各种途径(化学的、物理的、生物的)产生适合核医学使用的放射性核素标记化合物。其原理和操作复杂而多样。标记所用的放射性核素多是微量、低浓度,例如活度为 3.7×10^7 Bq(1 mCi)的放射性核素^{99m}Tc,其质量仅有 0.19 ng。因而放射性药物的制备,要采用高产率、简便、快速的方法。在制备放射性核素标记化合物时,要对射线采取必要的安全有效的防护措施,如屏蔽、通风等。一般应在具有专门设备的放射化学实验室内进行。

　　制备放射性药物的方法有化学合成法、生物合成法、同位素交换及热原子反冲标记法等。

　　化学合成法是一种应用化学反应的方法将放射性核素的原子引入所需的化合物分子结构中去的标记方法。化学反应种类多、机制多样,常见的反应类型如分解、化合、置换、加成、氧化还原,以及络合、沉淀等都可用于放射性核素的标记。因此这种方法具有应用范围广、产品比活度高、纯度好、标记位置容易确定的优点,是一种最重要和最常用的标记方法。其中的一些方法适宜于制成供一步法标记的放射性药物半成品药盒,例如核医学常用的^{99m}Tc 这种放射性核素,就有多种一步法标记半成品药盒。

(江万里)

第二节 神经系统疾病核医学成像

一、局部脑血流断层显像

(一)原理

静脉注射能通过血-脑屏障进入脑细胞的脂溶性显像剂,该显像剂进入脑实质后即转变成水溶性化合物,它不能再反向通过血-脑屏障,故可在脑内长时间滞留。显像剂进入脑细胞的量主要取决于局部脑血流量,且与之成正比,断层显像可显示脑组织局部血流量。局部脑血流量一般与局部脑细胞代谢和功能状况一致。

(二)适应证

(1)脑卒中的早期诊断(尤其是脑梗死48小时内诊断)及疗效观察。

(2)短暂性脑缺血发作(TIA)和可逆性缺血性脑疾病(PRIND)的早期诊断。

(3)局灶性癫痫(原发性与继发性)的定位诊断。

(4)痴呆病因的鉴别诊断。

(5)锥体外系疾病的定位诊断。

(6)脑血管畸形及其他脑内病变的定位诊断。

(7)判断脑肿瘤的血供,鉴别术后或放疗后复发和瘢痕。

(8)偏头痛的研究与诊断。

(9)精神和情感障碍性疾病的辅助诊断。

(三)显像剂

^{99m}Tc-HMPAO或^{99m}Tc-ECD,放化纯度分别大于80%和90%,活度均为740～1 110 MBq(20～30 mCi)。

(四)方法

1.患者准备

注射显像剂前30分钟,空腹口服过氯酸钾400 mg,封闭脑室内脉络丛及甲状腺。

2.给药方法

静脉注射显像剂前5分钟戴眼罩和耳塞,直至注药后5分钟方可取下。

3.影像采集

(1)仪器条件:SPECT,低能高分辨平行孔准直器或低能通用平行孔准直器。

(2)受检者取仰卧位,头置于头托内,OM线垂直于地面,探头尽量贴近头颅,以缩小探头旋转半径。

(3)采集条件:矩阵128×128,窗宽20%,矩形探头放大1.6,圆形探头放大1.0,探头旋转360°,1帧/5.6°×64或6.0°×60,每帧采集时间10～30 s[每帧计数以(40～80)×10³为宜]。

4.影像处理

(1)先行水平面影像重建,再行冠状面和矢状面影像重建。

(2)前滤波多用Butterworth滤波函数,截止频率0.4,陡度因子12～20。

（3）反投影重建用 Ramp 滤波，层厚 6～8 mm。

（4）衰减校正多用 Sorenson 法或 Chang 法，系数 $\mu=0.12\ cm^{-1}$。

（5）冠状和矢状断面重建，适用横断层影像制作。

（6）若采集影像时 OM 线与地面不垂直，影像重建前要通过转动影像，使 OM 线平行于 X 轴。

二、脑血-脑屏障显像

（一）原理

正常脑组织由于存在着血-脑屏障，血液中放射性药物不能进入脑细胞，脑实质呈放射性空白区。脑部病变若致血-脑屏障功能损害，放射性药物乃可进入病变区而聚集为浓影。

（二）适应证

（1）脑肿瘤的诊断。

（2）脑梗死的诊断。

（3）硬膜下血肿的诊断。

（4）病毒性脑炎的辅助诊断。

（三）显像剂

$^{99m}TcO_4$ 或 ^{99m}Tc-DTPA，剂量 740 MBq(20 mCi)。

（四）方法

1.患者准备

注射显像剂前 30 分钟，空腹口服过氯酸钾 400 mg，封闭脑室内脉络丛及甲状腺。

2.给药方法

口服 $^{99m}TcO_4$ 2 小时后或静脉注射 ^{99m}Tc-DTPA 30 分钟后显像。

3.影像采集

（1）仪器条件：γ 相机或 SPECT，低能通用准直器。断层显像方法同局部脑血流（rCBF）显像，仅需选择适当的滤波。

（2）体位：常规行前、后、侧位和顶位显像。

（3）采集条件：矩阵 128×128，能峰 140 keV，窗宽 20%，计数 $500×10^3$，侧位显像时病侧按健侧的相同时间采集，探头与病侧的距离亦可与健侧相同。

（4）影像显示：本底扣除 10%，断层处理同 rCBF。

（五）显像分析

1.正常影像

（1）前位：头颅影像左右两侧基本对称，头颅外周的放射性增高带由头皮、颅骨板、脑膜血窦及颞肌内的放射性构成，顶部中央为矢状窦影像，眶以下因骨松质、鼻窦和口腔内的放射性很高而明显显影。两侧大脑半球呈椭圆形放射性空白区。

（2）侧位：头顶与颅底之间的空白区为脑半球。

（3）后位：整体图形与前位相似。

（4）顶位：外围带构成对称的椭圆形空白区，从前到后由上矢状窦将它分为左右两半球。总之，脑实质呈放射性缺损改变，矢状窦、横窦、乙状窦、窦汇等处有放射性聚集。断层影像亦表现为脑内呈空白区，外周有放射性显影。

2.异常影像

脑内局部放射性增高是最常见的异常影像,因疾病不同而有多种异常浓聚改变。脑内弥漫性放射性增加可见于病毒性脑炎和多发性脑脓肿,有时其放射性高于头颅外周,而使周边带显示不清。

脑内局部放射性减低常见于脑内囊肿。至少在两个互相垂直的平面影像的相应部位出现放射性增高才能确定为异常。

(六)临床意义

1.脑肿瘤的检测

表现为局部异常浓聚影,因 CT 和 MRI 对脑肿瘤定性和定位更可靠,故本方法已较少使用。

2.脑梗死的诊断

起病 2～8 周内阳性率较高,无明显优势。

3.硬膜下血肿的诊断

典型表现是前位影像上患侧脑外缘呈边界较为分明的月牙形放射性聚集影,侧位像无明显异常。

4.病毒性脑炎

单纯疱疹脑炎多表现为双侧或单侧颞部局灶性放射性增加,额叶和顶叶也可出现异常。本法在发生神经症状或体征的第 2 天呈阳性,较 CT 早且阳性率较 CT 高。本法对艾滋病的脑损害亦较 CT 发现早。

三、放射性核素脑血管造影

(一)原理

静脉"弹丸"式注射 $^{99m}TcO_4^-$ 后,立即用 γ 相机在头颈部以每 1～3 秒/帧的速度连续采集,即可显示显像剂在脑血管内充盈、灌注和流出的动态过程,从而了解脑血管的形态及血流动力学改变。

(二)适应证

(1)脑动静脉畸形的辅助诊断。

(2)烟雾病的辅助诊断。

(3)缺血性脑血管病的辅助诊断。

(4)脑死亡的诊断。

(三)显像剂

$^{99m}TcO_4^-$ 或 ^{99m}Tc-DTPA,活度 370 MBq(10 mCi),体积＜1 mL。

(四)方法

(1)患者无特殊准备。

(2)给药方法为"弹丸"式静脉注射。

(3)影像采集。①仪器条件:γ 相机,低能高分辨平行孔准直器。②体位条件:受检者取仰卧位,不用枕头,头部放正后固定;如观察大脑后动脉,可行后位采集。③采集条件:矩阵 64×64,能峰 140 keV,窗宽 20%,每 1～3 秒/帧动态采集,共采集 40～60 秒。

(五)影像分析

正常所见:脑血管造影可分为三个时相。①动脉相:自颈内动脉显像起,两侧大脑前、中动脉、颅底 Willis 环陆续显影，呈两侧对称的五叉影像，历时约 5 秒；②脑实质相（微血管相）：从五叉影像消失起，放射性在脑实质内呈弥漫性分布，历时约 2 秒；③静脉相：自上矢状窦显影起，脑实质放射性逐渐减少，至再循环又有所上升，历时约 7 秒。

(六)临床意义

1.脑动静脉畸形（AVM）

AVM 多为先天性畸形，常称为动静脉瘘（AVF），单发或多发。常以癫痫或颅内出血的症状就诊。显像中可见动脉相局限性异常过度灌注，静脉相放射性消退迅速，硬脑膜窦提前出现。

2.烟雾病（Moyamoya 病）

颈总动脉和颈内动脉显影良好，但放射性阻断在脑基底部，逐渐出现放射性向脑基底部轻度扩散，然后突然出现大脑前、中动脉影像，接着是正常的脑实质相和静脉相。

3.缺血性脑血管病

大脑中动脉病变的阳性率最高，前动脉次之。观察椎-基底动脉需行后位显像，阳性率较低。脑血管狭窄或阻塞主要表现为动脉相灌注减低或缺少。部分病例病变处在动脉相呈过度灌注，静脉相病变处放射性由于消退减慢而较正常处反而增高。本法简便、快速，但无 rCBF 显像准确可靠。

4.脑死亡

典型表现为在颈动脉显影的同时，大脑前动脉和中动脉不显影，硬膜窦不显影，仅有颈外动脉灌注至周边带显影。

四、脑池显影

(一)原理

将无刺激和不参与代谢的水溶性显像剂注入蛛网膜下腔，用 γ 相机跟踪显示显像剂随脑脊液循环的空间，即为蛛网膜下腔及各脑池的影像，根据各脑池影像出现的时间、形态、大小和消退的速度，可以了解脑脊液的循环路径和吸收过程是否正常。

(二)适应证

(1)交通性脑积水的诊断。

(2)脑脊液漏的诊断和定位。

(3)脑穿通畸形的辅助诊断。

(4)蛛网膜囊肿的辅助诊断。

(5)中脑和后颅凹肿瘤的辅助诊断。

(三)显像剂

^{99m}Tc-DTPA，活度 74～370 MBq(2～10 mCi)。

(四)方法

1.给药方法

严格无菌条件下常规行腰椎穿刺，用缓慢流出的脑脊液稀释显像剂至 2～3 mL，再注入蛛网膜下腔，注入后去枕仰卧。

2.影像采集

(1)仪器条件：γ 相机，低能通用平行孔准直器。

(2)体位：患者去枕仰卧，在注药后 1、3、6、24 小时分别行前、后及侧位头部显像，必要时加做

48 小时显像。

（3）采集条件：矩阵 64×64，能峰 140 keV，窗宽 20%。先采集前位影像，计数达 $200×10^3$ 时，记录采集时间，其他各体位采集时间皆与前位像相同。

（五）影像分析

正常影像：3 小时侧位影像最清晰，脊髓蛛网膜下腔影像过枕大孔后向后方凸起为小脑延髓池（枕大池）影像，向上延伸经小脑凸面至小脑脑桥角显示四叠体池影像，再向前上方延伸为胼胝体周池影像。从脊髓蛛网膜下腔影像向前上方延伸依次为桥池、脚间池、交叉池影像。胼胝体周池以下，交叉池后上方和四叠体池前方之间为脑室所在部位，呈放射性稀疏缺损改变，或在 24 小时内有一过性较强的放射性聚集影。3 小时前位出现典型的向上的三叉影像，以底部最浓，是小脑凸面与四叠体池、桥池、脚间池和交叉池等基底池从后往前的重叠影像，中间向上的放射性聚集影为胼胝体周池和大脑半球间池影像，两侧对称向外的放射性突起为外侧池影像。胼胝体周池与外侧之间的空白区为侧脑室所在。后位与前位影像相似。24 小时前位和后位呈伞状影像，伞柄为残留的基底池影像，伞杆为矢状窦影像，伞蓬为大脑凸面蛛网膜下腔的影像。侧位可见大脑凸面蛛网膜颗粒部较淡的团块样影像，脑室不显影。

（六）临床意义

1.交通性脑积水的诊断

交通性脑积水的常见病因有两类：一类是蛛网膜下腔因出血、炎症或损伤而粘连，或受外压而使脑脊液引流不畅。这部分患者早期脑室扩大并不十分明显，颅压多为正常，故被称为正常颅压性脑积水。本病的典型表现为持续性脑室显影，大脑凸面延迟显影，它既有脑室反流性持续显影，又有引流延迟。少数患者只表现为其中一种，或仅表现为脑室反流性持续显影，或仅表现为引流延迟。这三类影像提供形态和功能两种信息，特异性较高，对诊断很有帮助，而 X 线、CT 和 MRI 只能显示轻度扩大的脑室，不能提供功能方面的信息。另一类病因不十分明确，但无蛛网膜下腔的粘连，可以只是脑室和蛛网膜下腔局部明显扩大，颅压多正常。X 线检查见脑膜和蛛网膜下腔明显扩大，脑沟增宽，能提供较可靠的诊断依据，多不需进行脑池核素显像。

2.脑脊液漏的诊断和定位

放射性核素脑池显像时观察鼻腔内有无放射性是迄今最有效的诊断和定位方法。方法为在注入显像剂 2 小时后，在每一鼻孔内上、中、下鼻道放置棉球，尽量向后放，上鼻道的棉球尽量向上靠近筛板。2～4 小时后取出棉球，用井型 γ 闪烁计数器测量 10 分钟。有人测得在进行脑池显像时，正常鼻黏膜分泌物中也有少量放射性出现，但其放射性浓度仅为血浆浓度的 1/3，这可以作为诊断有无脑脊液鼻漏的值。此方法灵敏、可靠，但对漏口定位的精度尚不理想。

3.其他

非脑池部位异常放射性浓聚，根据其部位和形态可帮助诊断某些疾病，如在脑实质部位，以脑穿通畸形可能性大；在脑膜部位且呈囊状者，以蛛网膜囊肿可能性大；在脑膜部位而呈片状者，为蛛网膜下腔局部阻塞。某脑池不显影、延迟显影或影像扩大和放射性滞留，提示被邻近部位的占位病变压迫。这对诊断中脑和后颅凹肿瘤很有意义。

（江万里）

第三节　呼吸系统疾病核医学成像

核素肺显像方法主要包括肺灌注和肺通气显像,这些检查方法是反映肺功能的显像。肺灌注显像可用于了解肺循环的血流灌注情况,肺通气显像主要反映肺的通气功能。肺灌注显像和肺通气显像联合应用可以对肺部多种疾病进行诊断、鉴别诊断并评价肺功能。核素肺显像对肺肿瘤的诊断与分期亦有重要帮助,特别是正电子核素标志物 FDG 的 PET-CT 显像,对肺癌的早期诊断、肺部结节的良恶性鉴别诊断,肺癌的疗效观察及复发预测均有重要价值。

一、常用核素肺显像

(一)肺灌注显像

1.显像原理

将肺毛细血管系统看作一滤过装置,静脉注射核素标记的放射性蛋白颗粒随血流到达肺动脉,一过性嵌顿在肺毛细血管前小动脉及毛细血管床内,其在肺部的分布反映了肺的血流灌注状况,放射性颗粒在肺部的分布量与肺动脉血流呈正比,因此,对肺部分布进行显像,就可反映各部位的血流灌注和血流受损情况。

2.显像方法

显像剂为 ^{99m}Tc 标记的大颗粒聚合人血清清蛋白($^{99m}Tc-MAA$)。常规取仰卧位,静脉注射 $^{99m}Tc-MAA$ 111-185MB(3～5 mCi)。一般采集 6～8 个体位显像,即前位(ANT)、后位(POS)、左后斜位(LPO)、右后斜位(RPO)、左侧位(LL)、右侧位(RL),必要时加左前斜位(LAO)和右前斜位(RAO),两肺解剖模式图及正常肺灌注显像见图 4-1。

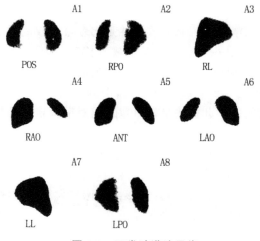

图 4-1　正常肺灌注显像

3.适应证

(1)可疑肺动脉血栓栓塞症。

（2）原因不明肺动脉高压或心电图等提示右心负荷增高。

（3）全身性疾病或结缔组织病疑累及肺血管者。

（4）了解肺部病变对肺血流影响的程度和范围，如肺肿瘤、肺结核等。

（5）先天性肺血管病（肺动脉发育不良、肺动脉缺如、肺动脉狭窄）的诊断及先天性心脏病左向右分流的定量分析。

（6）慢性阻塞性肺疾病患者，了解肺血管受损及肺动脉高压情况。

（7）肺移植的监测。

（二）肺通气显像

1.显像原理

经雾化装置将显像剂雾化成气溶胶，将放射性核素（简称核素）标记的气溶胶或放射性惰性气体吸入支气管和肺泡内，体外探测双肺各部分的放射性显像剂分布，肺内放射性分布与局部通气量成正比，因此，可估价肺的通气功能，了解气道的通畅性及肺泡与气体的交换功能。

2.显像方法

肺通气显像剂分为两类，一类是放射性惰性气体，如 ^{133}Xe、^{127}Xe、^{81m}Kr 等；另一类为放射性气溶胶，目前常用方法为 ^{99m}Tc 标记的二乙三胺五醋酸（^{99m}Tc-DTPA），经超声雾化器雾化为气溶胶，患者反复吸入后沉积在支气管和肺泡内，采集 5～8 个体位肺显像（同肺灌注显像），正常肺通气显像见图 4-2。

POS　　A4　　RPO　　A5　　RL

RAO　　A7　　ANT　　A8　　LAO

LL　　LPO

图 4-2　正常肺通气显像

3.适应证

（1）与肺灌注显像配合鉴别诊断肺栓塞、肺血管病与慢性阻塞性肺疾病（COPD）。

（2）了解各种肺部疾病的通气功能，诊断气道阻塞性疾病。

（3）评估治疗前后局部肺通气功能，观察疗效。

（三）^{18}F-FDG PET 肺显像

PET 显像，即正电子发射性断层，是目前最新的显像诊断方法之一，它是利用正电子核素标记化合物在体内摄取情况的显像技术，对肺癌诊断具有独特的价值。

1.显像原理

针对各种肿瘤的 PET 显像大多使用的显像剂是^{18}F-FDG(氟－脱氧葡萄糖)。多数恶性肿瘤细胞与周围的正常组织细胞比较,其葡萄糖代谢明显增强,FDG 是葡萄糖的类似物,进入细胞后代谢成为FDG-6-磷酸并停留在细胞内,因此可根据组织细胞内的 FDG 摄取多少推测细胞葡萄糖的代谢状况,而肿瘤组织细胞多显示较高的 FDG 摄取量。一般来说,FDG 摄取越多,肿瘤的进展越快,预后也越差。

2.显像方法

显像剂:^{18}F-FDG(氟-脱氧葡萄糖)。显像前空腹 4～6 小时,常规检测血糖。^{18}F-FDG 注射剂量一般为 370～550 MBq,注射后饮水 800～1 000 mL,静卧 15～30 分钟后行 PET 采集。

3.适应证

(1)肺部单发结节的鉴别诊断。

(2)早期检出肺癌纵隔淋巴结及远处转移灶,提供准确的临床分期,为临床制定治疗方案提供依据。

(3)肺癌治疗后效果评价。

(4)检测肿瘤残余与复发。

(5)不明原因的恶性胸腔积液。

(6)发现转移性肿瘤欲寻找其原发病灶和其他转移灶。

4.显像仪器

目前采用的^{18}F-FDG 肺肿瘤显像仪器有 PET、PET/CT、SPECT 符合线路方法及 SPECT/CT。

二、核素肺显像临床应用

(一)核素肺显像在肺栓塞中的应用

1.肺显像对肺栓塞的诊断

肺栓塞诊断的核素肺显像方法包括肺灌注和肺通气显像。在进行肺灌注显像的同时还可进行双下肢深静脉显像,这是因为肺栓塞最常见的栓子来源是下肢深静脉的血栓。

肺栓塞的肺灌注和肺通气显像主要影像特征是呈肺段分布的灌注缺损而肺通气显像正常,即肺灌注/通气显像的不匹配(图 4-3A,图 4-3B)。

图 4-3A 肺灌注显像可见双肺多发肺段分布的灌注缺损

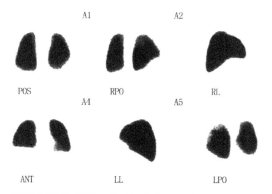

图 4-3B 肺通气显像可见正常，与肺灌注显像不匹配，为肺栓塞改变

国外多中心研究前瞻性肺栓塞诊断检查（PIOPED）提出肺栓塞诊断可分为高度可能性、中度可能性、低度可能性和正常四级。

重新修订的 PIOPED 诊断标准见表 4-1。

表 4-1 PIOPED 诊断标准

分级	诊断标准
1.高度可能性（准确率＞80%）	①2 个以上肺段性灌注稀疏、缺损区，同一部位的肺通气显像和 X 线胸片检查正常。②1 个肺段的和 2 个以上亚肺段灌注稀疏、缺损区，同一部位的肺通气显像和 X 线胸片检查正常。③4 个以上亚肺段灌注稀疏、缺损区，同一部位的肺通气显像和 X 线胸片检查正常
2.中度可能性（准确率20%～80%）	①1 个肺段，2 个以下亚肺段的灌注稀疏、缺损区，同一部位的肺通气显像和 X 线胸片检查正常。②1～3 个亚肺段的灌注稀疏、缺损区，同一部位的肺通气显像和 X 线胸片检查正常。③1 个肺段的灌注稀疏、缺损区、通气缺损区，X 线胸片检查正常
3.低度可能性（准确率10%～20%）	①多发的灌注/通气匹配性稀疏、缺损区，相同部位 X 线胸片检查正常。②出现肺灌注/通气显像均为放射性分布减低、缺损，同一部位 X 线胸片检查异常。③1 个肺段或 1 个的以上灌注稀疏、缺损，异常范围明显小于 X 线胸片阴影的范围
4.正常	肺形态与 X 线胸片检查一致，无灌注通气稀疏、缺损

2.鉴别诊断

（1）与慢性阻塞性肺疾病的鉴别诊断：慢性阻塞性肺疾病主要表现为通气功能障碍，气溶胶吸入显像时，通过病变气道会出现浓聚或弥散性减低或缺损。严重的慢性阻塞性肺疾病患者常常表现肺灌注/通气均有受损，肺通气受损更为严重，范围更大，并可常见中心型放射性浓聚。

比较困难的诊断是慢性阻塞性肺疾病患者合并肺栓塞，慢性阻塞性肺疾病常有肺循环系统血流动力学改变，易产生肺部的微小血栓，栓塞远端微小动脉，有文献报道 76.9% 的慢性阻塞性肺疾病患者有肺血流灌注异常，45.2% 肺外带出现楔形缺损，这种改变可能是慢性阻塞性肺疾病患者合并肺栓塞的表现，因此当肺灌注显像出现肺段性缺损区时鉴别诊断很困难，应结合病史、体检及各项检查资料，综合分析作出诊断。

（2）与大动脉炎的鉴别诊断：大动脉炎累及肺动脉时核素肺灌注/通气显像与肺栓塞表现无明显差别，均可见呈肺段分布的灌注缺损和通气显像的不匹配，其鉴别要点主要根据病史及体检的不同，如大动脉炎是慢性病史，以头痛、头晕为主诉，体检有血管杂音，高血压等表现。

3.肺显像在肺栓塞治疗中的作用

核素肺显像可用于评价肺栓塞治疗效果,可作为溶栓治疗及取栓手术后的常规检查方法(图 4-4A,图 4-4B),是随访观察肺栓塞动态变化的最简便易行的手段。

图 4-4A 溶栓前肺灌注显像:双肺多发肺段缺损

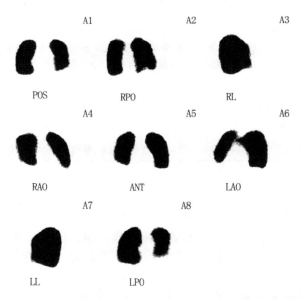

图 4-4B 溶栓后肺灌注显像,与治疗前比较灌注明显改善

(二)核素肺显像在慢性阻塞性肺疾病中的应用

放射性核素肺灌注/通气显像除应用于诊断肺栓塞外,对慢性阻塞性肺疾病诊断也有重要作用。肺灌注/通气显像可显示肺血流灌注和通气功能,与胸部 X 线相结合,可从不同侧面反映慢性阻塞性肺疾病和慢性肺心病肺部病变的状态。

肺灌注/通气显像对比:慢性阻塞性肺疾病患者常常表现肺灌注/通气均有受损,多数患者肺灌注/通气受损程度不完全相同,通气受损更为严重,表现为通气缺损的范围大于灌注缺损区,即所谓的反向不匹配(图 4-5A,图 4-5B),这种肺灌注/通气图像反映了慢性阻塞性肺疾病患者从气道、肺泡通气受损在前,肺血管损伤血流灌注异常在后的病理、生理发展过程。

图 4-5A　慢性阻塞性肺病灌注显像双肺多发性稀疏、缺损

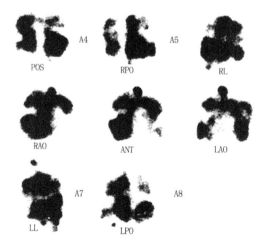

图 4-5B　慢性阻塞性肺病通气显像多发性稀疏、缺损区,
可见常有放射性沉积在较大气道,中心性沉积

慢性阻塞性肺疾病患者肺灌注显像可见肺部体积增大,轮廓不完整,可出现肺内放射性分布不均匀,多处斑片状不呈肺段分布的放射性减低或缺损区,由于肺动脉高压的形成,肺尖明显浓聚,而肺底部放射性稀疏,甚至缺损。在肺通气显像表现多为肺内放射性分布不均匀,呈斑片状表现,双肺可有散在的放射性稀疏、缺损区,常有放射性沉积在较大气道中,甚至肺门附近表现为中心性沉积。

(三)^{18}F-FDG PET 在肺癌中的应用

1.FDG PET 在肺单发结节鉴别诊断中应用

肺结节良恶性的鉴别诊断是临床常见的问题,一直为大家所关注,目前尽管有多种方法,但对肿块定性尚不能令人满意。CT 检查是评价肺部结节的常规方法,特别是高分辨率的薄层

CT,能更好地鉴别结节内解剖结构改变,主要不足是对结节的诊断尚缺乏特异性。近年来,PET中心不断增加,检查的例数和实践经验不断积累,特别是CT结合PET即PET-CT的应用提高了肺部结节诊断的准确性,成为目前评价肺部结节良恶性的可靠无创的诊断方法。

关于鉴别良恶性病变,可定性比较FDG PET肺显像时肺部结节与纵隔血池的放射性摄取来判定结节的代谢活性,还可半定量分析平均标准摄取值(SUV)或病灶与本底(L/B)比值。一些学者推荐以SUV为2.5或L/B为5作为判断良恶性的阈值。

当然FDG PET在肺单发结节鉴别诊断也存在假阳性和假阴性问题。FDG PET显像在良性肺结节表现为假阳性常见于炎性病变,如活动性结核、嗜酸性肉芽肿、结节病、肺炎和炎性假瘤。假阴性主要发生在病灶小于8 mm或肿瘤代谢活性较低时,有学者报道,低代谢的肿瘤如细支气管肺泡癌和类癌^{18}F-FDG显像时低摄取,诊断易出现阴性。

因此,FDG PET并不是恶性肿瘤的特异性显像剂,有许多炎症病变,如结核、肉芽肿、化脓性病灶等都浓聚FDG,从而难于和肺癌鉴别,即使作为肿瘤显像剂,FDG也只是广谱的肿瘤显像剂,而且并非所有的肺癌都表现为高代谢病灶,对FDG肿瘤显像原理及其非特异性充分理解,是作出诊断、恰当解释的关键。因此,要提高PET显像诊断肺部良恶性结节的准确性,必须结合临床资料,如对病史、临床表现、其他影像学结果、痰液检查、结核菌素试验及对抗炎或抗结核治疗的反应进行综合分析。

2.FDG PET在肺癌临床分期中的作用

肺癌患者有无淋巴结转移对诊断、治疗和预后至关重要,FDG PET一次检查可获得全身断层显像,在判断图像时对肺癌常见的纵隔及肺门淋巴结转移、是同侧还是对侧、有无锁骨上淋巴结的转移及全身远处器官的转移(包括骨骼、肾上腺、肝、脑等)可以从不同的断层和角度进行观察,从而获得准确的分期,帮助临床医师对肿瘤病情作出正确的判断,从而给予更个性化治疗,减少不必要的有创诊断。但FDGPET亦有局限性,如在当一些较小的脑转移灶位于高代谢活性的大脑皮质时,PET较难分辨,而且脑转移瘤在PET的表现也多种多样,或表现为高、低代谢活性,或与正常脑组织代谢活性相同,因此诊断脑转移瘤的灵敏度较低。

3.FDG PET对肺癌治疗的随访的评价

观察肺癌治疗的效果,可采用FDG PET显像,有效的放化疗可破坏肿瘤细胞,肿瘤组织代谢会明显减低,因此放化疗治疗早期的反应可由PET显像获得的病灶葡萄糖代谢变化来进行监测治疗效果,在部分小细胞肺癌,某些化疗药物可导致癌细胞产生抗药性,这类患者化疗后X线胸片可显示肿瘤范围缩小,但FDG在局部的摄取异常增高,常提示化疗无明显效果,并可能产生了肿瘤的抗药性;而化疗后肿瘤范围未见明显变化,但局部FDG摄取明显减低,仍提示治疗有良好效果。肺癌放疗后出现肺纤维化时,CT检查较难与肿瘤残余或复发灶进行鉴别,FDG PET有助于两者的鉴别诊断。

综上所述:理想的医学影像仪器是能够使得灵敏度和分辨率兼得,但目前仍然或多或少有一定差距,在现行的成像技术中灵敏度依次为PET、SPECT、MRI、CT,而分辨率依次为MRI、CT、PET、SPECT。PET是利用正电子核素标记的显像剂进行成像的影像设备,可表现人体生理、生化和病理的变化,在肿瘤的诊断、分期、治疗方案的拟定和疗效监测方面有重要作用,但是PET的低分辨率和低信噪比使其不能进行精确的解剖定位,CT可以提供高分辨、高信噪比的断层图像,但不能完整评价其功能和代谢方面的信息。PET/CT是将PET和CT两种先进的影像技术有机地结合,使一次显像可获得功能与解剖两方面的信息,弥补了CT定性困难和PET定位不精确的缺陷,同时 CT 对 PET 图像进行衰减校正,缩短了检查时间,解剖定位更加精确,减少了假阳性与假阴性,进一步提高了准确性。

由于 PET/CT 仪的价格较高,检查费用高,国内的现状尚不可能广泛推广应用。目前在临床应用更为普遍的仍是 SPECT 符合线路方法和 SPECT/CT。SPECT 符合线路是将 SPECT 和 X 线球管结合,虽然其灵敏度和图像质量不如 PET/CT,但在我国的从卫生经济学角度,用 SPECT 符合线路做肿瘤显像更有可能被人们接受。

(江万里)

第四节　消化系统疾病核医学成像

消化系统包括消化管和消化腺。消化管由口腔、咽、食管、胃、小肠、大肠、肛门等组成。消化腺有唾液腺、胃腺、胰腺、肝、胆囊及肠腺。

肝脏位于右上腹,是人体最大的实质性器官,是网状内皮系统的重要组成部分。成人肝重 1 200～1 500 g,肝分左、右叶、方叶和尾叶四叶,肝脏形态和大小的变异并不少见。如左叶萎缩、缺如或仅成一扁平的带状组织;左叶也可以很发达,右侧肝也可出现萎缩,但较少见。有时在肝的右下部可见到向下如舌状突出生长的舌叶(又称 Riedel 肝叶),它甚至可伸长入右髂窝。肝脏由肝组织和一系列管道系统组成。门静脉,肝动脉和肝管在肝内的分布大体一致。后者为肝静脉,单独构成一个系统,由腔静脉窝的上部(第二肝门)注入下腔静脉。肝细胞所产生的胆汁,经过毛细胆管和一系列由小而大的胆管,导出肝脏,进入胆囊和十二指肠。胆管系统起源于肝毛细胆管,止于乏特(Vater)壶腹,分肝内管道和肝外管道两部分。肝内管道自毛细胆管始,经过一系列由小而大的胆管,出肝门而与肝外胆管连接。肝外管道包括左、右肝管、肝总管、胆囊管、胆总管和壶腹部。左、右肝管出肝后合并成一条总肝管,其后再与胆囊管合成胆总管,最后与胰管汇合,共同开口于十二指肠降部的十二指肠乳头即乏特氏壶腹部。在肠壁开口处有 Oddi 括约肌,控制胆汁和胰液的排出。

胆囊为一倒置的梨形囊状器官,位于肝右叶下面的胆囊窝内,可容纳 30～60 mL 胆汁,胆囊壁有平滑肌,能使胆囊收缩排出胆汁。在非消化期间,胆汁经肝管、胆囊管而在胆囊内贮存与浓缩。只有在消化期间才直接由肝及胆囊经胆总管排入十二指肠。

一、肝实质显像

肝脏显像是显示肝脏位置、大小、形态和功能状态的一种放射性核素检查方法。采用单光子发射计算机断层显像(SPECT),其主要优点是保留了核医学反映功能的特点,同时又能像 X 射线 CT 一样获得解剖断层图像,消除病变区以外重叠组织的干扰,提高对深部病变的探测能力。

(一)显像原理及适应证

1.显像原理

肝脏主要由多角细胞和星形细胞(Kuffer 细胞)组成,星形细胞即吞噬细胞,是肝脏网状内皮系统的组成部分,它和多角细胞一样均匀地分布在整个肝脏。当静脉注射 30～1 000 nm 大小的放射性颗粒,一次流经肝脏时,90% 左右被吞噬细胞吞噬固定,其余的则被脾、淋巴、骨髓等单核吞噬细胞系统摄取。由于 Kuffer 细胞的吞噬作用,使放射性核素能均匀地分布在整个肝脏而显像。当肝脏发生弥漫性或局灶性病变时,病变部位吞噬细胞的吞噬功能减低或丧失,用 SPECT 即可显示病变区呈一放射性减低或缺损区。

2.适应证

(1)了解肝内占位性病变的有无、数目、位置及大小。

(2)了解肝脏的大小、形态和位置及其与周围脏器的关系。

(3)了解肝外恶性肿瘤有否肝内转移。

(4)上腹部肿块与肝内肿块的鉴别诊断。

(5)肝穿刺或引流前病灶定位。

(6)肝脏肿瘤手术、化疗或放疗后的疗效观察。

(7)肝脏外伤及肝包膜下血肿的诊断。

(8)肝弥漫性病变(肝硬化、肝炎)的辅助诊断。

(二)检查方法

1.显像剂

(1)^{99m}Tc-植酸钠(phytate):植酸钠本身不是胶体颗粒,静脉注入后与血中钙离子螯合可形成不溶性^{99m}Tc-植酸钙胶体(直径为 300 nm),然后被肝脏 Kuffer 细胞吞噬而显示肝影像。正常情况下脾可轻度显影,骨髓不显影。当肝内 Kuffer 氏细胞数量明显减少和功能不良,或脾功能亢进时,进入脾和骨髓的颗粒增多,脾显影增强,骨髓亦可显影。

(2)^{99m}Tc-硫胶体(sulfur colloid):是一种放射性胶体颗粒(直径为 30～1 000 nm),静脉注射后90%被肝脏的 Kuffer 细胞吞噬,而显示肝的影像。8%被脾摄取,另 2%进入骨髓。正常情况下,脾可显影,骨髓不显影。

2.显像方法

静脉注射^{99m}Tc-植酸钠或^{99m}Tc-硫胶体 185 MBq(5 mCi),10 分钟后开始显像。患者仰卧位于断层床上,将 SPECT 探头对准肝脏部位。SPECT 配低能高分辨平行孔准直器,能峰140 kev,窗宽 10%～20%,矩阵 128×128。放大倍数 1.4 或 2.0 倍,探头围绕体轴旋转 360°,每 6°采集 1 帧,每帧10～12 秒(约 120 K 计数),全部资料记录在磁盘内。随后经计算机处理,重建横断面、矢状面及冠状面断层图像。依据肝脏大小,重建16～24 帧断层层面,每层厚度约 0.7 cm。此外,还可同时获得各体位肝平面图像。

(三)图像分析

1.正常平面图像

肝影像的大小、位置和形态与解剖所见相似。放射性胶体在肝组织内分布均匀,但由于肝脏的形态不规则,有些部位肝组织较厚,有些部位较薄,放射性叠加效果使肝的平面影像上肝组织较厚处放射性略浓,肝组织较薄处则稍淡。

(1)前位:多呈三角形。肝右叶上缘相当于第 5 肋间,紧贴右膈面,为饱满的穹隆部,右缘沿体壁走行,向右呈圆弧形,少数受肋弓处挤压有轻度内凹,下缘自右至左与右肋弓平行,边缘完整。左叶内侧以镰状韧带为界与右叶相接,上缘紧贴心脏形成略凹陷的心脏压迹,下缘可达到剑突下方。由于肝脏各部位组织的厚薄不同,肝右叶比左叶放射性稍浓。

中心部位较周边浓。左右叶间沟和肝门区放射性减低。胆囊窝部有时形成内凹形放射性减低区。

正常人肝脏形态的变异较多。据国内统计,约 30%的正常人,肝脏表现为变异形态,如帽形肝、直立型肝、水平位肝、球形肝、四方肝及舌叶肝等。

(2)右侧位:多呈逗点状,卵圆形或菱形。放射性分布中心部较高,周边较低,右前叶中部可见一凹陷区,为肝门结构及肝管汇集所致。前下部胆囊窝处放射性亦稍低,后下缘由于右肾压迫亦呈轻度凹陷。

(3)后位:右叶呈卵圆形,内下缘肾压迹处可见一内凹形放射性稀疏区。左叶大部分被脊柱遮盖,仅有部分显像。后位象脾脏较前位清晰。

2.位置异常平面图像

(1)高位肝:由于膈肌抬高或结肠高位,使肝下缘明显高于肋弓,有时伴有右叶下部放射性减低,容易误诊为肝右叶下部占位病变。

(2)低位肝:常由肺气肿,右侧胸腔肿块或积液,右膈下病变、年老、多孕致腹肌及肝韧带松弛等引起肝位置下移。轻度时仅使右膈面的外部下移,肝穹隆部消失(见于右膈下病变时),需与肝右叶上方占位性病变鉴别。

(3)左位肝:先天性的内脏转位,比较少见。

3.形态异常平面异常

(1)发育异常:肝脏某一叶发育异常,如右叶下角呈舌样延伸称 Riedel 肝,左叶缺如或发育不全形成直立位肝,右叶发育不全形成的水平肝;有时左叶缩小或缺失,并伴右叶变钝时,呈球形肝。此外右叶穹隆部增生可呈帽形肝。

(2)邻近组织器官外压变形:如增大的胆囊使肝门区扩大或形成明显的放射性稀疏区,易误诊为肝右前叶占位病变;腹膜后肿瘤如肾上腺或肾肿瘤压迫肝脏,出现明显的放射性减低区,易误认为右后下段占位性病变;胃泡膨胀,挤压左叶使左肝影消失,易误诊为左叶占位病变。

(3)肝脏本身病变引起的变形:如肝内各种占位性病变引起的肝形态异常,有时肝影完全不能辨认。晚期肝硬化则呈现右叶萎缩,左叶增大。

4.大小异常平面异常

(1)肝影增大常见于急、慢性肝炎、脂肪肝、血吸虫病、肝硬化代偿期、肝脓肿、肝囊肿、肝包虫病、原发性肝癌、肝转移癌及充血性心力衰竭等。

(2)肝影缩小常见于失代偿期的肝硬化。

5.放射性分布异常平面异常

(1)肝内放射性分布弥漫不均:肝内放射性普遍稀疏不均,见于弥漫型原发性肝细胞癌、肝转移灶、肝硬化及弥漫性实质性肝病等,无特异性,必须结合临床加以鉴别。

(2)肝内局限性放射性减低或缺损区:在正常放射性减低区以外的部位,尤其是较厚的解剖部位和触及的肿物处,出现局限性稀疏和缺损区,主要由以下原因引起:①肝组织本身菲薄见于左叶先天性缺如,肝硬化所致的右叶病理性萎缩等。②被邻近器官或其他病变压迫如结肠高位挤压肝下缘出现放射性减低区;胆管疾病(胆囊积液、胆囊癌和胆管囊肿)可在胆囊窝或肝门附近形成边缘较整齐的放射性减低或缺损区;右肾或右肾上腺肿物从后方挤压肝右叶,可造成肝右叶下缘稀疏或缺损;胰腺肿物造成肝门区放射性减低或缺损。③肝内占位性病变。原发性肝癌:分巨块型、弥散型和结节型3类。巨块型肝癌:单独巨块型肝癌因近乎膨胀式生长,故肝明显肿大,附近肝组织被挤压形成假包膜,以致在肝显像上呈边缘较整齐的"洞状缺损"。结节型肝癌:一般为多个大小不等的稀疏缺损区。若许多密集小结节融合时,则缺损区增大且不规则,其中常有少许放射性分布,为结节间残留的功能性肝组织所致。由于我国原发性肝癌常发生于肝硬化的基础上,故60%以上的原发性肝癌可见脾摄取放射性胶体增强。肝囊肿:可为单发或多发,肝呈不规则肿大。当囊腔为单发时,减低区多呈边缘光滑的球形。多发囊腔者放射性减低或缺损区不甚规则。肝脓肿:阿米巴肝脓肿大多呈单个放射性缺损区,边缘整齐。细菌性肝脓肿可为单个或多个放射性缺损区,治疗后短期随访,可见缺损区逐渐缩小。肝海绵状血管瘤:一般呈单发或多发大小不等的放射性稀疏缺损区。结合肝血池显像,有助于确诊。良性肿瘤:肝神经纤维瘤,多房性乳头状假黏液性囊腺瘤等均可出现局限性放射性减低区,形态及边缘无固定特征。

(3)肝内局限性放射性增高:放射性胶体显像有时可见左右叶之间的尾叶出现放射性局部浓聚,称为"热区",这种现象多见于上腔静脉梗阻和肝静脉栓塞(Buddchairi综合征)等。前者的原因可能为侧支循环所致,后者为肝静脉阻塞时,除尾叶有侧支静脉直接回流下腔静脉外,其他肝叶均因血流障碍而显影不良,呈现为尾叶显影相对增浓。此外,肝结节增生及少数肝脓肿和血管瘤也可出现局部"热区"。

(4)肝外放射性分布异常增多:当肝吞噬细胞功能受损时,肝外吞噬细胞系统代偿增强,或由于肝内动静脉瘘时,胶体颗粒不能有效地被肝Kuffer细胞清除,放射性出现在脾、骨髓,甚至肺内。脾功能亢进或肝硬化时,脾脏及骨髓内放射性异常增高,因此,脾影的出现及放射性浓聚程度与肝功能受损程度有关。

6.正常断层影像

(1)横断面:自下而上依次将肝脏横断10~16层面,多数于第5~8层可见三个内凹放射性减低或缺损区,一般先见右叶靠前的胆囊窝及靠后的肾压迹,在胆囊窝的后上方,相当于肝门处亦呈放射性缺损或稀疏区。此外,两叶间靠前可见一由镰状韧带所形成的小裂隙。脾脏放射性分布均匀,位于肝影的左下方。

(2)矢状断面:自右向左依次将肝脏矢状断面10~16层,多数于5~8层可见右叶靠后的肾窝和靠前的胆囊窝,在胆囊窝的后上方可见肝门所造成的放射性缺损或减低区,脾脏显示于肝左叶后方或侧面。

(3)冠状断面:自前向后依次将肝脏冠状断面10~16层,亦可见到胆囊窝、肝门和肾压迹所致的稀疏或缺损区。脾脏放射性分布均匀。

由于正常的肝脏形态有较多变异,不同形态的肝脏断层影像亦有很大差别;肝脏邻近脏器的大小、形态和位置也可对肝断层图像造成一定影响。另外,由于SPECT肝显像提高了分辨率,在平面肝显像上不能显示的正常血管在断层图像上可表现为放射性缺损区,所以在分析肝断层图像时必须与平面肝显像的图像进行对照,综合分析,以免误诊。

7.异常断层影像

病变区在断层图像上表现为放射性减低或缺损区。诊断肝内占位病变的标准为至少需在二种方位的断层图像、连续两个以上的层面上显示"冷区",方能确定诊断。要注意鉴别胆囊窝、肝门和肾脏压迹造成的正常稀疏或缺损区。

(四)临床应用及评价

肝实质显像主要用于肝占位性病变的诊断。由于SPECT重建了三维图像,可分层显示脏器内的显像剂分布情况,消除了重叠在病灶前后的放射性干扰,对占位性病变的检出率不受深度的影响,故对较小或位置较深的占位性病变的检出率较常规平面肝显像有明显提高。SPECT肝占位病变检出的灵敏度为89%,特异性87%,准确率为88%,平面显像的准确率仅为79%,对不同大小占位性病变的检出率,SPECT显像与平面显像的检出率见表4-2。

表 4-2　肝平面显像和断层显像对不同大小肝占位性病变检出率比较

病变大小	断层显像	平面显像
0～2 cm	18％	0
2～4 cm	71％	49％
4～6 cm	100％	98％

二、肝血流、血池显像

肝实质显像在肝占位性病变的定位诊断上有较大价值,然而却难于确定病变的性质。肝血流、血池显像是一种显示占位性病变的血运及血容量的检查方法,由于不同性质病变的动脉供血量和血容量不同,在血流及血池显像上有不同表现,借此有助于鉴别肝内占位性病变的性质。

(一)显像原理及适应证

1.显像原理

正常肝脏由双重血管供血,肝动脉供血占 25％,门静脉占 75％。肝脏是一个含血丰富的器官,总血容量为 250～300 mL(15～20 mL/100 g),血液交换迅速,每秒钟从肝动脉获得 5 mL 的血液,从门静脉获得20 mL 的血液。这一解剖生理特点,提供了利用肝脏动脉供血的差别来鉴别病灶性质的基础。不同的肝脏占位性病变,其动脉供血的情况有较大差别。利用血池显像剂迅速注入血液循环后,立即启动 SPECT 行连续动态血流显像,待示踪剂在血液循环中充分混合平衡后,再进行肝脏的血池显像,即可显示病灶的动脉供血和血容量情况,借以判断病灶的性质。

2.适应证

(1)肝脏实质显像发现明确的占位性病灶,拟进一步了解其血流状况以便鉴别病灶的性质者。

(2)疑占位性病变为肝血管瘤者。

(3)提供恶性肿瘤的血供和血容量情况以供选择治疗方案和预测化疗效果。

(二)检查方法

1.显像剂

常用 ^{99m}Tc-红细胞(^{99m}Tc-RBC):有体内标记法和体外标记法两种。

(1)体内标记法:静脉注射亚锡焦磷酸盐 10 mg(内含氯化亚锡 1 mg),30 分钟后再静脉注入 ^{99m}Tc-淋洗液 740 MBq(20 mCi)。

(2)体外标记法:经三通管静脉注入亚锡焦磷酸盐 10 mg,半小时后接上含有 ^{99m}TcO$_4$ 740 MBq 和肝素抗凝的注射器,采血 5 mL,混合后关闭三通开关,放置半小时后,开启三通开关,将标记红细胞快速注入静脉内。目前临床常用体内标记法。

2.显像方法

显像方法分肝血流显像和血池显像两种。

(1)血流显像:患者无须特殊准备。检查前向患者解释全检查过程,以取得密切配合。检查时,受检者仰卧于检查床上,采用以肝平面显像时显示病灶最清晰的体位,然后自肘静脉"弹丸"式注射显像剂740 MBq(20 mCi)/<1 mL,同时启动计算机行连续采集,每 3 秒 1 帧,连续 9 帧为血流期。

(2)血池显像:于血流显像检查后 30～120 分钟,待 ^{99m}Tc-RBC 在血液循环中混合均匀后进行多体位肝平面和断层显像,为血池期。显像条件同肝实质显像。视野包括肝脏、脾脏和一部分心脏,以便于放射性强度的对比。

(三)图像分析

1.正常图像

(1)正常肝血流象:自肘静脉"弹丸"式注入^{99m}Tc-RBC后在右心和肺显影后3～6秒,腹主动脉开始显影,9秒后,脾及双肾显影,而肝区没有或仅有少量放射性,原因是肝动脉供血占肝脏血供的25%左右,其余75%为门静脉供给。故约于脾、肾显影10余秒进入静脉期后肝脏方才显影。

(2)正常肝血池象。①平面影像:正常肝血池平面影像与肝实质影像相似。不同之处是,肝区放射强度较实质影像略低,边缘不甚规整,肝门区因血管丰富而呈放射性浓集,腹主动脉和下腔静脉与肝重叠的部分(相当于肝左右叶交界处)放射性较浓,此外在左叶上方可见放射性强度高于肝影的心血池影像,脾血池显影亦较浓。②断层影像:正常肝血池断层图像上,除显示肝实质的血池影像外,肝内血管包括肝动脉、肝静脉和门静脉等显影较浓。正确识别这些血管结构所致的浓集区,才能保证临床诊断的准确性,减少假阳性结果。上述血管结构浓集影像多呈条索状或点片状,位置和形态与解剖一致。此外结合肝实质断层影像对照分析,血池图像上呈浓集改变的血管影像在实质图像上呈形状相同缺损区。

2.异常图像

(1)血流、血池象对比分析:综合分析肝流和血池图像,其异常类型可有以下3种。①血流、血池不匹配:即血流相(一),血池相(十),此种图形一般见于肝血管瘤。②另一种血流、血池不匹配:即血流相(十),血池相(一),这种图形应高度怀疑肝癌。但一些肝脏良性占位如肝腺瘤等亦可见到此类图像。③血流、血池匹配:分两种情况,一是血流,血池相均为(十),这种图形亦常见于肝血管瘤。另一种是血流、血池相均为(一);此类图形可见于肝囊肿、脓肿及肝硬化结节等血供差的良性病变,也可见于肝癌(有坏死时)、肝转移瘤等恶性病变。

(2)肝实质象与肝血池象对比分析:当肝实质显像发现肝脏占位性病变后,根据血池显像病变部位有无放射性填充,分为3种类型。①不填充:即原缺损区处在血池图像上仍无放射性集聚。见于肝囊肿、脓肿、肝包虫病及肝硬化结节等。肝癌发生中心坏死时也可表现为不填充。②一般填充:即原缺损区在血池图像上有少量或近似于周围正常肝组织的放射性集聚。此种情况多见于肝癌,但由于病变血供受影响因素较多,不能据此确诊为肝癌,应结合 AFP 及^{99m}Tc-PMT显像综合分析判断。③过度填充:即原缺损区有大量放射性集聚,其浓度高于正常肝组织而近似于心血池,提示该病变含血量丰富,多为肝血管瘤。

3.临床应用及评价

(1)肝血管瘤:肝血管瘤在肝血流、血池显像时多数表现为匹配性阳性结果,即血流相和血池相均呈阳性,少数表现为血流相阴性,血池相阳性。血池显像与肝实质显像对照呈过度填充者是诊断肝血管瘤的强指征。准确率90%以上,特异性达100%。可作为诊断肝血管瘤的可靠依据。但必须指出,如病变不呈过度填充,不能断然排除肝血管瘤,因为瘤体内机化、钙化或血栓形成等均可使病变血供减低,血容量减少。

(2)原发性肝癌:原发性肝癌由于血供丰富,血液周转率较快,所以血流,血池显像大多表现为血流相阳性,而血池相呈阴性的结果。由于影响肝癌供血的因素较多(如肿瘤组织出血、坏死等),故血流、血池显像对其诊断的价值有限,用于和肝血管瘤鉴别有一定意义。

(3)肝囊肿及肝脓肿:由于病变部位无血供,故血流、血池显像均为放射性缺损区,且缺损区的边缘较为规整,部分肝脓肿,四周充血,血流、血池象可表现为环状放射性浓集区。肝实质显像对肝囊肿和脓肿的诊断符合率达 90% 以上,但必须结合病史,症状和体征,方能作出病因诊断。

三、胆系显像

肝胆系动态显像,能清晰显示肝胆系各部位功能、形态和胆系通畅情况,对于胆系疾病的诊断有重要价值。

(一)显像原理及适应证

1.显像原理

^{99m}Tc-2,6-二甲基乙酰替苯亚氨二醋酸(^{99m}Tc-EHIDA)及其衍生物静脉注射后,可被肝脏多角细胞摄取,然后迅速分泌排入毛细胆管,经肝胆管、胆囊和胆总管排到肠腔。用 SPECT 可连续动态地观察其摄取和排泄的过程及显示肝脏和胆管的影像。

2.适应证

(1)急慢性胆囊炎的诊断。

(2)鉴别黄疸为肝内或肝外梗阻引起。

(3)异位胆囊的定位。

(4)胆总管囊肿的诊断。

(5)肝胆手术后观察疗效或监测有无术后并发症(胆汁漏、吻合口狭窄、梗阻等)。

(二)检查方法

1.显像剂

目前最为常用的显像剂为 ^{99m}Tc 标记的 IDA 类显像剂,该类显像剂在胆汁中浓聚高,肝内通过快,血中清除迅速,加之 ^{99m}Tc 的物理性能良好,适合于 SPECT 显像,故临床应用有一定优势。由于 IDA 和血中胆红素都是通过与肝细胞膜外的阴离子膜载体结合,再进入肝细胞内,所以二者具有相互竞争作用,血清胆红素高达一定程度即可使 IDA 类化合物进入肝细胞的量大大降低,从而使胆管系统显影不清晰。

2.患者准备

检查前禁食 4 小时,其他无须特殊准备。

3.显像方法

患者取仰卧位,SPECT 探头视野包括整个肝脏、肾脏、部分心腔及肠道,以观察心、肝、肾、胆囊及肠影的出现及消退情况。用低能平行孔准直器,能量置 140 keV,窗宽 20%。静脉注入 ^{99m}Tc-EHIDA 185~370 MBq(5~10 mCi),于注射后立即、5、10、15、30、45 及 60 分钟分别进行显像,第 1 帧采集 300~500 K 计数,以后各帧采集时间与第 1 帧同,60 分钟时加拍一张右侧位象,以确定胆囊的位置,如 60 分钟胆囊或肠道仍未显影,应进行 2 小时,4 小时甚至 24 小时的延迟显像。若胆汁排泄延缓,为确定有无梗阻和胆囊收缩功能是否正常,可给患者进脂肪餐或用胆囊收缩素,促进胆汁排泄,以观察胆囊收缩功能。

(三)正常图像分析

静脉注射 ^{99m}Tc-EHIDA 后,肝胆各部位相继显像,其正常时相见表 4-3。

表 4-3   正常肝胆系^{99m}Tc-EHIDA 动态显像时相

静脉注射后时间(min)	各部位显像时相及放射性分布							
	心	肾	肝	肝总管	胆总管	胆囊	十二指肠	空肠
0~1	++++	+	+	-	-	-	-	-
4~5	++	++	++	-	-	-	-	-
9~10	±	+++	+++	-	-	-	-	-
14~15	±	+	++++	+	+	+	-	-
19~20	-	±	++++	++	++	++	-	-
29~30	-	-	+++	++++	++++	+++	++	+
44~45	-	-	++	++	++	++++	+++	++
59~60	-	-	±	±	-	++++	++++	+++

　　显像剂静脉注射后迅速被肝细胞摄取,3～5分钟心影即消失,肝脏开始显影,有时可见肾脏轻度显影,但很快消失,10～15分钟肝影清晰,放射性分布均匀。左右肝管,胆总管相继显影。15～30分钟胆囊开始显影,并逐渐变浓、增大,肠腔内有少量放射性出现。随着显像剂由胆系排入肠道,肝影逐渐消退,但胆囊持续显影。30～60分钟肝影消失,肠道放射性逐渐增强,胆囊持续清晰显影,可维持数小时始缓慢消退,正常人肝胆系各部位显影于1小时内完成。

(四)异常图像及临床意义

　　异常图像有以下几种表现:①肝胆系统各部位显影时相异常,即各部位开始显像和影像消退的时间延缓或某些部位不显影。②各部位显像时相的顺序异常。③显影形态异常。此三种情况可单独出现或合并出现。

　　1.急性胆囊炎

　　95％以上的急性胆囊炎患者伴有胆囊管机械性(胆石、黏液塞、局部炎症水肿)或功能性(运动功能障碍)梗阻,因此其肝胆显像的特点为肝脏、肝内胆管、胆总管和小肠显影时相、顺序及各部位的形态完全正常,只有胆囊始终不显影。胆系显像诊断急性胆囊炎的灵敏度和特异性均达95％以上,可作为诊断急性胆囊炎的首选检查项目。

　　2.慢性胆囊炎

　　其显像情况不一,约90％的轻症患者显像正常,其余10％胆囊显影延迟(1～4小时)或不显影。其原因可能为胆囊壁炎症使其不能有效地浓聚胆汁或胆囊管慢性黏膜水肿和管腔内碎屑引起胆囊管功能性梗阻所致。若慢性胆囊炎病情较重或反复急性发作,胆囊壁进一步纤维化和挛缩,胆囊管闭塞,延迟显像及静脉注射 Sincalide 胆囊亦不显影。此外慢性胆囊炎患者给予缩胆囊素后,胆囊收缩功能差。

　　3.肝外阻塞性黄疸

　　(1)完全梗阻:在完全性梗阻的早期或急性梗阻时,肝功能障碍不明显,注入显像剂后,肝细胞摄取显像剂的能力、速度正常,肝影清晰。但因胆管系存在完全性梗阻导致胆管内胆汁滞留,张力增高;显像剂不能顺利排入胆管系统,故梗阻近端胆管扩张,远端胆管不显影,肠道不出现放射性核素。

　　(2)不全梗阻:由于梗阻的部位和程度不同,胆管显影的情况也不同。如果胆总管下端梗阻,则胆囊可显像;如梗死部位较高,胆囊不显影,肝内胆管也可有不同程度的扩张。放射性核素进入肠腔内时间明显延迟,随着时间延长,肠腔放射性明显增加。据此可与完全梗阻相鉴别。

(3)肝内阻塞:由于肝细胞功能障碍,肝摄取显像剂速度减慢,心、肾均持续显影,肝影淡而模糊,且显影延迟、胆囊、胆管显影时间亦延迟,或不显影。肠道放射性出现时间延缓浓度减低。若肝细胞功能严重受损以致肝细胞功能衰竭时,肝脏几乎没有摄取显像剂的能力,胆管系统不显影。此时显像剂仅通过肾脏排泄。

(4)异位胆囊定位:正常胆囊位于肝右叶下部,异位胆囊则在正常胆囊位置不见胆囊影像,而在其他部位见胆囊显影。

(5)肝胆手术后的疗效观察:可通过胆系显像了解术后胆管是否通畅及是否存在胆管缝合不良而引起胆汁漏或胆汁淤积等。此外,胆系显像还能用于肝移植术后监测,了解移植肝是否存活等。

四、异位胃黏膜显像

正常胃黏膜具有摄取和分泌 $^{99m}TcO_4$ 的功能,静脉注射 $^{99m}TcO_4$ 后,可显示正常的胃影像,某些先天性消化道疾病,如 Barrett's 食管。美克憩室等,病变部位有异位胃黏膜存在,这些异位的胃黏膜和正常的胃黏膜一样也具有摄取 $^{99m}TcO_4$。的能力。静脉注射 $^{99m}TcO_4$ 后进行显像,病变部位呈异常放射性浓集影像。

其适应证:①Barrett's 食管的诊断。②小儿消化道出血怀疑美克氏憩室者。

(一)检查方法

检查前空腹,排空大小便,静脉注射 $^{99m}TcO_4$ 淋洗液 2.6～3.7 MBq(70～100 μCi)/kg 体重。注射后每 10 分钟显像 1 次,连续观察 1 小时,必要时延迟至 2 小时显像。常规取前后位显像,疑 Barrett's 食管时,视野应包括食管及胃,怀疑美克氏憩室时视野包括整个腹部。

(二)图像分析和临床意义

(1)正常时,仅见胃显影,食管不显影,肠道可因胃内放射性的排泄而呈一过性显影,尤以十二指肠球部较为明显。晚期图像上,膀胱内放射性渐增浓(必要时令患者排尿后再显像)。

(2)Barrett's 食管,于注射后 20～40 分钟显像,可见食管下端有异常放射性浓集。

(3)梅克尔憩室多发生于回肠,显像时常见右下腹显示一固定的放射性浓集灶。诊断灵敏度 75%～80%,注射西咪替丁可以提高诊断的阳性率,假阳性常见于脓肿、阑尾炎、外科术后及肠重复症等。假阴性见于憩室炎症、梗阻或憩室内无异位胃黏膜等,怀疑小儿下消化道出血时应首选 $^{99m}TcO_4$ 憩室显像。

五、消化道出血检查

消化道出血是消化系统疾病常见的症状。确定出血部位对于临床上选择治疗方案有重要意义,内镜和选择性动脉造影对大多数消化道出血特别是上消化道出血患者能提供准确的定位诊断,但是对下消化道出血,如小肠、结肠出血的定位有一定的困难。应用放射性核素示踪显像,对下消化道出血的定位诊断有重要价值。

根据出血类型不同,如活动性出血或间断性出血,所用示踪剂和检查方法不同,诊断原理亦不同。

用 $^{99m}Tc\text{-}RBC$ 作为示踪剂,静脉注射后,正常只存留于循环血液中,胃肠道内无放射性,消化道出血时，^{99m}Tc-RBC 可从出血灶处渗出，体外显像见消化道出血灶处有异常放射性聚集。

其适应证：由于^{99m}Tc-RBC 在血液循环中存留时间较长，允许在 24 内反复显像，因此，该方法适于间歇性出血的诊断，也可用于活动性出血者。

（一）方法

静脉注射^{99m}Tc-RBC 740 MBq(20 mCi)令患者仰卧于 ECT 探头下。视野包括整个腹部，每 10 分钟显像 1 次连续观察 1 小时，必要时延迟至 2 小时，4 小时甚至 24 小时显像。

（二）结果分析和临床意义

正常腹部大血管显影清晰，呈倒"Y"字形，可作为定位标志。肝、脾轻度显影，有时肾脏呈一过性显影，晚期图像上，膀胱内集聚较多放射性。消化道出血患者，在出血部位出现局灶性浓集区。检出率约 83%。85% 的患者在 1 小时内显像可得到阳性结果，检出最小的出血量为 0.1～0.4 mL/min。示踪剂标记率低时，胃肠内游离^{99m}Tc 可造成假阳性结果。因此要求^{99m}Tc-RBC 标记率应达 95% 以上。

（江万里）

第五节　循环系统疾病核医学成像

一、解剖与生理

（一）心脏的解剖

1.心脏结构

心脏位于胸腔内纵隔的前下部，约 2/3 位于身体正中线的左侧，1/3 在中线的右侧。心脏前面大部分由右心室和右心房构成，小部分为左心室和左心房，膈面主要为左心室，后面大部分为左心室，小部分为右心室，左侧面几乎全部由左心室构成。

心脏分为左心房、右心房、左心室、右心室四个心腔。心房与心室之间有房室口相通，两心房和两心室之间，分别有房间隔和室间隔分开，正常时互不相通。

心壁的主要组成部分为心肌，其外面覆有心外膜，里面为心内膜，心内膜与大血管的内膜相连，并构成心脏的瓣膜。心壁各部的厚度不等，左心室壁最厚，12～15 mm；右心室壁次之，5～8 mm；心房壁最薄，仅 2～3 mm。

2.心脏的血液供应

心脏的血液供应来自冠状动脉，冠状动脉分左、右两支，右冠状动脉起始于主动脉前窦，绕过右心缘至心脏膈面，绕行中分后降支和左心室后支，供应右心房、右心室大部，室间隔后 1/3 及左心室后上部血液，右冠状动脉阻塞时，常引起左心室下壁及右心室心肌梗死；左冠状动脉起始于主动脉左后窦，经左心耳与肺动脉根部之间向左行，随即分为前降支和左回旋支。前者供应左心室前壁，右心室前壁的一部分和室间隔前上 2/3 的血液，后者供应左心室外侧壁、左心室后壁的一部分和左心房的血液，前降支阻塞时，常引起左心室前壁和前间壁心肌梗死，左回旋支阻塞时，则引起左心室侧壁和后壁心肌梗死。心脏的血液供应主要在舒张期完成，因此心脏舒张功能正常与否和心肌供血关系更为密切。

3.心脏的传导系统

心脏的传导系统包括窦房结、房室结、房室束、左右束支和浦肯野纤维等,正常窦房结产生兴奋后,自右向左,自上向下传导,先激动两心房,并通过结间束迅速传导至房室结,激动在房室结内传导延缓,随后沿房室束、左右束支和浦肯野纤维迅速下传,几乎同时到达两心室的心内膜,再由心内膜传导至心外膜,使整个心室肌肉兴奋。心肌的电兴奋和机械收缩之间在时相上具有相关关系,相位分析即据此产生。

(二)心脏的生理

1.心室的泵功能

心脏有节律的收缩和舒张,类似于一个"动力泵",推动着血液不断地循环流动。反映心室泵功能的参数是心排血量(CO),CO 的大小和每搏量(SV)及心率(HR)成正比,即 $CO = SV \times HR$。其中 SV 的大小又与心肌收缩力和心室舒张末期容积(EDV)呈正相关。因此维持正常的心排血量,需要有良好的心肌收缩力和适度的舒张末期容积,在心功能受损的早期,常通过提高心肌收缩力(心肌肥大)和增加 EDV(心脏扩大)进行代偿。射血分数(EF)综合反映了心肌收缩力和EDV 的改变($EF = SV/EDV \times 100\%$),因此是反映心室泵功能的敏感指标。心室功能还与心脏舒张时间、心肌的顺应性、血液充盈速率和充盈容量有关。因此测定反映上述改变的心室舒张功能参数也是了解心室功能的另一重要方面。

2.心肌的自律性、传导性、兴奋性和收缩性

心脏传导系统的各部位具有自主兴奋的特性,以窦房结最强,房室结次之,房室束及以下的传导通路依次减弱。心肌产生的自主性兴奋可通过传导系统扩布于整个心肌,接受刺激后的心肌发生应激反应,产生机械性收缩。心肌以其自律性、传导性、兴奋性和收缩性保证了心脏的节律性收缩和舒张。

二、心肌灌注显像

(一)显像原理及适应证

1.显像原理

正常心肌细胞对某些放射性核素或放射性标记化合物如$^{201}T1$、^{99m}Tc-甲氧基异丁基异腈(^{99m}Tc-MIBI)等有选择性摄取能力,其摄取量和冠状动脉血流量及心肌细胞活性相关,冠状动脉狭窄或阻塞致心肌缺血、梗死,或心肌炎、心肌病致心肌细胞变性坏死时,病变区摄取量减少或不摄取。显像表现为放射性稀疏或缺损,据此可对冠心病和心肌损伤性疾病进行诊断并确定病变的部位和范围。

2.适应证

(1)冠心病的诊断:①心肌缺血的诊断和鉴别诊断;②心肌梗死的诊断、鉴别和预后估价;③室壁瘤的诊断。

(2)冠心病手术或介入治疗前了解心肌细胞活性。

(3)评价冠心病的疗效。

(4)原发性心肌病的诊断。

(5)心肌炎的辅助诊断。

(6)肺心病和右心室梗死的辅助诊断。

(二)检查方法

1.显像剂

目前临床上常用的显像剂有^{201}Tl和^{99m}Tc-MIBI两种,心肌对^{201}Tl的摄取可能是通过激活细胞膜上的Na$^+$-K$^+$-ATP酶,主动转运于细胞中,而^{99m}Tc-MIBI的摄取可能是被动扩散的作用。

(1)^{201}Tl:^{201}Tl的优点是注射后心肌摄取迅速,5分钟左右即达高峰,被称为初期分布。其在心肌内的分布量和冠状动脉血流量呈正比,初期显像一般在注射后5~10分钟进行,反映冠状动脉供血情况。以后细胞膜内外的^{201}Tl重新分布或称为再分布,一般在3小时达到平衡,此时显像为再分布显像。正常心肌摄取与清除^{201}Tl迅速,故初期显像显影正常,再分布显像影像消失。缺血心肌摄取与消除均延缓,初期显像表现为稀疏、缺损,再分布显像显示"填充"。坏死心肌既无初期摄取又无再分布,故初期与再分布显像均不显影。根据^{201}Tl的这一特性,一次注药进行运动—再分布显像,即可对缺血和梗死作出鉴别诊断。^{201}Tl的缺点是物理半衰期长(73小时),不能大剂量应用,加之γ射线能量偏低,显像质量较差,另外^{201}Tl为加速器生产,价格较高,不利于应用。

(2)^{99m}Tc-MIBI:^{99m}Tc-MIBI是乙腈类显像剂中性能最好的一种,是一种脂溶性正一价的小分子化合物。静脉注射后通过被动扩散机制进入心肌细胞,再由主动转运机制浓聚于线粒体中。目前已广泛应用于临床。其优点是心肌摄取量高,注射1小时后,心/肺和心/肝比值分别为2.5和0.5。^{99m}Tc的γ射线能量适中(140 keV),物理半衰期短(6.02小时),能够大剂量应用,显像质量较好,特别适合于断层显像。缺点是无再分布相,鉴别缺血和梗死时,需两次注药,分别做运动和静息显像。^{99m}Tc-MIBI主要经肝胆系排泄,可于注射后服用脂肪餐以加速排泄,以减少肝影对左心室下壁影像的干扰。

2.显像方法

(1)静息显像:患者于检查前24小时停服β受体阻滞剂及扩张冠状动脉的药物,检查当日空腹。在静息状态下静脉注射^{99m}Tc-MIBI 55~92.5 MBq(1.5~2.5 mCi),10分钟后行心肌显像,或静脉注射^{99m}Tc-MIBI 555~740 MBq(15~20 mCi),1小时后显像。由于狭窄冠状动脉具有一定储备能力,故静息显像对早期冠心病的检出率较低。

(2)介入试验。心肌灌注显像介入试验大致分为两类:一类是负荷显像,主要用于早期诊断冠心病,包括运动负荷显像与药物负荷显像,如踏车试验与双嘧达莫介入显像;另一类是介入显像,用于检测心肌梗死区的存活心肌,如硝酸甘油介入显像、再注射及再注射延迟显像。

运动负荷显像:运动负荷主要是通过体力活动增加心肌的耗氧量,以激发心血管系统的反应,用以评价冠状动脉血流的储备功能。正常冠状动脉运动负荷后明显扩张,血流量增加3~5倍,而狭窄的冠状动脉储备能力下降,运动后不能相应扩张,造成相对性心肌缺血。运动负荷显像的价值主要是提高早期冠心病的检出率。常用的运动方式有活动平板法和踏车法两种。以踏车法为例介绍其方法如下:运动前测量基础心率和血压,描记心电图并预置静脉通道。踏车时患者坐或半仰卧于踏车运动床上,按运动量分级方案逐级增加运动量,直到心率升至预期心率(190—年龄),或出现心绞痛、血压下降、心电图ST段降低>1 mm等,立即注入^{201}Tl或^{99m}Tc-MIBI显像剂(用量同静息显像),并嘱患者继续运动30~60秒,运动过程中连续监测心电图。应用^{99m}Tc-MIBI时,于注射后1小时显像,如对照观察静息显像,需间隔24小时后再注射显像剂显像。应用^{201}Tl时,注射后5~10分钟做运动显像,延迟4小时后行再分布显像。

双嘧达莫介入显像：双嘧达莫是一种冠状动脉扩张药物，是间接地通过内源性腺苷起作用的。腺苷具有强有力的扩张小动脉作用，静脉注射大剂量双嘧达莫后正常冠状动脉明显扩张，血流增加4～5倍，由于狭窄的冠状动脉仅能轻微扩张或不扩张，故血流增加很少或不增加，使正常心肌与缺血心肌之间供血量差别增大，即所谓"窃血现象"。在此情况下注射显像剂，能提高早期冠心病的检出率，可用于代替运动试验或用于不能做运动负荷的患者。具体方法为按 0.56 mg/kg 体质量的剂量计算出双嘧达莫的用量，用生理盐水稀释至 20 mL，在 4 分钟内缓慢静脉注射完毕，3 分钟后注射^{201}Tl 或^{99m}Tc-MIBI，显像剂用量及显像时间同运动负荷显像。需要注意的是注射双嘧达莫后，一部分患者可出现心绞痛、血压下降等不良反应，静脉注射氨茶碱(用量 0.125 g)或舌下含化硝酸甘油即可缓解。

硝酸甘油介入显像：硝酸甘油具有扩张冠状动脉的作用，且这种扩张作用对于狭窄冠状动脉较正常冠状动脉更显著。此外，硝酸甘油还有增加缺血心肌侧支循环及降低中心静脉压的作用。以上综合作用的结果使得缺血心肌血流量增加，心肌耗氧量减少。硝酸甘油介入显像的主要价值是用于缺血心肌(或称顿抑心肌、冬眠心肌)和坏死心肌的鉴别，有助于评价心肌细胞的活性。方法为常规显像呈不可逆缺损(运动、静息显像均为缺损)或只做静息显像呈缺损患者，24 小时后舌下含化硝酸甘油 0.5 mg，即刻静脉注射^{201}Tl 或^{99m}Tc-MIBI，前者注射后 5～10 分钟显像，后者注射后 1～2 小时显像。显像剂用量和显像条件应与原运动－静息显像一致。原有的不可逆缺损区出现一定放射性填充时，表明有存活的心肌。

^{201}Tl 再注射显像及再注射延迟心肌显像：^{201}Tl 再注射显像也应用于评价心肌细胞的活性。如果常规^{201}Tl 运动－再分布显像呈不可逆缺损，则于延迟显像结束后，立即再注射^{201}Tl 37 MBq(1.0 mCi)，15 分钟后按同样条件再次进行静息显像，如原缺损区出现放射性填充，即为存活心肌。再注射延迟心肌显像是在运动显像和再分布显像后，再行 18～24 小时的延迟显像，如延迟相原缺损区有放射性填充，提示心肌存活。

3.显像方式

心肌显像方式分为平面显像、断层显像。

(1)平面显像：静脉注射显像剂后，以静态采集的方式获取三个体位的显像即前后位、左前斜45°和左侧位。平面显像尽管采用多体位观察，但仍无法避免某些心肌节段相互重叠而难以分辨。临床上目前已较少应用，而多采用 SPECT 断层显像。

(2)断层显像：静脉注射^{201}Tl 或^{99m}Tc-MIBI 555～740 MBq(15～20 mCi)，静脉注射 1 小时后显像。采用低能高分辨准直器，采集矩阵 64×64，zoom 1.0，能峰选用 140 keV，窗宽20％。受检者取仰卧位，双臂抱头并固定。探头贴近胸壁，视野包括整个心脏。探头从 RAO 45°至 LPO 45°顺时针旋转180°，每间隔 6°采集一帧图像，每帧采集时间 20～30 秒，总采集时间在20 分钟以内。运动及药物介入断层显像的条件和方式同上。采集结束后先进行均匀度校正，再用滤波反投影法进行图像重建。由于心脏的长短轴和人体躯干的长短轴方向不一致，故不能按人体长短轴的方向进行断层图像重建，而是用专门的计算机软件沿着心脏本身长短轴(心脏长轴为心尖到心基底部的连线，短轴为左心室间壁到侧壁的连线)的方向重建以下三个方向的断层图像。①短轴断面图像：垂直于心脏长轴，由心尖到心基底部的依次断层图像；②水平长轴断面图像：平行于心脏长轴由心脏膈面向上的依次断层图像；③垂直长轴断面图像：垂直于水平长轴断面，由左心室间壁到侧壁的依次断层图像(图 4-6)。各断层图像每一层面的厚度一般为6～9 mm。

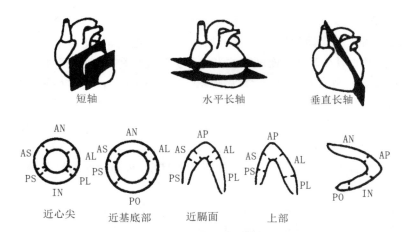

图 4-6 心肌灌注断层显像示意图

AN 示前壁,AL 示前侧壁,PL 示后侧壁,IN 示前间下壁,AS 示前间壁,PS 示后间壁,PO 示后壁,AP 示心尖

极坐标靶心图是经圆周剖面分析建立起来的一种定量分析图像,简称靶心图。在重建心肌短轴断层图像时,自心尖向心底部制成连续短轴切面,每一层面形成一个圆周剖面,按同心圆方式排列,圆心为左心室心尖部,从心尖到心底部的各层圆周剖面依次套在外周,形成左心室展开后的全貌平面图。以不同颜色或色阶显示各个室壁部位内的相对放射性百分比计数值,构成一幅二维式彩色或不同色阶的靶心图,通过负荷与静息显像靶心图的比较,显示心肌血流灌注异常的部位、范围与程度,并可进行定量分析。也可对单次显像的靶心图上各部位的放射性计数与正常值比较,以标准差为度量,以不同色阶表示,凡低于正常值 2 个标准差的病变部位则用黑色表示,称为变黑图。

靶心图对确定病变部位和范围更为直观。静息、负荷和延迟显像,均可得到各自的原始靶心图、标准差靶心图和变黑靶心图。靶心图的优点是小范围的心肌病变在断层图上被分离显示,易漏诊,但在靶心图上则连成一片,容易识别且定位直观。缺点是由于靶心图自中心向外周放大的程度不同,近心尖部层面被缩小,近基底部层面被扩大,因此用于估测病变区大小时受到限制。各扇形区的洗脱率,可显示为洗脱率靶心图,其临床应用价值尚在研究中。

(三)图像分析

心肌断层图像分析主要从以下四个方面进行观察:①心肌内放射性分布情况;②心肌形态;③心腔大小;④右心室心肌显影情况。

1.正常图像

正常静息图像只显示左心室心肌影像,右心室心肌不显影,主要与右心室肌肉薄、血流灌注较少有关。而负荷状态下右心室心肌血流量增加,可轻度显影,在左心室右侧呈弧形淡影。

(1)垂直长轴断层图像:起于室间隔至后外侧壁,形状为弧形,显示左心室前壁、心尖、下壁和后壁。下后壁放射性分布因为膈肌衰减,往往较前壁稀疏,前壁由于乳腺、胸肌等组织的衰减影响,可见不同程度的放射性减低区。膈肌与下壁的重叠关系因人而异,不同人下壁、后壁放射性分布稀疏的程度可有差异。

(2)水平长轴断层图像:自前壁至膈面或相反方向水平断层,切面形状为弧形,显示前、后间壁与前、后侧壁和心尖,后间壁影像为间壁膜部,间壁放射性较侧壁略低。由于膜部的影响,使间壁影像常短于侧壁,约半数正常人心尖部出现放射性减低区,为该处心肌较薄所致。

（3）短轴断层图像：心尖部呈均匀性放射性分布，由此向后呈环状，中心部位为心腔，无放射性分布。环的上部为前壁，下部为下壁，至近心底部为后壁，环的左部为前、后间壁，右部为侧壁。正常心肌内放射性分布相对均匀，间壁放射性浓度略低于侧壁。间壁近基底部放射性分布稀疏，有时为缺损，此为室间隔膜部。下壁放射性分布一般较前壁稀疏，可能是被左半隔衰减所致。

（4）靶心图：图的中心为心尖，周边为基底部，右侧为前、后间壁，左侧为前、后侧壁，上部为前壁，下部为下、后壁。放射性分布与短轴断面图像相同。间壁、下后壁放射性分度较侧壁、前壁略低，间壁基底部呈放射性稀疏、缺损（膜部），有时心尖和前壁可出现小范围稀疏区，变黑靶心图上不出现变黑区。靶心图能直观显示冠状动脉的供血区（图 4-7 与图 4-8）。根据心肌灌注稀疏或缺损区所在心肌节段，可对冠状动脉病变进行定位诊断。但因冠状动脉解剖上存在个体差异，加上侧支循环的形成，使根据灌注缺损区判断冠状动脉病变部位的准确性受到一定影响。

图 4-7　靶心图与冠状动脉供血的对应关系
A.右冠状动脉,B.左冠状动脉,C.左前降支,D.左回旋支

图 4-8　靶心图

2.异常图像

（1）放射性分布异常：除正常可见的放射性分布稀疏区外，在两种断面连续两个以上层面出现放射性稀疏、缺损区，变黑靶心图上表现为变黑区，即为放射性分布异常，常见以下几种类型。

可逆性灌注缺损：运动负荷或双嘧达莫介入显像出现局限性稀疏或缺损区（以稀疏区为主），延迟（或静息）显像该区显示放射性填充（再分布），为心肌缺血改变。

不可逆性灌注缺损：运动负荷或双嘧达莫介入显像出现局限性稀疏或缺损区（以缺损区为主），延迟（或静息）显像无变化（无再分布），为心肌梗死、瘢痕或其他原因引起的心肌坏死。严重

的心肌缺血也可有此表现。

可逆加不可逆性灌注缺损：运动负荷或双嘧达莫介入显像出现局限性稀疏或缺损区（以缺损区伴周围稀疏区多见），延迟（或静息）显像原稀疏、缺损区范围缩小（部分再分布），见于心肌梗死伴缺血或严重缺血。

反向再分布：反向再分布是指运动负荷或双嘧达莫介入显像正常，延迟（或静息）显像出现放射性稀疏、缺损区，或负荷及延迟（或静息）显像均有稀疏、缺损区，但以后者较明显或范围增大。有关反向再分布的机制目前尚不清楚，对反向再分布的临床意义尚无肯定结论。

弥漫性放射性分布不均匀（或称花斑状改变）：心肌内放射性分布弥漫性不均匀，呈点、片状稀疏、缺损，个别区域呈过度放射性浓集，见于心肌炎和扩张型心肌病等。另外，在分析断层心肌显像图时，靶心图是个比较客观的方法。正常情况下，负荷与静息心肌显像的靶心图上的色阶或灰度无明显差异，但当发生心肌缺血时，负荷靶心图上病变部位放射性明显降低，而静息靶心图上可见到该部位放射性增浓，将两次显像图像相减时，可清晰地见到填充部位、程度和范围。

（2）心肌形态异常：某些病变，如心肌梗死、室壁瘤等，可使一些心肌节段显影缺如，造成心肌形态不完整或失去正常形态。

（3）心腔大小异常：扩张性心肌病心腔扩大，心壁变薄。肥厚性心肌病或高血压病心腔相对缩小，心壁增厚，前者以间壁增厚为主，后者为弥漫性增厚。

（4）右心室心肌显影异常：正常静息显像右心室心肌不显影，运动后可轻度显影。肺心病合并肺动脉高压时，右心室心肌肥厚，显影增浓。左心室大面积心肌梗死或左心肌供血明显减少时、右心室心肌供血相对增多，右心室亦可显影。右心室显影在短轴断面图像上最易分辨，位于左心室右侧呈"C"字形。

（四）临床应用及评价

1.冠心病的诊断

对冠心病的诊断是心肌灌注显像的主要适应证，其图像表现如前所述，即心肌缺血为可逆性灌注缺损，心肌梗死为不可逆性灌注缺损。其对冠心病诊断的具体价值如下。

（1）灵敏度和特异性：以冠状动脉造影显示管腔狭窄＞50％作为诊断冠心病的标准。负荷心肌显像对冠心病诊断的灵敏度达90％左右，特异性80％以上。靶心图的灵敏度高于断层图像，且具有确定病变的部位、范围和严重程度更为直观的优点。应用^{99m}Tc-MIBI和^{201}Tl对冠心病诊断的灵敏度和特异性相似。心肌灌注显像对冠心病诊断的灵敏度和冠状动脉受累的支数与冠状动脉狭窄程度有关。心肌灌注显像对冠心病诊断的灵敏度与血管狭窄的程度呈正比，即狭窄越严重检出率越高。冠状动脉造影是临床上公认的诊断冠心病的金标准。但必须明确的是冠状动脉造影主要是血管形态学的诊断，即反映冠状动脉管腔的变化，不能反映这种形态学异常引起的最终结果——心肌血流量的改变。而心肌灌注显像主要显示心肌供血和心肌细胞活性，因此二者相比，既有一定的可比性，即冠状动脉分支与其供血区域的关系，冠状动脉狭窄程度和心肌缺血的正相关性等，又有某些不一致性，如冠状动脉主干狭窄时，由于心肌各个节段缺血程度相近似，心肌灌注显像可显示为正常（放射性分布相对均匀）。另外，心肌内小动脉狭窄或阻塞时（即X综合征），冠状动脉造影可正常（冠状动脉造影主要显示主干和大分支的情况），而心肌灌注显像则显示出异常缺血区。心肌灌注显像与冠状动脉造影相比，还具有能评价心肌细胞活性、用于指导治疗、观察疗效及非创伤性等优点。当然，由于技术原因或如前所述的射线衰减因素等可使心肌灌注显像产生假阳性结果。

（2）急性心肌梗死的诊断、预后判断和疗效评价：急性心肌梗死大多表现为可逆加不可逆性灌注缺损，即中心部位梗死伴周围缺血。根据心肌影像上异常节段的分布，可以推断是哪支或哪几支冠状动脉分支受累，因而可判断冠状动脉病变的部位，这对估价预后有重要参考价值。

（3）室壁瘤的辅助诊断：室壁瘤处心肌多为瘢痕组织，故不摄取显像剂，心肌灌注显像表现为不可逆性灌注缺损，范围和大小与瘤体一致。心肌灌注显像对室壁瘤诊断的灵敏度较高，但缺乏特异性，故不是诊断室壁瘤的首选方法。可结合门控心血池显像综合评价，灌注缺损部位在门控心血池图像上表现为室壁的反向运动。

2.评价心肌细胞活性

评价冠心病心肌细胞的活性，对指导治疗和判断预后有重要意义。运动—再分布（或静息）显像呈可逆性灌注缺损者，是心肌细胞存活的指征，而不可逆性灌注缺损者多为无活性心肌。但有低估存活心肌的情况，即部分呈不可逆性灌注缺损的节段，仍有活性心肌细胞存在。一些研究表明 ^{201}Tl 再注射显像和硝酸甘油介入显像能提高存活心肌的检出率。硝酸甘油介入 ^{99m}Tc-MIBI 显像与静息显像相比较，如果静息显像显示的放射性缺损区在硝酸甘油介入后被填充或部分填充，则可视为存活心肌。

3.评价冠心病的疗效

应用心肌灌注显像评价冠状动脉搭桥术、经皮冠状动脉腔内成形术（PTCA）、溶栓治疗及其他治疗方法的疗效，是较为可靠且无创的方法。治疗后负荷心肌显像恢复正常，说明病变血管已再通。反之，则治疗失败。由于 ^{99m}Tc-MIBI 没有再分布相，可于溶栓和 PTCA 前注入显像剂，待治疗后病情稳定时进行显像，仍可反映治疗前心肌血流和心肌细胞受损情况，数天后可再次注射 ^{99m}Tc-MIBI 进行对照显像，以评价治疗效果。

4.原发性心肌病的诊断

扩张性心肌病为心肌细胞散在性退行性变，间质纤维化，因此心肌显像呈弥漫性分布不均匀，尤其以心尖、下后壁受累明显，有时甚至呈大面积稀疏、缺损。此外，伴有心腔扩大，心壁变薄等表现。肥厚性心肌病心肌显像显示间壁增厚，其厚度与后壁的比值大于 3∶1，并伴有心室腔的缩小。心肌灌注显像对原发性心肌病的诊断不具特异性，如心肌梗死伴心功能不全的患者心肌显像也可表现为扩张性心肌病的图像特征。可结合门控心血池显像进行鉴别，扩张性心肌病在门控图像上表现为弥漫性室壁运动低下，而心肌梗死多为节段性室壁运动异常（低下或无运动）。

5.心肌炎的辅助诊断

心肌炎是临床上常见的心血管疾病之一，好发于青少年，为继发于病毒感染后发生的非特异性间质炎症和心肌细胞变性、坏死等病理改变。目前临床上没有好的方法对心肌炎作出确切诊断，常用的心肌酶学检查因受病程影响而灵敏度较低。心电图检查常见 ST 段改变和各种心律失常，但不具特异性。心肌灌注显像对心肌炎的诊断也仅具有辅助诊断价值。弥漫性心肌炎表现为心肌内放射性分布弥漫性不均匀，呈点片状轻度稀疏，称"花斑状"改变。局灶性心肌炎表现为病变局部呈放射性减低，需与冠心病心肌缺血相鉴别。心肌灌注显像诊断心肌炎的灵敏度为80%左右，但因不具特异性，所以应结合病史、发病年龄及其他实验室检查进行综合分析评价。

6.右心室心肌显像的临床意义

正常显像右心室心肌多不显影，当右心室心肌肥厚或左心室心肌严重损伤时，右心室心肌方可显影，且显影程度与右心室心肌肥厚的程度或左心室心肌损伤程度成正比。有报道采用右心室心肌计数/左心室心肌计数比值法测定肺心病右心室肥厚的程度,发现该比值和平均肺动脉压呈显著正相关,对肺心病肺动脉高压的诊断具有较高的特异性。另有报道,采用屏蔽左心室而单独显示右心室心肌的显像方法,对右心室心肌梗死的诊断有一定意义。

三、门控心血池显像

应用放射性核素技术测定心脏功能是心血管核医学的一项重要内容,对心血管疾病的诊断、疗效观察、预后判断和手术适应证的选择均有重要意义。与其他方法相比,核素技术测定心功能具有全面、准确、无创伤等优点。以下主要介绍门控心血池显像。

(一)显像原理及适应证

1.显像原理

静脉注射放射性示踪剂,当它首次通过心脏或经过一段时间在血中混合均匀达到平衡后,测定心室中放射性强度变化即反映心室容量变化,快速连续测定心动周期中每一瞬间心室内的放射性计数,绘制成时间-放射性曲线,即相当于一条心室容积曲线,对此曲线进行分析,可得到反映心室收缩和舒张功能的参数。同时对 SPECT 显像的图像进行特定处理,还可得到反映心室收缩和舒张功能的图像。

2.适应证

(1)冠心病的早期诊断,预后和疗效观察:①怀疑早期冠心病,心电图或其他检查正常者;②急性心肌梗死的心功能变化和预后判断;③陈旧性心肌梗死的心功能变化和劳动力鉴定;④右心室心肌梗死的辅助诊断;⑤室壁瘤的诊断;⑥冠状动脉搭桥术、PTCA 及药物治疗前后心功能的估价;⑦心肌活性的判断。

(2)原发性心肌病的诊断和鉴别诊断。

(3)瓣膜置换前后心功能估价。

(4)高危患者手术前心功能的估价。

(5)中老年人保健监测。

(6)室内传导异常疾病的诊断。

(7)慢性阻塞性肺疾病的右心功能估价。

(二)检查方法

1.静息显像

示踪剂一般采用^{99m}Tc-RBC 或^{99m}Tc-HSA。^{99m}Tc-RBC 的标记分为体内和体外两种,后者标记较复杂且费时,所以临床多采用体内标记法。具体方法为,先给患者静脉注射亚锡焦磷酸盐 20 mg(其中含亚锡离子 0.5～1 mg),30 分钟后再注射^{99m}Tc 淋洗液 555～740 MBq(15～20 mCi)。^{99m}TcO$_4$ 离子经与亚锡红细胞复合物作用,由高价还原为低价,进而与红细胞内亚铁血红素结合,形成^{99m}Tc-RBC,血液中的^{99m}Tc-RBC 混合均匀达到平衡后(约在注射^{99m}Tc 淋洗液后 15 分钟)即可进行显像。患者取仰卧位,SPECT 探头于左前斜(LAO)30°～45°对位,观察左心室前壁时需加 RAO 30°对位,以门电路控制的方式进行显像,因此该检查方法又称为门控心血池平面显像。具体方法为以患者心电图的 R 波作为触发门电路的开门信号,控制 ECT 在一个心动周期内(R-R)等间隔快速连续显像,一般在一个 R-R 间期内采集16～32帧图像(多门显像法)。连续采集 300～500 个心动周期,将资料存入计算机内,经图像对应叠加,获得一个心动周期的系列图像。

2.运动显像

主要用于评价心肌的储备功能,具体方法是采用仰卧式踏车试验,功量计由200 kg/(m·min)始,每2分钟增加1次,每次增加200 kg/(m·min),直到达到最大心率(190-年龄)或出现心绞痛发作,心电图 ST 段下降>1 mm 等,立即采集图像,并嘱患者继续踏车至采集完毕(出现心绞痛或 ST 段下降 1 mm 时可终止运动进行显像)。运动时应注意体位保持不变动,以保证显像质量,显像方法同静息显像。

(三)数据和图像处理及结果分析

在原始采集的图像上,用光笔勾画出左、右心室舒张末期的 ROI 和本底 ROI,由计算机自动处理并显示左、右心室的时间-放射性曲线,由于心室内放射性计数与心室内血容量成正比,因此,该曲线实际上相当于一条心室容积曲线(图4-9)。曲线分为下降段和上升段两部分。下降段为射血期,上升段为充盈期。充盈期又分为快速充盈期和房缩期两部分。曲线起始点的最大放射性计数(EDC),代表舒张末期容积(EDV),最低点计数(ESC)代表收缩末期容积(ESV)。对此曲线进行分析,可获得多项心功能参数。同时提取显像中的某一特定功能组分进行图像处理,还可得到反映心室功能的图像,即功能图。临床上常用的心功能参数及其计数方法和功能图的处理如下。

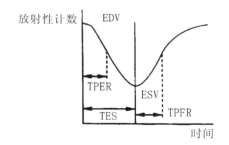

图 4-9　心室容积曲线

EDV 示舒张末期容积;ESV 示收缩末期容积;TPER 示峰
射血时间;TES 示收缩末期时间;TPFR 示峰充盈时间

1.反映整体心室功能的参数

(1)收缩功能参数:射血分数(EF)、峰射血率(PER)和峰射血时间(TPER)。

EF:EF 是最常用的反映心室收缩功能的参数,为每搏量占舒张末期容量的百分比,用计数法计算 EF 的公式如下:

$$EF=(EDC-ESC)/(EDC-BG)\times100\%$$

其中 BG 为本底计数。

EF 正常值根据使用仪器不同,检查方法不同,可稍有差异。国际心脏病学会和世界卫生组织推荐的左心室 EF(LVEF)正常值为 62.3%±6.1%,正常下限为 50%。运动后升高大于 5%。右心室 EF(RVEF)正常值为 52.3%±6.2%,正常下限为 40%。

1/3EF:为前 1/3 射血期搏出血量占舒张末期容量的百分比。

$$1/3EF=(EDC-1/3ESC)/(EDC-BG)\times100\%$$

式中 1/3ESC 为射血期前 1/3 时间点对应的计数。1/3EF 的正常值为 21%±5%,临床研究认为,1/3EF 对心室收缩功能损伤的反映较整体 EF 更灵敏。

PER：为心室射血期单位时间的最大射血量，通过对心室容积曲线进行 dv/dt 运算求出，其单位为 EDV/s。参考正常值为(3.7±0.8)EDV/s。

TPER：为心室开始收缩至高峰射血的时间，单位为 ms。参考正常值为(186±49)毫秒。心室收缩功能受损时 EF、1/3EF、PER 降低，TPER 延长。

（2）舒张功能参数：峰充盈率(PFR)、峰充盈时间(TPFR)、快速充盈分数(RFF)和房缩分数。

PFR：为心室快速充盈期单位时间的最大充盈血量，计算方法同 PER，单位亦为 EDV/s。参考正常值为(3.3±0.6)EDV/s。

TPFR：为心室开始充盈到达高峰充盈的时间，单位为 ms，参考正常值为 160～240 毫秒。

RFF：为快速充盈期充盈血量占舒张期总充盈血量的百分比。RFF 的参考正常值大于 63%。

房缩分数(A)：为舒张期心房收缩射血量(ASF)占舒张期总充盈血量的百分比。ASF 反映心室被动充盈情况，当 RFF 降低时，ASF 代偿性增大，二者均与舒张期心肌的顺应性有关。ASF 的参考正常值为小于 34%。心室舒张功能受损时，PFR、RFF 降低，ASF 增大(代偿期)，TPFR 延长。

（3）心室容量参数：舒张末期容积和收缩末期容积。

舒张末期容积(EDV)：为反映心室前负荷的参数，前负荷增加时，如充血性心力衰竭、瓣膜反流、冠心病等 EDV 增大。EDV 的计算方法有几何法和计数法两种。前者根据面积-长轴公式求得，因受心脏几何因素影响较大，准确性差；计数法是依据心室内计数与其容积成正比的原理求得，不受心脏几何形态影响，正确性较高。尤其采用断层显像，可减少心室相互重叠的影响，结果更为精确。缺点是需采取血样作为参照，操作较为烦琐。

收缩末期容积(ESV)：ESV 与心室负荷关系不大，主要与心室收缩与舒张功能有关，其计算方法为：

$$ESV=EDV-SV$$

为了计算简便，现多采用相对测量法计算 EDV 和 ESV。EDV 和 ESV 的参考正常值为 $(88.53±31.6)mL/m^2$ 和 $(36.5±18.7)mL/m^2$。

2.局部室壁运动分析

（1）定性分析，包括心动电影显示和室壁边图。

心动电影显示：在计算机屏幕上显示心脏收缩与舒张的动态影像，可直接观察室壁运动情况。正常人左心室收缩幅度大于右心室，左心室心尖及游离壁的收缩幅度大于间壁。须注意多体位观察，以全面显示室壁各节段运动情况，心动电影只能做定性观察而无法定量分析。

室壁勾边图：将心室收缩末期和舒张期的影像勾边叠加，两边缘之间的间隙即为室壁运动幅度，观察室壁各节段该间隙的大小，即可评价其室壁运动情况。

（2）定量分析包括轴缩短率和局部 EF。

轴缩短率：用计算机将心室舒张末期(ED)和收缩末期(ES)影像勾边叠加。自左心室几何中心向四周作射线，将左心室分成若干扇形区。用下式可计算每个扇形区的轴缩短率：

$$轴缩短率(\%)=(ED 轴长度-ES 轴长度)/ED 轴长度×100\%$$

正常人轴缩短率＞20%。

局部 EF(REF)：将左心室分成 3～8 区，根据各区的 EDC 和 ESC(减本底后)计算 REF。

$$REF=(REDC-RESC)/REDC×100\%$$

REF 反映心室局部的收缩功能,和轴缩短率一样,也是定量分析节段性室壁运动的参数。三分区法 REF 的参考正常值如下:侧壁(LAT),73%±13%;心尖下壁(INF-AP),72%±9%;间壁(SEPTAL),43%±7%。

室壁运动分为四种类型,即正常、运动低下、无运动及反向运动(图 4-10)。运动正常表现为 ED 和 ES 边缘间隙较宽,轴缩短率和 REF 正常。运动低下表现为 ED 和 ES 边缘间隙变窄,轴缩短率和 REF 减低。无运动为病变部位 ED、ES 边缘重叠,轴缩短率为零。

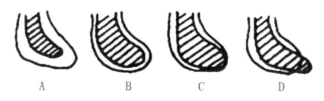

图 4-10　室壁运动类型
A.正常运动,B.运动减弱,C.无运动,D.反向运动

反向运动为病变部位 ES 边缘突出至 ED 边缘之外,轴缩短率为负值。室壁运动异常分为弥漫性和局限性两种。前者多见于扩张性心肌病和心力衰竭时,后者主要见于冠心病。

3.功能图

应用计算机技术将某一心功能参数,经数据-图像转换后生成的图像即为功能图。如每搏量(SV)图是以像素为单位,用每一像素的 EDC-ESC,求出其 SV,然后用不同的灰度或色阶,表示不同大小的 SV。SV 大的像素用高灰度或色阶显示,反之显示为低灰度或色阶,以此构成的图像即为 SV 图。根据 SV 图上灰度或色阶的高低不同,可直观地显示心室局部的收缩功能。目前,临床上常用的功能图除 SV 图外,还有 REF 图、矛盾运动图等。它们均从不同方面显示了局部心肌的收缩功能。临床上也用于估价局部室壁运动,与轴缩短率、REF 等联合应用,可提高探测局部室壁运动异常的准确性。

4.相位分析

相位分析是 1979 年 Adam 等提出的一种分析方法,其原理是对心血池显像所包含的每一像素在心动周期中形成的时间-放射性曲线进行正弦或余弦拟合,获取振幅因子和相位因子,振幅因子与每搏计数相关,表达该像素处心肌收缩的幅度。相位分析是一种显示心肌局部收缩功能、收缩协调性和激动传导过程的方法,对冠心病和室内传导异常疾病的诊断有重要价值。

相位因子为该像素在心动周期中开始收缩的时间。用不同的灰度或颜色代表不同大小的振幅和相位因子,显示在原像素区,即构成振幅图和相位图,同时还可获得相位直方图及用相位电影的形式进行显示。

(1)振幅图:振幅图显示心肌各部位的收缩幅度。以不同的灰度和色阶显示,灰度和色阶高的区域表示收缩幅度大,反之收缩幅度小。正常振幅图左心室呈卵圆形,右心室为 L 形,左、右心房呈八字形位于两心室上方。正常左心室收缩幅度大于右心室,故灰度或色阶较右心室高。左心室心尖和游离壁收缩幅度最大,故灰度或色阶最高。局部室壁运动障碍处灰度或色阶减低。

(2)相位图:相位图显示心脏各部位的收缩时序。以不同的灰度或色阶显示,灰度或色阶高的区域代表开始收缩的时间晚,反之收缩发生早。正常相位图的形态与振幅图相似,由于正常左、右心室各部位的收缩基本同步,故两心室的灰度成色阶差别不大,以 16 种颜色显示的彩色相位图上,两心室的颜色相差不超过 3 个灰阶。由于心房与心室呈逆向运动,故房室间灰度或色阶相差较大。

(3)相位直方图：相位直方图为各像素区的相位频率分布图，其横坐标为相位角的度数（0°～360°），纵坐标为一定范围相位角的像素个数。正常相位直方图上有心室和心房大血管两个峰，心室大血管峰高而窄，心房大血管峰低而宽，二者均呈正态分布并相距180°。对相位直方图可进行定量分析，计算心室峰的相角程（即心室峰底宽 VW）、相位标准差（SDP）和偏态（SK）等，这些参数均反映心室收缩的同步性。亦可分别计算左、右心室的上述参数，反映每一心室收缩的同步性。参考正常值为左心室相角程（LVW）：44±4.06；左心室相位标准差（LVSDF）：10.33±1.88；左心室偏度（LVSK）：0.06°±0.18°。

(4)相位电影：根据心肌收缩与心电兴奋的对应关系，对心肌依次收缩的部位，用光点作标志，进行动态显示，直接观察心肌激动和传导的过程，即为相位电影。正常时，心肌兴奋始于右心房相当于窦房结处，继之向左、右心房扩布。向下传导至房室结时，由于兴奋在房室结内延缓，且房室结本身不具收缩性，故光点消失，经瞬间延搁后兴奋自房室结传出，光点再现，先出现于室间隔基底部右侧，然后沿着室间隔下行，迅速传导至左、右心室，最后消失于左心室或右心室基底部。本法对显示室内传导异常较为直观。

（江万里）

第五章

乳腺疾病的X线诊断

第一节　急性乳腺炎

一、临床概述

急性乳腺炎多见于初产妇的产后第 3～4 周。病原菌常为金黄色葡萄球菌,少数为链球菌感染。主要感染途径有两条:①细菌自擦破或皲裂的乳头进入,沿淋巴管蔓延至乳腺的间质内,引起化脓性蜂窝织炎。②细菌自乳头侵入后沿乳管至乳腺小叶,在滞积的乳汁中迅速繁殖,导致急性炎症。

急性乳腺炎患者常有典型症状及体征。患者可有寒战,发热,患乳肿大,表面皮肤发红、发热,并有跳痛及触痛,常可合并有同侧腋淋巴结肿大、压痛。炎症区可很快发生坏死、液化而形成乳腺脓肿。脓肿可向外溃破,亦可穿入乳管,使脓液经乳管、乳头排出。

实验室检查常可有白细胞总数及嗜中性粒细胞数升高。

二、影像学表现

急性乳腺炎患者很少需行 X 线检查,这是因为患者常具有典型的临床表现,外科医师凭此即可作出正确诊断。此外,在乳腺 X 线投照中常需对乳房施加一定的压迫,当有急性炎症时,常使患者难以耐受此种压迫。压迫可增加患者的痛苦,并可能会促使炎症扩散、加重。故对急性乳腺炎患者应尽量避免行X线检查。在少数患者中,为区别急性乳腺炎与炎性乳癌而必须作 X 线摄影时,只可轻施压迫,或采用免压增加千伏投照。CT 检查虽较昂贵,但可免除压迫之苦,当为急性乳腺炎和炎性乳癌的首选检查方法。

X 线上,急性乳腺炎常累及乳腺的某一区段或全乳,表现为片状致密浸润阴影,边缘模糊。患处表面的皮下脂肪层可显示混浊,并出现较粗大的网状结构。皮肤亦显示有水肿、增厚。患乳血运亦常显示增加。经抗生素治疗后,上述 X 线征象可迅即消失而回复至正常表现。

三、鉴别诊断

无论临床上或 X 线上。急性乳腺炎须与炎症性乳癌鉴别。炎性乳癌常为乳腺中央位的密度增高,乳晕亦常因水肿而增厚,皮肤增厚则常在乳房的下部最明显,而不像急性炎症那样局限在感染区表面。经1～2周抗生素治疗后,急性炎症可很快消散,而炎性乳癌患者X线上无多大变化。

(周　娟)

第二节　乳腺囊性增生症

一、临床概述

临床上,本病多见于40岁左右的患者,自发病至就诊的期限可自数天至十余年,平均病期3年。最主要的症状和体征是出现肿块,可单发或多发,能自由推动。囊肿感染时可与周围组织发生粘连,感染邻近乳头时可使乳头回缩。若囊肿多发,触诊时即呈所谓"多结节乳房"。

在囊性增生症中,5%～25%可合并有乳头溢液。溢液性质主要为浆液性或浆液血性,血性溢液者较少。少数患者1个或多个乳管口溢液为本病的唯一阳性表现。

疼痛不多见,约不足1/3者有之,多在乳管开始扩张时出现,一旦囊肿形成,疼痛即逐渐消失。疼痛多数不严重,仅为局部隐痛或刺痛。

二、影像学表现

X线上每因增生成分不同而表现各异。当乳腺小叶增生时,小叶内的乳管、腺泡数目增加(在低倍镜野中超过30个),或乳腺小叶数目增多(在低倍镜野中超过5个),片上即呈现多数斑点状阴影,酷似P_2型乳房,亦可能在X线上无明显阳性发现。

在腺病或硬化性腺病中,末端乳管或腺泡增多、密集,小叶变形,纤维组织亦有明显增生。此时,X线上表现为某些区域或整个乳房有弥漫而散在的小的致密区,1 cm至数厘米大小,无明确边界,亦不形成肿块阴影。某些致密影可互相融合,形成较大片的致密区。少数可形成似肿块样的阴影,颇为致密,但缺乏锐利的边缘。钙化较常见,大小从勉强能辨认的微小钙点至2～4 mm直径,轮廓多光滑而类似球形或环形,分布广泛而比较散在。若钙化较局限而密集,则易被误认为乳腺癌的钙化(图5-1、图5-2)。

图5-1　乳腺硬化性腺病,全乳致密

当小乳管高度扩张而形成囊肿时，X线上即可能见到囊肿阴影。多数为微小囊肿，仅在镜下可见，故 X 线片上亦无法显示。少数(约 22%)囊肿可超过 2 mm 直径，肉眼下可见，X 线片上亦有可能显示。X 线上，囊肿可表现为局限性或弥散性遍布全乳。前者囊肿多较大，常超过 1 cm 直径，大者可达2～8 cm直径，可单发或多发，常呈球形，边缘光滑、锐利，密度则近似腺纤维瘤，可均匀或不均匀。极少数病例因囊内含乳酪样物而表现为脂肪样透亮阴影。若囊肿较密集，则可因各囊肿之间的互相挤压，使囊肿呈新月状表现，或在球形阴影的某一边缘有一弧形缺损(图 5-3～图 5-5)。钙化很罕见，若有，则多发生在较大囊肿的囊壁上，呈线样钙化。弥散性者可累及乳房的大部或全部，多是微小囊肿，X 线上常未能显示出来，或仅见数个散在的小囊肿。

图 5-2　硬化性腺病伴有细小钙化

图 5-3　囊性增生症(一)

干板摄影，各囊肿之间互相挤压，使囊肿呈"新月状"

图 5-4　囊性增生症(二)

多发圆形结节，边缘光滑、锐利

图 5-5　囊性增生症(三)

多发结节与腺体重叠，边缘模糊

囊性增生在 X 线上应与良性肿瘤(如多发腺纤维瘤)或癌鉴别。囊性增生一般为双侧性发病。较密集的大型囊肿，可凭借其边缘的特征性弧形压迹而有别于多发腺纤维瘤。孤立分隔的囊肿一般皆是球形，边缘光滑而密度较腺纤维瘤略淡，亦不像腺纤维瘤那样可略呈分叶状。边缘线样钙化亦为诊断囊肿的特征性 X 线所见，而腺纤维瘤的钙化多呈颗粒状或融合型，位于块影内。

硬化性腺病而有较密集的微小钙化时，极易被误诊为癌。但一般前者的病变边缘较模糊，亦缺乏毛刺等其他恶性征象。

局限性的增生应与浸润型乳腺癌鉴别。前者无血运增加、皮肤增厚及毛刺等恶性征象出现，若有钙化，亦多较散在，不像癌瘤那样密集，且增生多是双侧性，必要时可拍对侧对比。造成X线上最大的困难是致密的增生阴影常可将癌瘤的块影遮蔽，从而造成乳腺癌的假阴性诊断。此外，囊性增生症约有 19% 发生癌变，要区别出哪一个区域已有癌变，无论临床及 X 线均有一定困难。

(刘晓云)

第三节 乳　腺　癌

乳腺癌的组织类型、生长方式、大体形态及周围组织反应,既有共同规律,又有各自特性,在 X 线上形成各种不同征象。X 线诊断就是判断哪些影像代表哪些组织,也就是判断形成影像的组织结构和病理过程。因此了解各种征象的病理基础是提高诊断水平的关键。近些年来,X 线医师和病理科医师合作,采用全乳标本平铺位或垂直位大体切片 X 线摄影和相应病理组织学检查对照分析的方法(图 5-6),观察癌灶生长蔓延的全貌,观察每一 X 线征象的组织结构,把乳腺癌 X 线征象病理基础的研究提高到一个新的水平,建立了一些新的概念。当然,作为 X 线医师,还必须了解乳腺癌发生发展的过程,了解各种类型癌细胞的生物学行为,强化整体意识和动态观念。这样才能把 X 线征象分析由断面引向纵深,多方联想思维,提高理性判断。

图 5-6　硬癌(一)

全乳标本平铺位 X 线照片:主癌灶呈星形。星体密度不均,含块中之块。边缘不规则,大量针状毛刺,如光芒四射,有的长达 5 cm 以上。毛刺主由纤维组织构成,除根部外,未含癌细胞成分。在主癌灶外上远隔部位见 3 个小灶,2 个为浸润性癌(↗),并有细索伸向主灶;另一椭圆形块影,为乳腺内癌转移淋巴结。本例术前 X 线片仅见主癌灶

一、块影结构和密度

同样密度的瘤体在不同组织背景上给人迥然不同的印象。为减少主观错觉,以正常乳腺腺体的密度作为标准把乳腺癌块影密度分为 3 度:显著高于正常腺体者为显著增高;略高或相等为中度增高;低于腺体密度者为密度较低。

乳腺癌块影的密度因各型癌具有不同的组织成分和结构而有差异。所以了解块影组织成分的密度差及其动态变化至关重要。

(一)密度增高

乳腺癌块影密度增高是最常见的 X 线征象。多年来传统地认为乳腺癌X 线密度增高的基础是纤维组织增生、血管增多、出血、含铁血红素沉着和坏死。有学者报道,不曾被人注意的癌细胞在瘤体细胞和液体成分中密度最高,其含量和排列在很大程度上决定着块影的密度和均匀度。

瘤体中癌细胞数量越多,排列越紧密、密度越高。反之,密度越低。在典型病例中,髓样癌的癌细胞量多,排列密集,纤维间质少,X线密度显著增高(图5-7)。硬癌纤维间质丰富,癌细胞量小,散在分布,X线密度较低。单纯癌的癌细胞量和纤维间质基本相等,X线密度介于髓样癌和硬癌之间,中度增高。癌细胞成分X线密度增高,可能与核增大、染色质增多、脱氧核糖核酸(DNA)含量增加因而物质密度较大有关。业已证明,从正常上皮单纯增生,非典型增生至转化为癌细胞的过程,总是伴随着DNA含量逐步增加。乳腺癌细胞的DNA含量比正常乳腺上皮细胞高2～7倍。癌细胞DNA含量的增高可能是其X线密度增高的重要因素。

图 5-7　髓样癌

A.术前侧位 X 线片:乳腺后部半圆形块影(另半球未能包括在内),密度明显增高。边缘不规则,境界尚清晰,瘤周见宽窄不均的密度减低环,为恶性晕征(maligant halo sign)B.标本 X 线照片:瘤体呈不规则圆形,密度不均,瘤体内见大量成簇钙化,大小不均,大则达 2.0 mm,形态不整,大多数为多角形,镜检为坏死区钙化

动态观察表明,某种组织的 X 线密度不是恒定的,而是随量和质的变化而改变。纤维组织排列密集时 X 线密度高于腺体,排列疏松和玻璃样变时低于腺体。血液的密度在通常情况下低于癌细胞团块和纤维组织。瘤块边缘血管增生,血运增加,X 线显示瘤块周边密度减低,边缘模糊。瘤体内出血灶密度减低,形成大凝血块后密度增加。囊内乳头状癌在囊内充满血液湮没瘤块时,瘤块仍可透过血液显示出来。有学者报道,血液 X 线吸收系数为＋12～40 HU,血块吸收系数加大,与平片表现相符合。癌灶内坏死是缺血性凝固性坏死,初期失去水分,变得干燥松脆,细胞核凝固碎裂。其 X 线密度与腺体密度相等或稍高。后期坏死组织软化,结构消失,密度减低。以上看出,癌灶块影密度增高是多种组织成分构成的,除钙化灶外,癌细胞团密度最高,其次顺序为排列致密的纤维组织、早期坏死灶和大凝血块。

(二)密度不均匀

块影密度不均是乳腺癌的 X 线特征性表现,较常见,约占 80%。乳腺癌不仅组织类型多种多样,即使在同一类型的癌块中也常含其他类型的结构。严格地说,不少癌灶属于程度不同的混合型癌,加之瘤体内主质和间质分布不均,纤维组织变性,含有坏死灶和出血灶等,各种组织成分的密度差必然形成块影密度不均。另外术前 X 线所见的癌灶块影常常是多个小球形灶堆积而成,或周边部有小卫星灶重叠,也时见癌灶中出现癌细胞团块小岛,形成块中之块。所有这些,都是形成癌灶块影密度不均的因素。对于后三种情况,应视为乳腺肿块的恶性特征。良性肿块亦可形成密度不均,如错构瘤,脂肪坏死和浆细胞性乳腺炎,但未见有多球堆积,卫星小灶和块中之块者。

（三）密度减低

有些组织类型的癌块，间质丰富，癌细胞量少，X线密度较低。如硬癌、粉刺癌、小叶癌、黏液癌等，X线密度低于腺体，常被腺体阴影湮没。对于这些病例，只有行导管造影或间质气体造影，方能显示病灶。

二、蔓延方式

乳腺癌在乳腺内的蔓延有四种方式：导管蔓延、间质蔓延、淋巴管蔓延和血管蔓延。主要是前三种。早期多以某种蔓延为主，逐步几种蔓延并存。不同的蔓延方式构成不同的瘤体形态和继发征象。

（一）导管蔓延

起源于导管上皮的癌细胞首先沿导管纵行蔓延，继而横行蔓延。虽然原位癌的自然史尚未完全明了，但癌细胞一出现即在导管内蔓延已是不争的事实。同时，导管内其他上皮细胞也会继续发生癌变。所以，导管内癌被发现时已有相当大的范围。有学者报道，70.3%的管内癌病变范围在4 cm以上。另有学者报道，管内癌范围近1/3直径达5～11 cm。这部分病例可能与癌灶在管内生长时间长，蔓延范围广，或多中心发生有关。纵行蔓延是癌细胞沿导管向乳头方向或腺泡方向蔓延。导管内蔓延总是伴随着导管上皮增生，导管周围胶原纤维增生，管壁增厚，管腔扩张，导管变形。向乳头方向蔓延可直达乳头。在X线上形成单支大导管相增强，常成为早期乳腺癌唯一的X线征象（图5-8A）。向腺泡方向蔓延常同时侵犯数个小导管分支，可形成瘤周毛刺。受侵导管密度增高，也可形成局部密度增高区或结构紊乱。有时双向蔓延，形成大导管及其分支相增强。导管造影见导管变僵直，管腔扩张，内壁不平（图5-8B）。管内癌向浸润性癌发展，管内的癌细胞从上皮层向外穿破管壁，在间质内浸润生长，并引起间质结缔组织增生和炎性反应。有的边纵行蔓延边穿破管壁向间质浸润，形成长条状或串珠状瘤灶。如果受累的多支小导管同时穿破管壁在间质内形成新癌灶，则形成多结节形块影。常见沿导管侵及乳晕和乳头，由于管周纤维组织增生和收缩，形成乳晕增厚、乳头内陷和间桥征（图5-9）。

图5-8　管内癌

A.X线平片：单支大导管相增强，后部分支密度增高，结构紊乱；B.导
管造影：大导管僵直、扩张、内壁不平滑，分支僵硬、扩张、走行紊乱

图 5-9 浸润性导管癌

标本切片X线照片:瘤体多结节形,沿导管向乳头浸润,管周
纤维组织增生,变性收缩,牵引乳头内陷,形成间桥征

(二)间质蔓延和结缔组织反应

乳腺癌细胞在瘤体边缘沿结缔组织和脂肪组织间隙向外浸润蔓延,几乎都引起结缔组织反应。反应的方式有两种:一种是以成纤维细胞、组织细胞、淋巴细胞、浆细胞和巨噬细胞为代表的活性结缔组织在瘤体周围形成炎症性水肿。X线表现为密度减低的透明环,宽度多在 0.5～2.0 cm,各部宽窄不均,即恶性晕征,是乳腺癌常见的 X 线征象,出现率达 50％～60％。这些病例临床上触及的肿块显著大于 X 线所见的肿块。另一种是起支架作用的结缔组织增生。据文献报道,乳腺癌弹力纤维增生的发生率为 43％～88％。弹力纤维增生的发生率和程度与年龄、癌组织类型、分化程度及雌激素受体等有关。在浸润性癌中其发生率明显增高,尤其癌灶周围更为显著,同时也发生在受侵导管和血管周围。在浸润性癌灶周围常见增生的纤维组织先于癌细胞向外伸延,形成瘤周毛刺(图 5-10)。

图 5-10 硬癌(二)

标本切片X线放大照片。见两个块影:左下肿块不规则圆形,密度显著不
均,边缘大量毛刺,辐射状外伸,瘤块上缘一球形结节;右上部肿块形态不
规则,密度不均,右缘大量针状毛刺,根部和外部粗细一致,有的外部渐粗,
边缘不平滑。镜检示由纤维组织构成,不含癌细胞。两灶纤维毛刺相向生
长,互相吻合,形成间桥,并有微血管伴行生长,交通两灶之间

乳腺癌周毛刺的病理组织学结构有三种表现:一种是毛刺中央部为癌细胞团,周边部为纤维组织,这类毛刺较短,呈角锥形,其长度应能反映癌细胞浸润的范围;另一种是毛刺基底宽,近根部含癌细胞团而外部主要为增生的纤维组织;第三种是毛刺细长如针,为三者中最长者,常达5 cm 以上,其中没有癌细胞而主要由纤维组织构成。这类毛刺不能反映癌细胞到达的范围,但它是癌灶的组成部分,被视为癌灶浸润的前哨尖兵。

瘤周增生的纤维组织常发生玻璃样变,收缩牵引邻近组织,造成纹理结构变形。导管造影见

邻近导管分支牵向瘤体。

标本 X 线放大照片,见毛刺边缘并不平滑,有的向外伸延反而渐粗。在两灶之间,相向生长,互相吻合,形成间桥。在多灶之间也见毛刺相向生长,形成间桥或交织状。血管造影表明,瘤体边缘大量新生血管和毛刺同步辐射状生长。新生血管也交通两灶之间。

癌灶常沿悬吊韧带浸润皮肤,X 线见悬吊韧带腰部增宽,呈鼓腮状。年老女性见不到悬吊韧带,只见多条细纤维与皮肤内面相连。癌灶可沿这些细纤维浸润皮肤。早期仅见纤维变粗拉直,以后可出现皮肤增厚和陷窝。

采用标本切片 X 线摄影和病理定位镜检表明,较早期癌灶可发出细纤维毛刺直抵真皮乳头尖端,受侵乳头水肿膨胀,受拉变长,外形模糊,皮肤轻度增厚。进一步发展,真皮乳头消失,皮肤明显增厚,皮肤内形成癌细胞巢,皮肤与癌灶粘连固着。

癌灶很少浸润胸肌,因筋膜起着屏障作用。有时见癌灶沿筋膜表面蔓延。靠近胸壁的癌灶偶尔突破筋膜侵犯胸肌。X 线见乳腺后间隙部分消失。

(三)淋巴管蔓延

原发癌灶附近有大量微小淋巴管,特别是毛细淋巴管,在结构上与毛细血管相似,一般无完整基膜,在内皮细胞间存在间隙,通透性较高,一旦癌细胞从瘤体脱落很容易进入淋巴管。研究表明,癌细胞能主动移向淋巴管,通过内皮细胞间裂隙伸出胞质突起,与癌细胞突起接触的内皮细胞发生变性,最终造成淋巴管缺损,癌细胞进入管内。进入淋巴管内的癌细胞可随淋巴流运行,也常在管内形成癌栓,并随时可穿破淋巴管在间质内生长,形成原发癌瘤周围的卫星灶或乳内远方转移灶,也可发生乳腺内淋巴结转移。有时在原发灶和转移灶之间见有淋巴管相连。淋巴管癌栓可形成淋巴管阻塞,淋巴液回流障碍,从而引起皮肤淋巴管扩张和水肿,皮肤增厚。炎性乳腺癌即由癌细胞淋巴管蔓延所引起。

三、瘤体形态

乳腺癌瘤体形态的形成与多种因素有关。瘤体生长蔓延易受环境影响,发生在较大乳房中部,周围条件均一,易保持球形发育。发病于小乳房或近胸壁处常呈扁圆或不规则形。多数癌灶,尤其是较大块灶或星形灶,易向胸壁平面方向发展蔓延,其横径明显大于前后径。不同组织类型的癌常有自己的生长方式,形成某种大体形态:膨胀性生长较明显的癌灶多呈团块状;浸润性生长占优势的癌灶多呈星形;还有些癌灶在相当长的时间内不形成肿块或肿块微小且密度低,X 线不能显示。由此可见,乳腺癌瘤体形态既是多种多样,又有其形成的规律。从总体看,在 X 线上可分为非肿块型和肿块型。

(一)非肿块型

非肿块型较少见,主要见于早期癌和特殊型癌。近些年来,随着早期癌诊断水平的提高,非肿块型的发现率日益增加。

1.仅见钙化

无论发生在导管内还是小叶内的癌灶,从原位癌开始就有强烈的钙化倾向,常先于肿块,为早期癌的信号,且常为唯一的阳性 X 线征象。Frankl 报道 1 200 例乳腺癌中仅见钙化者 111 例,占 9%,占其中 321 例隐性癌的 35%。越是早期癌,仅见钙化的比例越大。国内报道大致相同。早期乳腺癌钙化有明显的特征,常仅据钙化即可作出诊断。各家报道,仅据 X 线上钙化而诊断或疑诊为乳腺癌者占全部乳腺癌的 9%~16%。此类病例,应补充做 X 线放大摄影,进一步观察钙化的形态、密度和数目。随访复查常见钙化点成倍增多,并常发现新的钙化灶。这是恶性钙化的显著特征。

X线上仅见钙化的癌灶在临床上多是隐性癌,此时应做X线立体定位活检,和/或钢丝定位,导引外科切取活检。取下的活检标本必须做X线照片,判断钙化灶是否切取,并进一步导引病理取材镜检。全乳切除的标本,很难摸到病灶,也必须做标本X线照片,指示病理取材。

2.仅见间接征象

导管内癌可缓慢在管内生长蔓延,导管内充满癌细胞,管壁和管周纤维组织增生,管壁增厚,管腔扩张,迟迟不形成肿块。小叶原位癌常多中心发生,在小叶内生长时间长,且X线密度低。这些病例,在临床上仅见局部腺体增厚。X线照片仅见局部高密度区,进行性密度增高,纹理结构紊乱,导管相增强,两侧腺体不对称等征象。这些征象的早期,变化轻微,易被忽略,一旦发现可疑,进行导管造影、X线放大照片有助于深入观察并常能确定诊断。

3.特殊型癌

有些特殊型癌可长期不出现乳腺内肿块,另有其特殊的X线表现。Paget病多数仅见乳头、乳晕癌性湿疹伴发管内癌,不形成肿块。X线上常无异常表现或仅见乳晕增厚及乳晕后沿导管排列的钙化或导管相增强。炎性乳腺癌常无肿块发现,仅见由淋巴管癌栓引起淋巴液回流障碍所形成的皮肤广泛增厚和皮下结缔组织水肿征象。

(二)肿块型

肿块型最常见,占85%～90%。表现为团块形、星形和弥漫结节形。

1.团块形

癌灶形态的构成虽与发病部位和所处环境有相当关系,但更主要的是决定于生长方式。膨胀性生长或膨胀性生长占优势的癌灶形成团块形肿块。

圆形或椭圆形:癌灶膨胀性缓慢均匀生长,或在导管内、囊内生长,或有假包膜,易形成圆形或椭圆形肿块,境界清晰,边缘光滑锐利。此种情况多见于髓样癌、乳头状癌腺样囊性癌和早期导管癌。椭圆形肿块的长轴多与皮面平行,这可能与易向宽松的空间发展有关。但偶尔也见其长轴呈前后向,顶着胸肌和皮肤的阻力发育,形成胸肌凹陷和皮肤隆起。

分叶状:瘤块呈分叶状轮廓者亦比较常见,这可能是由于瘤体生长快,各部生长速度不均;有纤维隔分隔瘤体;瘤体周边有大的卫星灶;多个癌灶重叠;均可形成瘤体分叶状形态。

多结节形肿块:多个小球形灶聚积堆成的多结节合成体。标本X线摄片和病理大切片观察表明,多结节瘤块相当常见,占浸润性癌的35%～47%。术前X线照片表现为边缘结节样突起或凹凸不平的瘤块,特别是边缘见到球形小结节的瘤块,往往是多结节堆成的瘤块。标本X线照片显示,一个瘤块可包含几十个小球形灶。有的虽堆积在一起,仍然保持各自的边界,互相挤压而未融合。有的则部分为多球形结节,部分融合成块。

形成多结节瘤块的病理机制尚缺乏研究。成因可能有三种:一是多中心发生。在一个不大的范围内同时发生多个癌灶,同步膨胀性生长,聚合堆积,形成一个瘤块。此类多结节瘤块,中央和外围的球形结节大小基本相同;二是中央块较大,周边小结节大小不等,是瘤周淋巴管转移形成的卫星灶;三是原发癌灶即为小球形结节,一次又一次地发生瘤周淋巴转移,反复形成卫星灶,由大量卫星灶堆积成大小基本相同的多结节瘤块。

不规则形:乳腺癌瘤灶常因组织类型混合或浸润蔓延方式特殊而形成特殊形状,构成X线表现的另一特征。①长条形或串珠形:癌灶沿导管向乳头蔓延,边蔓延边穿破导管向间质浸润生长,形成毛刺外伸的条状块影,酷似长毛蠕虫状。有时沿导管蔓延,间断性向外穿破,形成串珠状瘤灶,主要见于浸润性导管癌。②彗星形:有些圆形癌灶片状向外浸润,越外越细,形似彗星尾状,使瘤块呈彗星形,彗星尾尖端多指向乳头,是癌灶沿间质向乳头浸润。有时远方癌灶沿一束导管分支向乳头浸润蔓延,越近乳头分支越少,形成彗星尾状。③半球形:见于 X 线密度差别较大的混合型癌。如半球为单纯癌半球为粉刺癌,或半球为单纯癌半球为硬癌的混合型癌灶。X 线照片仅能显示密度较高的单纯癌半球而不能显示密度较低的另半球。这里所说的半球形是指 X 线影像而言,实际上整个瘤块是球形。④怪异形:有些癌灶向外浸润生长极不均衡,再加上卫星灶的融合,形成多角形、怪异形等奇形怪状。

2.星形

此类癌灶瘤块不大,浸润性生长的趋势很强,并引发瘤周纤维组织强烈的增生反应,先于癌细胞向外伸延,形成瘤周大量针状毛刺。中央不大的瘤块似星体,辐射的毛刺如星芒,故称星形瘤块,有的学者称为星形癌。星形癌灶的肿块和毛刺主要由纤维组织构成,质硬,也被称为硬癌。病理组织学检查,此型癌也确实主要见于硬癌。近来报道也常见于浸润性小叶癌。硬癌和浸润性小叶癌在病理组织结构和生物学行为上有相似之处,也许因此出现相似的瘤体形态。星形灶可发生在任何年龄,但多见于老年女性,易发生在脂肪型乳房。此类癌瘤生长活跃,即使癌块很小,浸润的毛刺却很长,通常为癌块直径的数倍,侵犯范围广泛,易发生转移,预后较差。

以上是典型的星形灶。近来把以下类星形灶也归入星形灶内。癌灶初期膨胀性生长,形成较大肿块后出现明显的间质浸润蔓延,形成边缘大量短毛刺,毛刺基底宽,向外渐细,长度一般不超过瘤体直径,见于各型浸润性癌。有些小癌灶和早期癌灶,引发灶周纤维组织毛刺状增生,也形成星形灶。Kitchen 普查中发现的 100 例 10 mm 以下的小癌灶中,星形灶占 44%,其中包括 33 例管内癌伴早期浸润。

3.弥漫结节形

在广泛的乳腺增生基础上发生的多中心癌灶,呈弥漫散布的小结节状。结节灶边缘纤维组织增生,以毛刺状或交织状把结节连结起来。X 线平片表现为在密度增高的背景上散在分布大量小结节块影。标本切片 X 线照片见大量小结节灶,有的散在,有的融合成片。结节之间有纤维毛刺相连。

四、钙化

钙化是乳腺癌常见的 X 线征象。随着 X 线照片清晰度的改进,乳腺癌钙化发现率不断增高。据文献报道,乳腺癌钙化率术前 X 线照片为 30%～50%;标本 X 线照片为 40%～70%,Fisher 报道高达 86%;病理组织学检查为 39%～63%,Peters 报道高达 80%。

(一)钙化机制

乳腺癌钙化发生的机制,尚无统一认识,存在两种观点:一种是坏死细胞矿化论。认为癌灶局部融合灶边缘大量纤维毛刺和伴行的新生微血管缺少血供,营养不良,形成坏死,细胞裂解为碎屑,同时核酸分解出大量磷酸根,加之局部钙离子和碱性磷酸酶增加,而形成磷酸钙。Levitan 等还指出,无论癌灶的组织类型如何,在 X 线片上看到的所有钙化都是在粉刺癌灶部形成的。这些钙化总是伴随着细胞坏死碎屑。另一观点是细胞活跃分泌说,Egan 认为,癌细胞钙质新陈代谢增强,不断地分泌钙质,造成超饱和,形成钙质沉着,渐渐堆成不同大小和不等密度的钙化点。Ahmeds 行超微结构研究表明,钙质沉着常常限制在癌细胞形成的腺泡样间隙中,开始钙质在癌细胞内为针状结晶,这些结晶被分泌出来后,互相结合成紧密的钙化点。这时结晶样结构已变得模糊不清。他强调,这是癌细胞的活跃分泌过程,而不是细胞碎屑和退变细胞的矿化作用。以后的不少研究支持这种观点。最有说服力的镜头是活着的癌细胞群在显微镜下分泌钙质微粒的情景。这些活癌细胞没有伴存坏死细胞碎屑。

这两种观点可能是乳腺癌钙化的两个方面。说明活的癌细胞和坏死的癌细胞碎屑均可发生钙化。没有癌细胞坏死的导管内癌、小叶原位癌和黏液癌等,属于分泌性钙化。

(二)钙化的成分

乳腺癌钙化点的化学结构尚缺乏研究。Hoef-fken 等从病理证实的粉刺癌活检标本中取出的微小钙化点进行化学分析表明,钙化点中含钙25.4%,镁2.6%,碳酸5.8%,碳13.8%。光谱分析表明,乳腺癌灶中钙和镁离子最易和磷酸结合。

有报道,有少数乳腺癌钙化是草酸钙,由于结晶体结构的特点而形成多面体外观。X线上表现为钙化点较大,形态不规则。普通光学显微镜看不到,只有偏光显微镜才能显示。

(三)钙化的形态,部位和病期的关系

乳腺癌钙化形态的构成、发生的部位和病期三者密切相关。原位癌的钙化发生在导管内和小叶内。浸润性癌的钙化除上述部位外,还发生在瘤体内的导管壁、纤维间质和坏死区内。不同部位的钙化有不同的形态特征。

管内癌的钙化发生在小导管分支内,互相靠的不紧,有一定距离,多个钙粒融合在一起,充满一小段管腔,形成短线状或杆状。短线状钙化的宽度通常是 0.1~0.2 mm,和小导管腔的宽度一致。发生在小导管分叉处则呈"Y"字形。有时病灶广泛,钙化充满几支小导管,造成导管分支铸形。小导管内断续的钙化,形成沿导管走行分布的钙化点行列。粉刺型管内癌坏死细胞碎屑充满管腔形成粉刺样物,经过矿化作用产生钙化。粉刺癌在管内保持的时间长,受累导管更加扩张,线状钙化更粗些,在导管内扩展的范围更广,易形成分叉状和分支状钙化。筛状和低乳头状管内癌是分泌性钙化,钙化的概率比粉刺癌低,钙化产生在筛孔或乳头突起的间隙内,钙化点微小,形态多为点状或不规则,大小不等。粉刺癌、筛状癌和低乳头状癌常同时存在,在X线照片上形成钙化形态多种多样。小叶原位癌的钙化发生在小叶内导管,包括终末小导管-腺胞,几乎都是微小点状,互相靠得很紧,钙粒呈不规则的圆形或卵圆形,大小不等,密集成丛。偶见累及小叶外导管,形成短线状钙化。这些钙化征象为乳腺癌X线早期诊断提供了重要依据。如果微小成丛和线状或分叉状钙化同时存在,基本上可确定诊断。浸润性癌瘤块增大,血供不足,易产生坏死或变性,进而引起钙化。发生在导管壁,纤维间质内的钙化,数量少,散在分布,呈多角形。坏死灶内的钙化,形态不规则,多呈多角形,大小不均,多数体积较大,直径在 0.3~1.0 mm,有的达 2.0 mm。

(四)X线检查对钙化的限度和作用

迄今,X线摄片发现乳腺癌钙化的能力有很大限度,最清晰的X线平片也只能发现100 μm左右的钙化点,有更多的微小钙化点在X线医师的眼前漏掉。在显微镜下 5 μm 厚的组织切片上看到,大部分管内癌钙化灶为独立分隔的许多微小片段,形态多样,每个片段是一个微小钙粒的一部分。几十个,上百个微小钙粒堆积起来,才能形成X线上肉眼可见的钙化点。由此表明,有更多的微小钙化X线平片尚无力显示。一旦发现少量钙化或可疑钙化,必须补充放大摄影,一般放大 2 倍,可显示 50 μm 左右的钙化点,使钙化比平片所见成倍增加,并更清晰显示钙化的形态和密度。越放大,钙化点的密集度越大,数量越多,是恶性钙化的显著特征。

早期乳腺癌诊断的关键是病理,而病理诊断的关键是病灶取材准确。无肿块而仅见钙化的早期病灶,临床医师摸不着,病理医师摸不准。X线医师必须密切配合,凡做切取活检,必先做X线钙灶定位。切下的标本常规X线照片,观察钙灶是否切除,导引病理定位取材。全乳切除的标本,应做全乳和连续切片X线照片,确定钙化灶的部位、范围和有否新的钙化灶,协助病理取材。据我们观察,标本切片X线照片的清晰度明显高于X线平片和放大片,发现的钙化点数量更多,钙化灶范围更大,并常能发现新的钙化灶,新的小瘤块和乳内淋巴结,指导病理全面取材,为临床手术后补充治疗提供更全面、更准确的依据。

五、乳腺癌的诊断

在乳腺的影像诊断中,应掌握以两个以上主要恶性征象,或一个主要征象、两个以上次要征象作为诊断恶性的依据。唯一例外是钙化,如X线上表现典型,即使不合并其他异常,亦可诊断为乳腺癌。依照此一原则,乳腺癌影像诊断的正确率在 $85\% \sim 95\%$,其中假阴性率较高,为 $8\% \sim 10\%$,而假阳性率较低,仅 2% 左右。

乳腺癌X线诊断的正确性与下述一些因素有密切关系。

(一)照片质量

乳腺内各种组织均属软组织范畴,它们之间的密度对比相差甚微,故对照片的质量要求甚严,过度曝光或曝光不足均可影响病变的显露而导致误诊。近年推出的 Lorad Ⅳ 型数字钼靶X线摄影机具有 21 个自动曝光控制传感器,可有效保证胶片的质量。

(二)病变的部位及类型

在钼靶乳腺摄影中,深位、高位或乳腺尾部的病变容易被漏照。所以在投照前,技术员应亲自检查患者,务使病变区被包含在X线片内,以免漏诊。如确有困难,应行 CT 或 MRI 检查。

就乳腺癌的X线类型而言,以浸润型为主要表现者易被误诊断为正常腺体或增生,诊断正确率稍低。小叶癌易被误诊为增生。髓样癌当发生坏死、液化时因密度较低,亦易被漏诊,或因有坏死而被误认为慢性脓肿。

(三)乳房的大小

一般而言,乳房越大,X线诊断正确性越高。这是因为大乳房患者常含有较多脂肪,自然对比较佳,较小肿物亦容易被发现。此外,较大乳房在投照上亦比较容易。据多数学者统计,在小乳房患者中,临床检查的正确性高于X线,在大乳房患者中则不如X线。

(四)年龄

年轻患者的乳房多数腺体丰满,结构致密,而脂肪组织甚少,X线上缺乏自然对比,肿瘤常被掩盖而未能清晰显露,故X线上假阴性率较高。随着年龄增大及生育,乳腺渐趋萎缩,结构变得疏松,乳房大部或全部由脂肪组织组成,此时即使很小肿瘤亦易被发现,X线诊断正确性亦明显提高。一般 40 岁以后,腺体即大部萎缩。年龄越大,X线诊断正确性越高。

(五)乳房类型

致密型的乳房,包括因年轻、增生或妊娠、哺乳期的乳房,因自然对比差,X线诊断的正确性低。脂肪型的乳房因有良好对比,X线诊断正确率高。中间型和导管型乳房则介乎两者之间。

六、乳腺癌的鉴别诊断

根据乳腺癌的不同表现应与不同疾病进行鉴别。

（一）肿块的鉴别诊断

以肿块为主要表现的乳腺癌，主要应与良性肿瘤、囊肿（包括积乳囊肿）及肉芽肿性病变（包括结核、慢性炎症）等鉴别。一般良性肿瘤的形态比较规整，呈类圆形，亦可呈分叶状。肿块边缘光滑整齐，无毛刺、伪足状突起或浸润，周围小梁被单纯推挤移位，有时可见有透亮晕。肿块大小多数大于临床测量。良性肿瘤较少钙化，若有，也均在块影内，且数目少，颗粒粗大，或以粗大钙化为主掺杂少许细小钙化。

囊肿的形态比较规整，多呈类圆形，边缘光滑整齐。CT上根据CT值的测量可明确诊断，一般CT值在±20 HU之间。积乳囊肿均发生在生育过的女性，年龄多在40岁以下，在产后1～5年内发现，CT值可接近脂肪密度，常有厚壁，壁可有强化。

结节型的乳腺结核若边缘有纤维组织增生而产生毛刺征象者，与乳腺癌不易鉴别。但乳腺结核比较少见，若有钙化，则均见于结节内，且钙化颗粒较粗大，少数亦可呈细砂状。

乳腺慢性炎症多由急性乳腺炎治疗不当所致，借临床病史可帮助诊断。在钼靶、CT及MRI上常可见病灶中心有脓腔，乳导管造影时造影剂可进入脓腔，形成不规则斑片影。若无脓肿形成，则易与癌相混。

（二）浸润阴影的鉴别诊断

以浸润表现为主的乳腺癌应与乳腺增生病及慢性炎症鉴别。增生病一般累及双乳，多发，呈正常腺体密度，一般较癌性浸润要淡，亦无癌的各种次要X线征象。

少数不典型的急性乳腺炎可与浸润型乳腺癌相混，此时可用抗生素治疗1～2周后再拍片复查，若是炎症，可明显吸收。慢性炎症通常呈密度不均的浸润，内有多数大小不等囊样透亮的坏死灶，血运一般不丰富，亦无乳腺癌的特征性微小钙化。

（三）良、恶性钙化的鉴别诊断

除癌有钙化外，其他一些良性病变，如腺纤维瘤、分泌性疾病、外伤性脂肪坏死、慢性乳腺炎、乳腺结核、乳腺腺病、导管扩张症及导管上皮增生等，亦均可出现钙化，必须与癌瘤的钙化鉴别。

通过文献材料及经验，良、恶性钙化的鉴别要点如下。

（1）从发生率看，钙化多数（73.6%）见于乳腺癌，良性病变的钙化仅占钙化病例的26.4%，且良性钙化中近半数（48.1%）发生在年龄较轻的腺纤维瘤患者中。年龄较大的腺纤维瘤患者若有钙化，则钙化颗粒常很粗大，可占据肿块的大部或甚至全部，与癌的钙化很易鉴别。

（2）乳腺癌的钙化半数左右可仅位于病变紧外方或病灶的内、外方兼有，而良性病变的钙化几乎均位于肿块或致密浸润区内。

（3）乳腺癌的钙化通常呈多形性微小钙化，直径小于0.5 mm；或呈纤细和/或分支状钙化，外形不规则，宽度小于0.5 mm。法国de Lafoutan认为，小线虫样、线样/分支形及不规则大小的微小钙化是恶性的可靠指征。而良性钙化的颗粒多比较粗大，通常在0.5 mm以上，亦可伴有微小钙化，但以粗大钙化为主。少数黏液腺癌的钙化颗粒可能比较粗大而类似良性钙化。偶尔结核或腺泡性腺病的钙化可能以微小钙化为主而类似恶性的钙化。

（4）乳腺癌的钙化数常较多，64%在10枚以上，25%在30枚以上，若微小钙化数超过30枚，或每平方厘米超过20枚，则癌的可能性极大。良性钙化一般数目较少，多数（66.7%）在10枚以下，仅10%在30枚以上。

（5）当钙化数较多时，呈稀疏散在分布时常为良性病变，呈密集分布时常为乳腺癌。

（四）毛刺的鉴别诊断

毛刺是乳腺癌的一个比较特异性的 X 线征象，故有毛刺的肿块，几乎可以肯定是乳腺癌，但识别时切勿将正常乳腺小梁误认为毛刺。少数肉芽肿性病变（如结核）或乳腺脂肪坏死中偶可见到毛刺。但乳腺结核和乳腺脂肪坏死都比较少见，且后者多数有乳房外伤史，多发生在脂肪丰满的乳房中，病变多数位于皮下脂肪层内。

（五）皮肤增厚的鉴别诊断

皮肤增厚并非为乳腺癌的特异征。可引起乳房皮肤局限增厚的原因包括乳腺癌；创伤（包括乳腺针吸或切检后 2～4 周内，乳房局部挫伤，烫伤后的水肿等）；炎症（慢性乳腺炎，乳腺脓肿，结核等）；皮肤瘢痕（包括慢性炎症或结核后的瘢痕，皮肤感染后的瘢痕，瘢痕疙瘩等）；皮肤本身病变，如皮肤表面的痣、疣，以及乳腺导管扩张症等。可引起乳房皮肤弥漫增厚的原因包括炎症性乳腺癌；胸壁或腋部手术后引起的淋巴或静脉回流障碍；各种原因引起的皮肤水肿，如乳房过大引起的垂吊性水肿、过度肥胖、充血性心力衰竭、黏液水肿、肾性水肿等；皮肤本身病变，如硬皮病、鱼鳞癣、皮肤炎症及其他原发皮肤病等；迅速减重；急性乳腺炎；淋巴阻塞，如腋淋巴结的淋巴瘤、转移瘤等；全乳放射治疗照射后等。

由于引起乳房皮肤增厚的原因很多，在鉴别时，放射医师应尽可能亲自追询病史及检查患者，绝大多数病例可得到明确答案。

（六）血运增加的鉴别诊断

乳房的血运情况有很大的个体差异，为确定有无血运增加，应与对侧乳房进行比较，且两侧的乳房压迫程度应基本相同。导致血运增加的原因可能有：习惯于一侧乳房哺乳或原因不明的正常差异；急性乳腺炎；其他感染，如感染性囊肿或乳腺脓肿、乳腺纤维囊性病变、乳腺癌等。虽然造成乳腺血运增加的原因很多，但除乳腺炎及癌外，其他原因造成血运增加的发生率都比较低，且血运增加的程度亦较轻。

（七）阳性"导管"征的鉴别诊断

除乳腺癌外，阳性导管征亦可见于某些良性疾病，如良性导管上皮增生、导管扩张症及乳头状瘤病等。但良性病变的导管征中，增粗的导管比较光滑，密度较淡，无伴发的肿块影，临床常仅表现为乳头溢液。乳腺癌的导管征时，增粗的导管比较致密、粗糙，且均指向远端的肿块或致密浸润区。

（李志鹏）

第六章

胸部疾病的X线诊断

第一节　食　管　疾　病

一、食管平滑肌瘤

(一)概述

食管平滑肌瘤在食管良性肿瘤中最常见(约占90%)。男性多于女性,男女之比例为2：1。各年龄均有发病,多发于20~50岁。多为单发,少数为多发。

(二)局部解剖

食管是咽和胃之间的消化管。食管起初很短,随着颈部的伸长和心肺的下降,而逐渐增长。在发育过程中,食管的上皮细胞增殖,由单层变为复层,使管腔变狭窄,甚至一度闭锁,以后管腔又重新出现。

食管可分为颈段、胸段和腹段。人体食管的颈段位于气管背后和脊柱前端,胸段位于左、右肺之间的纵隔内,胸段通过膈孔与腹腔内腹相连,腹段很短与胃相连。颈部:长约 5 cm,其前壁借疏松的结缔组织与气管贴近,后方与脊柱相邻,两侧有颈部的大血管。胸部:长 18~20 cm,前方自上而下依次有气管、左主支气管和心包,并隔心包与左心房相邻。该部上段的左前侧有主动脉弓,主动脉胸部最初在食管的左侧下降,以后逐渐转到食管的右后方。腹部:最短,长 1~2 cm,与贲门相续。食管全长有三处狭窄和三个压迹。第一处狭窄位于食管的起始处,距切牙约 15 cm,第二处在食管与左主支气管的交叉处,距切牙约 25 cm,第三处在食管穿膈处,距切牙约 40 cm。上述三个狭窄常是食管损伤、炎症和肿瘤的好发部位,异物也易在此滞留。食管全长还有三处压迹:①主动脉弓压迹,为主动脉弓自食管的左前方挤压而成,压迹的大小,随年龄而增加;②左主支气管压迹,紧靠主动脉弓压迹的下方,与食管第二处狭窄的位置一致,是左主支气管压迫食管的左前壁所致;③左心房压迹,长而浅,为左心房向后挤压食管所致,压迹可随体位和心的舒缩而变化(图 6-1)。

(三)临床表现与病理基础

约半数平滑肌瘤患者完全没有症状,是因其他疾病行胸部 X 线检查或胃肠道造影发现的。有症状的也多轻微,最常见的是轻度下咽不畅,很少影响正常饮食。一小部分患者诉疼痛,部位不定,可为胸骨后、胸部、背部及上腹部隐痛,很少剧烈疼痛,可单独发生或与其他症状并发。有1/3左右患者有消化功能紊乱,表现为胃灼热、反酸、腹胀、饭后不适及消化不良等。个别患者有呕血及黑便等上消化道出血症状,可能因肿瘤表面黏膜糜烂、溃疡所致。

图 6-1　食管解剖图

　　肿瘤呈圆形、椭圆形,也有不规则形状,如分叶型、螺旋形、生姜形、围绕食管生长呈马蹄形。食管平滑肌瘤有多个肿瘤的可致整个食管壁增厚,诊断有一定困难。肿瘤质坚韧,多有完整的包膜,表面光滑。肿瘤主要向腔外生长,生长缓慢,切面呈白色或带黄色。组织切片见为分化良好的平滑肌细胞,长梭形,边界清楚,瘤细胞呈束状或漩涡状排列,其中混有一定数量的纤维组织,偶尔也可见神经组织。食管平滑肌瘤变为肉瘤的很少。

(四)X 线表现

　　食管钡餐造影是检查该病的主要方法之一。壁间型:肿瘤在腔内或同时向腔外生长,并可同时向两侧生长。切线位表现为向腔内凸出的半圆形或分叶状,边缘锐利的充盈缺损,病变区与正常食管分界清楚,呈弧状压迹并呈锐角;正位肿瘤表现为圆形充盈缺损。当钡剂通过后,肿瘤周围为钡剂环绕,在肿瘤上下缘呈弓状或环状影,称为"环形征",为本病的典型表现。向壁外生长:体积较大,可造成纵隔内软组织肿块,后者与食管内的充盈缺损范围相符,肿块可误认为纵隔肿瘤。肿瘤区黏膜皱襞撑平消失,可见"涂布征",肿瘤周围黏膜皱襞正常,部分肿瘤表面可见不规则龛影(图 6-2)。纤维食管镜检查是检查该病重要方法,但食管镜检查给患者带来一定痛苦,且禁忌证较多,一般在钡餐检查确定病变位置但对其良恶性征象不明确时可通过食管镜检查,必要时可取样活检。

二、食管癌

(一)概述

　　食管癌是指由食管鳞状上皮或腺上皮的异常增生所形成的恶性病变。其发展一般经过上皮不典型增生、原位癌、浸润癌等阶段。食管鳞状上皮不典型增生是食管癌的重要癌前病变,由不典型增生到癌变一般需要几年甚至十几年。长期不良的生活或饮食习惯可能是导致食管癌发生的元凶。

图 6-2　食管平滑肌瘤钡餐影像表现

（二）临床表现与病理基础

食管癌起病隐匿，早期可无症状。部分患者有食管内异物感，或食物通过时缓慢或有哽噎感，也可表现为吞咽时胸骨后烧灼、针刺样或牵拉样痛。进展期食管癌患者则常因咽下困难就诊，吞咽困难呈进行性发展，甚至完全不能进食。常伴有呕吐、上腹痛、体重减轻等症状。病变晚期因长期摄食不足可伴有明显的营养不良、消瘦、恶病质，并可出现癌转移、压迫等并发症。

早期食管癌可分为隐伏型、糜烂型、斑块型和乳头型，其中以斑块型为最多见。中晚期食管癌可分为 5 型，即髓质型、蕈伞型、溃疡型、缩窄型和未定型。我国约占 90％为鳞状细胞癌，少数为腺癌。

（三）X 线表现

食管钡餐造影对食管癌的有较特异性征象，因此诊断率较高。增生型以充盈缺损为主，浸润型以环形狭窄为主要征象，溃疡型多见不规则龛影，混合型则具有多种特征。检查时常见病变近端扩张，破入纵隔或与支气管相通者，可见累及部位的相关影像学改变。对早期食管癌 X 线表现为食管黏膜皱襞紊乱、中断，管壁局限性僵硬、蠕动中断，钡剂流经时速度减慢，病变处出现小的充盈缺损及小龛影等；较晚期食管癌表现食管较明显不规则狭窄，黏膜紊乱、中断及破坏消失，充盈缺损明显，形态多样龛影（图 6-3～图 6-6）。

图 6-3　早期食管癌（小结节积簇型）钡餐造影影像表现

图 6-4　隆起型早癌钡餐造影影像表现

图 6-5　溃疡型早癌钡餐造影影像表现

图 6-6　进展期食管癌(肿块型)钡餐造影影像表现

三、食管炎性疾病

(一)概述

食管炎是指食管黏膜浅层或深层组织由于受到不正常的刺激,食管黏膜发生水肿和充血而引发的炎症,可分为原发性与继发性食管炎。按病理学可分成两大类,即急性食管炎与慢性食管炎。

1.急性食管炎

(1)单纯性卡他性炎:常因食入刺激性强的或高温食物引起。

(2)化脓性炎:多继发于食管憩室引起的食物潴留、腐败、感染,或形成脓肿,或沿食管壁扩散造成蜂窝织炎,进而可继发纵隔炎、胸膜炎与脓胸。

(3)坏死性食管炎:强酸、强碱等化学腐蚀剂可造成食管黏膜坏死及溃疡形成,愈合后可引起瘢痕狭窄。此外,还可由某些传染病如伤寒、猩红热、白喉等的炎症病变波及食管黏膜所致。

2.慢性食管炎

(1)单纯性慢性食管炎:常由于长期摄入刺激性食物,重度吸烟,食管狭窄致食物潴留与慢性淤血等引起。病理变化常呈现食管上皮局限性增生与不全角化,还可形成黏膜白斑。

(2)反流性食管炎:由于胃液反流至食管,引起食管下部黏膜慢性炎性改变。

(3)Barrett 食管炎:慢性反流性食管炎可引起食管下段黏膜的鳞状上皮被胃黏膜柱状上皮所取代,成为 Barrett 食管,该处可发生溃疡或癌变(Barrett 食管腺癌)。

(二)临床表现与病理基础

食管炎其症状主要以吞咽疼痛、困难、心口灼热及胸骨后疼痛居多,当食管炎严重时可引起食管痉挛及食管狭窄。急性腐蚀性食管炎是因吞服了强酸、强碱等化学腐蚀剂而造成食管严重损伤所引起的炎症。早期症状为流涎、呕吐、发热及吞咽疼痛和困难,胸骨后和剑突下疼痛,约2周上述症状渐消失,烧伤后期(约1个月后)再度出现吞咽困难,并有逐渐加重的趋势,出现部分或完全性食管梗阻。同时可能伴有咳嗽、发热等呼吸道吸入性感染的症状。

食管黏膜接触腐蚀剂后,数小时至24小时内食管产生急性炎症反应,食管黏膜高度水肿,表面糜烂,多伴渗出物、出血及坏死组织,由于组织高度水肿和痉挛等造成食管早期梗阻。水肿一般在3天后开始消退,数天至2~3周为炎症反应消退时期,3周后开始瘢痕形成,食管逐步收缩变窄,可造成食管狭窄,严重者食管壁全部被纤维组织代替,并与周围组织粘连。

临床表现通常为胸骨后或心窝部疼痛,轻者仅为灼热感,重者为剧烈刺痛。疼痛常在食物通过时诱发或加重,有时头低位如躺下或向前弯腰也能使疼痛加重。疼痛可放射至背部。早期由于炎症所致的局部痉挛,可出现间歇性咽下困难和呕吐。后期由于纤维瘢痕所致的狭窄,可出现持续性吞咽困难和呕吐。

病理改变急性期为黏膜充血、水肿,易出血,形成糜烂和表浅溃疡;慢性期病变可深达肌层,引起黏膜下层内纤维组织增生,黏膜面可呈轻度息肉样变。纤维收缩可形成食管宫腔狭窄和食管缩短。

(三)X 线表现

1.急性食管炎

X线检查应在急性炎症消退后,患者能吞服流食方可做食管造影检查。如疑有食管瘘或穿孔,造影剂可流入呼吸道,最好采用碘油造影。依据病变发展分为如下几种。①急性期(1～3 天):因黏膜水肿、出血,管壁蠕动减弱或消失,可产生阵发性痉挛。因黏膜脱落,造影剂在黏膜面附着不好,并可见不规则浅钡斑。②中期(3～10 天):食管呈收缩、狭窄状态,不能扩张。可见多发浅或深的溃疡,黏膜皱襞紊乱。③晚期:主要表现为管腔狭窄,其范围一般较长,也可以生理性狭窄部位为主,造影剂难以通过。食管缩短,狭窄以上可见扩张。狭窄部分可见溃疡龛影或有假性憩室形成(图 6-7)。

图 6-7　腐蚀性食管炎 X 线影像表现

2.慢性食管炎

反流性食管炎早期:食管钡餐造影可能无明显异常,或可见食管下段轻微痉挛改变,偶见锯齿状第三收缩波,可见黏膜充血,水肿。中期:表面糜烂,浅表溃疡,食管壁毛糙,可见针尖状钡点,小龛影。晚期:可出现食管管腔狭窄,狭窄段与正常段分界不清,管壁不光整、僵硬,部分可出现滑动性食管裂孔疝征象(图 6-8、图 6-9)。胃-食管闪烁显像表现:此法可估计胃-食管的反流量在患者腹部缚上充气腹带,空腹口服含有 300 μCi ^{99m}Tc-Sc 的酸化橘子汁溶液 300 mL(内含橘子汁 150 mL 和 0.1 mol/L HCl 150 mL),并再饮冷开水 15～30 mL 以清除食管内残留试液,直立显像。正常人 10～15 分钟后胃以上部位无放射性存在否则则表示有食管炎存在。此法的敏感性与特异性约 90%。

四、贲门失弛缓症

(一)概述

贲门失弛缓症过去曾称为贲门痉挛,是食管贲门部的神经肌肉功能障碍所致的食管功能性疾病。其主要特征是食管缺乏蠕动,食管下端括约肌高压和对吞咽动作的松弛反应减弱。功能性狭窄和食管病理性扩张可同时存在。本病为一种少见病(估计每 10 万人中仅约 1 人),可发生于任何年龄,但最常见于 20~39 岁。儿童少见,在男女性别上差异不大。

图 6-8　反流食管炎钡餐造影影像表现(箭头所示)

图 6-9　短食管型食管裂孔疝钡餐造影影像表现

(二)临床表现与病理基础

主要为吞咽困难、胸骨后疼痛、食物反流及因食物反流误吸入气管所致咳嗽、肺部感染等症状。其中,无痛性吞咽困难是本病最常见最早出现的症状。食管扩张严重时可引起心悸、呼吸困难等压迫症状。食管贲门失弛缓症为食管下段肌壁的神经节细胞变性、减少,妨碍了正常神经冲动的传递,而致食管下端贲门部不能松弛。

(三)X 线表现

表现为食管自下而上呈漏斗状或鸟嘴状,边缘光滑,黏膜皱襞正常,钡剂通过贲门受阻,呈间隙性流入,狭窄段以上食管不同程度扩张,食管蠕动减弱或消失,第三收缩波频繁出现。需与食管下段占位性病变相鉴别(图 6-10)。

图 6-10　贲门失弛缓症钡餐造影影像表现

A.轻度;B.中度;C.重度

（刘松军）

第二节　气管与支气管疾病

一、气管与支气管炎

（一）概述

气管与支气管炎是由生物、物理、化学刺激或过敏等因素引起的气管与支气管黏膜炎症,临床症状主要为咳嗽和咳痰,可分为急性与慢性两种。

（二）局部解剖

气管起于环状软骨下缘(平第 6 颈椎体下缘),向下至胸骨角平面(平第 4 胸椎体下缘),分为左、右主支气管,其分叉处称气管权。左主支气管细而长,嵴下角大,斜行。右主支气管短而粗,嵴下角小,走行较直。主支气管进入肺门后,左主支气管分上、下两支,右主支气管分上、中、下三支,进入相应的肺叶,称肺叶支气管。肺叶支气管再分支即肺段支气管(图 6-11)。

（三）临床表现与病理基础

急性气管与支气管炎起病急,通常患者全身症状较轻,可有发热。初为干咳或少量黏液痰,随后痰量增多,咳嗽加剧,偶伴血痰。听诊可闻及散在干、湿啰音,咳嗽后减少或消失。呼吸道表现在 2～3 周消失,如反复发生或迁延不愈,可发展为慢性支气管炎。慢性支气管炎以咳嗽、咳痰为主要症状,患者每年发病持续 3 个月,连续 2 年或 2 年以上,并除外引起慢性咳嗽、咳痰的其他疾病。急性气管与支气管炎:气管、支气管黏膜充血水肿,淋巴细胞和中性粒细胞浸润;同时可伴纤毛上皮细胞损伤脱落;黏液腺体肥大增生。

图 6-11　支气管树解剖图

（四）X 线表现

早期 X 线检查阴性，当病变发展到一定阶段，胸部 X 线检查上可出现某些异常征象，主要表现为肺纹理增多、增粗、增强、紊乱、扭曲及变形。由于支气管增厚，当其走行与 X 线垂直时可表现为平行的线状致密影，即"轨道征"。肺组织的纤维化表现为条索状或网状阴影。弥漫性肺气肿表现为肺野透亮度的增加，肋间隙增宽，心脏垂直，膈低平。小叶中心性肺气肿表现为肺透亮度不均匀，或形成肺大疱。肺组织的纤维化也可导致肺动脉压力过高，累及心脏，使肺动脉段隆凸、右心室肥厚增大（图 6-12）。

图 6-12　支气管炎 X 线影像表现
双肺纹理增多、增强、增粗、紊乱

二、支气管扩张

（一）概述

支气管扩张为较常见的慢性呼吸道疾病，是指支气管管腔超过正常范围的永久性或不可逆转性改变，分先天性和继发性两种，以后者居多。继发性支气管扩张大多继发于急、慢性呼吸道感染和支气管阻塞后，反复发生支气管炎症，致使支气管壁结构破坏，引起支气管异常和持久性扩张。

(二)临床表现与病理基础

主要为慢性咳嗽、咳大量浓痰、反复咯血、反复肺部感染和慢性感染中毒症状等,其严重度可用痰量估计:轻度,<10 mL/d;中度,10～150 mL/d;重度,>150 mL/d。50％～70％的患者有程度不等的咯血,咯血量与病情严重程度、病变范围有时不一致。患者反复感染常表现为同一肺段反复发生肺炎并迁延不愈。早期或干性支气管扩张可无异常肺部体征,病变重或继发感染时常可闻及下胸部、背部固定而持久的局限性粗湿啰音,有时可闻及哮鸣音。支气管扩张常常是位于段或亚段支气管管壁的破坏和炎性改变,受累管壁的结构,包括软骨、肌肉和弹性组织破坏被纤维组织替代。

肉眼可见支气管壁明显增厚,伴有不同程度的变形,管腔可呈囊、柱状或梭状扩张。扩张的管腔内常有黏液充塞、黏膜明显炎症及溃疡,支气管壁有不同程度破坏及纤维组织增生。镜下可见支气管壁淋巴细胞浸润或淋巴样结节,黏液腺及淋巴细胞非常明显。支气管黏膜的柱状上皮常呈鳞状上皮化生。支气管壁有不同程度的破坏,甚至不能见到正常结构,仅见若干肌肉及软骨碎片。管壁上有中性粒细胞浸润,周围肺组织常有纤维化、萎陷或肺炎等病理基础。一般炎性支气管扩张多见于下叶。由于左侧总支气管较细长,与气管的交叉角度近于直角,因此痰液排出比右侧困难,特别是舌叶和下叶基底段更是易于引流不畅,导致继发感染,伴随支气管行走的肺动脉可有血栓形成,有的已重新沟通。支气管动脉也可肥厚、扩张。支气管动脉及肺动脉间的吻合支明显增多。病变进展严重时,肺泡毛细血管广泛破坏,肺循环阻力增加,最后可并发肺源性心脏病,甚至心力衰竭。

(三)X线表现

支气管扩张在透视或平片肺部可无异常表现,有的表现为肺纹理增多、紊乱或呈网状、蜂窝状,还可见支气管管径明显增粗的双轨征或者不规则的杵状致密影。扩张的支气管表现为多发薄壁囊状空腔阴影,其内常有液平面。病变区可有肺叶或肺段范围肺不张,表现为密度不均的三角致密影,其内可见柱状、囊状透光区及肺纹理聚拢。继发感染时显示小片状和斑点状模糊影,或大片密度增高影,常局限于扩张部位。经治疗感染可以消退,易反复发作。因此,支气管扩张、肺部感染、肺不张三者常并存,且互为因果(图6-13)。

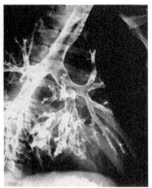

图 6-13 支气管囊状扩张 X 线影像表现

三、先天性支气管囊肿

(一)概述

先天性支气管囊肿是胚胎发育时期气管支气管树分支异常的罕见畸形,分为纵隔囊肿、食管壁内囊肿和支气管囊肿。可为单发或多发,大小可从数毫米至一厘米,占据一侧胸廓的1/3～

1/2。纵隔支气管囊肿大多位于隆突附近,通过蒂与一侧支气管相连。通常为孤立性,多位于后纵隔,中纵隔次之,上纵隔最少。先天性支气管囊肿可因周围结构的压力产生症状。

(二)临床表现与病理基础

婴幼儿的纵隔囊肿可压迫大气道引起呼吸困难,哮鸣或持续性咳嗽,运动时明显加重。一些成人的纵隔支气管囊肿可长到很大而没有症状。出现的症状或体征大多数是由于继发感染引起,或者由囊肿压迫周围组织或器官引起。胚芽发育障碍发生在气管或主支气管分支阶段形成的囊肿。

囊肿位于纵隔内,称为支气管囊肿;发生在小支气管分支阶段的发育障碍形成的囊肿,多数位于肺组织内,称为肺囊肿。支气管肺囊肿多见于下叶,两肺分布均等;纵隔支气管囊肿大多位于隆突附近,通过蒂与一侧支气管相连通常为孤立性,后纵隔多见,中纵隔次之,上纵隔最少。囊肿为单房或多房,薄壁,内覆呼吸性上皮,通常充满黏液样物质。囊壁可含黏液腺、软骨、弹性组织和平滑肌。

(三)X线表现

单发囊肿一般下叶比上叶多见,而多发囊肿可见一叶、一侧或者双侧肺。

1.含液囊肿

含液囊肿呈圆形、椭圆形或分叶状;高密度影,密度均匀,出血者可见钙化;边缘光滑锐利,有时囊壁可见弧形钙化,周围肺组织清晰;深呼、吸气相囊肿形态大小可改变;邻近胸膜无改变。

2.含气囊肿

含气囊肿薄壁呈环状透亮影,囊肿壁厚度在 1 mm 左右;囊肿越大壁越薄;囊壁内外缘光滑且厚度均匀一致;透视下或呼吸相摄片,可见其大小和形态有改变;与支气管相通处活瓣性阻塞,则形成张力性含气囊,同侧肺纹理受压集中,且被推向肺尖或肋膈区,纵隔向健侧移位;有时含气囊肿可见有间隔,表现为多房性。

3.液气囊肿

囊肿内可见气液平面;感染后囊壁增厚;反复感染后囊壁可有纤维化改变;并发感染则在其周围可见斑片状浸润影,与周围肺组织发生粘连,可是其形态不规则;位于叶间胸膜附近的肺囊肿感染时,可见局部叶间胸膜增厚。

4.多发性肺囊肿

多发性肺囊肿多见于一侧肺;多为含气囊肿,大小不等,占据整侧肺时,称为蜂窝肺或囊性肺;少数可见小的液平面,立位可见高低不平的多个液平面;囊壁薄而边缘锐利,感染后囊壁可增厚且模糊;通常伴有胸膜增厚;肺体积减小(图 6-14)。

图 6-14 支气管囊肿 X 线影像表现

左下肺多发囊状影(箭头所示),内见液平面

四、气管、支气管异物

（一）概述

气管、支气管异物为临床常见急症。异物可存留在喉咽腔、喉腔、气管和支气管内,引起声嘶、呼吸困难等,右支气管较粗短长,故异物易落入右主支气管。本病75％发生于2岁以下的儿童。

（二）临床表现与病理基础

异物所在部位不同,可有不同的症状。喉异物:异物进入喉内时,出现反射性喉痉挛而引起吸气性呼吸困难和剧烈的刺激性咳嗽。如异物停留于喉入口,则有吞咽痛或咽下困难。如异物位于声门裂,大者出现窒息,小者出现呛咳及声嘶、呼吸困难、喉鸣音等。如异物为小膜片状贴于声门下,则可只有声嘶而无其他症状。尖锐异物刺伤喉部可发生咯血及皮下气肿。气管异物:异物进入气道立即发生剧烈呛咳,并有憋气、呼吸不畅等症状。随着异物贴附于气管壁,症状可暂时缓解;若异物轻而光滑并随呼吸气流在声门裂和支气管之间上下活动,可出现刺激性咳嗽,闻及拍击音;气管异物可闻及哮鸣音,两肺呼吸音相仿。如异物较大,阻塞气管,可致窒息。此种情况危险性较大,异物随时可能上至声门引起呼吸困难或窒息。支气管异物:早期症状和气管异物相似,咳嗽症状较轻。植物性异物,支气管炎症多较明显即咳嗽、多痰。呼吸困难程度与异物部位及阻塞程度有关。大支气管完全阻塞时,听诊患侧呼吸音消失;不完全阻塞时,可出现呼吸音降低。

（三）X线表现

气管、支气管异物在影像学中的具体表现,通常会与异物形状、异物大小及异物性质、停滞时间、感染与否等因素息息相关。

1.直接征象

金属、石块及牙齿等不透X线的异物在胸部X线片(胸片)上可显影。根据阴影形态可判断为何种异物。正位及侧位胸部X线检查能准确定位。密度低的异物在穿透力强的正位胸片、斜位胸片及支气管体层片上引起气道透亮阴影中断;非金属异物在X线上不易显示,根据异物引起的间接征象而诊断。

2.气管内异物

异物引起呼气性活瓣梗阻时,发生阻塞性肺气肿,使两肺含气增多。由于吸气时进入肺内的气体比正常情况少,胸腔负压增大,引起回心血量增多,故心脏阴影增大,同时膈肌上升。呼气时因气体不能排除,胸内压力增高,使心影变小,膈下降。这些表现与正常情况相反。

3.主支气管异物

一侧肺透光度增高:呼气性活瓣阻塞时患侧透明度升高,肺血管纹理变细。纵隔摆动:透视或者做呼、吸气相检查对比判断。呼气性活瓣阻塞时纵隔在呼气相向健侧移位,吸气时恢复正常位置。吸气性活瓣阻塞时纵隔在吸气相向患侧移位,呼气时恢复正常位置。阻塞性肺炎和肺不张:支气管阻塞数小时后可发生小叶性肺炎,较长时间的阻塞后发生肺不张。阻塞性肺炎表现为斑片状阴影,肺纹理增粗、密集、模糊。肺不张后,肺体积缩小,呈致密阴影。长期肺不张引起支气管扩张和肺纤维化,使阴影的密度不均匀。其他改变:肺泡因剧烈咳嗽时内压增高而破裂,肺间质内有气体进入发生间质性肺气肿,气体沿间质间隙进入纵隔而发生纵隔气肿,表现为纵隔旁带状低密度影,继之发生颈部气肿,面、头、胸部皮下气肿。气体从纵隔破入胸腔发生气胸。

4.肺叶支气管异物

早期为阻塞性肺炎,为反复发生或迁延不愈的斑片状阴影。发生肺不张后肺体积缩小、密度增高,病变发生在相应的肺叶内(图6-15)。

图 6-15　右侧中间段支气管异物 X 线影像表现

（周　猛）

第三节　肺部先天性疾病

一、先天性肺发育不全

（一）概述

先天性肺发育不全可根据其发生程度分为 3 类：①肺未发生，一侧或双侧肺缺如；②肺未发育，支气管原基呈一终端盲囊，未见肺血管及肺实质；③肺发育不全，可见支气管、血管和肺泡组织但数量和/或容积减少。患者可能伴发肺血管及其他畸形病变。先天性肺发育不全最常见的原因是膈疝一侧膈肌不能关闭，腹腔脏器疝入胸腔，从而影响肺的发育。

（二）临床表现与病理基础

严重病例出生后即死亡。主要表现为呼吸困难，甚至呼吸窘迫及长期反复呼吸道感染，体检可见患侧胸廓塌陷，活动度减弱，叩诊呈浊音，听诊呼吸音减低或消失，患者可伴有其他先天性畸形的临床表现，如肾功能不全等。病情轻微者可能无明显临床症状仅于常规胸部 X 线检查时发现。

（三）X 线表现

肺的发育异常通常表现为患侧片状密度均匀密度增高影，无肺纹理，患侧膈肌抬高，肋间隙变窄，纵隔偏向患侧；健侧代偿性肺气肿，血管纹理增粗。按肺发育状况具体分为如下几种：①一侧肺不发育，患侧胸腔无含气肺组织及支气管影，纵隔向患侧移位，健侧肺代偿气肿或伴发肺纵隔疝；②一侧肺发育不全，患侧部分肺膨胀不全，或呈均匀致密影，纵隔向患侧移位；③肺叶发育不全，肺内密实影尖端指向肺门，支气管造影可见支气管扩张（图 6-16）。

图 6-16　先天性肺发育不全 X 线影像表现

二、肺隔离症

(一)概述

肺隔离症是一种先天畸形,指没有功能的胚胎性、囊肿性肺组织从正常肺隔离出来。一般不与呼吸道相通连,供血动脉来自主动脉(胸主动脉或腹主动脉分支)。可分为两型:叶内型及叶外型,叶内型较多见,病肺与其邻近正常肺组织被同一脏层胸膜所覆盖,可发生在任何肺叶内,但多见于肺下叶。尤以左侧后基底段为多。叶外型较少见,病部位于其邻近正常肺组织的脏层胸膜外,多数位于左肺下叶与横膈之间。

(二)临床表现与病理基础

病肺初始阶段可不与正常支气管相通,可无任何症状,仅在 X 线检查时发现胸内有肿块状阴影。患者可出现咳嗽、咳痰、发热和反复肺感染等症状。肺隔离症是肺的发育畸形,部分肺组织与主体肺分隔,并形成无功能囊性肿块。叶内型者病肺周围是正常肺组织,二者有共同的胸膜包裹,与正常支气管系统相通,并有来自体循环的异常动脉,本型约 60% 位于左侧,几乎均在下叶的后基底段。叶外型者病变部分有自身的胸膜,也有来自体循环的异常动脉,多在肺下韧带内,同时有肺动脉、肺静脉回流至奇静脉、半奇静脉和门脉系统,病变部位的支气管与正常的支气管不相通,故不具呼吸功能。

(三)X 线表现

肺野下叶后基底段近脊柱旁圆形或类圆形密度增高影少数有分叶状,边界清晰,密度较均匀,常合并感染,与气道相通时可见囊状影像,可见气液平。胸部 X 线检查主要是发现病灶及位置(图 6-17)。

图 6-17　肺隔离症 X 线影像表现

(邱先锋)

第四节　肺实质性疾病

一、肺水肿

(一)概述

肺水肿是指由于某种原因引起肺内组织液的生成和回流平衡失调,使大量组织液在很短时间内不能被肺淋巴和肺静脉系统吸收，从肺毛细血管内外渗，积聚在肺泡、肺间质和细小支气管内，从而造成肺通气与换气功能严重障碍。在临床上表现为极度的呼吸困难，端坐呼吸，发绀，大汗淋漓，阵发性咳嗽伴大量白色或粉红色泡沫痰，双肺布满对称性湿啰音。分为心源性和非心源性两大类。本病可严重影响呼吸功能，是临床上较常见的急性呼吸衰竭的病因。

(二)临床表现与病理基础

肺水肿间质期，患者常有咳嗽、胸闷，轻度呼吸浅速、急促，查体可闻及两肺哮鸣音。肺水肿液体渗入肺泡后，患者可表现为面色苍白，发绀，严重呼吸困难，咳大量白色或血性泡沫痰，两肺满布湿啰音。

肉眼可见肺表面苍白，含水量增多，切面有大量液体渗出。显微镜下观察，可将其分为间质期、肺泡壁期和肺泡期。间质期是肺水肿的最早表现，液体局限在肺泡外血管和传导气道周围的疏松结缔组织中，支气管、血管周围腔隙和叶间隔增宽，淋巴管扩张。液体进一步潴留时，进入肺泡壁期。液体蓄积在厚的肺泡毛细血管膜一侧，肺泡壁进行性增厚。发展到肺泡期时，可见充满液体的肺泡壁丧失了环形结构，出现褶皱。无论是微血管内压力增高还是通透性增加引起的肺水肿，肺泡腔内液体的蛋白均与肺间质内相同，提示表面活性物质破坏，而且上皮丧失了滤网能力。

(三)X 线表现

间质性肺水肿 X 线主要表现肺静脉影增粗，肺门影变大、变模糊，可见 Kerley 氏线征，肺叶间裂增厚等；肺泡性肺水肿表现为两肺可见大片状模糊影（多位于肺中心部或基底部）及"蝶翼征"，可伴少量胸腔积液，肺泡性肺水肿病变动态变化大。急性呼吸窘迫征引起的肺水肿 X 线表现通常为散在片状模糊影，随病变发展融合成大片毛玻璃样影或实变影，广泛肺影密度增高称为"白肺"，对复张性肺水肿、神经性肺水肿结合病史即可作出诊断（图 6-18）。

图 6-18　肺水肿 X 线表现
A.肺泡性肺水肿 X 线表现为"蝶翼征"；B.间质性肺水肿 X 线表现

二、肺气肿

(一)概述

肺气肿是指终末细支气管远端的气道弹性减退，过度膨胀、充气和肺容积增大或同时伴有气道壁破坏的病理状态。按其发病原因肺气肿有如下几种类型：老年性肺气肿，代偿性肺气肿，间质性肺气肿，灶性肺气肿，旁间隔性肺气肿，阻塞性肺气肿。

(二)临床表现与病理基础

临床表现症状轻重视肺气肿程度而定。早期可无症状或仅在劳动、运动时感到气短，随着肺气肿进展,呼吸困难程度随之加重,以致稍一活动甚或完全休息时仍感气短。此外尚可感到乏力、体重下降、食欲减退、上腹胀满。除气短外还有咳嗽、咳痰等症状。典型肺气肿者胸廓前后径增大,呈桶状胸,呼吸运动减弱,语音震颤减弱,叩诊过清音,心脏浊音界缩小,肝浊音界下移,呼吸音减低,有时可听到干、湿啰音,心率增快,心音低远,肺动脉第二心音亢进。

　　肺气肿按解剖组织学部位分为肺泡性肺气肿和间质性肺气肿;肺泡性肺气肿按发生部位又可细分为腺泡中央型、腺泡周围型、全腺泡型肺气肿;腺泡中央型指肺腺泡中央区的呼吸细支气管呈囊状扩张,肺泡管及肺泡囊无明显改变,腺泡周围型则是肺泡管及肺泡囊扩张,而呼吸细支气管未见异常改变,从呼吸细支气管至肺泡囊及肺泡均扩张即是全腺泡型肺气肿。肺内陈旧瘢痕灶邻近发生的瘢痕旁若肺气肿囊腔超过 2 cm,累及小叶间隔称为肺大疱。间质性肺气肿是因肺内压骤然升高,气体从破裂的肺泡壁或支气管管壁进入肺间质,在肺膜下或下叶间隔内形成小气泡形成,气泡可扩散至肺门、纵隔,甚至颈胸部皮下软组织内。

(三)X线表现

　　X线主要表现为肺野扩大,肺血管纹理变疏变细,肺透亮度增加,肋间隙增宽,纵隔向一侧偏移,横膈下移,心缩小等,侧位像显示胸腔前后径增大(图 6-19)。

图 6-19　肺气肿 X 线表现

三、Wegener 肉芽肿

(一)概述

　　Wegener 肉芽肿是一种坏死性肉芽肿性血管炎,属自身免疫性疾病。该病在 1931 年由 Klinger 首次描述,在 1936 年由 Wegener 进一步作了病理学的描述。该病男性略多于女性,从儿童到老年人均可发病,未经治疗的 Wegener 肉芽肿病死率可高达 90% 以上,经激素和免疫抑制剂治疗后,Wegener 肉芽肿的预后明显改善。尽管该病有类似炎性的过程,但尚无独立的致病因素,病因至今不明。

(二)临床表现与病理基础

　　Wegener 肉芽肿临床表现多样,可累及多系统。典型的 Wegener 肉芽肿有三联征:上呼吸道、肺和肾病变。可以起病缓慢,持续一段时间,也可表现为快速进展性发病。病初症状包括发热、疲劳、抑郁、食欲缺乏、体重下降、关节痛、盗汗、尿色改变和虚弱。其中发热最常见。大部分患者以上呼吸道病变为首发症状。通常表现是持续地流鼻涕,而且不断加重。肺部受累是本病基本特征之一,约50%的患者在起病时即有肺部表现,总计80%以上的患者将在整个病程中出现肺部病变。胸闷、气短、咳嗽、咯血及胸膜炎是最常见的症状,以及肺内阴影。大部分病例有肾脏病变,出现蛋白尿,红、白细胞及管型尿,严重者伴有高血压和肾病综合征,终可导致肾衰竭,是Wegener肉芽肿的重要死因之一。

全身系统和脏器均可受累,病理特点有呼吸道上部(鼻、鼻窦炎、鼻咽部、鼻中隔为主)或下部(气管、支气管及肺)坏死性肉芽肿性病变,小血管管壁纤维素样变,全层有单核细胞、上皮样细胞和多核巨细胞浸润,病变严重时可侵犯骨质,引起破坏。肺部可见空洞形成。肉芽肿也见于上颌骨、筛骨眼眶等处,广泛的血管炎引起的梗死、溃疡造成鞍状鼻畸形、眼球突出等。肾脏病变呈坏死性肾小球肾炎的改变。全身性灶性坏死性血管炎主要侵犯小动脉、细动脉、小静脉、毛细血管及其周围组织,血管壁有多形核细胞浸润、纤维蛋白样变性,肌层及弹力纤维破坏,管腔中血栓形成,管壁坏死形成小动脉瘤、出血等。

(三)X线表现

肺野内单发或多发大小不等类圆形影或团状影,少数为粟粒型。多分布于两肺中下野及肺尖部。球形病灶可出现肉芽肿坏死、液化而形成空洞,厚薄不规则,可为单房或多房。肺浸润病变多表现大小不一边缘模糊斑片状影。以上表现可同时存在,可伴有胸腔积液、肺不张、肺梗死或气胸等(图6-20)。

图6-20　Wegener肉芽肿X线表现

四、肺泡蛋白质沉积症

(一)概述

肺泡蛋白质沉积症是以肺泡和细支气管腔内充满PAS染色阳性、来自肺的富磷脂蛋白质物质为特征。好发于青中年,男性发病率约3倍于女性。病因未明,可能与免疫功能障碍(如胸腺萎缩、免疫缺损、淋巴细胞减少等)有关。

(二)临床表现与病理基础

发病多隐袭,典型症状为活动后气急,以后进展至休息时也感气急,咳白色或黄色痰、乏力、消瘦。继发感染时,有发热、脓性痰。少数病例可无症状,仅X线有异常表现。呼吸功能障碍随着病情发展而加重,呼吸困难伴发绀也趋严重。

肉眼肺大部分呈实变,胸膜下可见黄色或黄灰色结节,切面有黄色液体渗出。镜检示肺泡及细支气管内有嗜酸PAS强阳性物质充塞,是Ⅱ型肺泡细胞产生的表面活性物质磷脂与肺泡内液体中的其他蛋白质和免疫球蛋白的结合物,肺泡隔及周围结构基本完好。电镜可见肺泡巨噬细胞大量增加,吞噬肺表面活性物质,胞质肿胀,呈空泡或泡沫样外观。

(三)X 线表现

典型表现为从两肺弥漫且基本对称的由肺门向外放散的弥漫细小的羽毛状或结节状阴影,呈"蝶翼"状,类似肺泡性肺水肿;可表现两肺弥漫性颗粒状致密影,融合成斑片状,边缘模糊;可因支气管沉积物阻塞表现节段性肺不张、肺气肿等(图 6-21)。

图 6-21 肺泡蛋白沉积症 X 线表现

(彭 容)

第五节 肺部感染

一、大叶性肺炎

(一)概述

病原体先在肺泡引起炎症,经肺泡间孔向其他肺泡扩散,致使部分肺段或整个肺段、肺叶发生炎症改变。典型者表现为肺实质炎症,通常并不累及支气管。致病菌多为肺炎链球菌。

(二)局部解剖

肺位于胸腔内,在膈肌的上方、纵隔的两侧。肺的表面被覆脏胸膜,透过胸膜可见许多呈多角形的小区,称肺小叶,其发炎称小叶性肺炎。正常肺呈浅红色,质柔软呈海绵状,富有弹性。成人肺的重量约等于自己体重的 1/50,男性平均为 1 000~1 300 g,女性平均为 800~1 000 g。健康男性成人两肺的空气容量为 5 000~6 500 mL,女性小于男性。

两肺外形不同,右肺宽而短,左肺狭而长。肺呈圆锥形,包括一尖、一底、三面、三缘。肺尖钝圆,经胸廓上口伸入颈根部,在锁骨中内 1/3 交界处向上突至锁骨上方达 2.5 cm。肺底位于膈肌上面,受膈肌压迫肺底呈半月形凹陷。肋面与胸廓的外侧壁和前、后壁相邻。纵隔面即内侧面与纵隔相邻,其中央有椭圆形凹陷,称肺门。膈面即肺底,与膈相毗邻。前缘为肋面与纵隔面在前方的移行处,前缘角锐利,左肺前缘下部有心切迹,切迹下方有一突起称左肺小舌。后缘为肋面与纵隔面在后方的移行处,位于脊柱两侧的肺沟中。下缘为膈面与肋面、纵隔面的移行处,其位置随呼吸运动而显著变化。

肺借叶间裂分叶,左肺的叶间裂为斜裂,由后上斜向前下,将左肺分为上、下两叶。右肺的叶间裂包括斜裂和水平裂,它们将右肺分为上、中、下三叶。肺的表面有毗邻器官压迫形成的压迹或沟。如两肺门前下方均有心压迹;右肺门后方有食管压迹,上方是奇静脉沟;左肺门上方毗邻主动脉弓,后方有胸主动脉(图6-22)。

图 6-22　肺局部解剖图

(三)临床表现与病理基础

起病急骤,寒战、高热、胸痛、咳嗽、咳铁锈色痰。早期肺部体征无明显异常,重症者可有呼吸频率增快,鼻翼翕动,发绀等。实变期可有典型体征,如患侧呼吸运动减弱,语颤增强,叩诊浊音,听诊呼吸音减低,有湿啰音或病理性支气管呼吸音。

大叶性肺炎其病变主要为肺泡内的纤维素性渗出性炎症。一般只累及单侧肺,以下叶多见,也可先后或同时发生于两个以上肺叶。典型的自然发展过程大致可分为4期。①充血水肿期:主要见于发病后1～2天。肉眼观,肺叶肿胀、充血,呈暗红色,挤压切面可见淡红色浆液溢出。镜下,肺泡壁毛细血管扩张充血,肺泡腔内可见浆液性渗出物,其中见少量红细胞、嗜中性粒细胞、肺泡巨噬细胞。渗出物中可检出肺炎链球菌,此期细菌可在富含蛋白质的渗出物中迅速繁殖。②红色肝变期:一般为发病后的3～4天进入此期。肉眼观,受累肺叶进一步肿大,质地变实,切面灰红色,较粗糙。胸膜表面可有纤维素性渗出物。镜下,肺泡壁毛细血管仍扩张充血,肺泡腔内充满含大量红细胞、一定量纤维素、少量嗜中性粒细胞和巨噬细胞的渗出物,纤维素可穿过肺泡间孔与相邻肺泡中的纤维素网相连,有利于肺泡巨噬细胞吞噬细菌,防止细菌进一步扩散。③灰色肝变期:见于发病后的第5～6天。肉眼观,肺叶肿胀,质实如肝,切面干燥粗糙,由于此期肺泡壁毛细血管受压而充血消退,肺泡腔内的红细胞大部分溶解消失,而纤维素渗出显著增多,故实变区呈灰白色。镜下,肺泡腔渗出物以纤维素为主,纤维素网中见大量嗜中性粒细胞,红细胞较少。肺泡壁毛细血管受压而呈贫血状态。渗出物中肺炎链球菌多已被消灭,故不易检出。④溶解消散期:发病后1周左右,随着机体免疫功能的逐渐增强,病原菌被巨噬细胞吞噬、溶解,嗜中性粒细胞变性、坏死,并释放出大量蛋白溶解酶,使渗出的纤维素逐渐溶解,肺泡腔内巨噬细胞增多。溶解物部分经气道咳出,或经淋巴管吸收,部分被巨噬细胞吞噬。肉眼观,实变的肺组织质地变软,病灶消失,渐近黄色,挤压切面可见少量脓样混浊的液体溢出。病灶肺组织逐渐净化,肺泡重新充气,由于炎症未破坏肺泡壁结构,无组织坏死,故最终肺组织可完全恢复正常的结构和功能。

（四）分期及 X 线表现

大叶性肺炎的病理改变可分为 4 期，即充血期、红色肝样变期、灰色肝样变期、消散期。X 线表现与病理分期有密切关系，但往往比临床症状出现得晚，主要表现为不同形式及范围的渗出与实变。

1.充血期

肺泡尚充气，往往无明显异常 X 线征象。

2.实变期

小片状及大片状均匀性致密影，与肺叶轮廓大致相符，其内时见"空气支气管征"，病变边界模糊，邻近叶间裂时可见明显边界。

3.消散期

病变密度逐渐减低，可呈大小不一的斑片样模糊影，进一步吸收后出现条索状阴影，直至吸收完全后恢复正常，部分不吸收发展为机化性肺炎（图 6-23）。

图 6-23　大叶性肺炎 X 线表现

可见大片状高密度影

二、支气管肺炎

（一）概述

病原体经支气管入侵，引起细支气管、终末细支气管及肺泡的炎症，常继发于其他疾病。其病原体有肺炎链球菌、葡萄球菌、病毒、肺炎支原体及军团菌等。

（二）临床表现与病理基础

主要为发热、咳嗽、呼吸困难和发绀，全身中毒症状，肺部可闻及中、小湿啰音等。重症者，以上症状体征明显加重，可有呼吸衰竭、心力衰竭、中毒性脑病、脱水性酸中毒、中毒性肠麻痹、中毒性肝炎，还可并发脓胸、脓气胸、肺脓肿、肺大疱和败血症等。

病理可分为一般性和间质性两大类。一般性支气管肺炎主要病变散布在支气管壁附近的肺泡，支气管壁仅黏膜发炎。肺泡毛细血管扩张充血，肺泡内水肿及炎性渗出，浆液性纤维素性渗出液内含大量中性粒细胞、红细胞及病菌。病变通过肺泡间通道和细支气管向周围邻近肺组织蔓延，呈小点片状的灶性炎症，而间质病变多不显著。有时小病灶融合起来成为较大范围的支气管肺炎，但其病理变化不如大叶肺炎那样均匀致密。后期在肺泡内巨噬细胞增多，大量吞噬细菌和细胞碎屑，可致肺泡内纤维素性渗出物溶解吸收、炎症消散、肺泡重新充气。间质性支气管肺炎主要病变表现为支气管壁、细支气管壁及肺泡壁的发炎、水肿与炎性细胞浸润，呈细支气管炎、细支气管周围炎及肺间质炎的改变。蔓延范围较广，当细支气管壁上细胞坏死，管腔可被黏液、纤维素及破碎细胞堵塞,发生局限性肺气肿或肺不张。病毒性肺炎主要为间质性肺炎。但有时灶性炎症侵犯到肺泡,致肺泡内有透明膜形成。晚期少数病例发生慢性间质纤维化,可见于腺病毒肺炎。

(三)X 线表现

支气管肺炎又称小叶性肺炎,其典型 X 线表现为病变多见于两肺中下肺野的内、中带;病变具有沿支气管分布的特征,多呈斑点及斑片状密度增高影,边界不清,可以融合呈大片状,液化坏死后可见空洞形成。当支气管堵塞时,可有节段性肺不张形成。支气管肺炎吸收完全,肺部组织可完全恢复,久不消散的则会引起支气管扩张等(图 6-24)。

图 6-24　支气管肺炎 X 线表现

右中下肺及左下肺见斑片状密度增高影,边界不清

三、间质性肺炎

(一)概述

间质性肺炎以弥漫性肺实质、肺泡炎和间质纤维化为病理基本改变,以活动性呼吸困难、X 线胸片示弥漫阴影、限制性通气障碍、弥散功能降低和低氧血症为临床表现的不同类疾病群构成的临床病理实体的总称。炎症主要侵犯支气管壁肺泡壁,特别是支气管周围血管周围小叶间和肺泡间隔的结缔组织,而且多呈坏死性病变。

(二)临床表现与病理基础

起病常隐匿,病程发展呈慢性经过,机体对其最初反应在肺和肺泡壁内表现为炎症反应,导致肺泡炎,最后炎症将蔓延到邻近的间质部分和血管,最终产生间质性纤维化,导致瘢痕产生和肺组织破坏,使通气功能降低。继发感染时可有黏液浓痰,伴明显消瘦、乏力、厌食、四肢关节痛等全身症状,急性期可伴有发热。

可分为四期。一期,肺实质细胞受损,发生肺泡炎;二期,肺泡炎演变为慢性,肺泡的非细胞性和细胞性成分进行性地遭受损害,引起肺实质细胞的数目、类型、位置和/或分化性质发生变化,肺泡结构的破坏逐渐严重而变成不可逆转;三期,间质胶原紊乱,肺泡结构大部损害和显著紊乱,镜检可见大量纤维组织增生;四期,肺泡结构完全损害,代之以弥漫性无功能的囊性变化。不能辨认各种类型间质性纤维化的基本结构和特征。

(三)X 线表现

病变分布广泛,多好发于两肺门及肺下野,且两肺同时受累,多见于支气管血管周围间质,呈纤细条索状密度增高影,走行僵直,可相互交织成网格状。病变也可呈细小结节影,大小一致,分布不均,通常不累及肺尖和两肺外带。由于其炎性浸润,可使肺门影增大,密度增高。病变消散较慢,部分消散不完全的可导致慢性肺间质性纤维化或支气管扩张(图 6-25)。

图 6-25 间质性肺炎 X 线表现

双肺可见纤细条索状密度增高影,走行僵直

四、真菌性肺炎

(一)概述

引起原发性真菌性肺炎的大多是皮炎芽生菌、荚膜组织胞浆菌或粗球孢子菌,其次是申克孢子丝菌、隐球菌、曲菌或毛霉菌等菌属。真菌性肺炎可能是抗菌治疗的一种并发症,尤见于病情严重或接受免疫抑制治疗及患有艾滋病而致防御功能下降的患者。

(二)临床表现与病理基础

常继发于婴幼儿肺炎、肺结核、糖尿病、血液病等,滥用抗生素和激素等是主要诱因。具有支气管肺炎的各种症状和体征,但起病缓慢,多在应用抗生素治疗中肺炎出现或加剧,可有发热,咳嗽剧烈,痰为无色胶冻样,偶带血丝。肺部听诊可有中小水泡音。其病理改变可由过敏、化脓性炎症反应或形成慢性肉芽肿。

(三)X 线表现

肺曲菌球是肺曲菌病的最具特征的表现,多位于肺部空洞或空洞内的圆形类圆形致密影,大小为 3～4 cm,密度一般均匀,边缘光整,可部分钙化,其位置可以改变。在曲球菌与空洞壁之间有时可见新月形空隙,称为空气半月征。如支气管黏液阻塞支气管可引起远侧肺组织的实变和不张,病灶坏死可形成脓肿,少数可见空洞形成,侵袭性曲菌病主要表现为单侧或双侧肺叶或肺段的斑片样致密影(图 6-26)。

图 6-26 真菌性肺炎 X 线表现

双肺可见片状高密度影,其内可见空洞及空洞内可见类圆形致密影,密度尚均匀,可见空气半月征

五、外源性变应性肺泡炎

(一)概述

外源性变应性肺泡炎又称过敏性肺炎,是一组由不同致敏原引起的非哮喘性变应性肺疾病,以弥漫性间质炎为其病理特征。是由于吸入含有真菌孢子、细菌产物、动物蛋白质或昆虫抗原的有机物尘埃微粒(直径<10 μm)所引起的变态反应。

(二)临床表现与病理基础

于接触抗原数小时后出现症状,有发热、干咳、呼吸困难、胸痛及发绀。少数患者接触抗原后可先出现喘息、流涕等速发变态反应,6 小时后呈Ⅲ型反应表现为过敏性肺炎。肺部可有湿啰音,多无喘鸣音,无实化或气道梗阻表现。

病理表现为亚急性肉芽肿样炎症,有淋巴细胞、浆细胞、上皮样细胞及朗格汉斯巨细胞浸润等,以致间质加宽。经过慢性病程后出现间质纤维化及肺实质破坏,毛细支气管为胶原沉着及肉芽组织堵塞而闭锁。持续接触致敏抗原后可发生肺纤维性变,严重时肺呈囊性蜂窝状。

(三)X 线表现

急性早期胸部 X 线可以不显示明显异常。曾有报道病理活检证实有过敏性肺炎,但胸部 X 线完全正常。另有 26 例临床症状典型的蘑菇肺仅 8 例显示胸部 X 线异常。另一组报道 107 个农民肺 99 例(93%)胸部 X 线有弥漫性肺部阴影。阴影的多少与肺功能、BAL、临床症状严重程度不一定相平行。胸部 X 线表现多为两肺弥散的结节。结节的直径从一毫米至数毫米不等,边界不清,或呈磨玻璃阴影。有的阴影为网状或网结节型,病变分布虽无特殊的倾向但肺尖和基底段较少。细网状和结节型多为亚急性表现。Fraser 等曾见到农民肺、蘑菇肺和饲鸽者肺,急性期在暴露于重度抗原后短时内两下肺泡样阴影比较常见。肺泡样阴影常为闭塞性细支气管炎的小气道闭塞,所致肺泡内的内容物形成密度增加的影像。弥漫性网状或网状结节状阴影的持续存在再加上急性加重期的腺泡样阴影(图 6-27)。

图 6-27 过敏性肺炎 X 线表现
两中下肺的磨玻璃影

六、肺脓肿

(一)概述

肺脓肿是多种病原菌感染引起的肺组织化脓性炎症,导致组织坏死、破坏、液化形成脓肿。以高热、咳嗽、咳大量脓臭痰为主要临床特征。常见病原体包括金黄色葡萄球菌、化脓性链球菌、肺炎克雷伯菌和铜绿假单胞菌等。

（二）临床表现与病理基础

吸入性肺脓肿起病急骤，畏寒、高热，体温达 39～40 ℃，伴有咳嗽、咳黏液痰或黏液脓性痰。炎症累及壁层胸膜可引起胸痛，且与呼吸有关。病变范围大时可出现气促。此外还有精神不振、全身乏力、食欲减退等全身中毒症状。如感染不能及时控制，可于发病后 10～14 天，突然咳出大量脓臭痰，偶有中、大量咯血而突然窒息致死。血源性肺脓肿多先有原发病灶引起的畏寒、高热等感染中毒症的表现。经数天或数周后才出现咳嗽、咳痰，痰量不多，极少咯血。慢性肺脓肿患者常有咳嗽、咳脓痰、反复发热和咯血，持续数周到数月。可有贫血、消瘦等慢性消耗症状。肺部体征与肺脓肿的大小和部位有关。早期常无异常体征，脓肿形成后病变部位叩诊浊音，呼吸音减低，数天后可闻及支气管呼吸音、湿啰音；随着肺脓肿增大，可出现空瓮音；病变累及胸膜可闻及胸膜摩擦音或呈现胸腔积液体征。慢性肺脓肿常有杵状指（趾）。

病理表现为肺组织化脓性炎症、坏死，形成肺脓肿，继而坏死组织液化破溃到支气管，脓液部分排出，形成有气液平的脓腔，空洞壁表面常见残留坏死组织。病变有向周围扩展的倾向，甚至超越叶间裂波及邻接的肺段。若脓肿靠近胸膜，可发生局限性纤维蛋白性胸膜炎，发生胸膜粘连；如为张力性脓肿，破溃到胸膜腔，则可形成脓胸、脓气胸或支气管胸膜瘘。肺脓肿可完全吸收或仅剩少量纤维瘢痕。若支气管引流不畅，坏死组织残留在脓腔内，炎症持续存在，则转为慢性肺脓肿。脓腔周围纤维组织增生，脓腔壁增厚，周围的细支气管受累，致变形或扩张。

（三）X线表现

急性化脓性炎症阶段，表现为大片的致密影，密度均匀，边缘模糊，如有坏死液化则密度可减低，坏死物排出后空洞形成，可见液平面，如病变好转，则显示脓肿空洞内容物及液平面减少甚至消失，愈合后可不留痕迹，或仅少许条索影。病程较快的患者，由于坏死面积较大可见肺组织体积减小。病程较慢者空洞周围纤维组织增生，空洞壁也更为清晰，肺脓肿邻近胸膜可增厚，也可形成脓胸或脓气胸（图 6-28）。

图 6-28 肺脓肿 X 线表现
左中肺脓肿空洞，其内可见液平面，边缘模糊

七、肺结核

（一）概述

肺结核是由结核分枝杆菌引发的肺部感染性疾病，是严重威胁人类健康的疾病。结核分枝杆菌的传染源主要是排菌的肺结核患者，通过呼吸道传播。健康人感染此菌并不一定发病，只有在机体免疫力下降时才发病。临床分型如下。①原发性肺结核：多见于年龄较大儿童。婴幼儿

及症状较重者可急性起病,高热可达 39~40 ℃;可有低热、食欲缺乏、疲乏、盗汗等结核中毒症状。少数有呼吸音减弱,偶可闻及干性或湿性啰音。②血行播散性肺结核:起病急剧,有寒战、高热,体温可达 40 ℃以上,多呈弛张热或稽留热,血沉加速。亚急性与慢性血行播散性肺结核病程较缓慢。③浸润型肺结核:多数发病缓慢,早期无明显症状,后渐出现发热、咳嗽、盗汗、胸痛、消瘦、咳痰及咯血。④慢性纤维空洞型肺结核:反复出现发热、咳嗽、咯血、胸痛、盗汗、食欲减退等,胸廓变形,病侧胸廓下陷,肋间隙变窄,呼吸运动受限,气管向患侧移位,呼吸减弱。

(二)临床表现与病理基础

可出现呼吸系统症状和全身症状。呼吸系统症状主要为咳嗽、咳痰、咯血、胸痛、呼吸困难等;全身症状为结核中毒症状,发热为最常见症状,多为长期午后潮热,部分患者有倦怠乏力、盗汗、食欲减退和体重减轻等。

1.原发性肺结核

结核杆菌经呼吸道进入肺后,最先引起的病灶称原发灶,常位于肺上叶下部或下叶上部靠近胸膜处,病灶呈圆形,约 1 cm 大小。病灶内细菌可沿淋巴道到达肺门淋巴结,引起结核性淋巴管炎和肺门淋巴结结核。肺原发灶、结核性淋巴管炎、肺门淋巴结结核合称原发复合征,是原发性肺结核的特征性病变。

2.血行播散性肺结核

由结核杆菌一次大量侵入引起,结核杆菌的来源可由肺内病灶或肺外其他部位的结核灶经血播散。这些部位的结核杆菌先进入静脉,再经右心和肺动脉播散至双肺。结核在两肺形成1.5~2 mm 大小的粟粒样结节,这些结节病灶是增殖性或渗出性的,在两肺分布均匀、大小也较均一。

3.浸润型肺结核

多见外源性继发型肺结核,即反复结核菌感染后所引起,少数是体内潜伏的结核菌,在机体抵抗力下降时进行繁殖,而发展为内源性结核,也有由原发病灶形成者,多见于成年人,病灶多在锁骨上下,呈片状或絮状,边界模糊,病灶可呈干酪样坏死灶,引发较重的毒性症状,而成干酪性(结核性)肺炎,坏死灶被纤维包裹后形成结核球。经过适当治疗的病灶,炎症吸收消散,遗留小干酪灶,钙化后残留小结节病灶,呈现纤维硬结病灶或临床痊愈。有空洞者,也可经治疗吸收缩小或闭合,有不闭合者,也无存活的病菌,称为"空洞开放愈合"。

4.慢性纤维空洞型肺结核

由于治疗效果和机体免疫力的高低,病灶有吸收修补、恶化进展等交替发生,单或双侧,单发或多发的厚壁空洞,常伴有支气管播散型病灶和胸膜肥厚,由于病灶纤维化收缩,肺门上提,纹理呈垂柳状,纵隔移向病侧,邻近肺组织或对侧肺呈代偿性肺气肿,常伴发慢性气管炎、支气管扩张、继发肺感染、肺源性心脏病等;更重使肺广泛破坏、纤维增生,导致肺叶或单侧肺收缩,而成"毁损肺"。

(三)X 线表现

1.原发型肺结核(Ⅰ型肺结核)

多见于儿童,少数见于青年,常无影像学异常。如果发生明显的感染,常常表现为气腔实变阴影(图 6-29),累及整个肺叶。原发性肺结核患者可发生胸腔积液,常仅表现为胸腔积液而无肺实质病变。淋巴结增大常发生于儿童原发性肺结核感染。有时可侵及肺门淋巴结(图 6-30)和纵隔淋巴结,尤其好发于右侧气管旁区域,可增大。淋巴结增大在成人原发性肺结核中罕见,除非是免疫功能低下的患者。原发复合征（图 6-31）：是肺部原发灶、局部淋巴管炎和所属淋巴结炎三者的合称，X 线表现多为上叶下部及下叶后部靠近胸膜处的云絮状或类圆形高密度灶，边缘可模糊不清。如有突出于正常组织轮廓的肿块影，多为肺门及纵隔肿大的淋巴结。典型的原发复合征显示为原发灶，淋巴管炎与肿大的肺门淋巴结连接在一起，形成哑铃状，此种征象已不多见。

图 6-29　原发性肺结核 X 线表现

胸部正位片可见左肺下叶实变，
伴左侧少量胸腔积液（箭头）

图 6-30　原发性肺结核淋巴结增大 X 线表现

胸部正位片显示右肺门淋巴结增大（箭头）伴肺
内实变及轻度气管旁淋巴结增大

图 6-31　右侧原发性肺结核综合征 X 线表现

2.胸内淋巴结结核

按病理改变分型为炎症型和结节型。炎症型多为从肺门向外扩展的高密度影，边缘模糊，与周围组织分界不清，也可成结节状改变。结节型多表现为肺门区域突出的圆形或卵圆形边界清楚的高密度影，右侧多见。如气管旁淋巴结肿大可表现为上纵隔影增宽，如呈波浪状改变，则为多个肿大的淋巴结。对于一些隐匿于肺门阴影中或是气管隆嵴下的肿大淋巴结，通过行 CT 扫描可清楚地显示其大小及形态。

3.血行播散性肺结核（Ⅱ型肺结核）

急性血行播散性肺结核（图 6-32）典型病灶的 X 线表现为"三均匀"分布，即广泛均匀分布于两肺的粟粒样的结节状高密度灶，大小为 1～2 mm，部分呈磨玻璃样改变，病灶晚期可见融合。CT 扫描尤其是高分辨率 CT 扫描可清晰显示弥漫性的粟粒性病灶，并可观察病灶有无渗出。

4.亚急性或慢性血行播散性肺结核

X 线表现为"三不均匀"，即双肺多发大小不一，密度不均的渗出增殖灶和纤维钙化，钙化灶多见于肺尖和锁骨下，渗出病灶多位于其下方，病灶融合可产生干酪性坏死形成空洞和支气管播散。

图 6-32　双肺急性血行播散性肺结核伴椎旁脓肿 X 线表现

5.慢性血行播散性肺结核

病变类似于亚急性血行播散性肺结核表现,只是大部分病变呈增殖性改变,病灶边缘基本清晰,纤维索条状影更明显,或者病灶钙化更多见,胸膜增厚和粘连更显著等。同时,两肺纹理增粗紊乱更明显。

6.继发型肺结核(Ⅲ型肺结核)

浸润型肺结核(图 6-33)的病变多位于肺局部,以肺尖、锁骨上区、锁骨下区及下叶背段为多见;X 线片上的征象多样,一般为陈旧性病灶周围出现渗出性病灶表现为中心密度较高而边缘模糊的致密影;新渗出性病灶表现为小片状云絮状影,范围较大的病灶可波及一个肺段或整个肺叶浸润;空洞常表现为壁薄、无内容物或很少液体;渗出、增殖、播散、纤维化、空洞等多种性质的病灶同时存在,活动期的肺结核易沿着支气管向同侧或对侧播散。

7.干酪性肺炎

似大叶性肺炎,显示一片无结构的、密度较不均匀的致密影,可累及一肺段或肺叶,密度较一般性肺炎高;干酪样坏死灶中心发生溶解、液化并可经支气管排出,出现虫蚀样空洞或无壁空洞;下肺野及对侧肺野可见沿支气管分布的小斑片状播散灶。

8.结核瘤

大多为孤立性球形病灶,多发者少见。多位于上叶尖后段和下叶背段。形态常为圆形或椭圆形,有时可见分叶(几个球形病灶融合在一起形成),一般 2~3 cm。其内可见点状钙化、层状钙化影;结核瘤(图 6-34)中心的干酪改变可以液化而形成空洞,常为厚壁性;结核瘤附近肺野可见有散在的结核病灶,即"卫星病灶"。

9.慢性纤维空洞型肺结核

两上肺野广泛的纤维索条状病灶及新旧不一的结节状病灶;可见形状不规则的纤维性空洞,少有液平面;同侧或对侧可见斑片状播散病灶,密度可低可高甚至钙化;纵隔气管向患侧移位,同侧肺门影上移,其肺纹理拉长呈垂直走向如垂柳状,患侧胸部塌陷;常伴有胸膜肥厚粘连,无病变区呈代偿性肺气肿。

10.结核性胸膜炎

结核性胸膜炎多表现为单侧及双侧的胸腔积液。当积液量超过 250 mL 时,立位胸片检查则可发现。X 线表现为两次肋膈角变钝,呈内低外高的弧形液体阴影。叶间裂积液表现为沿叶间裂走向的梭行高密度影,积液量较多时可呈圆形或卵圆形。包裹性积液表现为突向肺野内的扁丘状及半圆形密度增高影,边界清楚。

图 6-33　右侧浸润型肺结核 X 线表现

图 6-34　右上肺结核球 X 线表现

八、肺炎性假瘤

(一)概述

肺炎性假瘤是肺内良性肿块,是由肺内慢性炎症产生的肉芽肿、机化、纤维结缔组织增生及相关的继发病变形成的肿块,并非真正肿瘤。它是一种病因不清的非肿瘤性病变。

(二)临床表现与病理基础

肺炎性假瘤患者多数年龄在 50 岁以下,女性多于男性。1/3 的患者没有临床症状,仅偶然在 X 线检查时发现,2/3 的患者有慢性支气管炎、肺炎、肺化脓症的病史,以及相应的临床症状,如咳嗽、咳痰、低热,部分患者还有胸痛、血痰,甚至咯血,但咯血量一般较少。

肺炎性假瘤的病理学特征是组织学的多形性,肿块内含有肉芽组织的多寡不等、排列成条索的成纤维细胞、浆细胞、淋巴细胞、组织细胞、上皮细胞及内含中性脂肪和胆固醇的泡沫细胞或假性黄瘤细胞。肺炎性假瘤一般位于肺实质内,累及支气管的仅占少数。绝大多数单发,呈圆形或椭圆形结节,一般无完整的包膜,但肿块较局限、边界清楚,有些还有较厚而缺少细胞的胶原纤维结缔组织与肺实质分开。

(三)X 线表现

病变形态不一,大小不等,多小于 5 cm,位于肺的表浅部位,一般为中等密度影,密度可均匀,硬化血管瘤型可见斑点状钙化影,有假性包膜时,病变边界清楚,乳头状增生型多见,有的肿块由于不规则可表现为分叶状。无假性包膜时,边界模糊,以组织细胞增生型多见。有的炎性假瘤甚至表现为周围型肺癌的毛刺样改变(图 6-35)。

九、慢性肺炎

(一)概述

慢性非特异性炎症可分为原发性慢性肺炎和急性肺炎演变而来,促成慢性肺炎的因素有营养不良、佝偻病、先天性心脏病或肺结核患儿发生肺炎时,易致病程迁延;病毒感染引起间质性肺炎,易演变为慢性肺炎;反复发生的上呼吸道感染或支气管炎及慢性鼻窦炎均为慢性肺炎的诱因;深入支气管的异物,特别是缺乏刺激性而不产生初期急性发热的异物(如枣核等),因被忽视而长期存留在肺部,形成慢性肺炎;免疫缺陷小儿,包括体液及细胞免疫缺陷,补体缺乏及白细胞吞噬功能缺陷皆可致肺炎反复发作,最后变成慢性;原发性或继发性呼吸道纤毛形态及功能异常也可致肺慢性炎症。

图 6-35 肺炎性假瘤 X 线表现

右肺中叶软组织肿块,边缘见毛刺(箭头)

(二)临床表现与病理基础

慢性肺炎的特点是周期性的复发和恶化,呈波浪形。由于病变的时期、年龄和个体的不同,症状多种多样。在静止期体温正常,无明显体征,几乎没有咳嗽,但在跑步和上楼时容易气喘。在恶化期常伴有肺功能不全,出现发绀和呼吸困难等。恶化后好转很缓慢,经常咳痰,甚至出现面部水肿、发绀、胸廓变形和杵状指(趾)。

炎症病变可侵及各级支气管、肺泡、间质组织和血管。特别在间质组织的炎症,每次发作时都有所进展,使支气管壁弹力纤维破坏,终因纤维化而致管腔狭窄。同时,由于分泌物堵塞管腔而发生肺不张,终致支气管扩张。由于支气管壁及肺泡间壁的破坏,空气经过淋巴管散布,进入组织间隙,可形成间质性肺气肿。局部血管及淋巴管也发生增生性炎症,管壁增厚,管腔狭窄。

(三)X 线表现

1.肺纹理增强

支气管壁和支气管周围组织的细胞浸润和结缔组织增生及小叶间隔的细胞浸润和结缔组织增生是肺纹理增强的病理基础。在胸片上前者表现为走行紊乱的不规则线条状阴影,可伴有血管的扭曲移位及全小叶肺气肿。

2.结节和斑片状阴影

气管周围的渗出与增生改变的轴位影像和腺泡病变表现为结节影。支气管的狭窄扭曲可导致小叶肺不张或盘状肺不张。小叶肺不张呈斑片状阴影,盘状肺不张呈条状阴影。

3.肺段、肺叶及团块阴影

慢性炎症局限于肺叶或肺段时则呈肺叶肺段阴影,肺叶肺段阴影可体积缩小。由于合并支气管扩张、肺气肿、肺大疱或小脓肿、肺大疱或小脓腔,肺叶或肺段阴影的密度可不均匀。在支气管体层片或支气管造影片上可见支气管扩张。但支气管狭窄或阻塞较少见。有时在肺叶肺段阴影内可见团块状阴影,其病理基础为脓肿或炎性肿块。肺叶阴影多见于右中叶慢性炎症。其他肺叶较少见,肺段阴影较常见。呈肿块阴影的慢性肺炎,其大小从不到 3 cm 至 10 cm 以上,肿块边缘较清楚,周围可见不规则索条状阴影,在团块内有时可见 4~6 级支气管扩张。炎性肿块阴影在正侧位胸片上各径线差有时较大,例如,在正位胸片上呈圆形,在侧位胸片上呈不规则形状或椭圆形,此点有利于与周围型肺癌鉴别。

4.蜂窝状及杵状影

含空气的囊状支气管扩张可呈蜂窝状阴影、含有黏液的支气管扩张可表现为杵状阴影,其特点为与支气管走行方向一致。

5.肺气肿征象

弥漫性慢性肺炎可合并两肺普遍性肺气肿。而局限性慢性肺炎常与瘢痕旁肺气肿并存,因此慢性肺炎区的密度不均匀。有时慢性肺炎还可与肺大疱并存。

6.肺门团块状阴影

肺门区炎性肺硬化可表现为边缘不整齐、形态不规则类圆形团块状影,此时常需与肺癌鉴别。有时慢性肺炎还可伴有肺门淋巴结增大。但较少见。有时可见肺门部淋巴结肿大(图6-36)。

图 6-36　慢性肺炎 X 线表现

十、放射性肺炎

(一)概述

放射性肺炎是肺组织接受一定剂量的电离辐射后所导致的急性炎性反应,目前对该病的基础及临床研究不多,缺乏严格的诊断标准,治疗多数为对症处理、长期大剂量皮质激素治疗等。停止放射治疗后多数患者可以缓慢恢复,也有部分患者逐步发展成放射性肺纤维化,严重者会导致患者呼吸衰竭而死亡。

(二)临床表现与病理基础

放射性肺炎通常发生于放射治疗后 3 个月内,如果照射剂量较大或同时接受了化疗等,或者遗传性放射损伤高度敏感的患者,放射性肺炎也可能发生于放射治疗开始后 2～3 周。肺癌患者接受放疗后 70% 以上会发生轻度的放射性肺损伤,多数无症状或症状轻微,仅有 10%～20% 的患者会出现临床症状。放射性肺炎的临床症状没有特异性,通常的临床表现为咳嗽、气短、发热等,咳嗽多为刺激性干咳,气短程度不一,轻者只在用力活动后出现,严重者在静息状态下也会出现明显呼吸困难。部分患者可以伴有发热,甚至发生在咳嗽气短等症状出现前,多为 37～38.5 ℃,但也有出现 39 ℃以上高热者。放射性肺炎的体征不明显,多无明显体征,部分患者会出现体温升高、肺部湿啰音等表现。放射性肺炎临床症状的严重程度与肺受照射的剂量及体积相关,也和患者的个体遗传差异相关。

电离辐射导致放射性肺炎的靶细胞包括Ⅱ型肺泡细胞、血管内皮细胞、成纤维细胞及肺泡巨噬细胞等。Ⅱ型肺泡细胞合成和分泌肺泡表面活性物质,维持肺泡表面张力,接受电离辐射后,

Ⅱ型肺泡细胞胞质内 Lamellar 小体减少或畸形,肺泡细胞脱落到肺泡内,导致肺泡张力变化,肺的顺应性降低,肺泡塌陷不张。血管内皮细胞的损伤在照射后数天内就可以观察到,毛细血管内皮细胞超微结构发生变化,细胞内空泡形成、内皮细胞脱落,并可以发生微血栓形成、毛细血管阻塞,最终导致血管通透性改变,肺泡换气功能受损。肺泡巨噬细胞及成纤维细胞在接受电离辐射损伤后也会出现相应的变化,促进和加重放射性肺炎的发生。

(三)X 线表现

其表现取决于放射线照射的部位、照射的方向、照射野及照射量。乳腺癌术后放射照射所引起的放射性肺炎病灶多位于第 1～2 肋间。肺癌放疗后引起的放射性肺炎发生在原发病灶所在的肺叶,食管癌于恶性淋巴瘤放疗后引起的放射性肺炎位于两肺内带。放射性肺炎的 X 线表现:急性期:通常表现为大片状高密度阴影,密度较均匀,边缘较模糊;慢性期:由于病灶纤维结缔组织增生明显,原来的大片状阴影范围缩小,病灶较前密度增高而不均匀,可见网状及纤维索条状阴影。大范围的慢性放射性肺炎体积缩小可伴纵隔向患侧移位,同侧胸膜肥厚粘连,胸廓塌陷变形,膈升高(图 6-37)。

图 6-37　放射性肺炎 X 线表现

十一、特发性肺间质纤维化

(一)概述

特发性肺间质纤维化是一种原因不明,以弥漫性肺泡炎和肺泡结构紊乱最终导致肺间质纤维化为特征的疾病,按病程有急性、亚急性和慢性之分,临床更多见的是亚急性和慢性型。现认为该病与免疫损伤有关。预后不良,早期病例即使对激素治疗有反应,生存期一般也仅有 5 年。

(二)临床表现与病理基础

通常为隐匿性起病,主要的症状是干咳和劳力性气促。随着肺纤维化的发展,发作性干咳和气促逐渐加重。进展的速度有明显的个体差异,经过数月至数年发展为呼吸衰竭和肺心病。起病后平均存活时间为 2.8～3.6 年。通常没有肺外表现,但可有一些伴随症状,如食欲减退,消瘦等。体检可发现呼吸浅快,双肺底可闻及吸气末期 Velcro 啰音。晚期可出现发绀等呼吸衰竭和肺心病的表现。50％以上患者有杵状指(趾)。

特发性肺纤维化的病理改变与病变的严重程度有关。主要特点是病变在肺内分布不均一,肺泡壁增厚,伴有胶原沉积、细胞外基质增加和灶性单核细胞浸润。炎症细胞不多,通常局限在胶原沉积区或蜂窝肺区。肺泡腔内可见到少量的Ⅱ型肺泡上皮细胞聚集。可以看到蜂窝肺气囊、纤维化和纤维增殖灶。

（三）X线表现

1.磨玻璃样影及实变影

病变早期,两下肺后外基底段部位可见小叶状轻度密度增高影;其内可见含气支气管影,支气管血管树增粗。实变影可相互融合成肺段甚或肺叶实变。

2.线状影

表面与胸膜面垂直的细线形影,长1～2 mm,宽约1 mm,多见于两肺下叶,也可见其他部位。两肺中内带区域的小叶间隔增厚则表现为分枝状细线形影。

3.胸膜下弧形线影

表现为胸膜下0.5 cm以内的与胸壁内面弧度一致的弧形线影,长5～10 cm,边缘较清楚或较模糊,多见于两下肺后外部。

4.蜂窝状影

表现为数毫米至2 cm大小不等的圆形或椭圆形含气囊腔,壁较薄而清楚,与正常肺交界面清楚。主要分布于两肺基底部胸膜下区。

5.小结节影

在蜂窝、网、线影基础上,可见少数小结节影,边缘较清楚,并非真正的间质内结节,而是纤维条索病变在横断面上的表现,或相互交织而成。

6.肺气肿

小叶中心性肺气肿表现为散在的、直径2～4 mm的圆形低密度区,无明确边缘,多见于肺部外围,但随病变发展可逐渐见于肺中央部。有时胸膜下可见直径1～2 cm大小的圆形或椭圆形肺气囊。

7.支气管扩张

主要为中小支气管扩张,多为柱状扩张,可伴支气管扭曲、并拢。

十二、肺结节病

（一）概述

肺结节病是一种病因未明的多系统多器官的肉芽肿性疾病,近来已引起国内广泛注意。常侵犯肺、双侧肺门淋巴结、眼、皮肤等器官。其胸部受侵率高达80％～90％。本病呈世界分布,欧美国家发病率较高,东方民族少见。多见于20～40岁,女略多于男。病因尚不清楚,部分病例呈自限性,大多预后良好。

（二）临床表现与病理基础

早期结节病的症状较轻,常见的呼吸道症状和体征有咳嗽、无痰或少痰,偶有少量血丝痰,可有乏力、低热、盗汗、食欲减退、体重减轻等。病变广泛时可出现胸闷、气急,甚至发绀。后期主要是肺纤维化导致的呼吸困难。肺部体征不明显,部分患者有少量湿啰音或捻发音。

结节病的病理特点是非干酪样坏死性类上皮肉芽肿。肉芽肿的中央部分主要是多核巨噬细胞和类上皮细胞,后者可以融合成朗格汉斯巨细胞。周围有淋巴细胞浸润,而无干酪样病变。

（三）X线表现

有90％以上的患者伴有胸部X线的改变,而且常是结节病的首次发现。

1.纵隔、肺门淋巴结肿大

纵隔、肺门淋巴结肿大为结节病最常见表现,为唯一异常表现。多组淋巴结肿大是其特点,其中两侧肺门对称性淋巴结肿大且状如土豆,多为本病典型表现,其肿大淋巴结一般在 6～12 个月期间可自行消退,恢复正常;或在肺部出现病变过程中,开始缩小或消退;或不继续增大,为结节病的发展规律。

2.肺部病变

肺部病变多发生在淋巴结病变之后。最常见的病变为两肺弥漫性网状结节影,但肺尖或肺底少或无。结节大小不一,多为 1～3 mm 大小,轮廓尚清楚。其次为圆形病变,直径为 1.0～1.5 cm,密度均匀,边缘较清楚,单发者类似肺内良性病变或周围型肺癌,多发者酷似肺内转移瘤。此外为阶段性或小叶性浸润,类似肺部炎性病变,一般伴或不伴胸腔内淋巴结病变。少数表现为单纯粟粒状颇似急性血行播散性肺结核。以纤维性病变为主,不易与其他原因所致的肺纤维化区别,且可引起多种继发性改变。

3.胸膜病变

胸膜渗液可能为胸膜脏、壁层广泛受累所致。肥厚的胸膜为非干酪性肉芽肿。

4.骨骼病变

骨骼病变较少见,约占全部结节病的 10％。骨损害一般限于手、足的短管状骨,显示小囊状骨质缺损并伴有末节指(趾)变细、变短(图 6-38)。

图 6-38　肺结节病 X 线表现
两侧纵隔、肺门淋巴结肿大

十三、硅沉着病

(一)概述

硅沉着病是由于长期吸入石英粉尘所致的以肺部弥漫性纤维化为主的全身性疾病,是我国目前常见的且危害较为严重的职业病。目前是职业病中发病率最高的病种之一,也是 12 种尘肺中较重的一种。

(二)临床表现与病理基础

硅沉着病的早期可能没有自觉症状,或症状很轻。Ⅱ、Ⅲ期硅沉着病患者多有症状,但症状轻重和胸部 X 线改变的程度不一定平行,在有肺部并发症时,症状加重。早晨咳嗽较重,无痰或有少量黏液痰。肺内有并发感染时,则痰量增多,或有脓性痰。单纯硅沉着病多无胸痛或有轻微胸痛,一旦有明显胸痛应考虑有肺内感染或并发肺结核的可能。胸膜摩擦音常是并发结核的征象。早期硅沉着病气短不明显,晚期硅沉着病并发肺结核、肺气肿时,气短明显。早期患者一般状态尚好,晚期则营养欠佳。晚期患者,特别是并发结核或肺部感染时,肺部可听到呼气音,也可出现发绀。

硅沉着病基本病变是矽结节形成,眼观矽结节呈圆形灰黑色、质韧、直径为 2～3 mm。在人体,最早的改变是吸入肺内的粉尘粒子聚集并沉积在相对固定的肺泡内,巨噬细胞及肺泡上皮细胞(主要是Ⅱ型)相继增生,肺泡隔开始增厚。聚集的细胞间出现网织纤维并逐渐转变成胶原纤维,形成矽结节。典型矽结节,结节境界清晰,胶原纤维致密扭曲排列或呈同心圆排列,纤维间无细胞反应,出现透明性变,周围是被挤压变形的肺泡。

(三)X 线表现

1.圆形小阴影

圆形小阴影是硅沉着病最常见和最重要的一种 X 线表现形态,其病理变化以结节型硅沉着病为主,呈圆形或近似圆形,边缘整齐或不整齐,直径小于 10 mm;不规则形小阴影多为接触游离二氧化硅含量较低的粉尘所致,病理基础主要是肺间质纤维化。表现为粗细、长短、形态不一的致密阴影。之间可互不相连,或杂乱无章的交织在一起,呈网状或蜂窝状;致密度多持久不变或缓慢增高。早期也多见于两肺中下区,弥漫分布,随病情进展而逐渐波及肺上区(图 6-39)。

图 6-39　硅沉着病 X 线表现
两肺散在类圆形结节影,边界尚清

2.大阴影

长径超过 10 mm 的阴影,为晚期硅沉着病的重要 X 线表现,边界清楚,周围有明显的肺气肿;多见于两肺上、中区,常对称出现;大阴影长轴多与后肋垂直,不受叶间裂限制。

3.胸膜变化

胸膜粘连增厚,先在肺底部出现,可见肋膈角变钝或消失;晚期膈面粗糙,由于肺纤维组织收缩和膈胸膜粘连,呈"天幕状"阴影。

4.肺气肿

多为弥漫性、局限性、灶周性和泡性肺气肿,严重者可见肺大疱。

5.肺门和肺纹理变化

早期肺门阴影扩大,密度增高,有时可见淋巴结增大,包膜下钙质沉着呈蛋壳样钙化,肺纹理增多或增粗变形;晚期肺门上举外移,肺纹理减少或消失。

(张友军)

第六节 肺 部 肿 瘤

一、肺癌

(一)概述

肺癌发生于支气管黏膜上皮,称支气管肺癌。肺癌一般指的是肺实质部的癌症,通常不包含其他肋膜起源的中胚层肿瘤,或者其他恶性肿瘤如类癌、恶性淋巴瘤,或是转移自其他来源的肿瘤。特指来自支气管或细支气管表皮细胞的恶性肿瘤,占肺实质恶性肿瘤的90%～95%。肺癌目前是全世界癌症死因的首位,而且每年人数都在上升。而女性得肺癌的发生率尤其有上升的趋势。本病多在40岁以上发病,发病年龄高峰在60～79岁。种族、家属史与吸烟对肺癌的发病均有影响。

肺癌起源于支气管黏膜上皮局限于基膜内者称为原位癌,可向支气管腔内或邻近的肺组织浸润生长并可通过淋巴、血液或经支气管转移扩散。生长速度和转移扩散的情况与肿瘤的组织学类型分化程度等生物学特性有一定关系。

右肺多于左肺,上叶多于下叶,从主支气管到细支气管均可发生。起源于主支气管肺叶支气管的肺癌位置靠近肺门者称为中央型肺癌;起源于肺段支气管以下的肺癌位置在肺的周围部分者称为周围型肺癌。

(二)临床表现与病理基础

临床表现按部位可分为原发肿瘤、肺外胸内扩展、胸外转移和胸外表现四类。原发肿瘤引起的症状和体征主要为咳嗽、血痰或咯血、气短或喘鸣、发热、体重下降等;肺外胸内扩展引起的症状和体征主要为胸痛、声音嘶哑、咽下困难、胸腔积液、上腔静脉阻塞综合征、Horner综合征等;胸外转移至中枢神经系统可引起颅内压增高,精神状态异常等,转移至骨骼可引起骨痛和病理性骨折等,转移至胰腺,表现为胰腺炎症状或阻塞性黄疸;胸外表现,指肺癌非转移性胸外表现,或称为副癌综合征,主要表现为肥大性肺性骨关节病、异位促性腺激素、分泌促肾上腺皮质激素样物、分泌抗利尿激素、神经肌肉综合征、高钙血症、类癌综合征等。

肺癌按病理组织学可分为非小细胞癌和小细胞癌两类。非小细胞癌包括鳞状上皮细胞癌、腺癌、大细胞癌等;小细胞癌包括燕麦细胞型、中间细胞型、复合燕麦细胞型。

(三)X线表现

在大体病理形态上,肿瘤的发生部位不同,其X线平片表现也不同。中央型肺癌X线胸片显示肺门肿块阴影,边缘清楚。若支气管被肿块阻塞,可引起相应肺段肺气肿、肺不张、肺炎,称为"肺癌三阻征"。中央型肺癌转移到邻近肺门淋巴结引起肺门阴影增大,若侵犯到膈神经可导致横膈的矛盾运动。周围型肺癌X线表现为肺内结节阴影,肿瘤密度一般较均匀,也可发生钙化或形成空洞。肿瘤边缘多分叶不光滑,呈"分叶征""毛刺征"。若肿瘤侵犯邻近脏层胸膜,可表现为"胸膜凹陷征"。周围型肺癌转移常表现为肺内多发结节阴影。弥漫型肺癌表现为双肺多发弥漫结节或斑片状影像,结节呈粟粒大小至1 cm,以两肺中下部较多(图6-40、图6-41)。

图 6-40　中央型肺癌 X 线表现

右肺门淋巴结增大（箭头），右上肺不张（箭）

图 6-41　周围型肺癌 X 线表现

左上肺均匀结节影

二、肺转移瘤

（一）概述

原发于身体其他部位的恶性肿瘤经血道或淋巴道转移到肺称为肺转移瘤。据统计在死于恶性肿瘤的病例中，20％～30％有肺转移。恶性肿瘤发生肺转移的时间早晚不一，大多数病例在原发癌出现后 3 年内发生转移，也有长达 10 年以上者，但也有少数病例肺转移灶比原发肿瘤更早被发现。转移到肺的原发恶性肿瘤多来自乳腺、骨骼、消化道和泌尿生殖系统。

（二）临床表现与病理基础

症状轻重与原发肿瘤的组织类型、转移途径、受累范围有密切关系。多数病例有原发癌的症状。早期肺转移多无明显的呼吸道症状。肺部病变广泛，则可出现干咳、痰血和呼吸困难等。病理表现与原发肿瘤的组织类型相关。以血行转移多见，即肺内或肺外肿瘤细胞经腔静脉回流至右心从而转移到肺内，癌细胞浸润并穿过肺小动脉及毛细血管壁，在邻近肺间质及肺泡内生长形成转移瘤；淋巴道转移前期类似血行转移，瘤细胞穿过血管壁累及支气管血管周围淋巴管，并在内增殖形成转移瘤；胸膜、胸壁或纵隔内肿瘤还可直接向肺内侵犯。

（三）X 线表现

原发性恶性肿瘤向肺内转移的途径有血性转移、淋巴转移及直接侵犯，转移方式不同其X线胸片表现也不同。血道转移表现为两肺多发结节及肿块阴影、边缘清楚，以两中下肺野常见。也可表现为单发的结节及肿块，也有的表现为多发空洞影像，成骨肉瘤与软骨肉瘤的转移可有钙化。淋巴道转移表现为网状及多发细小结节阴影，若小叶间隔增生可见"Kerley B 线"。纵隔、胸膜、胸壁向肺内直接侵犯表现为原发肿瘤邻近的肺内肿块（图 6-42）。

图 6-42　肺转移瘤 X 线表现

三、肺错构瘤

(一)概述

肺错构瘤的来源和发病原因尚不十分清楚,比较容易被接受的假说认为,错构瘤是支气管的一片组织在胚胎发育时期倒转和脱落,被正常肺组织包绕,这一部分组织生长缓慢,也可能在一定时期内不生长,以后逐渐发展才形成瘤。错构瘤大多数在 40 岁以后发病这个事实支持这一假说。常无临床表现,多为体检时影像学检查偶然发现。合理手术是最佳治疗方法,预后良好。

(二)临床表现与病理基础

错构瘤的发生年龄多数在 40 岁以上,男性多于女性。绝大多数错构瘤(80%以上)生长在肺的周边部,紧贴于肺的脏层胸膜之下,有时突出于肺表面,因此临床上一般没有症状,查体也没有阳性体征。只有当错构瘤发展到一定大小,足以刺激支气管或压迫支气管造成支气管狭窄或阻塞时,才出现相应等临床症状。

错构瘤病理学特征是正常组织的不正常组合和排列,这种组织学的异常可能是器官组织在数量、结构或成熟程度上的错乱。错构瘤的主要组织成分包括软骨、脂肪、平滑肌、腺体、上皮细胞,有时还有骨组织或钙化。

(三)X 线表现

根据肿瘤的发生部位,错构瘤可分为周围型及中央型。周围型错构瘤发生于肺段以下支气管与肺内,主要由软骨组织构成。中央型错构瘤发生于肺段及肺段以上支气管,主要由脂肪组织构成。周围型错构瘤表现为肺内的孤立结节,边缘清楚,无分叶,部分病变内会有爆米花样钙化。中央型错构瘤阻塞支气管引起阻塞性肺炎或肺不张,表现为斑片状模糊阴影或肺叶、肺段的实变、体积缩小(图 6-43)。

图 6-43 肺错构瘤 X 线表现
左上肺结节,边界清楚,无分叶(箭头)

(张友军)

第七节 胸 膜 疾 病

一、胸膜炎

(一)概述

胸膜炎又称"肋膜炎",是胸膜的炎症。胸膜炎是致病因素(通常为病毒或细菌)刺激胸膜所致的胸膜炎症。胸腔内可有液体积聚(渗出性胸膜炎)或无液体积聚(干性胸膜炎)。炎症消退后,胸膜可恢复至正常,或发生两层胸膜相互粘连。由多种病因引起,如感染、恶性肿瘤、结缔组织病、肺栓塞等。

(二)局部解剖

胸膜是衬覆于胸壁内面、膈上面、纵隔两侧面和肺表面等处的一层浆膜。被覆于胸壁内面、纵隔两侧面和膈上面及突至颈根部等处的胸膜部分称壁胸膜,覆盖于肺表面的称脏胸膜,两层胸膜之间密闭、狭窄、呈负压的腔隙称胸膜腔。壁、脏两层胸膜在肺根表面及下方互相移行,肺根下方相互移行的两层胸膜重叠形成三角形的皱襞称肺韧带。

壁胸膜依其衬覆部位不同分为以下四部分。

1.肋胸膜

肋胸膜是衬覆于肋骨、胸骨、肋间肌、胸横肌及胸内筋膜等诸结构内面的浆膜,其前缘位于胸骨后方,后缘达脊柱两侧,下缘以锐角反折移行为膈胸膜,上部移行为胸膜顶;膈胸膜覆盖于膈上面,与膈紧密相贴、不易剥离;纵隔胸膜衬覆于纵隔两侧面,其中部包裹肺根并移行为脏胸膜,纵隔胸膜向上移行为胸膜顶,下缘连接膈胸膜,前、后缘连接肋胸膜;胸膜顶是肋胸膜和纵隔胸膜向上的延续,突至胸廓入口平面以上,与肺尖表面的脏胸膜相对,在胸锁关节与锁骨中内1/3交界处,胸膜顶高出锁骨上方 1～4 cm,经锁骨上臂丛麻醉或针刺时,为防止刺破肺尖,进针点应高于锁骨上 4 cm。

2.脏胸膜

脏胸膜是贴附于肺表面,并伸入至叶间裂内的一层浆膜。因其与肺实质连接紧密故又称肺胸膜。

3.胸膜腔

胸膜腔是指脏、壁胸膜相互移行,二者之间围成的封闭的胸膜间隙,左、右各一,呈负压。胸膜腔实际是个潜在的间隙,间隙内仅有少许浆液,可减少摩擦。

4.胸膜隐窝

胸膜隐窝是不同部分的壁胸膜返折并相互移行处的胸膜腔,即使在深吸气时,肺缘也达不到其内,故名胸膜隐窝。主要包括肋膈隐窝、肋纵隔隐窝和膈纵隔隐窝等。①肋膈隐窝:左右各一,由肋胸膜与膈胸膜返折形成,是诸胸膜隐窝中位置最低、容量最大的部位。深度可达两个肋间隙,胸膜腔积液常先积存于肋膈隐窝。②肋纵隔隐窝:位于心包处的纵隔胸膜与肋胸膜相互移行处,因左肺前缘有心切迹,所以左侧肋纵隔隐窝较大。③膈纵隔隐窝:位于膈胸膜与纵隔胸膜之间,因心尖向左侧突出而形成,故该隐窝仅存在于左侧胸膜腔(图 6-44)。

(三)临床表现与病理基础

胸膜炎最常见的症状为胸痛。胸痛常突然出现,程度差异较大,可为不明确的不适或严重的刺痛,可仅在患者深呼吸或咳嗽时出现,也可持续存在并因深呼吸或咳嗽而加剧。也可表现为腹部、颈部或肩部的牵涉痛。胸膜炎是致病因素刺激胸膜所致的胸膜炎症,使胸膜充血、水肿,白细胞浸润并有多数内皮细胞脱落,胸膜面失去其原来的光泽。胸膜纤维蛋白渗出,致使胸膜增厚粗糙。

(四)X 线表现

急性期主要表现为胸腔游离积液或包裹性积液,部分患者并发支气管胸膜瘘则可见气液平面。积液量少时可见肋膈角变钝。慢性期主要表现为胸膜增厚、粘连,甚至钙化,使患侧肋间隙变窄,胸廓塌陷,纵隔移向患侧,横膈上升。胸膜钙化时在肺野边缘呈片状、不规则点状或条状高密度影。包裹性胸膜炎时,胸膜钙化可呈弧线形或不规则环形。

图 6-44　胸膜局部解剖图

二、胸膜间皮瘤

(一)概述

胸膜间皮瘤为胸膜原发性肿瘤,是来源于脏层、壁层、纵隔或横膈四部分胸膜的肿瘤。国外发病率高于国内。死亡率占全世界所有肿瘤的 1% 以下。近年有明显上升趋势。50 岁以上多见,男女之比为 2:1。与石棉接触有关。目前,恶性型尚缺乏有效的治疗方法。

(二)临床表现与病理基础

局限型者可无明显不适或仅有胸痛、活动后气促;弥漫型者有较剧烈胸痛、气促、消瘦等。患侧胸廓活动受限,饱满,叩诊浊音,呼吸音减低或消失,可有锁骨上窝及腋下淋巴结肿大。由于间皮瘤细胞形态的多样性,光镜下恶性间皮瘤组织学分型尚不统一。世界卫生组织曾将弥漫性恶性间皮瘤分为上皮型、肉瘤型和混合型。电镜检查示瘤细胞表面及瘤细胞内腔面有细长的蓬发样微绒毛,胞浆内丰富的张力微丝及糖原颗粒,有双层或断续的基膜,瘤细胞间有较多的桥粒为恶性间皮瘤的超微结构特征。

(三)X 线表现

难以显示小的病灶,有时仅可见胸腔积液。病变较大时可以显示突入肺野的结节,呼吸时随肋骨运动(图 6-45)。

图 6-45　胸膜间皮瘤 X 线表现

三、气胸与液气胸

(一)概述

气胸是指气体进入胸膜腔,造成积气状态,称为气胸。通常分为三大类:自发性气胸、创伤性气胸和人工气胸。自发性气胸是由于肺部疾病使肺组织和脏层胸膜破裂,或由于靠近肺表面的微小泡和肺大疱破裂,肺和支气管内空气进入胸膜腔所致。液气胸则是指气胸的同时伴有胸腔内积水。

(二)临床表现与病理基础

起病大多急骤,典型症状为突发胸痛、继而胸闷或呼吸困难,并可有刺激性干咳。也有发病缓慢,甚至无自觉症状。部分患者发病前有用力咳嗽、持重物、屏气或剧烈活动等诱因,也有不少患者在正常活动或安静休息时发病。症状轻重取决于起病急缓、肺萎缩程度、肺原发疾病及原有心肺功能状况等。胸体征视积气多少而定。少量气胸可无明显体征,气体量多时患侧胸部饱满,呼吸运动减弱,触觉语颤减弱或消失,叩诊鼓音,听诊呼吸音减弱或消失。肺气肿并发气胸患者虽然两侧呼吸音都减弱,但气胸侧减弱更明显。大量气胸时纵隔向健侧移位。右侧大量气胸时肝浊音界下移,左侧气胸或纵隔气肿时在左胸骨缘处听到与心跳一致的咔嗒音或高调金属音。当患者出现发绀、大汗、严重气促、心动过速和低血压时应考虑存在张力性气胸。

(三)X线表现

可对气胸及液气胸作出诊断,并可判断肺组织被压缩的程度。气胸区无肺纹理,为气体密度。少量气胸时,气胸区呈线状或带状,可见被压缩肺的边缘,呼气时显示较清楚。大量气胸时,气胸区可占据肺野的中外带,内带为压缩的肺,呈密度均匀软组织影。同侧肋间隙增宽,横膈下降,纵隔向健侧移位,对侧可见代偿性肺气肿。

(张茗芝)

第七章

骨与关节疾病的X线诊断

第一节 慢性骨关节病

一、类风湿关节炎

(一)病理

滑膜充血、水肿和炎细胞浸润;关节内渗出液增多;滑膜逐渐增厚,表面形成血管翳。关节软骨及软骨下骨质被破坏,形成纤维性强直,或骨性强直。

(二)X线表现

(1)关节周围软组织肿胀。

(2)关节邻近骨质疏松。

(3)关节边缘侵蚀及软骨下囊性变。

(4)关节间隙变窄。

(5)关节畸形和强直。

二、强直性脊柱炎

(一)病理

滑膜炎症和血管翳可造成关节软骨和软骨下骨质破坏,脊柱韧带、关节突、关节囊及椎间盘发生广泛钙化、骨化,呈"竹节"状脊柱。

(二)X线表现

1.骶髂关节的改变

病变首先侵犯骶髂关节,双侧对称性受累为其特征,是诊断的主要依据。开始骶髂关节面模糊,继而出现虫蚀样破坏,骨质增生硬化,关节间隙变窄,最后骨性融合。

2.脊柱的改变

病变常由脊椎下部开始,向上逐渐累及全部脊柱。早期骨质疏松。脊椎小关节面模糊,关节间隙消失。椎体前缘的凹面变直呈"方形椎"。由于椎间盘纤维环连同椎旁韧带的广泛钙化、骨化,使脊柱成为竹节状。

3.周围关节的改变

周围关节的改变表现为关节间隙变窄、关节面侵蚀、关节面下囊性变、骨赘增生及骨性强直。

三、退行性骨关节病

X线表现有以下几种。

(1)关节间隙狭窄。

(2)关节软骨下硬化及假囊肿:关节软骨下广泛密度增高。囊变表现为圆形、类圆形透亮区,边缘清楚,常有硬化边。

(3)关节腔内游离体。

(4)脊柱退行性变:脊柱生理曲度变直、侧弯。椎间隙变窄,椎体终板骨质增生硬化,边缘骨赘增生、重者可连成骨桥。颈椎椎体后缘、椎小关节及钩椎(Luschka关节)增生变锐压迫和刺激颈丛神经根、脊髓、颈动脉及交感神经等组织而产生一系列临床症状,称颈椎病。

（宋丽娜）

第二节　骨与关节创伤

一、骨折

骨折是指骨结构连续性和完整性的中断。儿童骨骺分离亦属骨折。

(一)骨折的基本 X 线表现

骨折的断端多表现为边缘锐利而不规则的透亮裂隙,称为骨折线;嵌入性或压缩性骨折断端多呈高密度致密带;儿童青枝骨折表现为骨小梁扭曲或骨皮质部分断裂;骨骺分离表现为骺线增宽,骨骺与干骺端对位异常。

(二)骨折的类型

骨折可分为创伤性骨折、病理性骨折和疲劳性骨折。

1.创伤性骨折

创伤性骨折即直接或间接暴力引起正常骨的骨折。根据骨折的程度分为完全性骨折和不完全性骨折;还可根据骨折的时间分为新鲜骨折和陈旧性骨折。

2.病理性骨折

在已有的骨病基础上发生的骨折称病理性骨折。

X线上除有骨折征象外还具原有病变引起的骨质改变。

3.疲劳性骨折

长期、反复的外力作用于骨的某一部位,可逐渐发生慢性骨折,称为疲劳性骨折或应力骨折。好发部位为跖骨、胫腓骨。

X线显示骨折线光滑整齐,多发生于一侧骨皮质而不贯穿整个骨干。骨折周围有骨膜反应、皮质增厚、髓腔硬化。

(三)骨折的愈合

1.肉芽组织修复期

骨折后数小时,骨折端及周围软组织出血并形成血肿。在骨折后 2～3 天,新生的毛细血管侵入血肿,开始机化,形成纤维性骨痂,在此基础上,成骨细胞活动形成大量的骨样组织,即骨样骨痂。

X 线表现骨折线仍清晰可见并稍增宽,但不似新鲜骨折线锐利。

2.骨痂形成期

骨折 1～2 周后,骨样组织逐渐骨化,形成骨性骨痂。此期骨折断端密度较高,骨折线模糊,断端周围有致密的、无定形的骨质。

3.骨性愈合期

骨性骨痂逐渐缩小增浓,骨小梁逐渐增加,骨髓腔为骨痂所堵塞。骨折断端间形成骨性联合。

X 线表现为骨痂体积变小、致密、边缘清楚,骨折线消失,断端间有骨小梁通过。骨性愈合期在骨折后 3～12 个月。

4.塑形期

在肢体负重运动后,骨小梁重新按受力线方向排列。不需要的骨痂通过破骨细胞而吸收,骨痂不足的部位则经骨膜化骨而增生填补。最后骨折的痕迹完全或接近完全消失,恢复原来的骨形态。完成塑形在儿童中需 1～2 年,在成人则需 2～4 年。

(四)骨折的并发症和后遗症

1.延迟愈合或不愈合

骨折超过正常愈合时间仍未愈合,但未达到不愈合的程度称延迟愈合,经适当处理后仍有愈合的可能。X 线表现骨折线增宽,骨痂量少,骨折端骨质明显疏松。

骨折已半年以上,骨折断端仍有异常活动,X 线表现为骨断端吸收、萎缩、变细,局部硬化、光滑,即为骨不愈合。骨折间隙明显增宽,有假关节形成。

2.外伤后骨质疏松

外伤后骨质疏松可引起失用性骨质疏松;而骨质疏松可以延缓骨折的愈合。

X 线表现为骨密度减低,皮质变薄,骨小梁减少。严重骨折远端骨萎缩。

3.缺血性骨坏死

骨折时由于骨营养血管断裂,没有建立有效的侧支循环,致断骨一端的血液供应障碍,而发生缺血性坏死。

X 线表现坏死骨的密度增高,周围正常骨组织相对疏松。

4.创伤性关节炎

骨折累及关节时,损伤并破坏关节软骨和软骨下骨质,形成创伤性关节炎。

X 线表现为关节间隙变窄,关节面增生硬化,边缘骨赘形成,周围韧带骨化等。

5.骨化性肌炎

骨创伤常伴骨膜撕脱剥离,肌腱韧带损伤,骨膜下血肿,在此基础上可形成钙化或骨化。

X 线表现为骨的附近或软组织中,出现不规则条片状致密影,数目和大小不一。

6.骨畸形

骨断端复位不佳,可造成畸形愈合。

7.血管、神经损伤

骨创伤常伴有邻近的血管和神经的损伤。如颅骨骨折容易损伤颅内动脉,造成颅内血肿。肱骨髁上骨折可造成肱动脉和正中神经损伤等。

(五)常见的几种骨折

1.柯雷(Colles)骨折

柯雷(Colles)骨折是指桡骨远端,距离远侧关节面2～3 cm内的骨折。骨折远端向背侧移位和向掌侧成角,桡骨前倾角减小或呈负角,使手呈银叉状畸形,常伴有尺、桡骨远端关节脱位及尺骨茎突骨折。与柯雷骨折的作用力相反,跌倒时手腕掌屈手背触地,使骨折远端向掌侧移位和向背侧成角,称史密斯(Smith)骨折或反柯雷骨折。

2.股骨颈骨折

(1)内收型(错位型、不稳定型)。

(2)外展型(嵌入型、稳定型),该型较少见。

3.踝部骨折

骨折形态常为斜形或撕脱骨折,强大暴力可造成粉碎性骨折,骨折线可通过关节或并发踝关节半脱位。

4.脊柱骨折

脊柱骨折表现为椎体呈楔状变形,前缘皮质断裂、凹陷或凸出,椎体中央因骨小梁相互压缩而出现横行致密线,有时在椎体前上角可见分离的碎骨片。

二、关节脱位

(1)肩关节脱位。

(2)肘关节脱位。

(3)髋关节脱位:①后脱位,最常见。X线正位片显示股骨头脱出髋臼之外,股骨头上移与髋臼上部重叠。②前脱位,较少见。X线正位片股骨头下移于髋臼下方对向闭孔,与坐骨结节重叠。

(邵占功)

第三节 骨与关节化脓性感染

一、化脓性骨髓炎

化脓性骨髓炎是骨髓、骨和骨膜的化脓性炎症。

(一)急性化脓性骨髓炎

致病菌经骨营养血管进入骨髓腔,表现为充血、水肿、中性粒细胞浸润、骨质破坏,脓肿形成。骨干失去来自骨膜的血液供应而形成死骨。

X线表现:①软组织肿胀;②骨质破坏;③骨膜增生;④死骨。

(二)慢性化脓性骨髓炎

急性化脓性骨髓炎如果治疗不及时可转变为慢性,其特征为排脓窦道经久不愈,反复发作。

X线表现:广泛的骨质增生及硬化,骨髓腔变窄或闭塞。在增生硬化的骨质中可见残存的破坏区,其中可有大小不等的死骨。

二、化脓性关节炎

病变初期为滑膜充血、水肿,关节腔内积液,引起关节面破坏和关节间隙狭窄,关节面的破坏愈合时发生纤维性强直或骨性强直。

X线表现:早期关节周围软组织肿胀,关节囊增大,关节间隙增宽。局部骨质疏松。骨质破坏以关节承重部位出现早而明显。晚期可出现骨性强直或纤维性强直。

（梁玉刚）

第四节　骨与关节肿瘤

骨与关节肿瘤分类方法较多,可以分为原发性肿瘤与继发性肿瘤、良性肿瘤与恶性肿瘤。

一、X线表现

(一)发病部位

不同的肿瘤有其一定的好发部位。

(二)病变数目

原发性骨肿瘤多为单发,而骨髓瘤和转移性骨肿瘤常为多发。

(三)骨质变化

骨质破坏;肿瘤骨形成。

(四)骨膜增生

骨膜增生呈平行状、花边状、葱皮状、放射状及三角状等。肿瘤向骨外发展时,肿瘤突破处,骨膜遭破坏,其残端呈三角形,称 Codman 三角。

(五)周围软组织变化

软组织密度增高,内可有瘤骨及瘤软骨,亦可有不规则钙化或不连续的壳状钙化。

二、良、恶性骨肿瘤的鉴别

(一)生长情况

1.良性

生长缓慢,不侵及邻近组织,但可引起邻近组织压迫移位;无转移。

2.恶性

生长迅速,易侵及邻近组织、器官;可有转移。

（二）局部骨质变化

1.良性

局部骨质变化呈膨胀性骨质破坏，与正常骨界限清晰，边缘锐利，骨皮质变薄、膨胀，保持其连续性。

2.恶性

局部骨质变化呈浸润性骨破坏，病变区与正常骨界限模糊，边缘不整。

（三）骨膜增生

1.良性

一般无骨膜增生，病理骨折后可有少量骨膜增生，并不被破坏。

2.恶性

可出现不同形式的骨膜增生，并可被肿瘤侵犯破坏。

（四）周围软组织变化

1.良性

多无肿胀或肿块影，如有肿块，其边缘清楚。

2.恶性

常有软组织肿块，与周围组织分界不清，其内可见钙化或瘤骨。

（王付敏）

第八章

颅脑疾病的CT诊断

第一节　脑血管疾病

急性期脑血管疾病(CVD)以脑出血和脑梗死多见,CT 和 MRI 诊断价值大;动脉瘤和血管畸形则需配合 DSA、CTA 或 MRIA 诊断。

一、脑出血

(一)病理和临床概述

脑出血是指脑实质内的出血,依原因可分为创伤性和非创伤性,后者又称原发性或自发性脑内出血,多指高血压、动脉瘤、血管畸形、血液病和脑肿瘤等引起的出血,以高血压性脑出血常见,多发于中老年高血压和动脉硬化患者。出血好发于基底核、丘脑、脑桥和小脑,易破入脑室。血肿及伴发的脑水肿引起脑组织受压、软化和坏死。血肿演变分为急性期、吸收期和囊变期,各期时间长短与血肿大小和年龄有关。

(二)诊断要点

边界清楚的肾形、类圆形或不规则形均匀高密度影,周围水肿带宽窄不一,局部脑室受压移位。(图 8-1)破入脑室可见脑室内积血。

图 8-1　脑出血
女性患者,68 岁,突发言语不清、左侧肢体偏瘫 4 小时就诊,
CT 显示左侧基底核区条片状高密度影,左侧侧脑室受压变形

急性期表现为脑内密度均匀一致的高密度灶,呈卵圆形或圆形为主,CT值为50～80 HU;吸收期始于3～7天,可见血肿周围变模糊,水肿带增宽,血肿缩小并密度减低,小血肿可完全吸收;囊变期始于2个月以后,较大血肿吸收后常遗留大小不等的囊腔,伴有不同程度的脑萎缩。

(三)鉴别诊断

脑外伤出血,结合外伤史可以鉴别。

(四)特别提示

血肿不同演变时期CT显示的密度不同,容易误诊,应密切结合临床。

二、脑梗死

(一)病理和临床概述

脑梗死包括缺血性和出血性脑梗死及腔隙性脑梗死。缺血性脑梗死是指脑血管闭塞导致供血区域脑组织缺血性坏死。原因:脑血栓形成,继发于脑动脉硬化、动脉瘤、血管畸形、炎性或非炎性脉管炎等;脑栓塞,如血栓、空气、脂肪栓塞;低血压和凝血状态。病理上分为缺血性、出血性和腔隙性脑梗死。出血性脑梗死是指部分缺血性脑梗死继发梗死区内出血。腔隙性脑梗死为深部髓质小动脉闭塞所致,为脑深部的小梗死,在脑卒中病变中占20%,主要好发中老年人,常见于基底核、内囊、丘脑、放射冠及脑干。

(二)诊断要点

1.缺血性梗死

CT示低密度灶,其部位和范围与闭塞血管供血区一致,皮髓质同时受累,多呈扇形。基底贴近硬膜。可有占位效应。2～3周时可出现"模糊效应",病灶变为等密度而不可见。增强扫描可见脑回状强化。1～2个月后形成边界清楚的低密度囊腔(图8-2A)。

2.出血性梗死

CT示在低密度脑梗死灶内,出现不规则斑点、片状高密度出血灶,占位效应较明显(图8-2B)。

3.腔隙性梗死

CT表现为脑深部的低密度缺血灶,大小5～15 mm,无占位效应(图8-2C)。

图8-2 脑梗死

A.男性患者,75岁,突发肢体偏瘫1天,CT显示左侧额、颞叶大片低密度梗死灶;B.女性,64岁,突发肢体偏瘫5小时,经诊断为右颞大片脑梗死后入院后行溶栓治疗。3天后病情加重,CT显示右侧颞顶叶大片出血性脑梗死;C.女性,67岁,头昏3天,CT显示右侧颞叶基底核区腔隙性脑梗死(箭头)

(三)鉴别诊断

脑炎:结合病史和临床症状及实验室检查。

(四)特别提示

CT 对急性期及超急性期脑梗死的诊断价值不大,应行 MRI 弥散加权扫描。病情突然加重时应行 CT 复查,明确有无梗死后出血即出血性脑梗死,以指导治疗。

三、动脉瘤

(一)病理和临床概述

动脉瘤好发于脑底动脉环及附近分支,是蛛网膜下腔出血的常见原因,发生的主要原因是血流动力学改变,尤其是血管分叉部血癌流动对血管壁形成剪切力及搏动压力造成血管壁退化;动脉粥样硬化也是常见因素;另外常与其他疾病伴发,如纤维肌肉发育异常、马方综合征等。按形态可分为常见的浆果形、少见的梭形及罕见的主动脉夹层。浆果形的囊内可有血栓形成。

(二)诊断要点

分为三型,Ⅰ型无血栓动脉瘤(图 8-3A),平扫呈圆形高密度区,均一性强化;Ⅱ型部分血栓动脉瘤(图 8-3B),平扫中心或偏心处高密度区,中心和瘤壁强化,其间血栓无强化,呈"靶征";Ⅲ型完全血栓动脉瘤,平扫呈等密度灶,可有弧形或斑点状钙化,瘤壁环形强化。动脉瘤破裂时 CT 图像上多数不能显示瘤体,但可见并发的蛛网膜下腔出血,脑内血肿、脑积水、脑水肿和脑梗死等改变。

图 8-3 前交通动脉瘤

A.男性患者,24 岁,因不明原因蛛网膜下腔出血而行 CT 检查,增强可见鞍上池前方可见一囊样结节灶,强化程度与动脉相仿;B.CTA 的 VRT 重建显示前交通动脉瘤

(三)鉴别诊断

1.脑膜瘤

与脑膜宽基相接。

2.脑出血

结合病史及临床症状。

(四)特别提示

CTA 对动脉瘤显示价值重大,可以立体旋转观察载瘤动脉、瘤颈及其同周围血管的空间关系。

四、脑血管畸形

(一)病理和临床概述

脑血管畸形为胚胎期脑血管的发育异常,根据 Mc Cormick 1996 年分类,分为动、静脉畸形、毛细血管扩张症,血管曲张和海绵状血管瘤等。动、静脉畸形最常见,好发于大脑中动脉、后动脉

系统,由供血动脉、畸形血管团和引流静脉构成。好发于男性,以 20~30 岁最常见。儿童常以脑出血、成人以癫痫就诊。

(二)诊断要点

CT 显示不规则混杂密度灶,可有钙化,并呈斑点或弧线形强化,水肿和占位效应缺乏(图 8-4A)。可合并脑血肿、蛛网膜下腔出血及脑萎缩等改变。

(三)鉴别诊断

海绵状血管瘤,增强扫描呈轻度强化,病灶周围无条状、蚓状强化血管影。MRI 可显示典型的网格状或爆米花样高低混杂信号,周围见低信号环。

(四)特别提示

CTA 价值重大,可以立体旋转观察供血动脉和引流静脉(图 8-4B)。MRI 显示更清楚。

图 8-4　颅内动静脉畸形

A.男性,患者 19 岁,因癫痫不规则发作 5 年来院检查,CT 平扫显示左侧顶、枕部脑实质内可见多发斑点状钙化影,局部脑实质密度增高。DSA 证实为颅内动静脉畸形;B.CTA 的 VRT 重建显示为左侧顶枕叶 AVM

（时志强）

第二节　颅内感染

颅内感染的病种较多,包括细菌、病毒、真菌和寄生虫感染,主要通过血行性感染或邻近感染灶直接扩散侵入颅内,少数可因开放性颅脑损伤或手术造成颅内感染。改变包括脑膜炎、脑炎和动静脉炎。

一、脑脓肿

(一)病理和临床概述

脑脓肿以耳源性常见,多发于颞叶和小脑;其次为血源性、鼻源性、外伤性和隐源性等。病理上分为急性炎症期、化脓坏死期和脓肿形成期。

(二)诊断要点

急性炎症期呈大片低密度灶,边缘模糊,伴占位效应,增强无强化;化脓坏死期,低密度区内出现更低密度坏死灶,轻度不均匀性强化;脓肿形成期,平扫见等密度环,内为低密度并可有气泡影,呈环形强化,其壁完整、光滑、均匀,或多房分隔(图 8-5)。

图 8-5　脑脓肿

男性患者,24 岁,因头痛、呕吐 2 天入院,CT 平扫显示左额叶不规则低密度灶,占位效应明显。增强可见病灶呈环形均匀强化,未见明显壁结节,中心低密度区无明显变化,周围水肿明显,左侧侧脑室前角明显受压移位变形。考虑为脓肿形成,经抗感染治疗后情况好转

(三)鉴别诊断

(1)胶质瘤:胶质瘤的环状强化厚薄不均,形态不规则,常呈花环状、结节状强化,中心坏死区密度不等,CT 值常大于 20 HU。

(2)脑梗死多见于老年高血压患者,有明确突发病史,经复查随访,占位效应减轻。

(3)与肉芽肿病鉴别。

(四)特别提示

CT 诊断该病应结合病史、脑脊液检查。

二、结核性脑膜脑炎

(一)病理和临床概述

结核性脑膜脑炎是结核菌引起脑膜弥漫性炎性反应,并波及脑实质,好发于脑底池。脑膜渗出和肉芽肿为其基本病变,可合并结核球、脑梗死和脑积水。

(二)诊断要点

CT 早期可无异常发现。脑底池大量炎性渗出时,其密度增高,失去正常透明度;增强扫描脑膜广泛强化,形态不规则。肉芽肿增生则见局部脑池闭塞并结节状强化。

脑结核球平扫呈等或低密度灶,增强扫描呈结节状或环形强化。

(三)鉴别诊断

蛛网膜下腔出血,平扫呈高密度,增强扫描无明显强化,脑底池形态规则,无局部闭塞及扩张改变;此外需同脑囊虫病,转移瘤及软脑膜转移等鉴别,需结合病史。

(四)特别提示

CT 诊断应结合脑脊液检查、X 线胸片检查等。

三、脑猪囊尾蚴病

(一)病理和临床概述

脑猪囊尾蚴病为猪绦虫囊尾蚴在脑内异位寄生所致。人误食绦虫卵或节片后,卵壳被胃浊消后,蚴虫经肠道血流而散布于全身寄生。脑猪囊尾蚴病为其全身表现之一,分为脑实质型、脑室型、脑膜型和混合型。脑内囊虫的数目不一,呈圆形,直径 4~5 mm。囊虫死亡后退变为小圆

形钙化点。

(二)诊断要点

脑实质型CT表现为脑内散布多发性低密度小囊,多位于皮、髓质交界区,囊腔内可见致密小点代表囊虫头节。不典型者可表现为单个大囊、肉芽肿、脑炎或脑梗死。脑室型以第四脑室多见;脑膜型多位于蛛网膜下腔,和脑膜粘连,CT直接征象有限,多间接显示局部脑室或脑池扩大,相邻脑实质光滑受压。常合并脑积水。囊壁、头节和脑膜有时可强化。

(三)鉴别诊断

1.蛛网膜囊肿

常位于颅中窝、侧裂池、边缘较平直,可造成颅骨压迫变薄。

2.转移癌

呈大小不一的圆形低密度灶,增强扫描环状、结节状强化,病灶周围明显水肿。

3.脑结核

结合病史、CT特点可以区别。

(四)特别提示

需要结合有无疫区居住史、有无生食史等。

四、急性播散性脑脊髓炎

(一)病理和临床概述

急性播散性脑脊髓炎或称急性病毒性脑脊髓炎,可见于病毒(如麻疹、风疹、水痘等)感染后或疫苗(如牛痘疫苗、狂犬病疫苗等)接种后,临床表现为发热、呕吐、嗜睡、昏迷。一般在病毒感染后2~4天或疫苗接种后10~13天发病。发病可能与自身免疫机制有关。

(二)诊断要点

CT表现急性期脑白质内多发、散在性低密度灶,半卵圆中心区明显,有融合倾向,增强呈环形强化。慢性期表现为脑萎缩。

急性病毒性脑炎时,主要表现为早期脑组织局部稍肿胀,中、后期可以出现密度减低(图8-6),增强扫描可以有局部软脑膜强化,增厚改变,脑沟显示欠清。

图 8-6　病毒性脑炎
女性患者,11岁,因头昏嗜睡2天,CT可见右侧枕叶局部脑皮
质肿胀、白质水肿改变,经脑脊液检查证实为病毒性脑炎

(三)鉴别诊断

同软脑膜转移、结核性脑膜炎等鉴别。

(四)特别提示

应进行脑脊液检查。MRI 成像及增强扫描对显示该病有很好的效果。

五、肉芽肿性病变

(一)病理和临床概述

肉芽肿种类繁多,主要有炎症性和非炎症性。侵犯脑内的肉芽肿主要有炎症性,其中以结核性最常见。炎症性肉芽肿是炎症局部形成主要以巨噬细胞增生构成的境界清楚的结节样病变。病因有结核、麻风、梅毒、真菌及寄生虫、异物、其他疾病等。临床表现与颅内占位类似。

(二)诊断要点

CT 平扫表现等或稍高密度的边界清楚的结节灶(图 8-7)。增强扫描呈结节样强化,也可以因内部发生坏死而呈环形强化,后者常见于结核性肉芽肿。少部分肉芽肿内可见钙化。可以单发或多发。好发于大脑皮质灰质下。

图 8-7 结核性肉芽肿

男性患者,32 岁,因头晕嗜睡 3 天就诊,CT 平扫显示右侧额、颞叶大脑皮质灰质下及灰质区可见高密度结节灶,右侧侧脑室前角扩大伴局部白质区低密度改变,手术病理检查为结核性肉芽肿

(三)鉴别诊断

(1)脑转移肿瘤,水肿较明显,增强扫描呈环状或结节状,一般有原发病史,临床复查随访进展明显。

(2)同部分脑肿瘤鉴别困难。

(四)特别提示

应进行脑脊液检查。MRI 成像及增强扫描对显示该病有很好的效果。

(时志强)

第三节 颅脑外伤

颅脑外伤是脑外科常见病,国内统计占损伤的第 1～2 位,为年轻人第一位死因。颅脑外伤多由直接暴力所致,极少可由间接暴力引起。目受力部位不同和外力类型、大小、方向不同,可造成不

同程度的颅内损伤,如脑挫裂伤、脑内、外出血等,脑外出血又包括硬膜外、硬膜下和蛛网膜下腔出血。急性脑外伤病死率高。CT应用以来,脑外伤诊断水平不断提高,极大降低了病死率和病残率。

一、脑挫裂伤

(一)病理和临床概述

脑挫裂伤是临床最常见的颅脑扭伤之一,包括脑挫伤和脑裂伤。脑挫伤是指外力作用下脑组织发生局部静脉淤血、脑水肿、脑肿胀和散在的小灶性出血。脑裂伤则是指脑膜、脑组织或血管撕裂。二者常合并存在,故统称为脑挫裂伤。

(二)诊断要点

CT表现为低密度脑水肿区内,散布斑点状高密度出血灶。小灶性出血可以互相融合,病变小而局限时可以没有占位效应,但广泛者可以有占位征象(图8-8)。

图 8-8　颅脑外伤 2 小时后 CT 检查

大箭头所示为左额叶挫裂伤,小箭头为小脑上池蛛网膜下腔出血

早期低密度水肿不明显,随着时间推移,水肿区逐渐扩大,第 3～5 天达到高峰,以后出血灶演变为低密度,最终形成软化灶。

(三)鉴别诊断

(1)部分容积效应,前颅底骨可能因部分容积效应反映到脑额叶高密度影,但薄层扫描后即消失。

(2)出血性脑梗死,有相应的临床表现和病史。

(四)特别提示

CT可以快速诊断,病变小者如治疗及时一般能痊愈,不遗留或很少有后遗症。病变较大者形成软化灶。

二、脑内血肿

(一)病理和临床概述

外伤性脑内血肿约占颅内血肿的 5%。多发生于额、颞叶,即位于受力点或对冲部位脑表面区,与高血压性脑出血好发位置不同。绝大多数为急性血肿且伴有脑挫裂伤和/或急性硬膜下血肿。少数为迟发血肿,多于伤后 48～72 小时内复查 CT 时发现。

(二)诊断要点

CT表现为边界清楚的类圆形高密度灶(图8-9)。血肿进入亚急性期时呈等密度,根据占位效应和周围水肿,结合外伤史,CT仍能诊断。

图 8-9　脑内血肿

颅脑急性外伤后 6 小时行 CT 检查,可见右颞脑内血肿,周边可
见低密度水肿带,右侧侧脑室受压改变,中线结构左移

(三)鉴别诊断

主要与高血压性脑出血鉴别,根据有无外伤史很容易鉴别。

(四)特别提示

CT 可以快速诊断,如果血肿较大,可以进行立体定向血肿穿刺抽吸术。如外伤后 CT 扫描原来无血肿患者有进行性意识障碍者,应及时进行 CT 复查,以除外迟发性血肿。

三、硬膜外血肿

(一)病理和临床概述

硬膜外血肿位于颅骨内板与硬膜之间的血肿,临床常见,占 30%。主要因脑膜血管破裂所致,脑膜中动脉常见,血液聚集硬膜外间隙。硬膜与颅骨内板粘连紧密,故血肿较局限,呈梭形。临床表现因血肿大小、部位及有无合并伤而异。典型表现为外伤后昏迷、清醒、再昏迷。此外,有颅内压增高表现,严重者可出现脑疝。

(二)诊断要点

CT 表现为颅板下见局限性双凸透镜形、梭形或半圆形高密度灶(图 8-10),多数密度均匀,但亦可不均匀,呈高、等混杂密度影,主要是新鲜出血与血凝块收缩时析出的血清混合所致。

图 8-10　硬膜外血肿

颅脑外伤后 3 小时行 CT 检查,左颞可见梭形高密度影,手术证实为硬膜外血肿

硬膜外血肿多位于骨折附近,一般不跨越颅缝。跨越者常以颅缝为中心呈"3"字形。

(三)鉴别诊断

主要与高血压性脑出血鉴别,根据有无外伤史很容易鉴别。

(四)特别提示

CT对硬膜外血肿具有很重要的诊断价值,应注意的是硬膜外血肿一般伴有局部颅骨骨折。

四、硬膜下血肿

(一)病理和临床概述

硬膜下血肿是位于硬膜与蛛网膜之间的血肿,临床常见,占颅内血肿40%。主要因静脉窦损伤出血所致,血液聚集于硬膜下腔,沿脑表面分布。急性期是指外伤后3天内发生的血肿,约占硬膜下血肿的70%。病情多较危重,常有意识障碍;亚急性期是指外伤后4天至3周内发生的血肿,约占硬膜下血肿5%,原发损伤一般较轻,出血较慢,血肿形成较晚,临床表现较急性者出现晚且轻;慢性期是指伤后3周以上发生的血肿,约占20%。慢性硬膜下血肿并非是急性或亚急性硬膜下血肿的迁延,而是有其自身的病理过程。可为直接损伤或间接的轻微损伤,易忽略。好发老年人,为脑萎缩使脑表面与颅骨内板间隙增宽,外伤时脑组织在颅腔内移动度较大所致血管断裂出血。慢性硬膜下血肿常不伴有脑挫裂伤,为单纯性硬膜下血肿。患者症状轻微,多于伤后数周或数月出现颅内压增高、神经功能障碍及精神症状来就诊。

(二)诊断要点

急性期见颅板下新月形或半月形高密度影,常伴有脑挫裂伤或脑内血肿,脑水肿和占位效应明显(图8-11)。亚急性表现为颅板下新月形或半月形高、等密度或混杂密度区。1~2周可变为等密度;慢性期表现为颅板下新月形或半月形低密度、等密度、高密度或混杂密度区。血肿的密度和形态与出血时间、血肿大小、吸收情况及有无再出血有关。

A B

图 8-11 硬膜下血肿 CT 检查

A.颅脑外伤5小时后行CT检查,可见左侧额、颞、顶颅板下新月形高密度影,手术证实为硬膜下血肿;B.1周前有颅脑外伤史的患者,CT检查发现左侧额、颞、顶颅板下新月形等密度影(小箭头),部分有高密度(长箭头)为新鲜出血,手术证实为慢性硬膜下血肿伴少量新鲜出血

(三)鉴别诊断

主要与硬膜外血肿鉴别,硬膜下血肿呈新月形,可以跨越颅缝。

(四)特别提示

CT对急性硬膜下血肿诊断很有价值,但对亚急性、慢性硬膜下血肿却显示欠佳,血液因其顺磁性,所以在MRI下显示非常清楚,应行MRI检查。

五、外伤性蛛网膜下腔出血

(一)病理和临床概述

外伤性蛛网膜下腔出血，近期外伤史，蛛网膜小血管破裂所致，多位于大脑纵裂和脑底池。脑挫裂伤是外伤性蛛网膜下腔出血的主要原因，两者常并存。

(二)诊断要点

CT 表现为脑沟、脑池内密度增高影，可呈铸形。大脑纵裂出血多见，形态为中线区纵行窄带形高密度影。出血亦见于外侧裂池、鞍上池、环池、小脑上池或脑室内。蛛网膜下腔出血一般 7 天左右吸收。

(三)鉴别诊断

结核性脑膜炎，根据近期外伤史和临床症状容易鉴别。

(四)特别提示

CT 在急性期显示较好，积血一般数天后吸收消失。伤后 5～7 天后，CT 难以显示，血液因其顺磁性，所以在 MRI 下显示非常清楚，故应行 MRI 检查。

六、硬膜下积液

(一)病理和临床概述

硬膜下积液又称硬膜下水瘤。占颅脑外伤的 0.5%～1.0%。为外伤致蛛网膜撕裂，使裂口形成活瓣，导致脑脊液聚积。可因出血而成为硬膜下血肿。临床上可无症状，也可以有颅内压增高的临床表现。

(二)诊断要点

颅骨内板下方新月形均匀低密度区，密度与脑脊液相似，多位于双侧额部。纵裂硬膜下积液表现为纵裂池增宽，大脑镰旁为脑脊液样低密度区（图 8-12）。

图 8-12　硬膜下积液

颅脑外伤 7 天后 CT 复查示双侧额、颞部颅板下可见新月形低密度影，为硬膜下积液

(三)鉴别诊断

老年性脑萎缩，根据年龄情况和其他部分脑实质有无萎缩等情况可以鉴别。

(四)特别提示

CT 诊断硬膜下积液时应结合临床病史及年龄等因素。

（时志强）

第四节　颅脑肿瘤

　　CT检查目的主要在于确定颅脑中有无肿瘤，并对其作出定位、定量乃至定性诊断。根据病灶所在的位置及其与脑室、脑池和脑叶的对应关系及同相邻硬膜与颅骨结构的比邻关系多不难作出定位诊断，但临界部位肿瘤，仅轴位扫描可能出现定位困难，需要薄层扫描后再进一步多方位重建。MRI因多方位扫描，一般定位无困难。

　　CT灌注扫描有助于脑瘤内血管生成及血流状态的研究，而脑瘤内血管生成对肿瘤生长、分级、预后有重要影响。CT灌注可以反映血管生成引起血流量、血容量和毛细血管通透性的改变，从而有助于判断肿瘤的生物学特性，并估计预后情况。

一、星形细胞肿瘤

(一)病理和临床概述

　　星形细胞肿瘤成人多发生于大脑，儿童多见于小脑。按肿瘤组织学分为6种类型，且依细胞分化程度不同分属于不同级别。1993年WHO分类，将星形细胞瘤分为局限性和弥漫性两类。Ⅰ级，即毛细胞型、多形性黄色星形细胞瘤及室管膜下巨细胞型星形细胞瘤，占胶质瘤5%～10%，小儿常见。Ⅱ级星形细胞瘤，包括弥漫性星形细胞瘤、多形性黄色星形细胞瘤(Ⅱ级)，间变性星形细胞瘤为Ⅲ级，胶质母细胞瘤为Ⅳ级。Ⅰ～Ⅱ级肿瘤的边缘较清楚，多表现为瘤内囊腔或囊腔内瘤结节，肿瘤血管较成熟；Ⅲ～Ⅳ级肿瘤呈弥漫浸润生长，肿瘤轮廓不规则，分界不清，易发生坏死、出血和囊变，肿瘤血管丰富且分化不良。

(二)诊断要点

1. Ⅰ级星形细胞瘤

(1)毛细胞型常位于颅后窝，具有包膜，一般显示为边界清楚的卵圆形或圆形囊性病变，但内部囊液CT值较普通囊液高，20～25 HU。瘤周水肿和占位效应较轻。部分可呈实质性，但密度仍较脑实质为低(图8-13)。增强扫描无或轻度强化，延迟扫描可见造影剂进入囊内。

图8-13　毛细胞型星形细胞瘤

男性患者，63岁，因头昏不适3个月来院就诊，CT显示小脑右侧低密度影，边界尚清；
第四脑室受压变形。病变内部CT值约20 HU。手术病理为毛细胞型星形细胞瘤

（2）多形性黄色星形细胞瘤通常位于大脑皮质的表浅部位，一半以上为囊性，增强后囊内可见强化结节，囊壁不强化。不足一半为实质性，密度不均，有钙化及出血，增强后不均强化。

（3）10％～15％结节性硬化患者可以发生此瘤，常位于室间孔附近，形成分叶状肿块，并可见囊变及钙化。增强扫描有明显强化。

2.Ⅱ级星形细胞瘤

平扫呈圆形或椭圆形等或低密度区，边界常清楚，但可见局部或弥漫性浸润生长，15％～20％有钙化及出血，增强扫描一般不强化。Ⅲ～Ⅳ级肿瘤多呈高、低或混杂密度的囊性肿块，可有斑点状钙化和瘤内出血，肿块形态不规则，边界不清，占位效应和瘤周水肿明显，增强扫描多呈不规则环形伴壁结节强化，有的呈不均匀性强化（图8-14、图8-15）。

图 8-14　Ⅲ级星形细胞瘤

A、B两图为男性患者，26岁，因头昏1个月，癫痫发作2天，行CT扫描示左侧颞叶片状不规则高低混杂密度囊性肿块，边界不清，增强扫描呈不规则环形伴壁结节强化。手术病理为Ⅲ级星形细胞瘤

图 8-15　胶质母细胞瘤

A、B两图为男性患者，17岁，因头痛2个月来院就诊，CT示：左额叶密度不均肿块影，边界不清，中心及周围低密度，侧脑室受压变形，中线结构向右移位，增强呈环状中度不均强化肿块影，环形欠规则，厚薄不均，内为不均低密度，病灶前较大低密度水肿区。手术病理为胶质母细胞瘤

（三）鉴别诊断

（1）脑梗死：同Ⅱ级星形细胞瘤相鉴别。一般脑梗死与相应供血血管的区域形态相似，如楔形、扇形、底边在外的三角形等，无或轻微占位效应，并且2～3周后增强扫描可见小斑片状或结节状强化。

（2）脑脓肿：有相应的临床症状，增强扫描厚壁强化较明显。

（3）转移瘤一般多发，有明显的水肿。

（四）特别提示

CT对星形细胞瘤诊断价值有限，MRI对颅内病变显示尤为清晰，并可以多方位、多参数成

像,应补充 MRI 检查。

二、脑膜瘤

(一)病理和临床概述

脑膜瘤多见于中年女性,起源于蛛网膜粒帽细胞,多居于脑外,与硬脑膜粘连。好发部位为矢状窦旁、脑凸面、蝶骨嵴、嗅沟、脑桥小脑角、大脑镰和小脑幕等,少数肿瘤位于脑室内。肿瘤包膜完整,多由脑膜动脉供血,血运丰富,常有钙化,少数有出血、坏死和囊变。组织学分为上层型、纤维型、过渡型、砂粒型、血管瘤型等 15 型。脑膜瘤以良性为最常见,少部分为恶性,侵袭性生长。

(二)诊断要点

平扫肿块呈等或略高密度,常见斑点状钙化。多以广基底与硬膜相连,类圆形,边界清楚,瘤周水肿轻或无,静脉或静脉窦受压时可出现中度或重度水肿。颅板侵犯引起骨质增生或破坏。增强扫描呈均匀性显著强化(图 8-16)。

A   B

图 8-16 纤维型脑膜瘤

A、B 两图 CT 检查显示肿瘤为卵圆形,均匀的略高密度灶,与硬脑膜相连,邻近脑沟消失,有白质受压征,增强后明显均匀强化。术后病理为纤维型脑膜瘤

少数恶性或侵袭性脑膜瘤可以侵犯脑实质及局部骨皮质,但基本也基于局部脑膜向内、外发展。

(三)鉴别诊断

1.转移瘤

一般有大片裂隙样水肿及多发病变,较容易鉴别。

2.胶质瘤

一般位于脑内,与脑膜有关系者,可见为窄基相接,增强强化不如脑膜瘤。

3.神经鞘瘤

位于脑桥小脑角区时较难鉴别,但 MRI 有较大意义。

(四)特别提示

CT 对该病有较好的价值,但显示与脑膜的关系不如 MRI。

三、垂体瘤

(一)病理和临床概述

绝大多数为垂体腺瘤。按其是否分泌激素可分为非功能性腺瘤和功能性腺瘤。直径

<10 mm者为微腺瘤,>10 mm 者为大腺瘤。肿瘤包膜完整,较大肿瘤常因缺血或出血而发生坏死、囊变,偶可钙化。肿瘤向上生长可穿破鞍隔突入鞍上池,向下可侵入蝶窦,向两侧可侵入海绵窦。

(二)诊断要点

肿瘤较大时,蝶鞍可扩大,鞍内肿块向上突入鞍上池,或侵犯一侧或者两侧海绵窦。肿块呈等或略高密度,内常有低密度灶,均匀、不均匀或环形强化。

局限于鞍内<10 mm 的微腺瘤,宜采取冠状面观察,平扫不易显示,增强呈等、低或稍高密度结节(图 8-17)。间接征象有垂体高度>8 mm,垂体上缘隆突,垂体柄偏移和鞍底下陷。

图 8-17　垂体腺瘤

CT 检查示垂体窝内可见类圆形稍高密度影,边界清楚,蝶鞍扩大,
鞍底下陷;增强扫描肿瘤均匀强化。术后病理为垂体腺瘤

(三)鉴别诊断

1.颅咽管瘤

位于鞍区一侧,位于鞍区时鞍底无下陷或鞍底骨质无变化。

2.脑膜瘤

位于蝶嵴的脑膜瘤与脑膜关系密切。

(四)特别提示

注意部分垂体微腺瘤 CT 需要冠状位扫描,可以显示垂体柄偏移,正常垂体柄位正中或下端极轻的偏斜(倾斜角为 1.5°左右),若明显偏移肯定为异常。MRI 矢状位、冠状位扫描对显示正常垂体及垂体病变有重要价值。

四、听神经瘤

(一)病理和临床概述

听神经瘤为成人常见的颅后窝肿瘤。起源于听神经鞘膜,早期位于内耳道内,以后长入脑桥小脑角池,包膜完整,可出血、坏死、囊变。

(二)诊断要点

头颅 X 线平片示内耳道呈锥形扩大,骨质可破坏。CT 示脑桥小脑角池内等、低或高密度肿块,瘤周轻、中度水肿,偶见钙化或出血,均匀、非均匀或环形强化(图 8-18)。第四脑室受压移位,伴幕上脑积水。骨窗观察内耳道呈锥形扩大。

A　　　　　　　　　B　　　　　　　　　C

图 8-18　听神经瘤 CT 检查

A、B.女性患者,29 岁,右侧耳鸣 7 个月,近来加重伴共济失调,CT 扫描可见右侧脑桥
小脑角区肿块,宽基于岩骨尖,内有大片囊变区。增强呈实质部分明显强化;C.骨窗观
察可见右侧内听道喇叭口扩大(箭头所指),图 C"十"字所示为颈静脉孔

(三)鉴别诊断

1.桥小脑脚区的脑膜瘤

CT 骨窗观察可见内听道无喇叭口样扩大是重要征象。

2.表皮样囊肿

匍行生长、沿邻近蛛网膜下腔铸型发展、包绕其内神经和血管、无水肿等可以鉴别,MRI 对
诊断该疾病有很好的优势。

3.颅咽管瘤

CT 可见囊实性病变伴包膜蛋壳样钙化。

4.特别提示

内听道处应薄层扫描,内耳道呈锥形扩大。高强场 MRI 行局部轴位、冠状位扫描可以显示
位于内听道内较小的肿瘤。

五、颅咽管瘤

(一)病理和临床概述

颅咽管瘤来源于胚胎颅咽管残留细胞的良性肿瘤,以儿童多见,多位于鞍上。肿瘤可分为囊
性和实性,囊性多见,囊壁和实性部分多有钙化,常见为鸡蛋壳样钙化。

(二)诊断要点

鞍上池内类圆形肿物,压迫视交叉和第三脑室前部,可出现脑积水。肿块呈不均匀低密度为
主的囊实性改变或呈类圆形囊性灶(图 8-19A),囊壁可以有鸡蛋壳形钙化,实性部分也可以不规
则钙化,呈高密度。囊壁和实性部分呈环形均匀或不均匀强化,部分颅咽管瘤呈实性
见图 8-19B。

(三)鉴别诊断

垂体瘤及囊变、脑膜瘤等。

(四)特别提示

冠状位扫描更有帮助,应补充 MRI 扫描。

图 8-19　颅咽管瘤

A.男性患者,13岁,头昏来院检查,CT显示鞍上池内囊性占位,边界清楚。手术病理
证实为囊性颅咽管瘤;B.男性患者,65岁,因双眼复视3年,近来数月有加重来院就诊,
CT显示鞍上池区囊实性肿块,壁多发钙化,边界清楚。手术病理为实性颅咽管瘤

六、转移瘤

(一)病理和临床概述

转移瘤多发于中老年人。顶枕区常见,也见于小脑和脑干。多来自肺癌、乳腺癌、前列腺癌、肾癌和绒癌等原发灶,经血行转移而来。常为多发,易出血、坏死、囊变,瘤周水肿明显。临床上一般有原发肿瘤病史后出现突发肢体障碍或头痛等症状,也有部分患者因出现神经系统症状,经检查发现脑内转移灶后再进一步查找原发灶。

(二)诊断要点

典型征象是"小肿瘤、大水肿",部分肿瘤平扫无显示,增强扫描有明显强化后显示清晰,可以只有很小的肿瘤病灶,便可出现大片指压状水肿低密度影(图8-20)。

图 8-20　转移瘤

男性患者,68岁,1年前右下肺癌手术切除病史,7天前无明显诱因下出现头痛、呕吐,CT检查可见
双侧额顶叶可见多发类圆形结节灶,周围可见大片水肿带,增强病灶明显均匀强化,边界清晰

(三)鉴别诊断

1.脑猪囊尾蚴病

有疫区居住史,可见壁结节或钙化,脑炎,一般结合临床表现及实验室检查可以作出诊断。

2.多发脑膜瘤

根据有无水肿及与脑膜关系可以鉴别。

3.胶质母细胞瘤

瘤内有出血、坏死,显著不均匀强化等。

(四)特别提示

须注意的是部分肿瘤要增强扫描才能显示,MRI显示效果要优于CT。

七、少支神经胶质瘤

(一)病理和临床概述

少支神经胶质瘤多发于30～50岁,约占颅内肿瘤3%。以额叶、顶叶等常见,很少发生于小脑和脑桥。肿瘤发生于白质内,沿皮质灰质方向生长,常累及软、硬膜,可侵及颅骨和头皮。肿瘤乏血供,多钙化,钙化常位于血管壁和血管周围。可以伴囊变和出血。病理上可以分为单纯型和混合型,但影像学上难以区分。

(二)诊断要点

好发于额叶。肿瘤位置一般较表浅,位于皮质灰质或灰质下区,边界清楚或不清楚。肿瘤内囊变及钙化使密度不均匀,呈高、低混杂密度。钙化多为条带状、斑块状及大片絮状,囊变可以单或多囊,少见出血。瘤周水肿及占位效应较轻微(图8-21)。

图8-21　少支胶质瘤

男性患者,42岁,癫痫偶发1年,发作间隔缩短约2个月,CT显示左侧额顶叶边界清楚肿瘤,
内可见条片状钙化,钙化CT值约303 HU,占位效应轻微。手术病理结果为少支胶质瘤

(三)鉴别诊断

1.星形细胞瘤

星形细胞瘤常位于脑白质及其深部,而少支胶质瘤位于脑表浅皮质和皮质灰质下区。

2.神经颜面综合征

一般为小点状钙化,有明显的三叉神经分布区域颜面部血管痣等。

(四)特别提示

需要注意的是与一般钙化和血管畸形的钙化相鉴别。MRI显示软组织肿瘤的效果要优于CT,但显示钙化的效果较差。

八、室管膜瘤

(一)病理和临床概述

室管膜瘤为发生于脑室壁与脊髓中央管室管膜细胞的神经上皮瘤,多发于儿童及青少年,占

颅内肿瘤1.9%~7.8%。占小儿颅内肿瘤的13%,男女比例为3：2。室管膜瘤为中等恶性程度肿瘤。多于术后通过脑脊液种植转移。好发部位第四脑室底部最为常见,其次为侧脑室、第三脑室、脊髓、终丝和脑实质。临床表现因肿瘤生长部位不同而异。一般主要有颅内高压、抽搐、视野缺损等,幕下肿瘤还可以伴有共济失调。

(二)诊断要点

幕下室管膜瘤为等、稍低密度软组织肿块,有时可以在肿瘤周围见到残存第四脑室及瘤周水肿,呈低密度环状影。CT 可以显示瘤内钙化及出血,钙化约占一半,呈点状或位于瘤周。增强扫描肿瘤有轻至中度强化(图 8-22)。

图 8-22　侧脑室内室管膜瘤伴种植转移

男性患者,19 岁,因头昏 1 个月,抽搐 1 天就诊,CT 扫描可见左侧侧脑室前角肿块,瘤内有囊变,左侧侧脑室体部后壁可见一结节灶。增强扫描肿块及结节有明显强化。手术病理为侧脑室内室管膜瘤伴种植转移幕上室管膜瘤囊变及出血较幕下多见,肿瘤有较显著强化

(三)鉴别诊断

(1)髓母细胞瘤:一般位于幕下,应行 MRI 矢状位扫描,可见显示发生部位为小脑蚓部。

(2)毛细胞星形细胞瘤。

(四)特别提示

MRI 矢状位及冠状位扫描显示肿瘤与第四脑室关系非常有优势,对诊断有重大价值。

九、髓母细胞瘤

(一)病理和临床概述

髓母细胞瘤好发于颅后窝,以小脑蚓部最常见,多发于男性儿童,约占儿童颅后窝肿瘤的18.5%。髓母细胞瘤为原始神经外胚层瘤,恶性程度较高。一般认为起源于髓帆生殖中心的胚胎残余细胞,位于蚓部或下髓帆,再向下生长而填充枕大池。本病起病急,病程短,多在 3 个月内死亡。

(二)诊断要点

平扫为边缘清楚的等或稍高密度肿瘤,周边可见低密度第四脑室影(图 8-23)。增强扫描主要呈中等或轻度强化,少部分可以明显强化或不强化。

(三)鉴别诊断

同第四脑室室管膜瘤、毛细胞星形细胞瘤等鉴别。

(四)特别提示

MRI 矢状位及冠状位扫描显示肿瘤与第四脑室关系,非常有优势,对诊断有重大价值。

十、原发性淋巴瘤

(一)病理和临床概述

中枢神经系统原发性淋巴瘤是相对罕见的颅内肿瘤,占颅内原发瘤的 0.8%～1.5%。均为非霍奇金淋巴瘤。但近年来由于获得性免疫缺陷综合征(AIDS)及器官移植术后服用大量免疫抑制的患者增多,淋巴瘤的发生率逐年增高。原发性淋巴瘤恶性程度高,病程短,如不及时治疗,患者将会在短期内死亡。因此早期诊断意义重大。好发于额叶、颞叶、基底核区、丘脑,也可以发生于侧脑室周围白质、胼胝体、顶叶、三角区、鞍区及小脑半球、脑干。临床表现无特异性,主要有基底部脑膜综合征、头痛、颈项强直、脑神经麻痹及脑积水等,脑脊液检查可见瘤细胞;颅内占位症状、癫痫、精神错乱、痴呆、乏力及共济失调等。

(二)诊断要点

平扫大多数为稍高密度肿块,也可以表现为等密度,一般密度均匀,呈圆形或类圆形,边界多数较清楚或呈浸润性生长使边界欠清。瘤内囊变、出血、钙化相对少见。肿瘤可以单发亦可以多发,大小不等。病灶占位效应轻微,瘤周水肿轻或中等(图 8-24)。

图 8-23 髓母细胞瘤

3 岁患者,因呕吐、步态不稳 2 周就诊,CT 增强扫描可见第四脑室内肿块,有中等均匀强化。手术病理为髓母细胞瘤

图 8-24 原发性淋巴瘤

男性患者,36 岁,因头痛 1 周来院就诊,CT 平扫见右侧额叶巨大肿块,呈类圆形稍高密度,中央有低密度影,宽基于脑膜。手术病理为原发性淋巴瘤

继发于 AIDS 或其他免疫功能缺陷时,病理上常有瘤中心坏死,CT 上表现为低密度灶。增强扫描肿瘤大多数均匀强化,少数形态不规则,边缘不清及强化不均匀。沿室管膜种植转移者可见室管膜不均匀增厚并明显强化。侵及脑膜者亦如此。AIDS 患者,病灶可见低密度周围的环形强化。

(三)鉴别诊断

1.继发淋巴瘤

临床上有 AIDS 或器官移植史,一般难以鉴别。

2.转移瘤

多发,大片水肿。

3.其他

需要鉴别的还有星形细胞瘤、脑膜瘤等。

(四)特别提示

CT 与 MRI 均可以作为首选方法,但 MRI 增强扫描时剂量增加后可以显示小病变,T_2WI 显示瘤周水肿效果非常好。

十一、血管母细胞瘤

(一)病理和临床概述

血管母细胞瘤又叫成血管细胞瘤,为起源于内皮细胞的良性肿瘤,占中枢神经系统原发性肿瘤的1.1%~2.4%。好发于小脑,亦见于延髓及脊髓,罕见于幕上。发生于任何年龄,以中年男性多见。病理上常为囊性,含实性壁结节,壁结节常靠近软脑膜,以便于接受血供。实性者常为恶性,预后较差。临床症状较轻微或呈间歇性,有头痛、头晕、呕吐、眼球震颤、言语不清等症状。

(二)诊断要点

平扫时囊性肿瘤表现为均匀的低密度灶,囊液内因含蛋白及血液,密度较脑脊液稍高,囊性肿瘤的壁结节多为等或稍低密度(图 8-25A)。增强后囊性肿瘤壁不强化或轻度强化,壁结节明显强化(图 8-25B)。

图 8-25　血管母细胞瘤

A.男性患者,48 岁,因头痛、呕吐及共济失调来院就诊,CT 平扫可见左侧小脑半球可
见囊性灶,边界及壁结节显示欠清,手术病理为血管母细胞瘤;B.与前者为同一患者,
MRI 增强显示囊性灶,壁轻微强化,后壁上有明显强化的壁结节

实性肿瘤多为等或稍低密度混杂灶,呈轻度或中等强化。

(三)鉴别诊断

囊性肿瘤需要与星形细胞瘤、脑脓肿、转移瘤相鉴别。实性肿瘤需要与星形细胞瘤等相鉴别。

(四)特别提示

CT 平扫不容易发现壁结节,增强效果较好,但与 MRI 比较应以后者作为首选方法,MRI 增强多方位扫描,显示壁结节效果极佳。

(时志强)

第九章

胸部疾病的CT诊断

第一节　先天性气管-支气管发育异常

一、先天性气管瘘

单纯的先天性气管瘘少见,多数为合并食管闭锁伴食管气管瘘。

(一)影像检查方法的选择

主要影像检查方法为胸片、支气管造影及 CT 检查。胸片是基本的检查方法,支气管镜或支气管造影可确诊,但均为有创性。螺旋 CT 为无创检查方法,应作为首选。

(二)影像与病理

气管瘘分先天性和后天性。先天性气管瘘病因不明,现多认为是正常气管发育受损所致,主要为气管食管瘘,且伴或不伴有食管闭锁。后天性气管瘘多为气管胸膜瘘,是因气管或肺部手术后造成。

(三)影像诊断要点及比较影像学

1.X 线胸片

胸片不能显示气管瘘,但能发现肺部病变,表现为两肺不同程度的炎症。

2.支气管造影

转动患儿体位或呛咳时对比剂可通过瘘管到达气管外,可确诊。

3.CT 表现

CT 平扫后处理技术如表面重建和 MPR 多平面重建可显示气管瘘。

4.比较影像学

胸片可显示肺部病变,对本病确诊帮助不大。螺旋 CT 为首选检查方法,可通过多平面重建及仿真内镜直接显示气管瘘。

(四)影像与临床

反复呛咳、吐沫、肺炎。食管闭锁患儿如果胃肠道充气,考虑有气管食管瘘存在。

二、先天性气管支气管狭窄

先天性气管狭窄是由气管软骨发育异常或胚胎期前肠分隔气管与食管过程异常引起,常伴有食管发育异常。病变可是气管纤维性狭窄形成隔膜,或是气管软骨环发育不全或畸形引起,亦可是大血管畸形所形成的血管环压迫气管引起局部狭窄。

(一)影像检查方法的选择

X 线胸片尤其是 CR 和 DR 可显示气管大小和形态,但对支气管显示不够清楚,对先天性气管狭窄的诊断有一定价值,但对支气管狭窄诊断帮助不大;同时可发现肺部的继发改变如炎症、肺不张等。螺旋 CT 扫描及后处理技术如多平面重建、三维重建及仿真内镜能准确显示支气管气管狭窄的部位、程度、范围及与邻近组织的关系,可明确诊断,是本病首选影像学检查方法。

(二)影像与病理

气管狭窄可以是局限性的,或是弥漫性的。局限性气管狭窄多位于下 1/3 处,病变段管腔可呈漏斗状向心性狭窄,或呈新月形偏心性狭窄,也可为纤维索带。弥漫性气管狭窄累及整个气管,且由上向下逐渐加重,气管分叉位置偏低。先天性支气管狭窄原因不明,常见发生于主支气管,也可仅发生在肺叶支气管。

(三)影像诊断要点及比较影像学

1.X 线胸片

(1)先天性气管狭窄,表现为两肺程度不等肺气肿,如肺部感染,则肺内有斑片状致密影,缺乏特征性。侧位片可显示狭窄段的气管,严重者管腔直径可<5 mm。

(2)先天性主支气管狭窄,患侧肺呈气肿表现;肺叶支气管狭窄引起相应肺叶炎性病变,且反复出现,或持续存在肺不张。

2.CT 表现

轴位上可见病变段气管内径变小,<10 mm,甚至于不到 5 mm,新生儿<3 mm。气管环完整,管壁通常无增厚。应当注意气管纤维性狭窄或闭锁形成气管内隔膜,CT 平扫轴位有时也难以显示,应结合仿真内镜,判断管腔是否阻塞。

3.比较影像学

胸部平片简便易行,较为清晰显示气管,但对支气管显示欠佳,对肺部病变显示较好。CT扫描能直接显示气管支气管形态,准确测量冠状径及矢状径,多平面重建及表面遮盖法重建可清楚显示狭窄气管、支气管的程度、范围及与邻近组织的关系。

(四)影像与临床

临床表现差异较大,轻者常无临床症状。严重的气管狭窄表现为生后呼吸困难、持续性喘憋及上呼吸道反复感染;支气管狭窄重者则表现为呼气和吸气时喘息,下呼吸道反复感染。

(五)鉴别诊断

(1)气管外肿物及血管畸形压迫引起的气管狭窄,CT 平扫及增强可明确诊断。

(2)结核性支气管狭窄患者年龄较小,结核菌素试验阴性可排除结核病。

(3)其他病因所致的气管狭窄,如白喉感染引起炎症后纤维化、化学腐蚀及气管切开引起肉芽组织增生和瘢痕挛缩,导致气管狭窄。CT 扫描显示此类狭窄病变范围较广,且管腔宽窄不一。

三、气管性支气管

气管性支气管为气管分支发生异常,被认为是起源于气管的右上叶支气管,发病率为0.1%~2%。

（一）影像检查方法的选择

螺旋CT扫描是首选检查方法，其后处理技术即多平面重建、最小密度投影、容积重组、表面阴影成像和CT仿真内镜可清楚显示气管及两侧主支气管的形态及分支。而X线胸片虽可显示气管及主支气管及肺部改变，但难以发现气管性支气管。

（二）影像与病理

病因目前尚无定论，假设性理论有复位学说、迁移学说和选择学说，分成额外型和移位型，额外型为正常支气管分支都存在，移位型为正常的支气管分支部分缺如。

（三）影像诊断要点及比较影像学

1.CT表现

为直接开口于气管侧壁，由内向外走行的低密度气管影，部分可伴气管狭窄。异常的支气管开口多在距气管隆嵴20 mm以内，右侧多见，常单独一支，也可双侧。

2.比较影像学

X线胸片对本病诊断无帮助。胸部CT气道后处理重建即最小密度重建、表面遮盖法重建、仿真内镜能较好地显示气管及两侧主支气管的形态，尤其是最小密度重建图像操作简单，不仅可显示支气管的形态，并可同时看到肺野情况，有无感染和/或肺不张等。

（四）影像与临床

临床上通常无症状，部分患儿可因反复性右上叶肺炎或支气管扩张而偶然发现。部分可有喘息、反复感染、气管插管并发症。

（五）鉴别诊断

本病需与支气管桥相鉴别，桥支气管与左主支气管形成的气管分叉常被误认为气管隆嵴。

四、气管支气管软化症

气管支气管软化是引起呼吸道阻塞的发育异常之一，为呼吸道管腔纵行弹性纤维的萎缩或气道软骨结构被破坏所致的管腔狭窄塌陷。

（一）影像检查方法的选择

CT能清楚显示气管支气管形态和大小，尤其是动态呼气相CT扫描对本病诊断有重要意义，为本病首选影像学检查方法。X线胸片尤其是侧位片不仅能显示气道管径变化，而且能显示肺部病变，为本病最基本检查方法。支气管造影能显示气管支气管的形态及大小，但有较大危险性，且敏感性不高，一般不用于本病诊断。

（二）影像与病理

气管支气管软化主要表现为呼气时气管冠状径减小，是由呼吸道管腔纵行弹性纤维萎缩或气道软骨结构破坏引起管腔过度塌陷，中心气道膜部无力。病因不明，可以是先天性或获得性。病变可为部分或整个气管，也可累及主支气管。

（三）影像诊断要点及比较影像学

1.X线表现

肺部表现可正常、感染或肺不张，部分患儿有充气过度。透视下可有气道阻塞现象，即纵隔摆动或心影大小随呼吸改变反常，即吸气时心影增大，呼气时心影变小。

2.CT表现

主要表现为呼气时气管过度塌陷，气管或支气管横断面积减少50%以上，气管可呈新月形、军刀状,管壁无增厚和钙化,内壁光整;肺内除炎性病变外,可有气体滞留。

3.比较影像学

胸部平片有时可直接显示气管管腔塌陷,同时显示继发的肺部表现。CT扫描不仅能显示病变范围,还能直接显示气管、支气管和准确测量冠状径及矢状径,尤其是动态呼气相CT扫描可客观反映气道的改变,为临床提供确切的诊断依据。

(四)影像与临床

临床表现多种多样,取决于年龄和病变程度。先天性气管支气管软化症多在6个月内发病,表现为喘鸣、阵发性发绀和发作性呼吸困难,反复咳嗽,随活动增多而明显,或伴发感染时加重。年龄较大的患儿以慢性咳嗽为主,咳嗽呈突发的、较深的金属音样干咳或阵咳,多在夜间熟睡时突然发作。轻、中度患儿以喘息和咳嗽为主,重者以反复感染、肺不张和呼吸困难为主。

(五)鉴别诊断

本病需同喉软骨软化症鉴别,后者为喉软骨松弛引起吸气时喉腔狭窄,临床表现为吸气性喘鸣。CT扫描显示管腔内径可以鉴别。

五、先天性支气管囊肿

先天性支气管囊肿属肺前段发育畸形,是因胚胎期支气管由实心索状演变成中空管状组织过程中发生障碍所致,索状的支气管一段或多段与肺芽分离,分离的远端中空支气管形成盲囊,囊内细胞分泌黏液积聚形成囊肿。

(一)影像检查方法的选择

X线胸片检查简便、价格较低,是本病诊断和鉴别诊断的重要依据。CT检查不仅能显示病变的部位、形态、大小、密度及与周围组织器官的关系,而且可较准确测定CT值,对判断病变的性质有较大帮助,是较理想的检查方法。MRI对病变的定位较CT更准确,显示囊肿大小及周围脏器受压情况更加清楚,尤其是可更清楚地显示囊内的不同组织成分,应作为普通X线和CT检查的补充。

(二)影像与病理

本病一般分为纵隔型、肺内型和异位型。肺内型又称先天性肺囊肿,单侧多见,可单发,也可多发。组织学上囊壁含腺体、软骨和平滑肌,内衬呼吸上皮。囊肿可为单房或多房,一般不与支气管相通,感染后可与支气管连通,囊内液体可经支气管排出,并有气体进入囊内,使囊肿为含气/气液囊肿或活瓣性张力性气囊肿。

(三)影像诊断要点及比较影像学

1.X线胸片

含液囊肿表现为圆形或椭圆形致密影,密度均匀,边缘光滑、清晰。含气囊肿为薄壁圆形透亮影,内可有液平面,囊壁较薄,多为1~2 mm,囊肿大小和形态可随呼吸改变。如与支气管相通,且呈活瓣性阻塞,则为张力性囊肿,此时囊肿体积较大,占位效应明显,压缩周围肺组织,纵隔向健侧移位。合并感染时囊壁增厚模糊,囊内液体增加,周围有炎性浸润病灶。感染控制后囊肿恢复原形态大小,或与周围肺组织粘连而形态不规则。

2.CT表现

平扫病灶多为圆形,也可为葫芦状、长条状或不规则形,CT值随着其成分不同而不同,含液囊肿如无感染,CT值近似水样密度,较易诊断。若合并出血或囊内蛋白质胶冻样成分含量多,可呈软组织样密度,CT值为 20～30 HU。囊壁可有点状或弧线状钙化,尤以弧线状最具特征性。病变周围可有局限性肺气肿。增强扫描示囊壁可轻到中度的强化。如合并感染,囊壁强化明显。

3.MRI 表现

根据囊内成分不同,MRI 可有 3 种信号。如囊肿内含有单纯液体,呈均匀一致 T_1WI 低信号,T_2WI 高信号;在 T_1WI 和 T_2WI 均呈高信号,表示囊内含有蛋白或胆固醇成分,或合并囊内出血;如果反复感染和出血,T_1WI 和 T_2WI 信号则不均匀,有时可见气液平面。

4.比较影像学

胸部平片简便易行,但易误诊和漏诊,诊断价值有限,可用于病变的发现和随访。CT 扫描有助于确定囊肿所在肺叶、段,显示其与气道关系,通过测定 CT 值进一步明确性质。MRI 也可根据囊内信号不同,进一步提示囊内组成。

(四)影像与临床

多数在婴儿期发病。临床症状的轻重与囊肿大小、位置和继发感染有关。小的囊肿可无临床症状,较大的囊肿可出现相应的压迫症状,如呼吸困难或喘鸣。合并继发感染则有发热、咳嗽、脓痰等症状。张力性囊肿一旦破裂,可出现胸痛、胸闷、气急等自发性气胸征象。少数患者有咯血。

(五)鉴别诊断

肺部的囊性病变种类较多,包括先天性和获得性。

1.肺大疱

多见于慢性支气管炎的患者,少数为先天性的。肺大疱多发生于肺尖、肺底及肺外带胸膜下,壁菲薄,一般无气液平面,有感染病史。有时两者很难区别。

2.先天性肺囊性腺瘤样畸形

呈多发囊状或囊实性改变,也可见单发薄壁囊肿,也无异常血供,与支气管囊肿有时难以鉴别。

3.张力性气胸

单发巨大张力性肺囊肿胸片难以显示菲薄囊壁,两者均为肺野透亮度增高,内无肺纹理影,需要鉴别。后者为胸腔积气,以压缩肺移向肺门为特点。

4.肺脓肿

支气管囊肿继发感染时,囊壁变厚,边缘模糊,腔内有气液平面,周围有炎性病灶,类似肺脓肿。但后者壁更厚,周围的炎性病变更明显,内壁不光整,如及时治疗肺脓肿病灶逐渐缩小完全吸收消散,而支气管囊肿感染好转后含气空腔仍存在。

（江万里）

第二节　肺　气　肿

肺气肿是常见病,在成人尸检中几乎都能见到。由于在生前取得肺组织做病理检查有困难,只能依赖胸片和肺功能检查作出间接的诊断。但除非是严重的患者,这两者对肺气肿的诊断均不很敏感。CT特别是HRCT能在肺小叶水平上显示肺气肿的病理解剖,为生前诊断肺气肿创造了非常有利的条件。

虽然肺气肿是慢性阻塞性肺疾病(COPD)中的一种常见病因,但它的定义是根据其形态学表现而不是其功能异常。肺气肿的定义是终末细支气管远端气腔的持久性异常增大,并伴有壁的破坏。所谓的气腔增大是指与正常肺的气腔大小比较而言。肺气肿患者中的气道阻塞性功能异常是呼气时气道萎陷所致,而后者在很大程度上是肺实质破坏,气道失去支持的结果。

一、病理表现

根据肺破坏区的解剖分布,通常把肺气肿从病理上分为以下4型。

(一)小叶中心型肺气肿

也有人称为腺泡中心型肺气肿或近侧腺泡肺气肿,但以小叶中心型肺气肿最为普遍接受。本型肺气肿早期改变为位于小叶中央的2、3级呼吸细支气管扩张,而小叶的周围部分肺泡囊、肺泡管和肺泡不受累。这种选择性的肺破坏导致正常肺和气肿样肺呈特征性的并列状,即破坏区周围常常绕以正常肺,形成病理标本上肉眼可见到的"气肿腔"。当病变进展时,病灶互相融合,累及全小叶甚至肺段,此时很难与全小叶肺气肿区分。但是,除非是最严重的病例,小叶中心型肺气肿在肺内是不均匀的,除了较大范围已融合的病灶外,常可以发现还有早期的局灶性气肿腔存在。小叶中心型肺气肿是最常见的肺气肿,病变多发生于两肺上、中部,特别是上叶尖、后段和下叶背段。大部分患者均有长期、大量的吸烟史并合并慢性支气管炎。在成人吸烟者的尸检中半数都可发现有小叶中心型肺气肿。

(二)全小叶型肺气肿

本型也称为非选择性肺气肿,因为病变是均匀的,无选择地累及整个肺小叶,即病变涉及终末细支气管以下的全部气道。扩张的气道使原来较大的肺泡管和肺泡之间的正常区别消失了。全小叶型肺气肿是肺气肿中最重要的类型,因为它常较严重,在肺内分布范围较广而导致患者的肺功能丧失。虽然病变在两肺内弥漫分布,但以下叶及前部为多。有的患者有家族史,并有α_1-抗胰蛋白酶缺乏,导致由白细胞携带的蛋白水解酶逐渐破坏肺组织,由于下叶血流较多,故本型肺气肿亦以下叶为最多见。

(三)间隔旁肺气肿

本型也称远侧腺泡肺气肿、局限性肺气肿等。病变选择性地累及小叶的远侧部分,因此特征性地位于胸膜下区、肺周围部的小叶间隔旁。本型肺气肿的病理过程还不清楚。通常把直径超过$1\sim2\ cm$的间隔旁肺气肿称作肺大疱,它们常位于肺尖,但也可位于肺内其他部位,可逐渐增大,并可形成自发性气胸。但肺大疱并不是间隔旁肺气肿的同义词,其他各型肺气肿也可见到肺大疱。偶尔,间隔旁肺气肿可十分大,造成邻近的肺不张,而产生呼吸困难等症状。

(四)瘢痕旁型或不规则型肺气肿

本型肺气肿指在肺瘢痕区周围发生的气腔增大和肺破坏。如见于肺结核、弥漫性肺纤维化、尘肺尤其是发生团块和进行性大块纤维化时。不规则型肺气肿一词强调了本型肺气肿的病变和肺小叶或腺泡的任何部分没有肯定的关系。在肺纤维化区域,本型肺气肿常和细支气管扩张共存,形成所谓"蜂窝肺"。

在病理标本上可用计点法或与标准片比较来估计肺气肿的范围,病变占全肺的$1\%\sim5\%$为极轻度,$5\%\sim25\%$者为轻度,$25\%\sim50\%$者为中度,$>50\%$者为重度。病变范围$<25\%$者常无

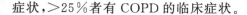

症状,＞25％者有 COPD 的临床症状。

二、临床及肺功能表现

早期病例其临床症状和体征可不明显,典型者有咳嗽、咳痰、气短,在发病过程中常有反复呼吸道感染并逐渐加重,后期发生低氧血症和高碳酸血症,并可发生肺源性心脏病。

肺功能检查对估计病变的严重程度及预后有很大意义。一般通过一秒钟用力呼气量(FEV_1)和 FEV_1 与肺活量(FVC)或用力肺活量的比例减少来确定有无气道阻塞性异常。

三、影像学表现

(一)胸片

胸片是肺气肿诊断重要的方法,早在 20 世纪 30 年代中期即已完整地叙述了肺气肿在胸片上的表现:主要为肺膨胀过度和血管改变。

1.提示为肺膨胀过度的征象

(1)肺高,为正位片上从右膈顶至第一肋骨结节间的距离,若＞29.9 cm,则 70％病例的肺功能有异常改变。

(2)膈肌低位,右膈位于或低于第 7 前肋。

(3)膈肌变平,若正位片上右膈顶至右肋膈角和右心肋角连线的最大垂直距离＜2.7 cm,则 2/3 病例的肺功能有阻塞性改变,其中 80％皆为中至重度异常。侧位上则可见前肋膈角＞90°,膈顶至前、后肋膈角连线的最大垂直距离＜1.5 cm 或膈肌翻转。

(4)胸骨后间隙增宽,侧位片上从胸骨角下 3 cm 至升主动脉前缘的水平间距＞2.5 cm。

2.血管改变

血管改变包括周围血管纹理变细和减少,由于肺大疱或肺气肿区所致之肺血管移位,血管分支角度增宽,边支减少及血流再分配(表现为由气肿区血管减少而非气肿区代偿性血管增粗和增多)。肺血管纹理稀疏、变细虽也反映了肺组织的破坏,但无特异性,且在诊断中的主观性较强。此时还要注意胸片的投照质量,在过度曝光胸片上的肺纹理稀少可被误解为肺气肿表现,此外,肺血栓栓塞、心源性肺动脉高压、伴空气潴留的支气管内黏液嵌塞等都可在胸片上呈现肺血管纹理减少,但它们常无肺气肿时肺大小和形态的改变。

上述征象中以肺高和膈肌变平最有用。将上述两大改变结合起来要比仅用其中一项征象来诊断的正确性高。但上述各种征象都是肺气肿的间接征象,也无特异性,也并不能在每例肺气肿患者中都出现。轻度的小叶中心型或全小叶型肺气肿很少能在胸片上被认识。在胸片上出现肺大疱是肺气肿诊断中仅有的特征性征象,它表现为增大的气腔,直径在 1 cm 以上,内无肺纹理,和周围肺实质间有细而锐利的细线,它常见于肺气肿,代表了肺组织的破坏,但它并不能反映肺内全面的肺气肿改变,而且肺大疱也可出现在和肺气肿无关的病例中,此时,肺内无其他肺气肿的影像表现。胸片表现很难区分是小叶中心型还是全小叶型肺气肿。但若在肺水肿、肺炎或肺出血患者的致密影区内出现散在的透亮区时要考虑合并有小叶中心型肺气肿,若患者为成年吸烟者,可能性更大。此外,也曾提出有的患者表现为肺纹理增加、边缘模糊,而肺过度膨胀并不明显,也很少有肺大疱者,病理证实此种肺纹理增加型肺气肿的表现是支气管壁增厚和血管增粗及血流再分配混合所致,同时也常有严重的小叶中心型肺气肿。

（二）CT

CT 的出现戏剧性地改变了肺气肿的诊断，使得可以在任何临床表现出现以前检出解剖性的肺气肿。1982 年，Goddard 首先描述了肺气肿的 CT 表现，由于 CT 能直接显示肺的破坏区，无疑，它在检出肺气肿上的能力要优于胸片，在 HRCT 上除了可以仿照病理上的计点法或与标准片对照法来估计肺气肿的范围和程度，或利用计算机正确计算肺气肿占全肺的百分比外，还可根据病变与肺小叶的关系来对较早期的肺气肿加以分型。在 CT 和 HRCT 上肺气肿的特征是出现无壁的异常低密度区。HRCT 由于较高的分辨率可以显示常规 CT 所不能发现的肺气肿，从而可以更好地评定病变的范围和严重程度。根据病变无明显的壁，可以与淋巴管肌瘤病中的含气囊肿或纤维化中的蜂窝鉴别。

1.各型肺气肿在 HRCT 上的表现

（1）小叶中心型肺气肿：直径＞1 cm、周围为正常或几乎正常肺的低密度区为本型肺气肿在常规 CT 上的主要表现。这种局灶性低密度区多位于肺的非周围部，除非病变进展，才见于肺的周围部。轻度至中度的小叶中心型肺气肿在 HRCT 上的特征性表现是直径几毫米的小圆形低密度区，无可见的壁，聚集在小叶中心附近。病理证实这种低密度区相当于小叶中心处的肺破坏区。它的这种小叶中心分布在常规 CT 上是不能辨认的。当病变进展到重度肺气肿时，破坏发生融合，这种病灶在小叶中心分布，不再能从 HRCT 或病理上辨认。有时称此种肺气肿为融合性肺气肿。在弥漫性融合性小叶中心型肺气肿中，由于周围缺乏并列的正常肺进行密度上的对比，而使得病灶显得不那样低密度。此时，肺血管纹理稀疏形成小叶中心型肺气肿的另一种 CT 征象。

（2）全小叶型肺气肿：本型肺气肿的特征是肺小叶的一致性破坏，导致较大范围的异常低密度区，如小叶中心型肺气肿那样的直径几毫米的小圆形低密度区在全小叶肺气肿中未见到过。在严重的全小叶型肺气肿中，由于广泛的肺破坏，表现为病变区内血管纹理变形、稀疏，形成弥漫性的"简化肺结构"，即肺野内仅剩下由血管、小叶间隔和支气管等肺内支持性结构，是容易和正常肺实质区分的。这种血管异常改变仅在肺组织有明显破坏时才有明确的表现。因此，轻度甚至中度的本型肺气肿常难以在 CT 上被确认。如前所述，全小叶型肺气肿在下叶最严重。

（3）间隔旁型肺气肿：由于本型肺气肿多发生于胸膜下、小叶间隔旁及血管和支气管周围，故特别适用 CT 诊断。它的典型 CT 表现为肺周围部局限性低密度区。HRCT 可检出位于胸膜下的直径 0.5～1 cm 的小的间隔旁型肺气肿，对检出位于肺实质深部的直径 2 cm 的局限性肺气肿也有满意的对比度。间隔旁型肺气肿可散在分布于其他为正常的肺野内，也可与全小叶型或小叶中心型肺气肿共存。特别是小叶中心型肺气肿也可向脏胸膜方向延伸，因此，当在其他层面上的非周围部肺野内有小叶中心型的小圆形低密度区存在时，则此时的肺周围部的局限性低密度区很可能就是小叶中心型肺气肿的一部分。

位于胸膜下，直径＞2 cm 的局限性肺气肿通常称为肺大疱，这不代表一种特殊的病理现象，而是以大疱为主要征象的肺气肿，多见于青年人。它常有可见的壁，但常很薄（＜1 mm）。肺大疱常作为间隔旁型肺气肿的一种表现，但它也可见于所有各型肺气肿中，或单独存在。因此，所谓"大疱性肺气肿"的术语没有特异性。若大疱限于小叶间隔旁，大疱之间为正常肺，其他的肺气肿区都沿支气管血管束排列，也无弥漫性肺过度充气，提示为间隔旁型肺气肿。按其大小及内部结构，肺大疱可分为 3 型：第 I 型较小，与胸膜接触面小，但有较重的肺过度膨胀。因此，不管其大小如何，内部无结构可见，也易于破裂。第 III 型大，累及较大范围的肺区，与胸膜接触面大，常仅有中度的肺过度膨胀,大泡内有相当数量的残余肺组织血管。第Ⅱ型介于第Ⅰ、Ⅲ型之间。若肺大疱是小叶中心型肺气肿的一部分或合并有广泛的全小叶型肺气肿,手术切除后常易复发。第Ⅰ型肺大疱手术易切除,第Ⅲ型者手术后常发生支气管胸膜瘘。不管怎样,若肺大疱大于一侧胸部的1/3、邻近的肺正常,手术切除后可改善患者的呼吸困难症状。

如肺大疱非常大,占据一侧胸腔的1/3以上时为特发性巨肺大疱肺气肿,也称为"消失肺综合征"。巨肺大疱主要位于上、中肺野,也可见于下肺野,直径1~20 cm,多为2~8 cm,两侧肺大疱常大小不对称,周围肺组织被压缩,多伴有间隔旁肺气肿,在吸烟者中还可伴有小叶中心型肺气肿,在拟对巨肺大疱行手术前需要考虑以上问题。

(4)瘢痕旁型或不规则型肺气肿:本型肺气肿常见于局灶性瘢痕附近、弥漫性肺纤维化及尘肺特别是在融合性团块和进行性大块纤维化中。当CT上有可见的肺内纤维灶时,认识本型肺气肿是容易的,常规CT上就可发现纤维化周围直径1.5 cm的本型肺气肿,但当它与仅在显微镜下才能见到的肺纤维化共存时,其CT表现难以和小叶中心型肺气肿区别。

2.根据HRCT上肺气肿的严重度和支气管壁表现的COPD分型

COPD是一种综合征,包含了以慢性气流阻塞为共同特征的不同的肺气肿、小气道病变和细支气管炎等的一组疾病。文献上还有根据它们的HRCT表现分为下列3型。①气道型:无或仅有少许肺气肿[CT上的肺部低衰减区(LAA)<25%],有或无支气管壁增厚;②肺气肿型:有肺气肿(LAA>50%),无支气管壁增厚;③混合型:有肺气肿及支气管壁增厚。气道型和肺气肿型比较:前者多为不吸烟者,弥散能力高,肺过度充气少,对支气管扩张剂有较大的可恢复性。根据上述HRCT表现的分型,Tatsumi等对1 438例COPD病例的研究中90%为肺气肿型,10%为气道型。

(三)CT和病理、胸片的比较

应用以上叙述的诊断标准作出肺气肿的CT诊断是可靠的。HRCT表现和病理表现的对照研究证实在肺气肿的范围上两者间的相关系数为0.85~0.91,是较为理想的。Foster等的小叶中心型肺气肿的常规CT和病理比较中发现两者诊断一致者为84%,CT的假阴、阳性各为8%,较胸片和病理对照的结果有显著的提高。当应用HRCT后,它与病理的符合率又有进一步提高,在Hruban的20例尸检材料的HRCT和病理比较中,15例病理为小叶中心型肺气肿者,HRCT均作出同样诊断,其中包括4例病理上为轻度肺气肿者,在5例病理上无小叶中心型肺气肿者中HRCT上4例正常,1例将肺尖部陈旧性结核灶周围的瘢痕性肺气肿误为小叶中心型肺气肿。Kuwano等发现在HRCT中,层厚1 mm的CT图像对检出肺气肿的低密度区效果好,它更正确地反映了肺气肿的病理,而层厚5 mm的图像对评价血管纹理的分布较好,但在早期肺气肿的诊断中检出低密度区要比评价血管纹理的分布重要得多。因此,做层厚1~2 mm的CT扫描在早期肺气肿的诊断上是很重要的。胸片和尸检的对照结果表明,轻度肺气肿时胸片常正常,中度和重度肺气肿也分别仅41%和67%可从胸片上加以诊断。因此,可以认为胸片在肺气肿的诊断上是不敏感的。当比较胸片和CT在肺气肿诊断上的价值时,可以发现CT不仅较胸片的诊断敏感性为高(CT能较胸片提高28%~38%的肺气肿检出率),还较胸片有更高的诊断特异性,HRCT在正常人和因其他原因在胸片上呈现肺过度充气的患者中也较少出现假阳性。CT特别对检出位于肺尖、膈上或较小的肺大疱较胸片有较大的优越性。

(四)CT和肺功能的比较

肺气肿患者的肺功能改变表现为气道阻塞和弥散功能降低,较胸片要敏感。但上述改变在其他病因引起的 COPD 中也可存在,不能加以鉴别,而且据估计肺组织要破坏达 30% 以上时,才能出现肺功能改变,因此,肺功能正常时也不能除外肺气肿。虽然肺功能检查较胸片在肺气肿的诊断上有较高的敏感性,但不少报道研究了 CT 和肺功能检查在肺气肿定性和定量诊断上的关系,几乎一致肯定它们之间存在相当密切的关系。在肺功能检查中依赖用力 1 秒钟呼气量(FEV_1)和它占用的肺活量的多少(FEV_1/FVC)来反映气道有无阻塞,用一氧化碳弥散功能(DLCO)来反映肺泡毛细血管膜表面区域的减少程度。Goddard、Bergin、Sakai 等先后报道 CT 上见到肺气肿严重程度和肺功能检查之间有密切的阳性关系。随着 CT 上肺气肿严重度的增加,DLCO 和 FEV_1 均同步发生变化。Sanders 和潘纪成等都曾报道在肺功能诊断为肺气肿的患者中,91%～96%CT 上都有肺气肿的证据,说明 CT 在肺气肿的检出上至少和肺功能有相似的敏感性。更加重要的是在无肺功能改变的患者中 66.7%～69% 在 CT 上发现有肺气肿的征象。Omori 等也曾对 615 例 40～69 岁低剂量肺癌普查中的男性病例做了 CT 和肺功能检出肺气肿的比较,在 380 例吸烟者中有 116 例在 CT 上显示有肺气肿,而其中 91 例(78%)的肺功能正常。因此,CT 在检出轻度肺气肿上较肺功能检查有更大的敏感性。Gurney 在比较 HRCT 和肺功能的结果中,也发现在肺功能正常者中 40% 在 HRCT 上有肺气肿。他还发现在这些病例中肺气肿多位于上肺部,因而认为上肺部是一沉默区,在该区可发生较广泛的肺破坏而无肺功能异常,也不出现症状。这使得好发于上肺部的小叶中心型肺气肿的临床诊断更为困难,对这些肺气肿的诊断目前只有依赖 HRCT。

(五)CT 诊断肺气肿的限度

虽然 HRCT 对肺气肿的诊断有很高的敏感性和特异性,但它仍有一定限度。Miller 曾报道 27 例 HRCT 和病理的对照研究,在病理上 4 例小叶中心型肺气肿,2 例轻至中度全小肺型肺气肿在 CT 上未见到肺气肿征象。在回顾性的对比研究中发现:直径 <0.5 mm 或面积 <0.25 mm^2 的局灶性破坏区无论在 1.5 mm 或 10 mm 层厚的 CT 上均不能被发现。因此,可以得出以下结论:CT 特别是 HRCT 是当今诊断早期肺气肿的最敏感的无创性方法,但对最早期的肺气肿仍是不敏感的,也不能除外肺气肿。

(六)肺气肿的 CT 定量诊断

CT 可对肺气肿作出定性诊断,还可对它的分布范围和严重度作出正确的定量诊断。

1.视觉定量

对 CT 上所见到的肺气肿区用一种简单的视觉(肉眼)分级系统加以定量。Bergin 首先报道了 32 例肺气肿的视觉定量和病理所见的关系,结果显示在 CT 定量和病理估计之间有良好的相关,也和 DLco、FEV_1、FEV_1/FVC 等肺功能参数之间密切相关。计分时左右侧分别计分,每层面上的肺气肿区范围分为 0～4 级,0＝正常,1＝肺气肿区 $<25%$,2＝肺气肿区占 25%～50%,3＝肺气肿区占 50%～75%,4＝肺气肿区 $>75%$;严重度分为 0＝无肺气肿,1＝有 <5 mm 的低密度区,2＝$<$ 和 >5 mm 的低密度区共存,3＝弥漫性低密度区,无正常肺插入或呈融合性低密度区。各层面范围和严重度得分乘积的总和即为该例全肺肺气肿的得分,总分为 120 分,如除以层面数则为该例的肺气肿平均得分,<8 分为轻度肺气肿,8.1～16 分为中度肺气肿,16.1～24 分为重度肺气肿。Sanders 等用相似的方法对 60 例男性肺气肿者进行了胸片、CT、肺功能的比较,结果认为 CT 较胸片在肺气肿和肺功能参数之间有更好的相关。Eda 曾用相似的方法于吸气末和呼气末 CT 上,并取得呼气末得分和吸气末得分的比值(E/I),结果显示两者的得分和 E/I 比和 FEV_1、FEV_1/FVC 和 VC 有良好的相关,而 E/I 比和 RV/TLC% 有更好的相关,有学者认为

肺气肿区得分反映的是肺气肿程度,而 E/I 比反映的是空气潴留,有利于区别在呼气 CT 上难以区分的肺气肿或空气潴留。

2.数字定量诊断

除上述用视觉读片方法来作肺气肿的 CT 诊断外,还可以利用测量像素的 CT 值来作肺气肿的 CT 数字定量诊断。早先是测定每层层面的平均 CT 值,Rosenblum 报道正常人吸气末的全肺平均 CT 值为 -813 HU± 37 HU。我国正常成人为 -816 HU± 26 HU,其值由上肺区至下肺区形成一个下降的梯度。由于肺部 CT 值是由血液、组织和空气三者的衰减值综合形成的,因此,若局部或普遍的远端气腔增大和/或组织有破坏,如在肺气肿中那样,则空气和血液之比将增大,形成 $-1\,000 \sim -900$ HU 范围内的 CT 值。由于在 10 mm 层厚的深吸气末的 CT 扫描上肺的平均衰减值为 $-850 \sim -750$ HU,在 >2 个标准差以外的近 -900 HU 处被视为是肺气肿的阈值。现在,大多数 CT 扫描机都具有选择性的使在一定范围内 CT 值的像素更明亮或用一种、多种假彩色的后处理软件,当把被选择的 CT 值限定在 $-1\,000 \sim -900$ HU 内时即可将空气样密度的肺气肿区域检出。Müller 首先报道用称为密度屏蔽的方法,使小于 -910 HU 像素增亮,从而将肺气肿区域画出来,并计算位于该阈值以下像素的面积及其所占全肺野面积的比例,即像素指数(PI)。通过每层层面上肺气肿区域和正常肺区的比例计算。可得到该患者肺气肿范围的定量诊断,其结果与肺气肿的病理级别间是密切相关的,这种方法得到不少有学者的支持。

Kinsella 也证实了密度屏蔽定量诊断的结果与肺功能检查的结果也是密切相关的。但这种用手工方法计算的定量诊断太费时间,不实用。后来,Archer 在上述像素 CT 值分析的基础上,发展了一种在 CT 层面上自动计算肺容积和肺气肿所占百分比的系统,大大地缩短了所需时间,其结果与用手工计量者无显著差异。现在利用多排 CT 取得的三维容积性资料,可做比像素衰减值测定更准确地体素衰减值测定。由于 CT 值的测定受多种因素影响,如扫描机型、扫描技术、层厚、呼吸状态等,究竟以何种阈值来分割有无肺气肿尚无一致的意见,其范围为 $-960 \sim -900$ HU,也曾提出了诊断不同严重度肺气肿的阈值,如阈值 -960 HU 用于严重的肺气肿,而阈值 -856 HU 则用于轻度肺气肿;用薄层 CT 和锐利算法重组时的阈值为 -950 HU,在呼气 CT 上则以 -910 HU 与病理的相关最好。目前似乎视 -950 HU 为在 HRCT 上诊断肺气肿范围的有效阈值者较多,它和肺功能参数之间有良好的相关。如前所述,需要注意的是,在用定量技术做肺气肿的检出和定量时,选择作为肺气肿增亮区的肺密度值范围可能随 CT 扫描机而异,因此要首先决定每架 CT 机区分正常肺和气肿性肺之间的阈值。其次还要注意一些扫描技术包括层厚和是否用造影剂增强,都可以影响测量的 CT 值。如 Adams 等发现利用薄层 CT 扫描会使 CT 值为 $-1\,000 \sim -900$ HU 的区域从厚层的占平均 9.6% 增加到 16.1%,而用造影剂增强后其面积从增强前的 8.9% 降为 3.3%。肺气肿的 CT 值定量诊断由于消除了在视觉读片时的主观解释上的差异,也解决了用不同窗条件时 CT 表现上的差异,在肺气肿的流行病学和纵向研究上是十分重要的。但 Stem 指出,在临床实践中,对 CT 图像直接观察进行视觉上的分级和上述较复杂的定量方法的结果几乎是同样正确的。

(七)HRCT 诊断肺气肿的临床适应证

虽然 CT 是最敏感的生前诊断肺气肿的方法,但由于其成本较高,在临床实践中结合病史、肺功能改变及胸片上的肺容积增加和肺破坏的表现,还是多利用胸片作为肺气肿的日常诊断。但在一些早期肺气肿的患者中,常无胸片及阻塞性肺功能改变,却可有气短或肺弥散功能异常,难以和间质性肺病或肺血管病区别,此时在 HRCT 上若可见有明显的肺气肿,则可避免做进一步的活检。由于 HRCT 在肺气肿的分型和定量诊断上的作用,它对肺移植术、肺大疱切除术及严重肺气肿患者的肺减容术的术前评定都有很大价值。

(江万里)

第三节 肺　　癌

一、发病率

肺癌是严重威胁人类健康和生命的恶性肿瘤,也是世界上发病最多的恶性肿瘤之一。2000 年全世界共有 120 万新发肺癌病例,约占世界癌症发病的 12.3%,其中 52% 的病例分布于发达国家;男性发病显著高于女性,分别为 34.9/10 万和 11.1/10 万。根据卫健委《2006 年中国卫生统计提要》的资料显示,1990-1992 年期间,中国的肺肿瘤死亡率为 17.54/10 万,男性和女性分别为 20.03/10 万和 10.66/10 万,位居所有肿瘤死亡率的第三位;中国城市肺肿瘤死亡率更达到 27.50/10 万,是城市肿瘤中死亡率最高的。

自 1990 年以来,全世界肺癌病例以 20% 的速度递增(男性为 17%,女性为 27%)。肺癌发病的趋势和地区内吸烟人数的趋势密切相关,美国和北欧、西欧男性吸烟人数已经从高峰下降,其男性肺癌发病也呈减缓趋势;发达国家女性因吸烟导致肺癌发病率和死亡率增高,而发展中国家因为女性吸烟稀少,故发病率低。受环境污染和我国吸烟人群庞大等肺癌危险因素和人口增长与老龄化的双重因素的影响,中国肺癌发病率显著增加,2000-2005 年,我国肺癌死亡率从 32.7 万增加到 42.8 万,患者数从 38.1 万增加到 49.7 万,成为中国最常见、增幅最大的恶性肿瘤之一。

导致肺癌发生有两大危险因素——吸烟和空气污染。近 75%~90% 肺癌和吸烟相关。烟叶中含有多种致癌物。吸烟与肺鳞状细胞癌、小细胞癌的相关性比与肺腺癌的相关性更强,而暴露在香烟环境中,即吸二手烟者承担的肺癌患病风险也和低剂量吸烟者相当。1996 年的调查显示:我国吸烟率为 37.62%,其中男性吸烟率更高达 66.94%。既然 1/3 以上的我国人吸烟,也就不难理解何以近年来国内肺癌发病率和死亡率有如此大的增长幅度。空气污染是导致肺癌的第二个危险因素,空气污染主要存在于室内,由建筑物内部逐渐释放而出,包括一些放射性物质。室内空气污染作为肺癌危险因素和吸烟具有协同作用。

二、病理学分类

按照组织解剖学对肺癌分类,能更方便临床诊断和治疗的需要。

(一)按解剖部位分

1.中央型肺癌

发生于肺段和肺段以上支气管的肺癌,约占所有肺癌的 3/4,以鳞状上皮细胞癌和小细胞癌多见。

2.周围型肺癌

发生在段支气管以下的肺癌,约占肺癌的 1/4,以腺癌多见。

3.弥漫型肺癌

癌组织沿肺泡管、肺泡弥漫浸润生长,累及部分肺叶或在肺内呈散在分布的多发结节。

(二)按组织学分

肺癌组织学分类有两大类:小细胞肺癌(small cell lung cancer,SCLC)和非小细胞肺癌(non small cell lung cancer,NSCLC),后者包括鳞状上皮细胞癌、腺癌、大细胞癌和鳞腺癌。

1.非小细胞肺癌

非小细胞肺癌占肺癌总数的75%左右,各型细胞分期、治疗相似,但是组织类型和临床表现各有差异。

(1)鳞癌:最常见的肺癌,占整个肺癌的30%,好发于50岁以上的男性,一般有吸烟史,血行转移发生晚,因而手术切除效果好,约占肺癌手术切除病例的60%。多数起源于段和亚段支气管黏膜,形成肿块,堵塞管腔。肿块中央易发生坏死,空洞多见。多数鳞癌为中等分化或低分化。

(2)腺癌:第二常见肺癌,占整个肺癌的25%,女性多于男性,早期就可以侵犯血管和淋巴管,引起远处转移,累及胸膜。腺癌主要起源于小支气管的黏液腺体,因此,3/4以上的腺癌发生于肺的周边,生长速度比较缓慢,约50%为孤立性肺结节,空洞少见。

在诊断上,肺腺癌常常需要与来自其他脏器(如肠道、乳腺、甲状腺和肾脏)的转移性腺癌相鉴别。肺腺癌也常发生于原先肺有损伤的区域,即所谓的瘢痕癌。

(3)大细胞癌:一种高度恶性的上皮肿瘤,多位于肺的周边实质,占整个肺癌的15%。大细胞癌中有10%左右鳞状分化,80%左右腺样分化,而与鳞癌和腺癌难以区分。

(4)腺鳞癌:明确的腺癌和鳞癌结构混杂或分别存在于同一肿块内。

2.小细胞肺癌

常见于较为年轻的男性,是肺癌中恶性程度最高者。肿瘤早期就发生血行和淋巴转移,肿瘤浸润性强,生长速度快,多数位于大的支气管,表现为中央型肺癌,在支气管黏膜下层呈浸润性生长,引起管腔狭窄。小细胞肺癌对放化疗敏感。

三、临床表现

除定期查体发现的肺癌者外,大多数肺癌患者在就诊时已经出现临床表现。其临床表现有肺癌原发肿瘤引起的刺激性咳嗽、持续性咳嗽、肺不张、咯血、胸闷、气促等;肿瘤在胸内蔓延可导致的胸痛、呼吸困难、声音嘶哑、上腔静脉阻塞、心包积液、胸腔积液等;肺癌远处转移导致的相应表现,以及非转移性肺外表现(包括内分泌异常、神经肌病、脑病、皮肤病变和全身性症状等)。

四、肺癌分期

肺癌的分期和患者的治疗方案选择、预后密切相关。无论临床诊断还是影像学诊断,都必须把分期诊断涵盖其中,才是完整的诊断。目前普遍采用的是1997年国际抗癌联盟(UICC)公布的肺癌国际分期标准。肺癌国际分期标准主要适用于非小细胞肺癌。小细胞肺癌由于通常不以手术作为首选,较多采用放疗,因此,以癌症是否局限于一个放疗照射野,分为局限期和广泛期。

五、治疗和预后

肺癌的治疗方法和其他实体肿瘤一样,包括手术治疗、放疗、化疗,近年来还有生物靶点治疗。

(1)非小细胞肺癌的治疗:①外科治疗,对肺癌根治治疗,目前主要采用手术为主的综合治疗。对 T_1N_0、T_2N_0 肺癌采用外科根治术,5 年生存期可达到 75%～80%;对 T_1N_1 和 T_2N_1 期采用根治性切除并纵隔淋巴结清扫,5 年生存率为 15%～20%;T_3N_0 期肺癌的 5 年生存率为 30%～50%;如果术前已经明确是 N_2 期或 N_3 期患者,不主张手术。②对于不能外科治疗的行化疗、放疗、分子靶向治疗等。对于局部广泛期肺癌患者,放化疗联合已经成为规范治疗方案。

(2)小细胞肺癌是一种恶性程度较高的肿瘤,绝大多数患者于确诊时已伴有淋巴结或远处转移,且无手术治疗的指征。不利的预后因素包括广泛期疾病、LDH 值升高、不良的行为状态评分、体重下降与男性性别。局限期小细胞肺癌的治疗应采用化疗联合同期胸部放射的治疗方案。广泛期疾病以全身化疗为主。即便对于老年或行为状态评分较差的患者,联合化疗仍值得推荐。治疗后肿瘤达完全缓解者应接受预防性全颅放疗,以降低颅脑转移率。

六、原发性肺癌 CT 表现

按原发性支气管肺癌的 CT 表现可分为周围型肿瘤(起自肺门以远的支气管肿瘤)和位于中央支气管树的中央型肿瘤(起自与肺门密切相关的支气管)两种。

按原发性支气管肺癌的 CT 表现可分为周围型肿瘤(起自肺门以远的支气管肿瘤)和位于中央支气管树的中央型肿瘤(起自与肺门密切相关的支气管)两种。

(一)周围型肺癌

约 40% 支气管肺癌起源于段以后的支气管,其大小各异,但如<1 cm 时,胸片上不易发现,而 CT 因其分辨率较高,可检出较小的病灶,并可准确评价其大小和形态。

1.大小、形态和边缘

除了某些肺泡细胞癌或发生于间质纤维化区的周围性肺癌外,一般都表现为圆形或卵圆形,是影像学上成人孤立性肺结节诊断中的难题之一。在>20 mm 的孤立性肺结节中,恶性肿瘤的患病率达到80%～85%,如<5 mm 则恶性肿瘤的机会<1%,6～10 mm 的结节 24% 为恶性结节,而 11～20 mm 的结节,33% 为恶性结节。由于肿瘤各部分的生长速度不一,可出现分叶状边缘,在生长较慢处呈脐样切迹或凹陷,曾有学者把无钙化的孤立性肺结节的边缘形态在 CT 上分为 4 类:1 型为边缘锐利、光滑;2 型为中度光滑伴有一些分叶状;3 型为不规则起伏或轻度毛刺状;4 型为明显的不规则和毛刺状。在 66 个 1 型边缘的结节中,78.8%(52 个)为良性结节;350 个 2 型边缘者中 57.7%(202 个)也为良性结节;而218 个 3 及 4 型边缘者,有 193 个(88.5%)为恶性结节。也有人以分叶部分的弧度为准,把分叶状边缘分为浅分叶和深分叶两种,凡弦距/弦长>2/5 为深分叶,后者在肺癌诊断中有重要意义,但分叶状边缘在 25% 良性结节中也可见到,尤其是在错构瘤中。

CT 上的结节-肺界面对良、恶性的区别也有帮助。88%～94% 的原发性肺癌可见到毛刺状边缘,表现为自结节向周围放射的无分支的细短线影,近结节端略粗,以在 HRCT 上所见最好。病理上,为结节中的促结缔组织增生反应引起的向周围肺野内放射的纤维性线条。在恶性结节中它也可以是肿瘤直接向邻近支气管血管鞘内浸润或局部淋巴管扩张的结果,但它在 HRCT 上难以和由纤维性反应引起的毛刺区别,毛刺状边缘无完全的特异性,因为在慢性肺炎或肉芽肿中有时也能见到(图 9-1)。

2.密度

在 Zuirewich 等报道的 68 例恶性结节中,80% 呈不均匀密度,CT 上表现为钙化、磨玻璃影、小泡样低密度区、空气支气管征、明显的空洞或无空洞的肿瘤坏死。

图 9-1　肺癌患者的横断面 CT 图(一)

患者男性,67 岁,右下叶腺癌。肿瘤边缘呈分叶状,有细毛刺,为 4 型边缘

(1)钙化:在病理上,肺癌内可见钙化,钙化可由于肿瘤坏死区的营养不良或肿瘤本身的原因而致,后者可见于黏液性腺癌。但除了在肺标本上,肺癌中的钙化很少能在胸片上检出,而薄层 CT 在钙化的检出上较标准胸片敏感。据报道胸片在恶性结节中钙化的检出率仅 0.6%～1.3%,但在 CT 上其钙化检出率为 7%～13.4%,几乎为胸片的 10 倍。6%～10%的肺癌在 CT 上可仅用肉眼即见到其内部的钙化,在有疑问者中则可用测量结节或肿块内的衰减值,以确定其有无钙化,许多学者采用的区分钙化和非钙化的衰减值为 200 HU。

肺癌中的钙化多数表现为结节或肿块内偏心性的针尖状或云雾状钙化。不常出现大块钙化区,钙化仅占据结节的一小部分,常在 10%体积以下(图 9-2)。非小细胞肺癌或小细胞肺癌都可发生钙化,钙化与细胞类型也无关,虽然小的周围型肺癌可发生针尖状钙化,但大多数发生钙化的肺癌直径都>5 cm。

(2)磨玻璃影成分:虽然大部分非钙化的周围型肺癌是实心的,即肿瘤表现为软组织密度,但有些可出现全部或局灶性磨玻璃影密度,前者称为非实心结节,后者为部分实心结节。在一项 233 例孤立性肺结节的研究中,19%结节内有磨玻璃影成分,其中 34%为恶性结节,而实心结节中仅 7%为恶性结节。部分实心结节中的恶性率为 63%,非实心结节中的恶性率为 18%,>1 cm 的部分实心结节中的恶性率很高。1996 年 Jang 正式报道 4 例有磨玻璃影的肺泡细胞癌,在病理上磨玻璃影处为非黏蛋白性肺泡细胞癌,而在实心处为黏蛋白性肺泡细胞癌。其中 2 例PET 阴性,可能与肺泡细胞癌中有新陈代谢活力的肿瘤细胞较少有关。此种磨玻璃影中多伴支气管充气征,据此可和其他呈磨玻璃影病变区别。在肺泡细胞癌中磨玻璃影范围越大则生长越慢、预后越好。2001 年 Kim 报道了有磨玻璃影的 132 例肺泡细胞癌和 92 例腺癌,肺泡细胞癌的磨玻璃影范围比腺癌大(29%∶8%),无淋巴结或远处转移者的磨玻璃影范围大,提示磨玻璃影范围越大预后越好(图 9-3)。

(3)空泡征:空泡征表现为结节内 1～2 mm 的点状低密度透亮影(图 9-4)。病理上,小泡样低密度区在有些病例中为小的未闭合的含气支气管,在细支气管肺泡癌中也可为伴有乳头状肿瘤结构的小含气囊样间隙。小泡样低密度区可见于 50%的细支气管肺泡癌病例中,较其他恶性病变多见,也可偶见于良性结节中。

(4)空气支气管征:当在 CT 上见到一支气管直接进入结节或在结节内包含有支气管时称为支气管征或支气管充气征。表现为上、下层连续的长条状或分支状小透亮影。Kuriyama 曾对良、恶性结节各 20 个的 HRCT 表现进行了这方面的观察,结果发现 65%的恶性结节内均可见

通畅的支气管或细支气管,管径正常或稍扩张;而良性结节中仅 1 例(5%)有支气管征。但局限性机化性肺炎可能是一个例外,因为其中 50% 的病灶可见支气管征。在恶性结节中,则以腺癌出现支气管征的病例为多。

图 9-2 肺癌患者的横断面 CT 图(二)

患者男性,56 岁,鳞腺癌。CT 纵隔窗,肿瘤内可见支气管充气征、空泡征及 <10% 面积的钙化

图 9-3 肺癌患者的横断面 CT 图(三)

患者女性,70 岁,右下叶结节。边缘有分叶,80% 为磨玻璃影组成,并牵拉斜裂,手术病理为细支气管肺泡癌

(5)空洞:指在结节内有较大而无管状形态的低密度透亮影,在 CT 图像上应 >5 mm 或相应支气管的 2 倍,而且与上、下层面支气管不相连的圆形或类圆形低密度透亮影(图 9-4、图 9-5);病理上为结节内坏死液化并已排出;肿瘤性空洞多为厚壁空洞,壁不规则,可有壁结节;壁厚 ≤4 mm 者倾向于良性,≥15 mm 者倾向于恶性。在 HRCT 上见到有明显的空洞的结节或肿块者,几乎都是恶性的,其中腺癌要较鳞状细胞癌为多。

图 9-4 肺癌患者的横断面 CT 图(四)

图 9-5 肺癌患者的横断面 CT 图(五)

患者男,66 岁,左上叶鳞状细胞癌。边缘呈分叶状,有较长的毛刺,内有空洞,本例还有弥漫性肺小叶型肺气肿

3.结节和胸膜的关系

位于肺周围的孤立性肺结节和邻近的胸膜之间可见所谓"胸膜尾征",它表现为从结节外缘走向胸膜的三角形或放射状线条影,也称"兔耳征"或胸膜皱缩。在病理上,是结节的一种促结缔组织反应而形成的结缔组织带牵扯胸膜向内(图9-6);"胸膜尾征"最常见于恶性结节中。在Zwirewich的85个恶性结节中,58%(49个)可见,而Kuriyama的18例周围型小肺癌中78%(14例)可见。它们绝大多数见于腺癌和细支气管肺泡癌(63.3%~78.6%)中,少数见于鳞状细胞癌和类癌中,但从未见于转移瘤中。要注意27%的良性结节也可见到"胸膜尾征",特别是结核和机化性炎症,这说明在HRCT上见到的该种征象对恶性结节来说并不是特异性的;如仅见局部胸膜增厚、粘连,也有结节和胸膜间的条状连接,但无胸膜皱缩时为胸膜反应,可为炎症纤维化或肺肿瘤对胸膜的侵犯。

图 9-6　肺癌患者的横断面CT图(六)

肺窗图像,结节外缘和胸膜之间可见胸膜尾征,还有血管向肿瘤集中征

4.生长速度

大多数肺癌的体积倍增(或直径增加26%)的时间为1~18个月,其中细支气管肺泡癌、黏液表皮样癌和囊腺癌生长较慢。在一项研究中,未分化癌的平均倍增时间为4.1个月,鳞状细胞癌为4.2个月,腺癌为7.3个月。

5.增强扫描

对无钙化的肺内孤立性结节的增强扫描研究中,注意到注射对比剂前后结节CT衰减值和密度形态学上的改变对鉴别结节的良、恶性上有重要价值。

(1)增强后CT衰减值的改变:Swensen等曾报道对163例肺内孤立性结节的测量结果,111例恶性结节注射对比剂前后CT衰减值均较平扫时增加20~108 HU,中位数为40 HU,

而43例肉芽肿和9例良性病变仅增加4~58 HU,中位数为12 HU。Yamashita等报道对32例孤立性肺结节的增强结果,平扫时恶性结节和结核球的CT值均在18~20 HU,无明显区别,而错构瘤仅在1 HU左右。注射对比剂后恶性结节CT值增加25~56 HU,平均(40±10) HU,而结核球CT值增加低于12 HU,平均(3±6) HU。4例错构瘤中3例仅平均增加(2±4) HU,但另1例却增加71 HU,后者根据其CT值不能与癌区别。恶性结节注射对比剂后CT值逐渐升高,根据时间-衰减曲线大部分在注射后2分钟达到峰值。也有报道61%在注射后5分钟达到峰值者,若以注射对比剂后CT值增强≥20 HU为诊断恶性结节的阈值,其灵敏度

为 100％,特异性为 76.9％,阳性预期值为 90.2％,阴性预期值为 100％,正确性为 92.6％,这种阈值在肉芽肿疾病发生率较高的地区中更有价值。但在 Swensen 的资料中,也有 9％(15 例)的结节(6 例恶性,9 例良性)增强在(20±5) HU 范围内;因此,增强在 20 HU 左右的病例其诊断可靠性减少,故他们认为若增强在 16～24 HU 时仍应视为不定性结节。若≥25 HU 时则可诊断为恶性结节,此时应进一步做包括经皮针吸活检,经支气管镜活检,直至开胸探查等有创性检查。若增加仅≤15 HU 则可在临床密切观察下做定期 X 线复查。

从增强后的时间-密度曲线研究中可知:恶性结节的曲线上升速率较快,达到峰值后曲线维持在较高值;炎性结节的曲线上升更快,峰值更高,但达峰值后下降较快;良性结节的曲线低平或无升高。目前,多数学者认为增强≤20 HU 者高度提示良性,20～60 HU 提示恶性,>60 HU 以炎症结节可能大。

(2)增强后的密度形态学改变:根据注射后肉眼观察到的密度改变,Yamashita 等把孤立性肺结节分为 4 型:中央增强型,增强位于占结节 60％的中央部;周围增强型;完全增强型,结节的周围及中央部均见增强;包囊增强型,仅周围部的最外围增强,此型结节常在注射后早期表现无增强,而在延迟扫描中出现包囊增强。完全增强型多提示为肺癌,周围增强型和包囊增强型见于结核球及大的错构瘤,该两型在 CT 值的测量中常呈无或仅轻度增强,因为测量时多取结节中央部之故。肺癌有大面积坏死时也可呈周围增强型,此时其 CT 值增强可<20 HU。因此,直径>4 cm 的结节做增强扫描时可出现不规则增强的形态学表现(图 9-7)。

图 9-7　肺癌患者的横断面增强 CT 图(一)

患者男,62 岁,右下叶鳞癌。增强 CT 见肿瘤呈周围强化

(二)中央型肺癌

中央型肺癌最常见的 CT 表现为病变侧伴支气管管腔变窄或阻塞的肺门部软组织肿块和肿块远侧的肺不张和实变。

1.肺门部肿块

肺门部肿块是中央型肺癌的直接征象,肿块可来自肿瘤本身、因转移而肿大的肺门淋巴结和肿瘤周围的实变或炎症。肿块的边缘不规则,与纵隔之间分界不清,如肺门部肿块的边缘分叶状越明显,则越可能有肿大的淋巴结。肿块的密度一般较均匀,呈软组织密度(图 9-8)。

早期病例在肿块内或其内侧的支气管管壁内缘呈不规则的高低不平,以后管壁增厚,发生不同程度的管腔狭窄,但导致管腔完全阻塞者不多。此时,多可见管壁周围有肿块形成。

中央型肺癌可直接侵犯纵隔胸膜及各种纵隔器官和组织,如心脏、大血管、气管、食管和脊柱。如仅见到上述器官的轮廓线中断,只能假定上述器官有侵犯,而仅有的较可靠的纵隔侵犯的诊断征象是由于肿瘤蔓延而致的纵隔脂肪线的消失。胸膜或心包积液并不是胸膜浸润的可靠征

象,而完整的纵隔边缘也不足以除外早期的肿瘤浸润。CT 和手术对比的结果显示,在 CT 上肿瘤和纵隔面的接触未超过 3 cm 时常仍可切除,但这常需用薄层 CT 来证实。

图 9-8 肺癌患者的横断面增强 CT 图(二)

2.肿块远侧的肺不张和实变

支气管狭窄、闭塞后将发生一系列继发性改变,如阻塞性肺气肿、阻塞性肺炎、阻塞性肺不张和支气管扩张等,它们并无特征性,是中央型肺癌的间接表现。

大支气管阻塞可导致肺不张和支气管和/或肺内分泌物的潴留;由于鳞状细胞癌较常见,并且起源于中央气道者也较多,因此是最容易发生肺不张和实变的肺癌类型。由于存在侧支通气这种阻塞后的改变可以是完全的或不完全的,它们都在 CT 上形成致密影,呈斑片状或均匀性密度增高,常伴有肺容积缩小(图 9-8)。虽然支气管充气征在胸片上不易见到,但在 CT 上的检出比胸片多,特别在治疗后,肿瘤有缩小时。在肿瘤远侧的气道可因黏液潴留而扩张,CT 上表现为致密的不张区内出现分支状、结节状的低密度结构,为支气管充液征,在增强扫描后更明显。

当中央型肺癌合并阻塞性肺不张或实变时,要明确肿瘤的大小有困难,在 CT 平扫时,肿瘤和非肿瘤的肺不张或实变的密度相似,要区别两者是困难的,而在初次诊断时了解肿瘤的位置和大小对肿瘤的处理又是很重要的。快速系列增强扫描有帮助,但要注意扫描的速度和时间,在肺动脉期扫描时肿瘤的强化程度小,而远端的肺不张则呈明显的均匀强化,从而可区分两者。

(三)肺门纵隔淋巴结转移

无论是中央性或周围性肺癌在发展过程中会发生肺门和/或纵隔淋巴结转移而致的淋巴结肿大。在初次诊断肺癌时,常已有肺门或纵隔淋巴结转移,特别在腺癌和小细胞癌中。肿瘤直径 >3 cm(T_2)时淋巴结转移的发生率要比较小的肿瘤为多,原发肿瘤的位置越靠中央淋巴结,受侵的机会也越多。淋巴结的转移常有一定的顺序,首先到同侧的段、叶间或叶淋巴结(N_1),以后到达同侧纵隔淋巴结(N_2);但 33% 病例可见其跳跃地转移到纵隔淋巴结,而无肺门淋巴结转移,跳跃转移到对侧纵隔淋巴结(N_3)者也不少见。

当肺癌尚局限于胸部时,有无纵隔淋巴结转移是决定大部分患者最后结果的最重要的指征。如对侧纵隔淋巴结被累及(N_3),已不能手术;在有症状的同侧纵隔淋巴结被侵犯时(N_2),手术也可能是不合适的;在手术中发现有 N_2 淋巴结的预后要比术前 CT 或纵隔镜已发现有 N_2 者为佳,其 5 年生存率可达 20%～30%。

七、转移性肺癌 CT 表现

直径 >6 mm 的血源性肺转移瘤可在胸片上发现,但 CT 的灵敏度更高,CT 可显示直径 >2 mm 的胸膜下转移瘤,而在中央肺部则需要直径大于 4 mm 时才能检出。

(一)多发性血源性肺转移瘤

在一个有已知肿瘤病例中,CT 见到多发性软组织密度的肺结节时常表明为肺转移瘤。结节的大小不一,自几毫米至几厘米,位于肺周围部者较多。边缘多清楚、光滑(图 9-9),少数来自腺癌的转移瘤可表现为边缘不规则或边缘模糊。在一篇报道中,30%～75%的转移瘤可见肺血管直接进入转移瘤内,但在 CT 与病理的对照研究中,其检出率<20%,薄层 CT 在该征象的检出上较可靠。约 5%的肺转移瘤发生空洞,常见于来自宫颈癌、结肠癌和头颈部癌(图 9-10)。空洞和转移瘤的大小无关,可能和原发肿瘤的病理过程有关,如鳞状细胞癌中的角蛋白液化和腺癌中的黏蛋白/类黏蛋白变性。来自头颈部鳞癌的空洞性转移瘤可很小,壁很薄,可同时有实心结节。钙化见于成骨肉瘤和软骨肉瘤的病例中,偶见于来自产生黏液的肿瘤,如结肠或乳腺癌。

图 9-9　肺癌患者的横断面 CT 图(七)

图 9-10　直肠癌肺转移患者的横断面 CT 图

患者男,70 岁,直肠癌患者的胸部 CT,见两肺血源性转移瘤,大小不一,有空洞,也有实心结节

(二)孤立性肺转移瘤

在一项有胸外恶性肿瘤一年后肺内出现孤立性结节的报道中,63%为原发瘤,25%为转移瘤。在原发病灶为鳞癌者中 65%、腺癌中 50%的孤立性肺结节为原发瘤,而肉瘤者则几乎都为转移瘤。Quint 等报道在原发为头颈、膀胱、乳腺、宫颈、胆管、食管、卵巢、前列腺或胃等癌中的孤立性肺结节多为原发瘤[转移:原发=(25～26):(3～8)];在原发为涎腺、肾上腺、结肠、腮腺、肾、甲状腺、胸腺、子宫等癌中两者机会相似(转移:原发=13:16);而原发为黑色素瘤、肉瘤、睾丸癌者中则多为转移瘤(转移:原发=23:9)。

孤立性肺转移瘤的 CT 表现和良性结节十分相似,多数为直径<2 cm、边缘光滑的圆形结节,有时可呈卵圆形。60%位于胸膜下,25%位于肺周围部,2/3 位于两侧下叶。有时可见到结节-血管征,即在转移性结节和相邻动脉分支之间有相连(图 9-11)。另一个有助于与良性结节区别的征象是转移性结节远侧的低密度区,这可能是由于转移瘤阻塞了肺血管造成了其远侧血流灌注不良的结果,良性结节中无此征象。少数孤立性转移瘤的边缘有分叶和毛刺,多来自腺癌的转移,和原发性肺腺癌不易区别。

图 9-11　结肠癌肺转移患者的横断面 CT 图

患者男,60 岁,结肠癌病例肺内边缘光滑的孤立性转
移瘤,病理证实,在 HRCT 上,可见血管进入结节内

八、鉴别诊断

原发性肺癌的 CT 表现,特别是其中的周围性肺癌要和许多肺内孤立性肺结节鉴别,纵隔内的转移性淋巴结肿大要和各种肺门和/或纵隔淋巴结肿大的病变鉴别。

(一)孤立性肺结节的鉴别

1.结核球

约 60％的孤立性肺结节是肉芽肿,可发生于任何年龄组的病例中。据统计,在年龄＜35 岁的患者的孤立性肺结节中 90％为肉芽肿。肉芽肿多由结核、组织胞浆菌病及球孢子菌病所致,在中国大多数的肉芽肿为结核性。直径≥2.0 cm 的类圆形纤维干酪灶称为结核球,≤2.0 cm 者称为结核结节。结核球的内容物多为凝固状的干酪坏死,有时有钙化,周围有厚约 1 mm 的纤维包膜。

结核球或结核结节在 CT 平扫上多呈直径 0.5～4 cm,或更大些的圆形或卵圆形病变,大多位于上叶,右侧多于左侧。典型的结核球边缘光滑、锐利(图 9-12),但少数也可模糊,甚至呈分叶状,90％的病例其周围可见到卫星灶,发生空洞者也不少见,空洞多呈偏心性,裂隙状或新月状。结核的重要特征是经常发生钙化,各种良性钙化形态如弥漫性、靶心性、点状、爆米花状及层状等,均可见于结核球中,尤其层状或全部钙化几乎是结核球的特征性表现,经常伴有肺门淋巴结钙化。

图 9-12　结核球患者的横断面 CT 图

A.左下叶背段结核球,CT 肺窗示病灶呈结节状,边缘较光滑;B.纵隔窗,结节呈弥漫性全钙化;C.为上述病灶的像素 CT 值分析,多在 300 HU 以上;D.左下叶结核球,CT 平扫纵隔窗示病灶边缘不规则,内部见靶心钙化;E.右下叶结核球,CT 平扫纵隔窗见病灶边缘呈环状钙化,周围有小的钙化卫星灶

此外,多数的结核球有胸膜粘连带,也是本病在 CT 上的另一重要特征。结核球在 CT 上可保持几个月或几年不变,偶有进行性增大者。通常,病变越大,其活动性可能越大。在增强扫描时结核球 CT 值增加常低于 12 HU,平均(3±6) HU。结核球在增强扫描后的形态学表现上也有较特征性的表现,Murayama 等曾对 12 例经手术切除的无钙化结核球进行了 CT 增强类型的观察,发现 7 例(58%)呈环状边缘增强,其中 2 例为不完全的环状增强;2 例(17%)于结节中央部可见弧线状增强;其余 3 例(25%)为无特异性的增强,其中 2 例呈部分增强,1 例为均匀增强。

结核球主要和周围型小肺癌鉴别。周围型肺癌的形态不规则,边缘毛糙,有分叶,而且多为深分叶,并可见毛刺,可有空泡征和支气管充气征,但钙化少见;而结核球边缘多光整,空洞多呈偏心性,钙化常见,周围多有卫星灶等可资鉴别,如有困难,可做增强扫描,结核球多无强化或呈边缘强化,而肺癌多为均匀或不均匀强化,强化幅度多在 20 HU 以上。

2.错构瘤

错构瘤是最常见的肺部良性肿瘤,占手术切除的肺结节病例中的 6%~8%,仅次于肺癌和肉芽肿病(结核球)。起源于支气管的未分化间质细胞,由间质和上皮组织混合组成,有不同程度钙化和骨化的软骨、脂肪或黏液瘤样结缔组织是其突出的组织成分。

CT 表现为肺内结节或肿块,呈圆形或类圆形,77%的直径在 3 cm 以下,但也可达到 10 cm 以上,边缘光滑,可有分叶,密度均匀,内部可有钙化或代表脂肪的低密度区。CT 诊断标准为:①结节直径<2.5 cm;②边缘光滑;③结节内含有 CT 值在−140~−40 HU 的局灶性脂肪区,或有与脂肪共存的 CT 值>170 HU 的钙化(图 9-13)。有时分叶较深,可误诊为肺癌,但后者除有分叶外,常有细短毛刺和棘状突起,胸膜凹陷,结节内有时有支气管充气征或空泡,有利于鉴别诊断。

图 9-13　错构瘤患者的横断面 CT 图

患者男,45 岁,无症状。图 A 为左肺上叶直径 2 cm 结节,边缘光滑;图 B 为纵隔窗,见结节密度均匀,取小区域为兴趣区,测量其内部像素的 CT 值;图 C:兴趣区内有15 个像素的 CT 值在−140~−40 HU,提示有脂肪存在,手术证实为错构瘤

3.炎性假瘤

本病的细胞成分多样,病程长短不一,临床上有多种不同的命名,但本质上并非是真正的肿瘤,而是一种非特异性的慢性炎症性增生,其病理基础是肺实质炎性增生性瘤样肿块,属于不吸收或延迟吸收的肺炎。

在 CT 表现上具有良性病变的征象,但无特征性。大多呈圆形或类圆形的结节或肿块,大小2~6 cm,多在 3 cm 以内,但少数可达 10 cm 以上,多位于肺周围部或紧贴胸膜并可与其发生粘连,边缘较清楚或毛糙,分叶少见,邻近胸膜常有尖角样胸膜反应。密度较均匀,偶有钙化,少数病例可出现洞壁光滑的空洞或支气管充气征。平扫时 CT 值略高,增强时呈不均匀的明显增强,部分病例不强化或仅有边缘强化。纵隔内多无淋巴结肿大,此点有助于良性病变的诊断。

随访中可长期无变化或缓慢增大,如边缘出现分叶、毛刺等征象时要想到恶变的可能。

4.局限性机化性肺炎

本病为不吸收或延迟吸收的肺炎,占全部肺炎的5%~10%。病理上可见肺泡和呼吸细支气管内的炎性渗出物机化,并有炎性细胞浸润,是不可逆的病变。

根据Kokno的经验,本病都位于肺周围部,39%和胸膜相接,44%直径<2 cm,大部分(72%)呈卵圆形、梭形或梯形,呈圆形者仅28%。94%边缘清楚而不规则,50%病例可见胸膜尾征和空气支气管征,56%病灶周围有卫星灶,在随访中3/4病例病灶有缩小、密度减低或消失(图9-14)。

图9-14　机化性肺炎患者的横断面CT图

患者男,45岁,左肺下叶内前基底段,斜裂下梭形结节,内有大
小不等的低密度影,并可见胸膜尾征。手术证实为机化性肺炎

由于本病病灶边缘不规则,病灶内有空气支气管征等常难以与肺癌鉴别,但本病位于肺周围部胸膜下,呈卵圆形、梭形或梯形的形态,病灶周围有卫星灶等特征有助于本病的诊断,如不能肯定,应及早进行肺活检,必要时,可在较短间隔期(3~4周)后复查,观察病灶有无缩小。

5.真菌病

多种真菌可在肺部形成病灶,其中较常见的有曲霉菌、毛霉菌、白色念珠菌、隐球菌和组织胞浆菌等。它们大多是继发在全身性疾病、机体免疫力下降的基础上,导致肺部真菌病的发生。

各种肺部真菌感染在CT上多无特征性表现,不能加以区分,也难以和其他病因所致的肺炎、结核、肿瘤或脓肿鉴别。常见的CT表现有呈累及多个肺段或肺叶的炎症性改变,边缘模糊,内可有空洞形成;肺内单个或多个结节也不少见,大小不一,多位于肺的中外带,边缘多较模糊,有的结节边缘围绕以磨玻璃影,出现所谓"晕征",是病变累及小肺动脉导致出血性梗死的结果;当多个结节增大融合时可形成肿块,其边缘可呈分叶状,有的周围也有"晕征",肿块内部密度均匀或不均匀,有坏死液化时出现空洞,一般空洞内壁较光滑,厚薄不一。真菌感染还可引起肺门和/或纵隔淋巴结肿大、胸腔积液、胸膜增厚,甚至肋骨破坏等。

孤立性真菌感染所致的结节或肿块须与周围型肺癌、结核球、炎性假瘤等鉴别。周围型肺癌多有分叶或毛刺的边缘,一般周围无晕征,有胸膜尾征等,较易鉴别。结核球的边缘清晰,较光滑,周围有卫星灶,内部密度较高,多有钙化等也常可与之鉴别。

(二)肺门和/或纵隔淋巴结肿大的鉴别

许多其他疾病,包括肺癌以外的肿瘤、感染、结节病和反应性增生等都可引起纵隔和肺门淋巴结肿大,需要和肺癌转移所致的肿大淋巴结鉴别。在肿瘤中包括恶性淋巴瘤、转移瘤、白血病等。转移瘤常来自支气管、食管和乳腺,如原发肿瘤位于胸外时,则多来自肾、睾丸和头颈部。感

染中最常见者为结核和真菌,后者常见者为组织胞浆菌病和球孢子菌病;结节病是又一种经常引起淋巴结肿大的原因。淋巴结肿大还可见于其他各种疾病:如硅肺、煤工肺尘埃沉着症、石棉沉着病、Castleman 病、淀粉样变、慢性铍肺、Wegener 肉芽肿、多发性骨髓瘤、组织细胞增生症 X、严重的肺静脉压力增高和药物引起的淋巴结病等。反应性过度增生是淋巴结对肺感染、细胞碎屑和异物反应性改变,是一种急或慢性、非特异性的炎症过程,产生了淋巴结的炎症和过度增生。它们见于肺感染、支气管扩张和各种急、慢性间质性肺病等的淋巴引流区。

1.淋巴瘤

恶性淋巴瘤是淋巴过度增生病中的一部分,现在一般把恶性淋巴瘤分为霍奇金淋巴瘤(HD)和非霍奇金淋巴瘤(NHL)两种,它们在临床、病理和预后上均有所不同,在 HD 中可见到 Reed-Sternberg 细胞,而 NHL 中没有,而且恶性程度较 HD 高,预后差。每种又根据组织学改变分为几个型,它们都可累及胸部。

上纵隔淋巴结肿大是 HD 的标志,最易累及上纵隔和气管旁淋巴结链,不累及肺门淋巴结者也很少见,其他区的淋巴结——隆突下、膈上、食管旁和乳内等区的发生率依次下降。在治疗前淋巴结很少钙化,在治疗后则可发生钙化。

广泛的纵隔淋巴结肿大可造成上腔静脉阻塞、对食管或气管的压迫。病变还可累及肺部及胸膜,但检出率要较淋巴结者为少。NHL 的临床表现和病理特征都较 HD 复杂。病变在全身较为广泛,仅 40% 累及胸部,在全部 NHL 中 10% 仅累及纵隔。

在病理上一般先根据病变的大体表现分为低、中、高三个等级,然后再分为 10 类,一般 NHL 在发现时要较 HD 为严重,但它不像 HD 那样,解剖部位的分期并不重要,而是其病理组织学改变和肿瘤的大小更重要。

在 CT 表现上,虽然两种淋巴瘤在全身分布可不一样,但在胸内淋巴结的表现是相似的。典型表现为两侧但不一定是对称的肺门淋巴结肿大,一侧肺门淋巴结肿大者非常少见。纵隔中气管旁淋巴结和隆突下淋巴结受累者至少和气管支气管淋巴结一样多或还要多,累及前纵隔和胸骨后淋巴结者也不少,当它们很大时,甚至可直接破坏胸骨,当肺部有病变时都有纵隔淋巴结肿大。但在 NHL 的组织细胞亚型可仅有肺部改变而无淋巴结肿大。在淋巴瘤中增大的淋巴结可呈散在状或融合成块,边缘清楚或模糊,大多数病例中增大的淋巴结在增强扫描中有增强,大部分为轻度或中度增强,小部分可增强达 50 HU 以上,后者多为霍奇金淋巴瘤,但也有不增强者。

20% 病例的淋巴结内有低密度囊状坏死区,在治疗后淋巴结有缩小时,囊状坏死区可继续存在。治疗前淋巴结内有钙化者很少见,在经化疗或放疗后淋巴结内可发生钙化,呈不规则、蛋壳状或弥漫性钙化。

在与肺癌转移而致的肺门和/或纵隔淋巴结肿大的鉴别上肿大淋巴结的位置很重要,肺癌转移而致的肿大淋巴结的分布位置多沿原发肺癌的淋巴转移的途径发生,常有肺门淋巴结肿大,至晚期才有对侧纵隔或肺门淋巴结肿大,而此时肺内的原发病灶多已较明显;而淋巴瘤者肺内可无原发病灶,其肿大的淋巴结多为两侧对称,好融合成片,淋巴结之间的界线消失,不易分出该组中的每个淋巴结,增强扫描时为中度增强,较肺癌所致者为低,这些均有助于鉴别。

2.结节病

结节病也是一种常引起肺门和纵隔淋巴结肿大的全身疾病,淋巴结肿大是结节病最常见的胸部表现,发生于 75%～80% 的患者中。

两侧对称的肺门淋巴结肿大伴有气管旁淋巴结肿大是结节病的典型表现,右侧气管旁淋巴结比左侧者发生率高。病变淋巴结的大小各异,肿大的肺门淋巴结的边缘清楚、常呈分叶状。两侧对称分布是结节病的又一大特点(图 9-15),因为在其他淋巴结肿大的病变,如结核、淋巴瘤和转移瘤中很少是两侧对称的。纵隔内的肿大淋巴结常多区同时发生,可累及前、中和后纵隔等各区淋巴结,在 CT 上 25%～66%累及前纵隔,但都伴有它区的淋巴结肿大,如仅为前纵隔淋巴结肿大,强烈提示为结节病以外的疾病,特别是淋巴瘤;结节病的淋巴结可发生钙化,在 CT 上的检出率为 44%～53%,钙化仅发生在有病变的淋巴结内,是纤维组织营养不良的表现,而与高钙血症或合并结核无关。钙化可发生于任何区的淋巴结中,但以肺门和气管旁为多见。钙化的形态也无特异性,但有的表现为蛋壳状钙化较有特异性,因为它仅见于结节病和硅肺中,偶见于结核中。在增强扫描中淋巴结多为中度的弥漫性增强,很少有呈环状强化者。

图 9-15　结节病横断面 CT 图

患者女,53 岁,结节病。增强 CT 纵隔窗见右气管旁(4R 区)淋巴结肿大(图 A 箭头),增强后呈弥漫性强化,CT 值较高,达 80 HU。图 B 为图 A 的向下层面,见两侧叶间区(11区)淋巴结肿大,气管旁＋两侧肺门淋巴结增大是结节病的典型表现。图 C 为图 B 的增强 CT 纵隔窗,除 11 区淋巴结肿大外,还可见隆突下(7 区)淋巴结肿大,并有囊变(箭头)

在与肺癌转移而致淋巴结肿大的鉴别上,淋巴结的位置仍很重要,虽然有些结节病病例肺内可见到大小不等的结节或肿块,但其肿大淋巴结的位置和肺内病变无肯定的关系;结节病中的肿大淋巴结虽然也可以长得很大,但常仍可见到各个淋巴结的边缘,肿大淋巴结可发生钙化,增强扫描时多为中、高度增强,较肺癌转移者稍高;而肺癌转移所致的淋巴结肿大可发生融合,并很少发生钙化;大多数结节病患者在第一次检查时淋巴结已达最大的大小,在以后的 3～6 个月内减小,2/3 在 1 年后不再可见,仅 6%在 2 年后仍可见但也有减小,淋巴结逐渐缩小,这也有助于和纵隔淋巴瘤或转移瘤鉴别。

3.纵隔淋巴结结核和真菌感染

纵隔和/或淋巴结结核多见于儿童的原发性结核中,近年来随着抗结核药物的滥用和艾滋病的流行,成人中继发结核性纵隔淋巴结炎也不少见,以中老年人和免疫损害者为多见。患者多无症状或有因肿大的淋巴结压迫邻近纵隔组织而引起相应的症状。

在 CT 上,几乎各区的淋巴结都可以被累及,但 60%左右位于右气管旁上区(2R 区),20%左右位于右气管旁下区(4R 区)和主-肺动脉窗区(5 区)内。淋巴结的大小对判断病变的活动性上有一定意义,Moon 等认为活动性者和非活动性者的平均长径分别为 2.8 cm 和 2.1 cm。平扫时淋巴结的密度对诊断也有重要意义,Im 等认为直径大于 2 cm 的淋巴结在平扫上呈中央相对低密度区时表明病变为干酪坏死期。增强 CT 扫描对本病的诊断和鉴别诊断有决定性意义。在增强时 85%～100%的活动性者的淋巴结呈明显环形强化(CT 值 101～157 HU),而中央区密度较低(CT 值 40～50 HU),当有液化时 CT 值将更低,有的淋巴结的边缘较模糊也提示病变有淋巴结外蔓延;上述表现经抗结核治疗后有明显好转或完全消失,证实为活动性病变。非活动性者则在增强扫描时呈均匀状,而无边缘环状强化、中央低密度的表现。

本病虽然肺内常无实质性活动病变,但 67% 可见肺内有陈旧性结核病变。

在纵隔淋巴结结核与肺癌转移而致的淋巴结肿大的鉴别上,平扫时淋巴结中央低密度和增强扫描时典型的边缘环形增强有重要意义。特别是边缘环形增强在肺癌转移而致者中不多见,但 CT 并不是经常都能区别它们。MRI 可能有用,如肿大淋巴结在 MRI 的 T_1 和 T_2 权重像上都呈低信号强度而考虑为炎性肿块时,必须考虑纵隔淋巴结结核的可能。

真菌感染中常见者为组织胞浆菌病和球孢子菌病,它们在我国较少见,当组织胞浆菌病累及肺和/或纵隔及胸外组织时,常见纵隔淋巴结肿大,表现为伴或不伴有肺部改变的一侧或两侧肺门淋巴结、纵隔淋巴结或肺内淋巴结肿大。肺部改变可表现为局灶性肺炎、一个或多个结节,可出现空洞或钙化,在无肺部改变的本病中,诊断需结合流行病学、临床材料和实验室资料。

4.肺癌以外的其他胸部恶性肿瘤的纵隔淋巴结转移

(1)食管癌:食管淋巴管构成围绕食管的不间断的致密的黏膜下丛,上 2/3 食管淋巴管向头侧引流,下 1/3 的淋巴管向下引流至腹部,也可在多水平上直接和邻近的胸导管交通,作为这种广泛引流系统的结果,常发生跳跃性转移,在远处发生淋巴结转移,而不累及中间的淋巴结。上中部食管的播散常累及气管旁淋巴结,下部食管癌转移的最常见淋巴结为胃小弯和胃左动脉淋巴结(胃肝韧带淋巴结)。

食管癌因纵隔淋巴结转移而肿大时,其肿大程度可能较因肺癌而转移者为小,Schroder 对 1 196 个因食管癌而切除的淋巴结的研究中表明,129 个(10.8%)为恶性,其大小和转移无明显相关。无转移淋巴结平均为 5 mm,转移淋巴结平均为 6.7 mm,仅 12% 转移淋巴结直径>10 mm。但 Dhar 报道直径<10 mm 的转移淋巴结的预后要较>10 mm 者为好。由于食管癌病例发现有纵隔淋巴结肿大时,其进食困难的症状多已较明显,在临床上和肺癌淋巴结转移的区别一般不困难。

(2)恶性胸膜间皮瘤:恶性胸膜间皮瘤起自脏层和膈肌胸膜,其自然的播散是通过脏层胸膜到肺,局部扩张到胸壁和膈肌。上中部前胸膜淋巴引流到内乳淋巴结,下部胸膜淋巴引流到膈肌周围淋巴结。后胸膜淋巴引流到胸膜外淋巴结,后者位于脊柱旁邻近肋骨头的胸膜外脂肪内。膈肌胸膜有丰富的淋巴管网络,沟通胸腔和腹腔。膈肌的前部和侧方淋巴管引流入内乳和前纵隔淋巴结,后部膈肌淋巴管引流到主动脉旁和后纵隔淋巴结。后纵隔淋巴管再向上引流和中纵隔淋巴管交通,也可向下引流到胃肝韧带和腹腔动脉淋巴管。

恶性胸膜间皮瘤的纵隔淋巴结转移可表现为累及一侧肺门或支气管肺淋巴结,也可累及隆突下和包括内乳淋巴结的同侧纵隔淋巴结,严重时累及对侧纵隔或内乳淋巴结。此时胸膜间皮瘤的结节或肿块多已十分明显(图 9-16)。

图 9-16 胸膜间皮瘤

患者女,58 岁,胸膜间皮瘤。右侧胸膜呈典型的环状增厚,表面
高低不平。纵隔内可见右下气管区(4R 区)淋巴结肿大(箭头)

5.肺尘埃沉着症(尘肺)

在长期吸入生产性粉尘的工人中也会发生肺门和纵隔淋巴结的变化,表现为淋巴结的肿大和/或钙化(图 9-17)。在有大块纤维化的Ⅲ期尘肺患者中的肿大淋巴结检出率较无大块纤维化的Ⅰ、Ⅱ期尘肺明显增多。此时,要和肺癌所致者鉴别,除尘肺的大块纤维化的 CT 表现和肺癌有不同外,尘肺中的肿大淋巴结较小,以直径在 1.5 cm 以下者为多,而且钙化的发生率高,有助于鉴别。

图 9-17　尘肺患者横断面 CT
患者男性,55 岁,煤工尘肺。隆突下(7 区)淋巴结肿大,并有大量钙化

6.Castleman 病

Castleman 病也称良性巨淋巴结增生症,原因不明,在青年人(平均 33 岁)中多见。它也可为多灶性累及胸内、外淋巴结,以在纵隔内最多见。

在组织学上,它分为两型:透明血管型(90%)和浆细胞型。前者的 CT 表现为纵隔或肺门部有一侧或两侧软组织密度肿块,边缘清楚,可有分叶,有时可十分巨大,并发生钙化,肿块可延伸至颈部或腹膜后。平扫时的 CT 值为 43~55 HU,平均 47 HU,在增强扫描时肿块有非常明显的增强,CT 值可达 80~125 HU,平均 90 HU,在动态扫描中可见从周边到中央的逐渐强化,这有助于鉴别诊断。鉴别诊断中要包括各种在增强扫描中有强化的病变,如结节病、结核病、血管成免疫性淋巴结病和血管性转移瘤,特别是来自肾细胞癌、甲状腺乳头状癌和小细胞肺癌者。

(江万里)

第四节　胸 壁 疾 病

胸壁由皮肤、浅筋膜、深筋膜、胸上肢肌、胸廓、肋间组织及胸内筋膜等共同构成,因此胸壁主要包含皮肤、脂肪、肌肉、血管、神经等软组织及肋骨、胸骨的骨性结构。胸壁疾病包括畸形、外伤、感染、肿瘤及术后改变等。乳腺疾病此处不予介绍。

一、畸形

胸壁畸形主要由胸廓的骨性结构畸形所致,如鸡胸、桶状胸及胸廓不对称等,其病因可为先天性,亦可为后天各种原因所致,一般轻度的胸廓畸形对人体的生理功能影响不大,但严重胸廓

畸形可不同程度影响心、肺功能。以下简略介绍与临床相关的畸形：鸡胸、漏斗胸和桶状胸、扁平胸。

（一）鸡胸和漏斗胸

1.病因及病理

造成鸡胸、漏斗胸这两种畸形原因有先天发育异常、营养不良及继发于胸腔内的疾病。严重的鸡胸、漏斗胸可引起心、肺受到不同程度的压迫，引起心脏移位，影响肺通气功能，还易发生呼吸道感染等病症。

2.CT 表现

鸡胸在 CT 上表现胸骨前突，可合并相连接的前肋呈反弓形，胸前壁呈楔状凸起，胸廓的前后径比左右径还长，状如禽类胸廓。漏斗胸在 CT 上表现为胸骨凹陷畸形，相连接的肋骨弓形程度增大，状如漏斗。

（二）桶状胸和扁平胸

1.病因

桶状胸可由慢性支气管炎、哮喘等疾病形成的肺气肿所致，扁平胸可因先天发育形成，也可为慢性消耗性疾病所致，如肺结核等。

2.CT 表现

桶状胸表现为胸廓的前后径增长，有时超过左右径，以中下前肋为主的肋间隙加宽，整个胸廓呈圆桶形（图 9-18）。扁平胸表现为胸部的前后径不到左右径的一半，呈扁平状，且颈部细长、锁骨突出。

图 9-18　桶状胸
前后径明显增大，前后径大于左右径，胸似桶状

胸廓畸形常伴有其他疾病，因此在通过 CT 发现胸廓畸形的同时，还应密切注意肺、心脏等部位表现。另外，胸廓为肋骨、胸骨和胸椎之间的连接共同构成的统一体，当其中某一骨性结构畸形时，常伴有其他骨性结构改变，因此，观察 CT 表现时，需结合 X 线平片进行全面观察。

二、外伤

胸部损伤根据是否穿破胸膜分为闭合性和开放性两类，而表现在胸壁损伤主要为骨性结构和软组织损伤，如肋骨、胸骨骨折及软组织血肿等。临床上无论是闭合性损伤还是开放性损伤，胸腔内、纵隔内脏器受损及合并腹部脏器损伤形成胸腹联合伤时都是临床急症。因此 CT 观察胸壁外伤的同时必须注意肺内、纵隔及腹腔等变化，如皮下积气、胸腔积液、气胸、间质性肺气肿、

心包积液、腹内游离气体等征象。CT还可有发现因外伤残留在胸壁的异物，并且可有观察到异物是否损伤纵隔内重要脏器(图9-19)。另外，应用CT，特别是螺旋CT的重建技术对诊断胸骨骨折、细微的肋骨骨折及肋软骨骨折较X线平片有明显优势。

图9-19　胸壁异物

高密度条形异物穿过胸骨，进入前纵隔，紧贴升主动脉

三、感染

胸壁感染包括非特异性感染和特异性感染，特异性感染包含结核、真菌感染，非特异性感染为一般统称的化脓性感染。

(一)胸壁结核

胸壁结核是胸壁常见疾病，根据中华医学会结核病学会最新分类法，胸壁结核归类于肺外结核。

1.病因

胸壁结核原发少见，主要继发于肺、胸膜及纵隔淋巴结等结核，但胸壁结核并非和肺、胸膜及纵隔淋巴结结核呈同步性，有相当一部分胸壁结核患者其肺内病灶已吸收或趋于吸收。其主要感染途径如下。①淋巴道播散：为最常见的感染途径，结核菌由肺、胸膜及纵隔淋巴结等原发灶经淋巴道感染胸壁组织，以胸骨旁、肋间为主的淋巴丰富区最易累及。早期病变局限于胸壁淋巴结，后可蔓延侵犯周围软组织、骨质。②血行播散：体内原发病灶的结核菌通过血液播散至胸壁上血供丰富的胸骨、肋骨骨松质内，导致结核性骨髓炎，而后引起骨质破坏，病灶破溃侵入软组织。③直接侵犯：肺、纵隔结核病灶穿破胸膜后直接侵犯胸壁，或是结核性脓胸破溃，病灶累及胸壁，此种形式常有肺、纵隔、胸腔结核病灶与胸壁病灶的相互连接。

2.病理

胸内结核以淋巴、血行播散和直接侵犯累及胸壁淋巴结及胸壁各层组织，包括骨骼和软组织，形成无痛性冷脓肿并可导致骨质破坏；胸壁结核脓肿以起源于胸壁深处的淋巴结较多，经穿透肋间肌蔓延至胸壁浅部皮下层，往往在肋间肌层里外各有一个脓腔，中间有孔道相通，形成葫芦状。有的脓肿穿透肌间隙之后，因重力坠积作用，逐渐向外向下沉降至胸壁侧面或上腹壁，脓肿穿透皮肤可形成窦道。

3.临床表现

发病年龄常见于35岁以下的青年人，以男性为多。大多患者全身症状不明显，若原发结核病灶尚有活动，则可有低热、盗汗等低毒症状。早期，患者只有不痛、不热、不红的冷脓肿，因此又称为无痛性寒性脓肿，按之有波动，少数患者可出现轻微疼痛。随着病灶继续发展，穿破皮肤，排

出水样混浊脓液,无臭,可伴有干酪样物质,如经久不愈,可形成溃疡、窦道。如合并非特异性感染时,可出现急性炎症症状。

4.CT表现

(1)病变早期可只显示软组织增厚,后可形成软组织肿块,提示冷脓肿形成。淋巴道播散是其主要的感染方式,因此肿块常位于肋间及胸骨旁,其形态各异,常表现为梭形、圆形及椭圆形,内可伴钙化(图9-20、图9-21)。淋巴道播散形成的冷脓肿,边缘较光整,但也可侵及胸腔、周围骨质而边缘模糊;血行播散和直接侵犯形成的冷脓肿,软组织肿块常边缘模糊(图9-22)。平扫CT可示肿块中心区为低密度液化区,周围为稍低于肌肉密度的软组织块影。增强CT见周围软组织密度可强化,中心区的液性密度不强化。这种表现有一定特征性,但亦见于真菌感染或肿瘤伴坏死改变。

图9-20　冷脓肿(一)

左侧胸壁包块影,与胸腔相通,局部的胸膜增厚

图9-21　冷脓肿(二)

右侧胸壁包块影,密度不均,边缘光整

图9-22　胸壁结核

右侧胸壁受结核直接侵犯,肿胀,肌间隙模糊

(2)胸壁结核通常可伴脓肿相邻的骨质呈溶骨性改变。病变部位一般在肋软骨处、肋骨或胸骨肋骨连接处。淋巴道播散形成的冷脓肿常为先出现肿块,后有骨质破坏;血行播散者先出现骨质破坏,后出现肿块;直接侵犯者,一般先出现肿块,后有骨质破坏,但亦可软组织肿块及骨质破坏同时出现。

(3)发现胸壁结核同时,应密切注意肺、胸膜及肺门纵隔淋巴结情况。胸壁结核患者肺内、胸膜病变常常较轻,常可表现为肺内趋于陈旧性的条索影、钙化等病变,胸膜上常只表现为胸膜增厚粘连,伴部分钙化。如为直接侵犯形成的胸壁结核,肺内、胸膜病灶较严重,并清晰可见与胸壁病灶相连。胸壁结核常合并淋巴结结核,因此肺门纵隔、腋窝、锁骨上窝、颈部等部位淋巴结肿大情况需密切关注。

(二)其他胸壁感染

胸壁其他感染形成的脓肿主要包括化脓性感染和真菌感染,CT表现与胸壁结核类同,结合临床病史后一般可明确诊断。胸壁化脓性软组织脓肿多为胸部手术继发,原发性胸壁化脓性软组织脓肿有典型的红、肿、热、痛及全身中毒症状。胸壁真菌感染少见,主要为奴卡菌、放线菌等真菌性肺部感染后直接侵犯胸壁,临床上常有明显的免疫缺陷提示。

四、肿瘤

胸壁肿瘤包括原发性和继发性,其中以继发性多见,包括各类恶性肿瘤经血行、淋巴道转移至胸壁,以及肺癌、乳癌、胸膜间皮瘤等胸部恶性肿瘤直接侵犯胸壁。胸壁肿瘤按组织成分不同又可分为软组织源性肿瘤和骨源性肿瘤。

(一)原发性软组织肿瘤

按组织不同可分为:①脂肪组织肿瘤;②纤维组织肿瘤;③肌肉组织肿瘤;④脉管组织肿瘤;⑤神经组织肿瘤;⑥其他肿瘤。

1.脂肪组织肿瘤

胸壁常见脂肪组织肿瘤主要为良性的脂肪瘤及恶性的脂肪肉瘤。

(1)脂肪瘤:一种由成熟脂肪细胞组成的良性肿瘤,是最常见的良性脂肪组织肿瘤,也是最常见的胸壁原发性软组织肿瘤。

病理:病理上,外观为扁圆形或分叶状,有包膜,质地柔软,切面色淡黄,似正常的脂肪组织。肿瘤大小不一,直径由数厘米至数十厘米不等,常为单发,亦可为多发。镜下结构与正常脂肪组织的主要区别在于有包膜。瘤组织分叶,大小、形态不规则,并可有不均等的纤维组织间隔存在。

临床表现:脂肪瘤可发生于任何年龄,但以中青年好发,男性居多。在胸壁常见的部位为前胸壁皮下组织,亦可发生于肌间内及胸膜外。脂肪瘤临床上生长缓慢,脂肪瘤一般无明显症状,但也有引起局部疼痛者,肿块质地柔软,似面团状,深部脂肪瘤体积增大时,可压迫神经产生相应的症状。肿瘤很少恶变,手术易切除。

CT表现:胸壁脂肪瘤在CT上表现典型,多呈均匀低密度影,CT值常在－50 HU以下,部分肿瘤内可见少许线网状纤维分隔,少数肿瘤内可见钙化。发生于皮下的脂肪瘤由于相邻组织的关系,肿瘤常可见边界锐利清晰的薄层包膜,CT增强后包膜可有强化,肿瘤较大时可引起相邻骨质吸收。肿瘤形态上可因发生部位不同有所差异:发生于皮下者病灶较小时常呈圆形,肿瘤增大时因胸廓受限常呈扁圆形(图9-23);发生于胸膜外者在CT横断面可呈上下肋骨间隙中的哑铃形、葫芦形的脂肪密度肿块,一部分在肋间肌下,另一部分突向胸腔,肋间隙可扩大,这一点与胸膜脂肪瘤有不同,胸膜脂肪瘤很少突向胸壁(图9-24);发生于肌内的胸壁脂肪瘤形态各异,因胸壁的肌肉多为阔肌,其在CT横断面上多呈条梭形(图9-25)。

(2)脂肪肉瘤:一种由不同分化程度和异型性的脂肪细胞组成的恶性肿瘤,是最常见软组织肉肿瘤之一。

病理:肿瘤呈结节状或分叶状,肿瘤境界清楚,可有假包膜,发生在胸壁的脂肪肉瘤体积常不大。肿瘤切面观因组织学类型不同有较大差异。分化良好的脂肪肉瘤可类似脂肪瘤;黏液脂肪肉瘤则呈黏液样或胶样;分化差的脂肪肉瘤可呈鱼肉样或脑髓样,常伴出血、坏死和囊性变。镜下脂肪肉瘤形态多种多样,最主要的是在肿瘤组织中有胞质空泡的脂肪母细胞。

图 9-23　胸壁脂肪瘤（一）

右侧胸壁皮下内见扁圆形低密度影，密度均匀，边缘
清晰，外缘可见薄层包膜。箭头所指

图 9-24　胸壁脂肪瘤（二）

右侧肋间肌内侧脂肪膨胀，呈葫芦状，部分病灶突入胸腔。箭头所指

图 9-25　胸壁脂肪瘤（三）

左侧胸壁棱形低密度影，位于胸大肌与胸小肌之间。箭头所指

临床表现：脂肪肉瘤主要发生于成年人，发病高峰为 40～60 岁，很少发生在儿童，男性稍多于女性。主要发生在大腿及腹膜后，位于胸壁的发生率较低。胸壁脂肪肉瘤临床表现主要为病灶压迫、浸润周围组织引起的疼痛、触痛或功能障碍。

CT 表现：胸壁脂肪肉瘤在 CT 典型表现为肿瘤内部密度显著不均匀，内可见低密度的脂肪密度组织和不规则的软组织密度影混合存在，如软组织成分较多时，CT 上很难显示脂肪组织密度。肿瘤较大时，肿瘤内部出现出血、坏死或囊变时，软组织密度内可见液性坏死区。肿瘤包膜不清，边界毛糙模糊，相邻骨质可有侵犯破坏。增强 CT 扫描可见肿瘤内的软组织成分有强化。一般，脂肪肉瘤与脂肪瘤 CT 图像鉴别较容易，而且胸壁脂肪肉瘤肿瘤生长部位较深，很少发生在皮下，临床上肿瘤增大相对较快，但部分分化良好的脂肪肉瘤与脂肪瘤非常相似，需通过组织

病理学检查确诊。

2.纤维组织肿瘤

纤维组织主要由细胞（成纤维细胞、脂肪细胞及未分化间充质细胞等）、纤维（胶原纤维、弹性纤维及网状纤维）和基质组成，它们在多种因素作用下，可发生多种增生性瘤样病变及肿瘤，根据细胞分化和成熟程度、肿瘤的生物学行为，可分为良性、纤维瘤病和恶性三类。良性病变主要包括纤维瘤、瘢痕疙瘩及弹性纤维瘤等；恶性病变包括纤维肉瘤、黏液纤维肉瘤及炎症型纤维肉瘤等；纤维瘤病生物学特性介于良、恶性之间，其常成浸润性生长，具有低度恶性，但极少转移。

胸壁纤维组织肿瘤主要来源于胸壁皮下组织、筋膜、肌腱和韧带等，发生在胸壁的纤维瘤病少见，以下简述较常见的几种肿瘤。

（1）纤维瘤和纤维肉瘤。①病理：纤维瘤镜下主要有分化成熟的成纤维细胞、纤维细胞及数量不等的胶原纤维构成。纤维肉瘤镜下可见有不同程度核分裂的瘤细胞及胶原纤维组成，肿瘤内瘤细胞和胶原纤维的比例决定其恶性程度，胶原纤维成分越少，肿瘤恶性程度越高。②临床表现：胸壁纤维瘤男女均可发病，可发生于成人和儿童，临床多表现为胸壁深部单个或多个圆形、椭圆形无痛结节或肿块，生长缓慢，如短期增大明显，应考虑恶变。纤维肉瘤多发生于四肢，发生于胸壁少见，其发生年龄多见于成年，男性多见，临床上早期生长缓慢，肿瘤较小呈结节状，一般无症状，后肿瘤可迅速增大，可出现疼痛、皮肤溃疡等，肿瘤术后易复发，较少有转移。③CT表现：纤维瘤和纤维肉瘤CT平扫病灶密度均可与肌肉密度相同或稍高或稍低于肌肉密度（图9-26）。纤维瘤密度多均匀，少数不均匀，内少见坏死、钙化、囊变及出血，而纤维肉瘤密度多不均匀，内可见斑点样钙化、坏死、囊变及出血。纤维瘤边缘多光整，境界多较清，而纤维肉瘤边缘多不光整，境界模糊。增强CT纤维瘤可有轻度强化或不强化，而纤维肉瘤有不规则、不均匀强化（图9-27）。当肿瘤较大时，纤维瘤和纤维肉瘤均可引起周围组织受压、移位、变形及骨质破坏，但胸壁纤维肉瘤易侵犯胸腔、纵隔，CT上可伴随胸腔积液等征象，并且其骨质破坏呈浸润性，不同于纤维瘤的压迫性骨质吸收。CT上纤维肉瘤常随肿瘤增大，肿瘤坏死、囊变及出血出现瘤内低密度区机会也增高，但部分纤维肉瘤基质内含黏液样物质的特殊类型，如黏液纤维肉瘤、低度恶性纤维黏液样肉瘤，肿瘤一般密度不均，低于肌肉密度，肿瘤较小时内部便可出现低密度区（图9-28）。

图9-26　胸壁纤维肉瘤（一）

右侧胸壁巨大包块影，占据胸腔内外，CT平扫，其密度与肌肉相同

图9-27　胸壁纤维肉瘤（二）

与图9-26为同一患者，增强扫描，密度不均，内有不规则坏死灶

图 9-28　胸壁黏液型纤维肉瘤
胸骨前见一结节影,增强扫描密度不均,内可见低密度区

（2）弹性纤维瘤:弹性纤维瘤是一种富含大量弹性纤维的瘤样病变。绝大多数发生于 50 岁以上老年,而且女性占大多数。本病有特征性发生部位,为背部肩胛下区及侧胸壁,因此胸壁弹性纤维瘤不少见。胸壁弹性纤维瘤 CT 多表现为侧胸壁上肌肉密度肿块影,边缘不光整,境界不清,内可出现条状脂肪密度影。

（3）瘢痕疙瘩:瘢痕疙瘩是真皮和皮下的纤维组织增生性病变,常在皮损后出现,如注射、手术、接种及昆虫叮咬等,瘢痕体质者容易出现,但少数患者无明显损伤史,而胸壁瘢痕疙瘩常出现于胸部手术后,其 CT 表现为胸壁表浅部形态不规则的肌肉密度影或稍高于肌肉密度,边缘不清,境界模糊,常伴有胸部手术痕迹。

3.纤维组织细胞肿瘤

纤维组织细胞肿瘤是以成纤维细胞和组织细胞为基本细胞成分且可能起源于原始间叶细胞的一组软组织肿瘤,根据其细胞分化及生物学特性可分为良性、中间型及恶性三类,良性如纤维组织细胞瘤、网状组织细胞瘤及黄色瘤等,此类肿瘤细胞分化良好,手术切除后不复发也无转移;中间型如非典型纤维黄色瘤、巨细胞成纤维细胞瘤及丛状纤维组织细胞瘤等,它们具有局部浸润性,手术切除后易复发,但极少转移;恶性纤维组织细胞瘤恶性程度极高,手术切除后极易复发,转移常见。胸壁纤维组织细胞肿瘤 CT 表现类似于其他软组织肿瘤。以下简单阐述恶性纤维组织细胞瘤。

恶性纤维组织细胞瘤（malignant fibrous histiocytoma,MFH）大体形态肿瘤呈结节状或分叶状鱼肉样肿块,大小变异较大,胸壁 MFH 一般不是很大。肿瘤境界较清,可有假包膜。镜下可见多形性和组织结构多样性特点的瘤细胞,主要包括成纤维细胞、组织细胞、巨细胞、黄色瘤细胞和炎症细胞,细胞形态复杂、奇异。

（1）病理:恶性纤维组织细胞瘤是中老年人最常见的多形性软组织肉瘤,其发病年龄大多数在 40 岁以上,男性多于女性,好发于四肢、躯干、腹膜后及头颈部。临床上主要表现为局部肿块,肿瘤一般生长较慢,有文献认为接触放射线史者可继发恶性纤维组织细胞肿瘤。MFH 属于高度恶性肿瘤,术后复发率可达 55%～80%,转移常见,最主要为血行转移,因此胸壁恶性纤维组织细胞瘤肺内转移率很高。

（2）临床表现:胸壁恶性纤维组织细胞瘤可发生于胸壁任何部位,肿瘤形态不规则,可呈分叶状,边缘不光整,境界模糊,密度常为肌肉密度或稍高于肌肉密度,内密度不均匀,可见钙化、坏死、囊变及出血。增强 CT 可见肿瘤不规则强化。由于胸壁骨性组织密集及组织厚度不大,肿瘤常常早期侵犯骨质、胸腔及纵隔（图 9-29）,肿瘤可早期转移至肺内,因此观察胸部 CT 时应密切注意肺部改变。

图 9-29　胸壁恶性纤维组织细胞瘤

左侧胸锁关节见一肿块影,侵犯胸骨。箭头所指

4.神经组织肿瘤

胸壁神经组织肿瘤以良性的神经鞘瘤和神经纤维瘤及恶性神经鞘瘤和恶性神经纤维瘤为主,它们主要来源于肋间神经。另外,周围型神经纤维瘤病可出现胸壁多发软组织结节、肿块。

(1)神经鞘瘤、神经纤维瘤:神经鞘瘤由 Schwann 细胞发生,又称施万瘤,或称神经鞘膜瘤,其可发生于颅神经、脊神经及周围神经,颅内主要发生于听神经。神经纤维瘤由神经内衣、神经外衣及神经膜细胞组成,发生在颅内少见,主要发生在周围神经部位。胸壁神经鞘瘤和神经纤维瘤主要发生于胸壁周围神经中的肋间神经。神经鞘瘤和神经纤维瘤任何年龄均可发生,神经鞘瘤好发于 30～50 岁,神经纤维瘤好发于 20～30 岁,二者男性发病率均稍高于女性。胸壁神经鞘瘤和神经纤维瘤临床上多表现为胸壁上缓慢生长的无痛肿块,较表浅的肿瘤可见局部皮肤有少量色素沉着。

临床表现:胸壁神经鞘瘤和神经纤维瘤 CT 平扫均可表现为边缘光整、境界清晰的稍低于肌肉密度肿块,增强 CT 软组织密度均可强化(图 9-30)。神经鞘瘤易出现囊变、出血及坏死,因此常可表现为低密度肿块,肿瘤内可出现钙化,神经纤维瘤很少出现囊变、出血及坏死,一般不出现钙化,如肿瘤内出现低密度区,提示恶变可能。因胸壁神经鞘瘤和神经纤维瘤主要来源于肋间神经,CT 表现上肿瘤大多生长于肋间,相邻肋骨可见压迫性骨质吸收,随着肿瘤体积增大易突入胸腔(图 9-31、图 9-32),CT 上常与胸膜、肺内肿块较难鉴别。

(2)恶性神经鞘瘤(malignant peripheral nerve sheath tumor,MPNST)、恶性神经纤维瘤病理上肿瘤界限不清,没有包膜,浸润生长,或呈多结节状,伴有出血、坏死和囊性变。组织学上如见神经鞘瘤结构,诊断为恶性神经鞘瘤,如见神经纤维瘤结构,则诊断为恶性神经纤维瘤。

图 9-30　胸壁神经鞘膜瘤

右侧胸壁肋间隙见一结节影,密度均匀,边缘光整

图 9-31 胸壁神经纤维瘤(一)

右侧胸壁肋间隙见一结节影,突入胸腔,密度均匀,边缘光整

图 9-32 胸壁神经纤维瘤(二)

右侧胸壁包块影,突入胸腔,并有胸壁肌肉增厚

病理:可以是原发或者是神经鞘瘤、神经纤维瘤恶变而来,有学者认为神经鞘瘤恶变少见,而神经纤维瘤恶变可达 20% 以上。任何年龄都可发生。此类肿瘤大多是低度恶性的肿瘤,局部浸润和复发。少数病例恶性程度高,浸润明显,可见远处转移。

临床表现:胸壁恶性神经鞘瘤和恶性神经纤维瘤平扫 CT 可表现为胸壁单发或多发的等于或低于肌肉密度占位,境界大多较清,内可见坏死、囊变、出血及钙化,增强 CT 可见不规则强化。肿瘤可侵犯肋骨、胸腔,出现骨质破坏及胸腔积液等。

(3)神经纤维瘤病:神经纤维瘤病是一种人类常染色体显性遗传性疾病,30%～50% 的病例有家族史,其特征为皮肤色素沉着和多发性神经纤维瘤。1882 年,Von Recklinghausen 从临床表现与病理特征方面做了更全面的描述,故命名为 Von Recklinghausen 氏病。根据肿瘤发生部位可分 3 型:①中枢型,常并发神经胶质瘤和脑膜瘤。②周围型,以皮肤多发神经纤维瘤最突出。③内脏型,较少见,为内脏及自主神经系统的肿瘤。

临床表现:本病是一种慢性进行性疾病,男性发病率约为女性 2 倍。在婴儿的早期患者除皮肤有咖啡牛奶斑外,其他症状很少;随着年龄增长症状逐渐增多,主要表现为皮肤色素斑和多发性神经纤维瘤,超过 20 岁的患者可恶变。临床上,牛奶咖啡斑为本病的一个重要体征,为有诊断意义的皮损之一;皮肤肿瘤,即发生于皮肤及皮下的多发性神经纤维瘤,在儿童期即可出现,到青春期后明显发展,好发于躯干、四肢及头部;50% 的患者有神经系统的症状;骨、肾上腺、生殖系统及血管也可发生肿瘤而引起相应的症状,如骨质破坏、高血压等。

CT 表现:CT 平扫肿瘤可呈肌肉密度或低于肌肉密度、境界清晰的结节、肿块。增强 CT 肿瘤可轻度强化或不强化。该病可出现全身多发肿瘤,因此胸部 CT 发现胸壁肿瘤后,应行全身 CT 扫描,可发现其他部位肿瘤。如有恶变倾向时,肿瘤可侵犯肌群、骨质、胸腹膜及纵隔等,能发现多部位相应的改变(图 9-33～图 9-38)。

图 9-33 神经纤维瘤病(一)

头颅皮下多发小结节影

图 9-34　神经纤维瘤病(二)

与图 9-33 为同一患者,双侧腰大肌及双侧皮下多发结节影

图 9-35　神经纤维瘤病(三)

与图 9-33 为同一患者,盆腔内多发包块,膀胱侵犯,骶骨骨质破坏,双侧皮下多发结节影

图 9-36　神经纤维瘤病(四)

与图 9-35 为同一患者,双侧大腿肌内多发不规则结节影

图 9-37　神经纤维瘤病(五)

与图 9-36 为同一患者,纵隔及双侧胸壁多发结节影

图 9-38　神经纤维瘤病(六)

与图 9-37 为同一患者,双侧胸壁多发结节、胸膜结节、纵隔结节影

5.脉管组织肿瘤

脉管组织包括血管和淋巴管,绝大多数脉管组织肿瘤起源于血管,以下简述起源血管及血管周围组织的胸壁软组织肿瘤。

(1)分类:胸壁起源于血管的肿瘤:临床类型常见有良性的毛细血管瘤和海绵状血管瘤,中间型的血管内皮瘤,恶性的血管肉瘤。胸壁起源于血管周围组织的肿瘤,临床类型主要包括良性的良性血管外皮瘤和球瘤,恶性的恶性血管外皮瘤和恶性球瘤。

(2)临床表现:胸壁起源于血管的肿瘤:毛细血管瘤和海绵状血管瘤好发于婴幼儿,浅表的肿瘤肤色上可有不同程度表现,触之一般柔软;深部的肿瘤多呈胸壁上皮下结节,触之较软。血管内皮瘤好发于中青年,多表现为胸壁皮下单发或多发结节,手术切除后可复发,但不转移。胸壁血管肉瘤,主要为皮肤血管肉瘤及乳腺血管肉瘤,好发于老年人,一般质地较硬。

胸壁起源于血管周围组织的肿瘤:好发于成年人,一般处于胸壁深部,血管外皮瘤体积较大,而球瘤体积较小,生长缓慢或不生长,发生恶变时体积可明显增大,其中恶性血管外皮瘤恶性程度极高,早期可转移,而恶性球瘤恶性程度低,手术切除可治愈,一般不发生转移。

(3)CT 表现:一般胸壁浅部血管瘤形态各异,深部胸壁血管瘤多呈圆形、类圆形或不规则形,平扫 CT 密度多低于肌肉密度,内可见钙化。典型血管瘤特征性表现为增强 CT 可见明显强化或瘤内、瘤周可见明显增粗的血管影,但部分实质性血管瘤,特别是起源于血管周围组织的肿瘤强化不一定明显(图 9-39)。当病灶体积较大,边缘不光整,境界模糊,内呈实质性低密度,增强 CT 可见不规则强化(图 9-40),病灶侵犯周围组织,应考虑恶性。

图 9-39　胸壁血管瘤

右侧胸壁结节影,增强扫描无明显强化。箭头所指

图 9-40　胸壁恶性血管外皮瘤

左侧腋窝肿块影,增强扫描密度不均匀。箭头所指

6.肌肉组织肿瘤

胸壁肌肉组织肿瘤主要由以下两组肿瘤,起源于皮肤竖毛肌的平滑肌源性肿瘤和起源于骨骼肌的横纹肌源性肿瘤,发生于胸壁不多见。

　　良性肿瘤CT上一般呈边缘光整,境界清晰的圆形、类圆形结节,平扫CT密度一般低于肌肉密度,增强CT可有轻度强化。恶性肿瘤CT上一般呈边缘不光整、境界模糊、形态不规则的肿块,平扫CT密度呈不规则低密度肿块,内可见钙化、坏死等,增强后可有不规则强化,并常可见侵犯周围组织及远处转移表现。

　　7.其他肿瘤

　　(1)原发性软组织恶性淋巴瘤:本病指原发于结缔组织、脂肪及骨骼肌内的恶性淋巴瘤,少见,多发生于老年人,好发于四肢及胸腹壁。发生于胸壁的原发性软组织恶性淋巴瘤CT表现无明显特征性(图9-41),可侵犯胸腔及周围组织(图9-42)。

图 9-41　原发性软组织恶性淋巴瘤(一)
左侧胸壁结节影,边缘光整

图 9-42　原发性软组织恶性淋巴瘤(二)
左侧胸壁包块影,密度不均,胸壁明显肿胀,并侵犯胸腔

　　(2)皮样囊肿:皮样囊肿好发于前下纵隔,胸壁皮样囊肿罕见,此收集1例胸壁皮样囊肿,供读者参考,此例增强CT表现为前胸壁中线处突出于胸壁的皮下椭圆形软组织肿块,内密度均匀,密度稍低于肌肉密度,边缘光整,境界清晰(图9-43)。

图 9-43　胸壁皮样囊肿
前胸壁圆形软组织密度影,密度均匀,边缘光整

(二)原发性骨源性肿瘤

　　胸壁骨性组织包括肋骨、胸骨及胸椎,一般胸椎归于脊椎部分讨论,在此只讨论肋骨和胸骨原发性肿瘤。胸壁骨性组织原发性肿瘤发生率远远低于转移性肿瘤,并且大部分发生于肋骨,而胸骨原发性肿瘤少见,但其大多数为恶性。以下简述几种胸壁原发性骨源性肿瘤。

　　1.骨软骨瘤

　　骨软骨瘤是最常见的良性骨肿瘤,又称外生骨疣,在胸壁常发生在肋骨上,常沿肋骨体的前后侧面或近前端出现特征性骨疣,带蒂的骨疣可深入胸腔或胸壁软组织,CT对其定位及相邻组织的改变较X线平片有优势。

2.软骨瘤

软骨瘤根据发生部位可分为内生性、外生性和皮质旁三种类型,好发于四肢短骨,发生在肋骨和胸骨少见。

CT上肿瘤常呈边缘锐利的分叶状骨性肿瘤,CT对肿瘤内钙化提示较X线平片更加清晰,特别是内生性软骨瘤内的沙粒状钙化,外生性软骨瘤的特征性改变为软骨帽,CT可更清晰提示肿瘤恶变时的肿瘤内软组织成分增多及周围组织改变。

3.骨化性纤维瘤

骨化性纤维瘤的肿瘤结构如纤维瘤,内可有不同量的骨组织。青年人好发,为肋骨常见原发性骨肿瘤,常发生在肋骨前段。

CT上肿瘤可呈肋骨膨胀性改变,皮质变薄,边缘可锐利,亦可模糊,内主要为低密度的软组织影,可伴条状、点状及网状致密影(图9-44)。

图9-44 胸壁骨化性纤维瘤
左侧肋骨明显膨胀性改变,骨皮质变薄,内小斑状影

4.骨囊肿

骨囊肿多发生于四肢长骨,发生在短骨及扁骨少见,多发生于青少年,常伴病理性骨折。多为单房性,但也可为多房性。在胸壁上常发生于肋骨前端。

CT上呈各种形状膨胀性改变,内可见液性密度区(图9-45),多房者内见分隔的骨嵴(图9-46)。

图9-45 胸壁骨囊肿(一)
双侧肋骨前端膨胀性改变,内有液性密度影

图9-46 胸壁骨囊肿(二)
双侧肋骨前端膨胀,其内结构不规则

5.骨髓瘤

骨髓瘤可多发,亦可单发,好发于成年人,男性较女性多见,多累及扁平骨,因此胸壁骨髓瘤受累较多见。临床上常继发贫血、消瘦、骨痛及全身衰竭,半数病例尿液中可见本-周氏蛋白。

CT上可见胸骨、肋骨内多个囊性溶骨性破坏区,肿瘤较大时可突破骨皮质,产生病理性骨折。

6.Ewing肉瘤

Ewing肉瘤为一种圆细胞骨瘤,发病高峰在10~20岁,男性比女性多见,肋骨、胸骨可被累及。临床类似急性骨髓炎、多发性骨髓瘤。CT上主要呈溶骨性改变,在确定病变范围方面更有帮助。

7.骨肉瘤

骨肉瘤主要发生于青少年,男性居多,最多见于四肢长骨,发生在胸壁骨肉瘤罕见,CT上表现为浸润性骨破坏,伴有软组织肿块,与其他胸壁恶性肿瘤鉴别难,CT主要观察肿瘤范围、周围组织及胸部转移灶。

(三)继发性胸壁肿瘤

继发性胸壁肿瘤占胸壁肿瘤的大多数,包括软组织源性和骨源性,可有全身恶性肿瘤转移至胸壁,多见于肺癌、乳癌、甲状腺癌及前列腺癌,亦可由肺癌、乳癌、胸膜间皮瘤、纵隔恶性肿瘤及肝癌等直接侵犯胸壁。

继发性胸壁肿瘤CT表现多样,大多数与其他原发性肿瘤难以鉴别,需紧密结合临床病史,另需观察肿瘤范围、分布、周围组织及原发肿瘤等情况。继发性胸壁软组织源性肿瘤,如为远处转移,可呈单发或多发大小不等结节、肿块,可分布于胸壁各层,若肿瘤较大时可侵犯周围骨质,形成溶骨性骨破坏;如为相邻部位的恶性肿瘤直接侵犯,形成软组织肿块常同时发生相邻骨质破坏。继发性胸壁骨源性肿瘤,以肋骨最为多见,可单发亦可多发,呈溶骨性、成骨性及混合性(图9-47),其中大多数为溶骨性和混合性,少数为成骨性如前列腺癌转移,转移瘤多伴软组织密度肿块(图9-48、图9-49),肿瘤较大时与继发性胸壁软组织源性肿瘤难以鉴别。

图9-47 胸壁转移瘤(一)
胸骨及左侧肋软骨骨质增白,结构不规则

图9-48 胸壁转移瘤(二)
胃癌术后右侧胸壁转移包块影,邻近肋骨骨质破坏

图 9-49 胸壁转移瘤（三）

与图 9-48 为同一患者，MIP 重建，右侧胸壁两个包块影，邻近肋骨骨质破坏

五、术后表现

肺、纵隔内脏器术后，CT 可发现胸壁各组织不同程度改变。胸壁软组织可出现不同程度受损，但部分微创手术胸壁软组织受损不一定能发现，如胸腔镜下手术。骨组织受损，其中肺部手术常伴单个、多个肋骨体部缺损，手术相邻部位的部分肋骨可出现因手术引起的医源性骨折，纵隔各内脏手术常伴胸骨受损。肺部术后，常可见术侧胸廓畸形、缩小，部分可出现健侧胸廓因健肺代偿性气肿而扩大。在创伤较大的胸部手术，如胸改术、开窗术，以上改变更加明显，并可伴有其他表现，如胸改后胸壁上可见不同物质的填充物，开窗术后可见胸壁部分缺损，胸腔与外界相通。

六、皮下气肿

胸壁皮下气肿可为自发性，亦可为医源性。胸壁皮下气肿由各类气胸突破纵隔胸膜，或纵隔气肿破裂进入胸壁皮下引起，先累及颈面部，后为前上、侧胸壁、双侧腋窝，严重者可累及腹壁，CT 表现为前上、侧胸壁皮下疏松组织内见弥漫的条状、线状及片状气影，一般为双侧对称。医源性及外伤性皮下气肿，为外伤、胸腔闭式引流术及肺穿刺术等致肺内气体进入胸壁皮下，皮下气肿一般较局限，CT 上表现为局部皮下可见少许点状、条状气影。另外高张性肺大疱误行胸腔闭式引流术或高压性气胸胸腔闭式引流不当，肺内高压的气体进入胸壁，皮下气肿范围可较大，甚至可表现如胸壁皮下气肿由各类气胸突破纵隔胸膜，或纵隔气肿破裂进入胸壁皮下引起的皮下气肿，但一般患侧较重。

七、CT 在胸壁疾病诊断方面的优劣

CT 对胸壁软组织的分辨率要远高于 X 线平片，通过测定病变的 CT 值可分辨气性、脂性、囊性、钙化及实质性等密度，另通过增强 CT 可提供病变血供情况，可初步对病变进行定性。与 MRI 比较 CT 对组织分辨率要差，除脂肪源性、血管性等少数表现典型的软组织病变有直接定性能力，对其他很多软组织肿瘤性质较难确定，需通过组织活检进行确诊，但对钙化的检出，CT 优于 MRI。

CT 对胸壁骨性病变的诊断能力是 MRI 无法比拟的。CT 较 X 线平片图像更加清晰，内部结构观察的更加细致。胸壁软组织肿瘤均可引起相邻骨质改变，而 CT 可分辨出大部分骨质改变为受压吸收还是侵犯、破坏。CT 对胸骨、胸锁关节显示要明显优于 X 线平片。虽然目前螺旋 CT 可制作出各种三维图像，但这些三维骨性图像分辨率仍低于 X 线平片，对诸多骨肿瘤定性能

力低于 X 线平片。

CT 横断面图像可清晰将胸壁各组织清晰分开,不产生组织重叠现象,对病变定位能力较 X 线平片有优势,MRI 可显示各方位图像,其对胸壁组织的定位能力较 CT 更有优势。另外,常规 CT 对肋骨扫描表现为分节性,还可因为容积效应出现各种伪影,不利于观察,只有通过对病变肋骨行倾斜角度扫描,才能使同一肋骨在同一平面显示。

CT 对胸壁软组织是否侵犯胸腔或肺内肿瘤是否侵犯胸壁,常仅凭胸膜外脂肪线改变情况来判断,而 MRI 对这方面较 CT 有优势。因胸壁疾病常和肺部疾病同时存在,而 MRI 对肺部成像有明显缺陷,因此 CT 对全面观察病变较 MRI 有优势。

综上所述,对胸壁疾病的影像学检查方法除 CT、X 线平片和 MRI 外,还包括 US 和放射性核素检查,它们各有优缺点,在胸壁疾病影像学诊断上应进行综合评估。

(江万里)

第五节 纵隔占位性病变

一、纵隔淋巴结结核

纵隔淋巴结结核为小儿肺结核的常见表现,原发性肺结核患者的 90% 可出现淋巴结核。由于成人对结核有抵抗力,纵隔淋巴结结核的出现率大约在 4.4%。女性高于男性,比例为(1.9~2.8):1。

(一)临床表现

主要为乏力、盗汗和咳嗽等全身症状,大多数患者仅有少量或无症状。

(二)病理表现

显微镜下,结核性淋巴结内主要为干酪性坏死、液化和肉芽组织增生。

(三)CT 表现

结核性淋巴结增大,典型特征为强化扫描后的中心低密度、周边强化的结节(图 9-50)。Jung 等发现,淋巴结结核在 CT 平扫图像上,可表现为低密度(<30 HU)或软组织密度(>35 HU)。强化后 CT 值为 101~157 HU,可表现出以下几种强化形式。

图 9-50 纵隔淋巴结结核(一)

CT 强化扫描示气管前、腔静脉后间隙淋巴结增大、融合,边缘强化,中心见低密度坏死区

1.周边强化

增大淋巴结周边有均匀、薄层和完整的强化环。厚而不规则的完整或不完整的强化环；位于周边或中心的球状强化。淋巴结一般＞2.0 cm，强化区的 CT 值约为 100 HU。这类患者最常见，也往往有严重的全身症状（图 9-51）。

图 9-51　淋巴结结核

纵隔多发淋巴结增大，周边有强化环

2.不均匀强化

淋巴结内多个低密度区的存在，之间有不规则的强化和分隔或薄的斑片状强化（图 9-52）。

图 9-52　纵隔淋巴结结核（二）

增强扫描纵隔淋巴结增大，不均匀强化

3.均匀强化不伴低密度区

均匀强化的淋巴结最大径常＜2.0 cm，症状少或无症状（图 9-53）。

图 9-53　纵隔淋巴结结核（三）

CT 强化扫描示血管前间隙多发淋巴结增大，密度均匀，部分融合，部分为边界清楚的软组织结节。中、后纵隔见增大淋巴结

4.不强化

淋巴结增大融合，其内低密度区伸至结外，周围的纵隔脂肪线消失。

淋巴结结核的活动性不同，在 CT 图像上的表现也有所差别。Moon 等发现：活动性淋巴结

结核,大多数结内有多个低密度区或周边强化中心低密度,少为均匀强化,结内钙化灶的出现率为19%,大约有73%的患者有全身症状。而非活动性淋巴结结核的结内常无低密度改变,几乎100%的表现为均匀密度,83%伴发钙化灶。活动性淋巴结较非活动性大。抗结核治疗后,淋巴结可缩小,结内低密度减少或消失,钙化增加。

(四)CT-病理对照

CT图像上淋巴结显示为周边强化中心低密度,病理为淋巴结中心完全的坏死(干酪坏死或液化)。不均匀强化淋巴结为结内肉芽组织存在及炎性血管增生,干酪坏死少于周边强化者。

总之,CT扫描有助于确定或证明淋巴结增大的存在,通过显示淋巴结的中心低密度周边强化的CT特征,来确诊纵隔结核性淋巴结炎。

二、结节病

结节病是一种不明原因的全身性疾病。女性好发。可累及全身多个器官、组织。绝大多数患者有胸部淋巴结的累及,并沿淋巴管累及肺内组织。

(一)病理表现

为非干酪样肉芽肿性炎性疾病。

(二)临床表现

乏力,轻咳等。

(三)CT表现

结节病主要表现为肺门和纵隔的淋巴结增大(图9-54)。60%～90%的结节病有肺门和纵隔淋巴结的增大,两者常同时出现,且为对称性表现。41%的结节病同时有肺和纵隔的异常,43%的患者单独表现为肺的异常。

图9-54　结节病(一)
CT强化扫描示纵隔各间隙淋巴结增大及双肺门多
发淋巴结增大,增大的淋巴结密度均匀,有融合

结节病引起的纵隔内淋巴结增大主要在气管旁、主肺动脉窗、隆突下和血管前间隙。其他间隙淋巴结也可增大,但相对少。增大的淋巴结可融合形成肿块,但不如淋巴瘤的淋巴结大,可见均匀性、点状或蛋壳样钙化,少有强化或有坏死的出现。

结节病可侵犯双肺实质,范围为5%～85%。HRCT能充分显示结节病的肺部异常改变,包括磨玻璃样征、不规则线样影和小叶间隔增厚,其出现率分别为83%、72%和89%。肺内结节(图9-55)包括沿支气管血管束的结节(100%)、胸膜下结节(100%)和小叶间隔的结节(89%)。此外也可见含气囊腔,出现率为39%,肺内结构扭曲为50%,两种征象可长期存在。

图 9-55　结节病(二)
肺窗示双肺多发结节,与血管纹理关系密切

磨玻璃样征是结节病最早的肺内征象,它代表活动性肺泡炎或广泛扩散的微小间质性肉芽肿,继而出现纤维化。不规则线样影被认为预后差的表现之一。Müller 等认为不规则线样影比有结节的患者肺功能差,但并不提示有不可恢复的纤维化存在。当不规则线伴有结构的扭曲、肺门和叶裂移位、囊性灶和收缩性肺不张时,肺纤维化可诊断。

总之,肺结节病可表现出肺门和纵隔淋巴结的增大及肺内结构的异常。淋巴结增大以肺门和纵隔淋巴结对称性增大为特征;肺的磨玻璃样征、肺结节、不规则线和增厚的小叶间隔代表疾病的可恢复性;囊性腔、结构扭曲为不可恢复性的 CT 表现。

三、淋巴瘤

恶性淋巴瘤为全身淋巴网状系统的原发性肿瘤,分为霍奇金淋巴瘤(Hodgkin disease,HD)和非霍奇金淋巴瘤(non-Hodgkin lymphoma,NHL),两者均可累及胸部淋巴结,HD 更易累及纵隔淋巴结。

(一)霍奇金淋巴瘤

HD 可发生在任何年龄,好发年龄为 30～40 岁。女性多于男性,男女之比为 1：(1.39～1.94)。占新发恶性肿瘤的 0.5%～10%。80%的淋巴瘤伴有胸部纵隔的累及。

1.病理表现

淋巴瘤的肿瘤大体标本剖面呈鱼肉样,镜下瘤组织由胶原纤维带分隔成多个细胞结节,其内主要为增生的淋巴瘤细胞,且大小不等,并见特异的 R-S(Reed-Stemberg)细胞及陷窝细胞。可分为淋巴细胞突出型、结节硬化型、混合细胞型及淋巴细胞消减型。不同的组织类型预后有差别。

2.CT 表现

淋巴瘤累及纵隔,主要导致纵隔淋巴结的增大。其最常累及部位为血管前间隙、气管旁淋巴结,其次是肺门淋巴结(28%～44%)、隆突下(22%～44%)、心膈角(8%～10%)、内乳淋巴结(5%～37%)和后纵隔淋巴结(5%～12%)。若仅有一组淋巴结受累,多在血管前间隙。常多个淋巴结群同时受累。CT 扫描为检查纵隔淋巴瘤的首选手段,尤其是显示隆突下、内乳旁、主肺动脉窗的淋巴结。

CT 强化图像上常见表现如下。

(1)淋巴结增大呈密度均匀的软组织结节,可融合呈较大肿块,均匀强化(图 9-56)。

图 9-56　霍奇金淋巴瘤(一)

CT增强扫描示纵隔多发淋巴结增大,融合,密度均匀

(2)多发增大淋巴结并存,且边界清楚、锐利(图 9-57)。

图 9-57　霍奇金淋巴瘤(二)

CT增强扫描示多发增大淋巴结,部分融合,部分呈单个结节,且边界清楚,锐利

少见CT征象为增强后,增大淋巴结显示为低密度或坏死性或囊性结节(图 9-58)。更少见的征象表现在未治疗患者的淋巴结内出现细砂样钙化。

图 9-58　霍奇金淋巴瘤(三)

CT增强扫描示前纵隔边缘不规则肿块,偏向右侧胸腔生长,密度不均匀,呈结节状、片状强化

(二)非霍奇金淋巴瘤

NHL 常发生在 55 岁左右年龄,较 HD 少累及胸部。在小儿淋巴瘤中,NHL 多于 HD 累及胸部。NHL 有 40%～50% 的患者有胸部累及,仅为 HD 的一半。

1.病理表现

NHL 肉眼观瘤体较大,灰白色,有凝固坏死灶。在显微镜下,肿瘤的主要成分包括淋巴母细胞性淋巴瘤和大细胞淋巴瘤,前者由曲核和非曲核、中等大小的瘤细胞构成,后者由胞质丰富明亮、个体较大的瘤细胞构成,可呈实体癌集或小叶状分布并被纤维组织包绕。

2.CT表现

NHL累及纵隔常只有一个淋巴结组。最常为上纵隔(74%)(血管前间隙和上份气管前)(图9-59),其次为隆突下(13%)、肺门(9%)和心隔淋巴结(7%)。相对于HD,NHL更易累及后纵隔淋巴结(10%)(图9-60)。

图9-59 非霍奇金淋巴瘤(一)

CT增强扫描示前纵隔实性肿块,边缘不规则,密度不均匀,内
见点片状低密度区,周围不规则强化。肿块侵入血管间隙内

图9-60 非霍奇金淋巴瘤(二)

CT增强扫描示后纵隔实性肿块,密度均匀。双肺门淋巴结增大,均匀强化

NHL可表现为多个边界清楚、密度均匀的增大淋巴结,也可为融合成团形成较大的孤立肿块,密度可均匀或不均匀。当较大的肿块形成时,密度多不均匀,有灶性坏死。淋巴结钙化为少见改变。结外累及多于HD,包括肺(13%)、胸膜(20%)、心包(8%)和胸壁(5%)。HD和NHL累及纵隔淋巴结,均优势累及气管旁及主肺动脉窗淋巴结,其次为隆突下及右肺门淋巴结。

3.鉴别诊断

需与纵隔淋巴结结核和淋巴结转移性肿瘤和结节病鉴别。结核性的淋巴结常>20 mm,呈中心低密度周边强化的强化方式,易累及气管右旁及右肺门淋巴结。转移性淋巴结的增大区域与肺内原发肿瘤的位置有关。多数转移性淋巴结增大呈均匀强化密度表现,少数淋巴结中心有液化坏死,常因原发病灶的位置而存在着不同的优势解剖分布。结节病的淋巴结呈对称性的双肺门淋巴结增大伴纵隔淋巴结增大,增大的淋巴结密度均匀,可有点状或蛋壳样钙化,极少发生坏死。

NHL在前纵隔形成孤立的肿块时,有时较难与纵隔生殖细胞瘤和胸腺癌鉴别。

四、纵隔神经鞘膜瘤

神经源性肿瘤主要位于后纵隔,占成人纵隔肿瘤的9%,小儿的29%。主要来自周围神经、神经鞘和交感神经节。在成人的神经源性肿瘤中75%是神经鞘瘤和神经纤维瘤,而小儿的85%是交感神经源性肿瘤。神经鞘瘤又名雪旺氏瘤,来源于神经鞘细胞。

临床特征:30~40岁为好发年龄,男女发病一致。大多数患者无症状,仅一小部分患者因肿瘤压迫或椎管内扩张而有感觉异常或疼痛。

(一)病理表现

起源于周围神经鞘细胞。神经鞘瘤为单发性肿块,圆形或卵圆形,包膜完整境界清楚,切面灰白或稍带黄色,实体性,部分为黏液变性和囊变。可由呈束状排列的长梭形瘤细胞或由疏松的黏液样组织及微小囊腔合并泡沫状组织细胞和淋巴细胞构成,分为束带型和网状型。

(二)CT 表现

神经鞘瘤位于椎体旁,或沿迷走神经、膈神经、喉返神经和肋间神经分布。CT 图像上为边界清楚、光滑、圆形或椭圆形的肿块,大多数为软组织密度,有不同程度的强化,常为环状强化(图 9-61)。也可为低密度表现(图 9-62),其原因主要为肿瘤内有富含液体的纤维细胞、脂肪细胞及肿瘤的囊性变。

图 9-61　神经鞘瘤(一)
CT 增强扫描示后纵隔右旁类圆形肿块,边缘光滑,密度欠均匀,内见点、片状强化。邻近胸膜增厚。右侧胸腔少量积液

图 9-62　神经鞘瘤(二)
CT 增强扫描示左上纵隔旁肿块,密度较低(CT 值 16.6 HU),边界清楚。肿块紧邻胸椎体左旁生长

T_1 加权肿瘤信号高于肌肉信号,T_2 加权肿瘤信号明显不均匀增高,形成中心高信号,周边低信号壁的肿块(图 9-63~图 9-65)。

图 9-63　神经鞘瘤(三)
MRI横断面,显示中纵隔左旁肿块,T_1加权见肿瘤的不均匀强化,肿块呈多房样表现

图 9-64　神经鞘瘤（四）

与图 9-63 为同一患者，MRI 冠状显示中纵隔左旁肿块，T_1
加权见肿瘤的不均匀强化，肿块呈多房样表现

图 9-65　神经鞘瘤（五）

与图 9-64 为同一患者，MWI 矢状成像分别显示中纵隔左
旁肿块，T_1 加权见肿瘤的不均匀强化，肿块呈多房样表现

少见征象为肿瘤内的点状钙化，均可出现在良、恶性肿瘤。10％的神经鞘瘤可通过椎间孔伸入椎管内，形成哑铃状外观。

恶性神经鞘瘤不常见，占神经鞘瘤的 5％～15％，一半来自神经纤维瘤病，极少为神经鞘瘤发展而来。临床上有持续几个月或几年的疼痛、肿块和神经刺激症状。CT 鉴别良恶性较困难。恶性神经鞘瘤相对较大（＞5 cm）、不规则、密度不均匀，中心可因坏死和出血表现为低密度，可侵蚀纵隔和胸壁结构，并可血行转移到肺，很少有淋巴结的转移。

五、胸腺脂肪瘤

胸腺脂肪瘤为纵隔少见的良性肿瘤，来源于胸腺或通过蒂与胸腺相连，约占胸腺肿瘤的 2％。可发生于任何年龄，最常见于小儿和青年人。几乎不伴有重症肌无力。

（一）病理表现

肿瘤大体标本与一般的皮下脂肪瘤无区别，呈黄色分叶状，有薄层完整的包膜，包含成熟脂肪组织和数量不等的胸腺组织，两者的比例在不同的个体不同。

（二）临床表现

大多不伴临床症状，常为胸片偶然发现。发现时常较大，可达 36 cm，突入胸腔。由于脂肪的柔韧性，肿块可伸进心膈角，在胸片上可误为心脏增大，胸膜或心包肿瘤、肺段不张，甚至肺隔离症。

（三）CT 和 MRI 表现

始终位于胸腺位置的脂肪密度肿块，有 3 种类型表现：①等量的脂肪和软组织混合存在的圆形或卵圆形肿块影，或片状影；②脂肪成分为主，伴岛状软组织密度影；③纯软组织肿块影。MRI 表现为 T$_1$ 加权图像上的高信号区，与皮下脂肪信号相似（图 9-66）。

图 9-66　胸腺脂肪瘤

前纵隔片状脂肪密度影，密度不均，边缘光整

肿块邻近结构可受压，出现率为 50％。CT 是评价胸腺脂肪瘤的存在、范围及其对周围结构影响的有效检查手段。

六、纵隔畸胎瘤

畸胎瘤占纵隔生殖源性肿瘤的 60％～70％。包括成熟型、未成熟型和恶性畸胎瘤。可发生于任何年龄，以小儿和青年人最多，男女发病一致。畸胎瘤可发生于体内许多位置。位于纵隔内的分布比例为前纵隔的血管前间隙占 80％，中后纵隔和多间隙占 20％。

（一）病理表现

病变较小无症状，病变较大时，可引起胸痛、咳嗽和呼吸困难。成熟型畸胎瘤含至少两个胚层的结构，为成熟的软骨、脂肪和成熟的鳞状和腺状上皮组织，为良性肿瘤。未成熟畸胎瘤含较少外胚层成分，有成熟的上皮、结缔组织和未成熟的神经外胚层组织，婴幼儿时为良性，成人时表现出进展和恶性。恶性畸胎瘤含恶性组织成分，包括各种肉瘤组织，预后差，几乎全是男性发病。

（二）CT 表现

畸胎瘤主要表现为前纵隔的肿块，少部分为弥漫的纵隔增宽或纵隔肿块与邻近实变的肺组织分界不清。肿瘤大多突向纵隔一侧生长，主要突向左侧胸腔。常累及纵隔一个间隙（86％），且多在前纵隔。典型表现为有完整包膜、边界清楚的混杂密度肿块，可呈分叶状或边缘光滑的球形。包含液体、脂肪、软组织、钙化多种成分。这些特点有别于胸腺瘤和淋巴瘤。钙化出现率为 20％～80％，表现为局灶、环状钙化，代表牙齿和骨结构的存在。脂肪的出现率为 50％（图 9-67）。特殊征象为脂肪与液体的分层界面在肿块内出现。液体、脂肪和钙化同时出现率为 39％，可合并软组织存在。不含脂肪或钙化的非特异囊肿占 15％。

图 9-67 纵隔畸胎瘤

右前纵隔肿块影,密度不均,内有高密度的骨质,也为低密度的脂肪

成熟畸胎瘤成分多样,为边界清楚、分叶、不对称和含脂肪、液体、软组织和钙化的肿块(图 9-68)。软组织成分可表现为肿块周边线状影形成包膜(<3 mm),其次可表现为肿块中心的软组织分隔,将液体或其他组织分隔开,少部分为结节状软组织影,在强化 CT 图像上均有强化表现。成熟畸胎瘤可因肿瘤内胰腺或小肠黏膜分泌的消化酶的存在,致其破裂至邻近结构,如支气管、胸腔、肺,甚至心包。

图 9-68 成熟畸胎瘤

CT 增强扫描示前纵隔肿块,突向右侧胸腔生长。
形态不规则,密度不均匀,边缘强化,内含脂肪成分

恶性畸胎瘤为结节状边界不清的实性软组织肿块,含脂少,可囊变,有较厚的强化包膜,可见出血和坏死(图 9-69)。

图 9-69 恶性畸胎瘤

CT 增强扫描示前中纵隔肿块突向左侧胸腔生长。形态不规则,密度
不均匀,内含脂肪成分,与血管的脂肪间隙消失,伴左侧胸腔积液

七、胸腺瘤

胸腺位于前纵隔,成人大多萎缩,被脂肪代替。在未退化完全的胸腺左叶常大于右叶,但边

缘光滑、平整。当胸腺呈分叶状改变时应疑胸腺肿块的存在。胸腺肿块占纵隔肿瘤的20%,包括胸腺瘤、胸腺癌、胸腺类癌、胸腺囊肿、胸腺脂肪瘤和淋巴瘤。

胸腺瘤是纵隔最常见的原发肿瘤,占纵隔肿瘤的15%。好发年龄为50～60岁,很少出现在20岁以前。25岁以下年龄者,尽管胸腺有时很大,但此年龄段胸腺瘤较少,因而诊断应慎重。>40岁者,胸腺常为脂肪组织所代替,容易诊断胸腺瘤。

(一)病理表现

大体观肿瘤呈球形、卵圆形,可有结节状突出,瘤表面有纤维性包膜,切面瘤实质膨隆呈淡黄或灰红色,由纤维组织分隔形成分叶状或呈髓样均质形,可有坏死、囊变或出血。镜下瘤组织由上皮细胞和淋巴细胞组成。传统组织学分类包括上皮类、淋巴组织类和混合类。Marino,Müller-Hermelink分类(根据形态学和组织学)为:①皮质型;②髓质型;③混合型。

根据 Ricci 报道,以髓质为主要成分的胸腺瘤多为良性,出现年龄较晚。以皮质为主要成分的胸腺瘤出现年龄较早,尽管经积极的治疗,5年死亡率可达50%,生存率53%～87%。

组织学表现不能区分良、恶性胸腺瘤,恶性是指肿瘤侵及包膜或周围组织,因此胸腺瘤分为侵袭性与非侵袭性。3%胸腺瘤有侵袭性,可侵入邻近结构,而少有胸外的转移。侵犯内容包括:①邻近肺组织及胸壁侵犯;②局部纵隔结构:气管、上腔静脉等大血管;③胸膜和心包种植,可为一侧胸腔受累,也可种植在膈表面,并直接侵入腹腔。

胸腺瘤可分为3期。Ⅰ期:肿瘤与包膜相邻;Ⅱ期:肿瘤累及包膜和纵隔脂肪组织;Ⅲ期:肿瘤周围器官受侵和胸腔种植。

(二)临床表现

可无临床症状,有30%～50%的胸腺瘤患者伴有重症肌无力。

(三)CT 表现

肿瘤大多为软组织密度的肿块,强化后密度均匀(图9-70),少数肿瘤表现肿块内的钙化(图9-71),或肿瘤囊变伴结节。80%的胸腺瘤位于前纵隔的血管前间隙、心脏上方;20%胸腺瘤因胸腺组织异位至颈部,而位于颈部或胸廓入口处,与甲状腺肿块相似。在CT图像上,肿瘤与纵隔结构直接接触,脂线消失,不能表明有浸润;而脂线清晰,则说明无局部浸润。

图 9-70　胸腺瘤(一)

CT 扫描示血管前间隙的肿块,密度均匀,边界清楚

图 9-71　胸腺瘤(二)

CT 扫描示血管前间隙的软组织肿块,边界清楚,内见不规则形态的块状钙化

侵袭性胸腺瘤在 CT 图像上表现为形态不规则、密度不均匀的较大肿块,且侵入血管间隙,与血管间的脂肪间隙消失,并常出现胸腔积液和心包积液(图9-72～图9-74)。

图 9-72　侵袭性胸腺瘤(一)

CT 增强扫描示前中纵隔肿块,密度不均匀,侵入血管间隙,血管受压,左侧少量胸腔积液

图 9-73　侵袭性胸腺瘤(二)

CT 增强扫描示前中纵隔肿块,密度不均匀,推压并侵入上腔静脉。右侧少量胸腔积液

图 9-74　侵袭性胸腺瘤(三)

CT 增强扫描示前纵隔偏右生长的分叶状肿块,大小 4 cm×5 cm,密度不均,肿块突向右肺中叶。术前 CT 诊断误为右肺中叶癌

八、纵隔生殖源性肿瘤

原发性生殖细胞瘤占纵隔原发肿瘤的 10%～15%,也占所有前纵隔肿瘤的 10%～15%。生殖细胞瘤最常见于前纵隔,仅 5% 位于后纵隔。

好发年龄为 20～40 岁。来源于前纵隔内胚胎组织迁徙过程受阻滞的生殖细胞。

生殖细胞瘤包括良性和恶性畸胎瘤、精原细胞瘤、内胚窦癌(卵黄囊瘤)、绒毛膜癌、胚胎瘤和混合型生殖细胞瘤。80% 为良性,主要是畸胎瘤。良性肿瘤中男女发病率一致,但在恶性生殖细胞瘤中男性比例可达 99%。在恶性生殖细胞瘤中,精原细胞瘤占 30%～40%,胚胎瘤占 10%,恶性畸胎瘤为 10%、绒毛膜癌为 5%、内胚窦癌为 5%,余下的 30%～40% 为混合型的恶性肿瘤。

目前 CT 有助于评价恶性生殖细胞瘤的进展、恶性程度,检测治疗效果。

(一)精原细胞瘤

原发的纵隔精原细胞瘤为恶性肿瘤,几乎全为男性发病,女性极少见。发病年龄范围较大,以 30～40 岁常见。

1.临床表现

胸痛为最常见症状,其次为呼吸道症状,如呼吸困难和咳嗽,以及较大肿块压迫或侵蚀上腔静脉引起的上腔静脉综合征。实验室检查,有 10% 的单纯精原细胞瘤人绒毛膜促性腺激素(HCG)的升高,而无甲胎蛋白的升高。

2.病理表现

瘤体常较大而软,黄褐色,可有出血和坏死灶。镜下,由巢状分布的大多角细胞(精原细胞)构成,伴淋巴细胞浸润和散在分布的合体滋养层细胞。

3.CT 表现

前纵隔肿块,常较大,平扫密度均匀,强化后扫描呈不均匀强化,可见低密度区,但不含脂肪,肿块边缘不规则,呈浅分叶状生长,并明显推压前纵隔的血管,并可见肿瘤组织伸入血管间隙,侵蚀心包和胸膜,引起心包和胸腔积液(图 9-75、图 9-76)。

图 9-75　精原细胞瘤(一)

CT 增强扫描示前中纵隔肿块,12 cm×15 cm 大小,偏向右侧胸腔生长,软组织密度,较均匀。推压上腔静脉致其变形,与血管的脂肪间隙消失,心包增厚,右侧胸腔少量胸腔积液

图 9-76　精原细胞瘤(二)

CT 增强扫描示前纵隔巨大软组织密度肿块,轻度强化,可见点、片状低密度坏死区

对放、化疗敏感。长期生存率可达 80%。

(二)非精原细胞瘤

非精原细胞瘤很少见,常以混合成分存在。内胚窦瘤由管状或乳头状分布的瘤细胞构成,在瘤组织内形成大小不等的腔隙,腔隙互相沟通呈网状排列,甲胎蛋白阳性。纵隔绒毛膜癌由单核的细胞滋养层及多核合体滋养层细胞构成,瘤组织内有丰富血窦和大片出血区,β-HCG阳性。

CT 表现:非精原细胞瘤均可表现为密度不均匀的肿块(图 9-77),还因坏死、出血、囊变形成边界不清的低密度肿块。不含脂肪,有棘状突起,呈浸润性,可见钙化。

图 9-77　非精原细胞瘤（内胚窦癌、胚胎癌成分混合肿瘤）
CT 增强扫描示前纵隔软组织密度肿块，形态不规则，可见片状和线状强化

九、巨淋巴结增生

巨淋巴结增生（Castleman 病）是一种淋巴结瘤样增生性疾病，1954 年由 Castleman 首先报道。由于其组织学改变特殊，病因不明，故当时只能以人名命名，称为 Castleman 病。后来沿用的名称很多，如滤泡性淋巴网状瘤，血管性淋巴错构瘤，良性巨淋巴结，类胸腺瘤样局限性纵隔淋巴结肿大等。目前病因仍不清，但有两种学说：第一种认为是霍奇金淋巴瘤的变异型，有潜在的恶性；第二种认为是由炎症或某些未知抗原引起的淋巴反应性增生。本病可发生于有淋巴结存在的任何部位，以纵隔最多见，占 70%，颈部约占 14%，腹膜后和盆腔占 4%，腋淋巴结占 2%。巨大淋巴结直径一般在 2~10 cm，最大者可达 21 cm，多数包膜完整，少数可侵犯包膜外另外淋巴结外病灶可无包膜。局限型一般为单发。系统型则为多灶性侵犯，甚至为全身性淋巴结病。组织学上分为 3 型：①血管透明型，占 80%~90%，滤泡内和滤泡间淋巴组织增生，滤泡中心含大量透明性的毛细血管；②浆细胞型，占 10%~20%，以显著成片的浆细胞浸润为主，周围绕以免疫母细胞；③中间型，为上述两种类型的混合存在，可见于多中心型。

(一)病理表现

无或轻微临床症状，病程缓慢，预后较好。浆细胞型常多发，发病较早，侵袭性较强，可合并其他系统疾病，病程发展快，预后不良。病变发展缓慢，病程较长，历时数年余，患者仅表现为非特异性临床症状，亦有报道全身同时多处病变并肝、脾大，呈恶性过程，短期内死亡，并认为这与免疫缺陷有关。

对于本病的良恶性问题，根据临床过程的不同将其分为 4 组：①稳定型；②慢性复发型；③进展型；④恶变型。局限型者见于稳定型和慢性复发型，多中心性者为进展型。

好发部位早期报道多发生于纵隔淋巴结，后来发现从浅表淋巴结到内脏均可发生。而且有报道发生于心胸腔、颅内、肌肉、咽部、肺、外阴等处者。目前根据侵犯部位不同，分为局限与系统。

发病年龄局限性者发病年龄在 20 岁左右，系统性者 57 岁左右。二者显然不同，男性多于女性。

(二)CT 表现

巨淋巴结增生的影像学特征为多个结节，大小不一，有的可达 5 cm 以上，平扫示肿块边缘光整，实质均匀，偶尔可见钙化及卫星结节，不侵及邻近组织。增强后肿块呈明显均匀强化，尤其是血管透明型病变，其强化程度与邻近大血管相似。肿块明显强化是因为肿块具有较多支供血血管和丰富的毛细血管所致。中心可见液化坏死区，尤其是侵袭性生长，周围可见小结节影（图 9-78、图 9-79）。

图 9-78　巨淋巴结增生症(一)

纵隔右侧见一肿块影,平扫与软组织密度相似

图 9-79　巨淋巴结增生症(二)

与图 9-78 为同一患者,增强扫描后,纵隔右侧肿块影明显强化

(三)鉴别诊断

巨淋巴结增生无特异性临床表现和影像学特征,最后的确诊仍需活检病理证实,但是当患者无或仅轻微症状,纵隔内和腹膜后出现单个慢性巨大肿块,CT 平扫示肿块边缘清楚,实质密度均匀,尤其是肿块呈显著强化和邻近大血管一致时,提示本病的可能。即使实质密度不均匀,中心液化坏死,但实质部分呈显著强化,与邻近大血管相似时,在鉴别诊断中仍然要考虑到本病的可能。

(江万里)

第六节　严重急性呼吸综合征

一、SARS 的定义

严重急性呼吸综合征(severe acute respiratory syndrome,SARS)是由 SARS 冠状病毒(SARS-CoV)引起,主要通过近距离空气飞沫和密切接触传播的一种急性呼吸道传染病。其主要临床特点是起病急,以发热为首发症状,伴有头痛、全身酸痛、不适、乏力等全身症状和咳嗽、胸闷、呼吸困难等呼吸道症状,少数进展为急性呼吸窘迫综合征(ARDS)。肺部体征不明显,部分可闻及少许湿啰音或肺实变体征。外周血白细胞总数正常或降低,X 线胸片检查可见肺部有不同程度的片状、斑片状浸润性阴影或呈网状改变,部分患者进展迅速,呈大片状阴影,常为多叶或双侧改变,阴影吸收消散较慢。肺部阴影与症状体征可不一致。本病为自限性,大多数预后良好,但重症患者预后较差。本病平均病死率为 9.3%。少部分患者后期出现肺纤维化及股骨头坏

死等并发症。

本病流行有明显群体发病特征,表现为医院内感染和家庭内感染,密切接触患者的医务人员和家庭聚集性发病。

二、病原学

2003 年 4 月 16 日,WHO 宣布一种从未见过的新型冠状病毒是 SARS 的病因。从 WHO 组建国际 SARS 研究网络到 SARS 冠状病毒的分离鉴定,以及作为 SARS 病因的确定,仅用了一个多月的时间,这一惊人的速度,是全球科学家共同努力和生物科技进步的结果。

(一)SARS 病原体的发现及其病因确定

1.已知病原体的筛查和排除

由于 SARS 患者的非特异症状可以由许多病原体引起,从而使最初对临床标本的检测只能从一个较大的范围入手,病原体范围包括细菌、病毒、衣原体和立克次体等。实验室检查集中在一些已知的可导致呼吸系统疾病的病原体,尤其是那些能够导致小气管病变的病原体。加拿大的一些实验室通过用电镜扫描技术和直接荧光抗体试验排除了流感病毒 A 和 B,副流感病毒 1、2、3 型,腺病毒,呼吸道合胞病毒。他们还用患者的尸检组织对下列病毒做了免疫组化试验,包括流感病毒 A 和 B、呼吸道合胞病毒、腺病毒、圆环病毒、汉坦病毒、麻疹病毒、肠道病毒、肺炎支原体和肺炎衣原体,所有的免疫组化试验结果都为阴性。德国和法国的一些实验室应用针对相应病原体的特异型 PCR 检测肺炎支原体,肺炎衣原体,人类巨细胞病毒,腺病毒,呼吸道合胞病毒,副流感病毒 1、2、3、4 型,人冠状病毒 OC43 和 229E;并通用引物检测疱疹病毒、沙粒病毒、布尼亚病毒,结果皆为阴性。包括美国、中国香港和中国台湾在内的一些实验室对采集到的呼吸道分泌物和血标本,进行分子生物学试验,通过提取 DNA 并针对各种 DNA 病毒的各自特异的 PCR 反应检测,排除了如下 DNA 病毒:腺病毒,细小病毒,圆病毒,疱疹病毒;通过提取 RNA 并针对各种 RNA 病毒的各自特异的 RT-PCR 检测,排除了如下 RNA 病毒:流感病毒 A 和 B,副流感病毒 1、3、4 型,汉坦病毒,克里米亚-刚果出血热病毒;对 RNA 病毒逆转录酶保守序列的 RT-PCR,以及对副黏病毒和布亚病毒的巢式 PCR,所有结果都为阴性。

2.SARS 冠状病毒的分离与鉴定

2003 年 3 月 21 日,香港大学采用 Vero 细胞首先从 SARS 患者的鼻咽标本中分离培养出了冠状病毒,随后加拿大和美国疾病控制中心等 SARS 国际协作组的多个实验室也培养出冠状病毒。WHO 合作研究网络的各个实验室迅速对该病毒进行了分析鉴定工作,他们在冠状病毒保守区设计 PCR 引物,采用 RTPCR 的方法从含有冠状病毒的培养上清液中扩增出冠状病毒基因。经与 GeneBank 数据库同源性比较,其核苷酸和氨基酸序列在保守区与既往报道的所有冠状病毒的同源性分别在 0.56～0.63 和 0.57～0.74,发现 SARS 冠状病毒为一种新的冠状病毒。2003 年 4 月 12 日,加拿大 BC 肿瘤研究所基因组科学中心(BC Cancer Agency's Genome Sciences Centre)首先完成了该病毒的全基因组测序。2003 年 4 月 16 日,WHO 在上述各方研究成果的基础上,正式宣布一种以前未知的冠状病毒(coronavirus),为导致严重急性呼吸综合征(SARS)的病原体,并命名为 SARS 冠状病毒(SARS coronavirus,SARS-CoV)。2003 年 5 月 1 日,美国《科学》杂志刊登了关于冠状病毒基因组研究论文,该研究表明,SARS 冠状病毒是一种全新的 RNA 病毒,基因组全长 29 736 个核苷酸。

在这场全球 13 家顶尖实验室寻找病原体的联合大行动中,香港大学的科学家率先取得突破,他们以传统的病毒培养、血清学检测技术及现代分子生物学技术,鉴定了50例SARS患者体内的这种新的冠状病毒。

(二)SARS病毒的理化特征

1.病毒形态结构

SARS冠状病毒(SARS-CoV),属于巢状病毒目(order:didovirales),冠状病毒科(family:coronaviridae),冠状病毒属(genus:coronavirus)。属于单链正义RNA病毒[(+)sense,ssRNA virus]。SARS冠状病毒在形态学上与已知人类冠状病毒十分相似。在电镜下,在体外培养Vero E6细胞中,SARS冠状病毒呈多种形态的有包膜的病毒颗粒,直径为80~140 nm,其形态学上具有显著的冠状病毒特征,即在病毒包膜外,有20~40 nm长的棒状突起膜粒,状如日晕。在尸检组织中,SARS冠状病毒既可分布于感染细胞内粗面内质网或空泡中,也常见以集落方式分布于细胞外,病毒直径在55~90 nm。感染细胞中电镜下可见到致密的病毒包涵体,在动物肺组织细胞中可观察到SARS病毒。用Vero E6细胞分离培养病毒,电镜下在细胞中的病毒颗粒多存在细胞内空泡中,以空心颗粒为主,细胞外的病毒有纤突。

2.SARS-CoV的理化特性

冠状病毒主要由核酸、蛋白质、碳酸化合物和脂质组成。大量研究表明,SARS-CoV在人体标本和环境中相对稳定,对化学因素和物理因素较为敏感。SARS冠状病毒对温度敏感,随温度升高抵抗力下降,37 ℃可存活4天,56 ℃加热90分钟、75 ℃加热30分钟能够灭活病毒。紫外线照射60分钟可杀死病毒。SARSCoV的包膜中含有类脂,故病毒体对脂溶剂敏感,乙醚、氯仿、吐温、70%乙醇、甲醛、胰酶及紫外线等均可灭活病毒。乙醚4 ℃条件下作用24小时可完全灭活病毒,75%乙醇作用5分钟可使病毒失去活力,含氯的消毒剂作用5分钟可以灭活病毒。

(1)在痰、粪便、尿和血液中较稳定,可存活3~15天。

(2)在吸水性材料表面可存活4个小时,在表面光滑、不吸水的材料表面可存活2天,在水中3天仍然保持较强的感染性。

(3)对温度敏感,56 ℃ 30分钟、70 ℃ 10分钟可灭活。

(4)对紫外线中度敏感,连续照射2个小时可完全灭活。

WHO也公布了SARS-CoV的稳定性和抵抗力的研究结果。主要研究结论:①粪便和尿中的病毒在室温下至少可以存活1~2天。②腹泻患者粪便(pH较高)中的病毒可以存活4天以上。③病毒在4 ℃培养21天或零下80 ℃保存稳定性最好。④SARS冠状病毒比大部分已知的人冠状病毒更稳定。⑤56 ℃ 15分钟可以杀灭10 000单位SARS冠状病毒。⑥多种常用的消毒剂(如过氧乙酸、乙醇、含氧消毒剂、甲醛、乙醚等)能使病毒失去感染性。

(三)SARS-CoV的来源

SARS恢复期患者血清中能检测到SARS抗体,但在SARS暴发前的人血清标本中却检测不到这种抗体。这说明对人类来说,SARS-CoV是一种新的病毒。尽管科学家们对这种新病毒的来源进行了大量追踪研究,并取得了一些令人鼓舞的结果,但其确切来源,目前仍不清楚。

新冠状病毒的来源有以下3种可能。

(1)一种早先存在于人体,但不造成严重疾病的冠状病毒发生了基因变异,其毒性明显增强。

(2)一种人冠状病毒和一种动物冠状病毒或另一种人冠状病毒发生遗传物质交换,产生新的基因重组体如流感病重组。

(3)一种动物冠状病毒,跨越物种,从动物"跃迁"到人体。由于人类对其完全没有免疫力,

SARS病毒进入人体后显示出极高的致病性与传染性。SARS在人类的感染与暴发被认为是SARS-CoV病毒从果子狸向人类传播的结果。SARS-CoV病毒通过跨种传播到人类,并最终适应人类宿主。虽然没有充分证据表明果子狸是SARS病毒的唯一动物宿主。目前可能携带SARS病毒的动物包括鸟类、水禽、蝙蝠、果子狸、狐狸、猕猴、刺猬及田鼠等野生动物和部分家畜。

三、流行病学

(一)传染源

SARS患者是主要传染源,动物等其他传染源尚需要进一步证实。

1.显性感染者

目前认为,唯有有症状的感染者才能有效传播SARS-CoV,但尚不清楚个体感染后多久才会有传染性及传染期有多长。采用分子生物学技术(实时荧光PCR方法)对SARS患者的不同标本进行SARS-CoV-RNA检测,发现SARS-CoV一般在发病后5天出现在鼻咽分泌物,第10天左右达高峰,然后开始下降,21天时47%的患者鼻咽吸出物阳性;粪便中SARS-CoV出现的高峰期在发病后的13~14天,21天时67%粪便标本为阳性。流行病学研究表明患者排泄物中SARS-CoV的病毒含量高低与其传染性强弱是基本一致的。

2.无症状感染者

目前几乎没有临床证据表明SARS无症状感染者能传播SARS冠状病毒。有些患者,症状很轻,没有发展为SARS,但体内存在SARS的血清学抗体,提示无症状感染者的存在。

3.超级传播者

极少数病例传染性极强,能够直接传染多达10人以上,称为超级传播者。新加坡5例超级传播者感染了103人。在广州、北京、香港、多伦多均有报道超级传播者的存在,其原因与患者体内病毒载量高,短时间通过呼吸道排出大量病毒有关。超级传播者多为年龄较大、合并基础性疾病如糖尿病、慢性肾小球肾炎、慢性乙型病毒性肝炎、心血管疾病等免疫力低下者。

4.不典型感染者

无明显全身症状和肺部表现的感染者。这类人群作为传染源在管理和控制上更加困难,特别是一些合并基础性疾病,如糖尿病、慢性肾小球肾炎、肝硬化的患者,早期SARS临床表现不典型,临床上往往无发热而容易漏诊,导致SARS在医院内扩散开来。

5.动物传染源

广东的初发病例为厨师和屠宰动物人员,1例超级传播者是一名有慢性肾病的鸭子饲养者。香港大学和深圳市疾病预防与控制中心研究小组对深圳东门市场的25只动物进行调查,取它们的血液、咽拭子和直肠拭子标本通过PCR方法检测SARS病毒,结果显示在所有6个果子狸和一个貉标本中发现了与SARS-CoV高度同源的冠状病毒,与感染人的SARS-CoV相比仅长29个核苷酸,同源性大于98%。这些证据支持SARS病原体可能来自动物的假设,但未发现动物在本次流行中起了重要作用。因此,动物作为SARS传染源及其在流行病学中的作用尚需要进一步研究。

此后,香港大学微生物系专家们在广州、深圳市售的果子狸等动物采集的样本中检测到大量SARS样冠状病毒,提示果子狸为SARS冠状病毒的主要载体。广东省疾病防控中心把2004年1月5日确诊的一例SARS病例样本的S基因序列与香港大学发现果子狸携带的SARS样冠状病毒的 S 基因序列比较,结果显示两者高度同源。这次从 SARS 患者分离到的 SARS 病毒 S 基因与果子狸 S 基因仅有 8 个核苷酸不同。该研究进一步提示人类的 SARS 冠状病毒可能来源于果子狸。

(二)传播途径

SARS 病毒主要是通过呼吸道传播,并以气溶胶和飞沫传播。

1.飞沫传播

急性期患者咽拭子、痰标本可以检测到高水平 SARS 冠状病毒。患者咳嗽所排放的病毒将在一定半径的空间存在(WHO 认为是 2 m),形成近距离呼吸道飞沫传播。近距离飞沫传播是 SARS 的主要传播途径。

越来越多的证据表明,SARS 并不是高度传播性疾病。在新加坡,162 例 SARS 病例并不能有效传播 SARS 冠状病毒给他人。但在某些情况下,所谓的超级传播者能够将 SARS 冠状病毒短时间内传给大量的人群。

2.接触传播

间接或直接接触传播也是 SARS 冠状病毒传播的主要途径。可通过接触呼吸道分泌物传播,也可通过被污染的手、玩具等经口鼻传播。尤其是在密闭的空间内近距离接触病例获得感染的机会较大。密切接触是指治疗或护理、探视患者,与患者共同生活,或直接接触患者的分泌物或体液。医院内接触传播模式主要有医疗卫生人员通过诊疗、护理患者被感染,其中以口腔检查、气管插管等操作时容易感染;通过探视、护理患者被感染;与 SARS 患者住同一病房被感染。医院内传播范围与病房环境、诊疗经过、患者病情、暴露时间等因素关系密切。病房环境通风不良、患者病情危重、进行吸痰或气管插管抢救使感染危险性增加。

3.眼结膜传播

SARS 的主要传播途径是近距离飞沫空气传播,双眼结膜也可能是传染的途径之一。因为医务人员已知该病的传染性,并已穿戴全身除双眼外的保护隔离装束,但仍被感染。

4.气溶胶传播

病毒在呼吸道大量增殖,含有感染性病毒脱落细胞借助患者的呼吸、咳嗽和打喷嚏方式排出体外悬浮于空气中,形成 SARS 病毒气溶胶。咳嗽、打喷嚏是产生 SARS 病毒气溶胶的良好动力。一般来说,咳嗽尤其是打喷嚏排出的气溶胶其射程可达 1～2 m 以上,形成一种喇叭筒状气溶胶柱,柱中段的直径为 50～80 cm。每个喷嚏产生的气溶胶可达 5～10 亿粒子,有 70%～80% 的粒子直径在 5 μm 以下。气溶胶粒子含病毒的多少取决于呼吸道分泌物中的病毒含量,气溶胶粒子沉降速度和传播范围与空间通风程度有直接关系。一般在室内的情况下,5 μm 直径的粒子每秒沉降速度约 0.2 mm。随着门窗的启开通风,气溶胶病毒粒子浓度迅速被稀释,气溶胶范围虽然随之扩大,但传染能力越来越低。易感者暴露在被 SARS 病毒气溶胶漂浮的空间经呼吸道而感染,也可伴随眼结膜感染。香港淘大花园 SARS 暴发性流行的调查结果显示 SARS 患者的排泄物可形成污水小滴,经管道系统造成长距离的传播,这可解释为什么部分 SARS 患者并无明确的病例接触史。

5.空气传播

目前的数据未显示或支持 SARS 可经空气传播,也不支持病原体经空气快速远程传播。因此空气传播并不是 SARS 的主要传播途径,但在香港 Motropole 旅馆和淘大花园的 SARS 流行中,仍不能完全排除空气传播的可能性,需要进一步深入研究。

6.消化道传播

SARS病毒通过粪便传播并不常见,但SARS冠状病毒在粪便中的存在提示通过粪-口传播的可能性。

7.血液传播

急性期患者存在短暂的SARS相关冠状病毒血症,即便存在血液传播的可能,也不是主要的。

8.垂直传播

有孕妇感染SARS,但尚无垂直传播的报道。加拿大报道,5例确诊的SARS孕妇,其冠状病毒RNA均检测阳性,所生婴儿无1例出现SARS症状或检测到冠状病毒RNA。广州中山大学附属第二医院5例妊娠中晚期合并重症SARS的患者未发现母婴传播。香港报道,5例妊娠合并SARS患者,婴儿在围生期、出生后其血浆、羊水SARS-CoV及血清SARS抗体均阴性。

9.特殊环境中的传播

(1)通过民用航空器远距离传播:民用航空器在介导SARS全球迅速流行中发挥着重要作用。一方面,飞机航班可在24～48小时内将SARS患者运送到全球任何一个地区,加速了SARS疫情的播散;另一方面,民用航空器内相对狭小的密闭空间增加了SARS感染的机会和数量。

(2)实验室传播:实验室是目前唯一已知存有SARS-CoV的地方,加之一些国家和地区的实验室安全标准并不十分严格,因此存在SARS-CoV从实验室传播的可能。目前已有两名实验室人员因接触SARS-CoV而感染患病。2003年9月9日,新加坡国立大学环境卫生研究院一名27岁男性、专门研究西尼罗病毒的博士后研究人员被确诊感染了SARS,对从其体内检测到的SARS-CoV进行测序分析显示,与该实验室保存的SARS-CoV株核苷酸序列高度同源,证实为实验室内感染。经由11名专家组成的国际调查小组分析认为,实验室缺乏适当的安全措施,不恰当的实验程序及西尼罗病毒样本与SARS-CoV标本在实验室里的交叉感染,是这名患者接触SARS-CoV而染病的原因。

2003年12月17日,中国台湾军事医学院SARS研究所的一名高级研究人员被确诊感染了SARS,从其咽喉拭子、唾液、血液、尿液中可检测到SARS-CoV核酸或相应的抗体。该名研究人员12月5日在进行病毒灭菌工作中,疑翻倒SARS-CoV样本,在没有采取防护措施的情况下进行擦拭处理,因而感染SARS-CoV,并于12月10日开始发热起病。

随后,此感染SARS的实验室被关闭消毒,中国台湾的公共场所开始实施量体温等防治措施。与上述两名实验室感染人员接触的人群未发现有被感染者,早期发现和及时隔离是实验室感染事件得到有效控制的关键。

(三)人群易感性

1.人群易感性

SARS是一种新的传染病,有效暴露于SARS病原的人群普遍易感。但也有部分接触者未发病的报道。所有临床资料显示青壮年发病率较儿童和老年人明显升高,但这并不能完全说明年轻人更易感染,因为青壮年人外出活动机会明显高于儿童和老年人,因此接触SARS患者的概率较儿童和老年人明显增多。儿童病情普遍较青壮年和老年患者轻,恢复较快,推测可能与不同年龄组的细胞免疫功能水平不同有关。老年患者细胞免疫功能普遍较低,常合并各种基础性疾病如糖尿病、慢性肾小球肾炎、肝硬化等,因此在同等暴露强度下较青壮年人更易感染SARS,

并且病情较重,病死率也较儿童和青壮年普遍升高。

2.病后的免疫力

目前的资料显示本病是一种急性自限性传染病,病后3周时可以检测到SARS中和抗体,但该中和抗体的滴度变化及持续时间还未完全清楚;SARS病毒是否会发生基因变异或抗原漂移还不明确;SARS患者是否会再次感染和发病尚需要长时间的观察。

3.预防接种

疫苗还未研制成功。利用恢复期患者血清库研制人源化单克隆抗体(丙球)估计将来可用于临床进行被动免疫治疗。

(四)流行特征

1.时间分布特征

目前看来,SARS的流行呈现季节性,主要发生在冬春季节。

2.地区分布特征

发病多集中在沿海经济发达、人口密集、交通便利、特别是空运发达的旅游城市。从国际地理看以东南亚国家或地区为主,包括中国内地、中国香港、中国台湾、新加坡、越南等。从一个国家的地理看,以医院、宾馆和公共场所为主,特别是医院和宾馆成为SARS集中暴发的主要场所。社区发病,以散发多见,暴发流行少见。但2003年3月底中国香港某花园320余人的集中暴发应引起重视。

3.人群分布特征

从各国统计的资料进行分析,发病年龄以20～50岁青壮年为主,占发病人群的80%左右,儿童和老人较少感染。其原因一方面与年轻人户外活动能力强,接触患者机会增多有关。另一方面可能与各不同年龄组宿主免疫系统功能强弱不同有关。儿童发病后病情普遍较轻,预后良好,病死率极低。而青壮年病情症状多较重,临床表现典型。老年人因合并基础疾病增加,症状多不典型,但病死率明显增高。提示宿主免疫反应的强弱对病情和预后有明显的影响。

SARS多为中国人种,包括中国香港、中国台湾、新加坡、美国和加拿大都以华裔人种为主,其中中国内地加上香港、台湾占总感染人数的绝大部分,死亡人数也以华人为多。职业分布:SARS多为医务人员,护士和医师及护工占绝大比例。家庭成员、商人也占较高的比例。

四、发病机制

SARS冠状病毒是冠状病毒科中的一个变种,对其基因和精氨酸序列进行同源性分析显示,与已知冠状病毒存在较大差异;宏观方面体现在流行病学规律和临床病理、表现特征方面的一些显著变化,提示与已知冠状病毒的发病机制可能存在较大差异。SARS-CoV对宿主的致病作用主要体现在两个方面:一方面,病毒感染能直接导致感染细胞结构和功能的损害,诱发细胞的凋亡;另一方面,病毒感染诱发的人体免疫反应和各种细胞因子的释放,既能清除感染的病原体,又可能因过度免疫反应导致机体组织细胞的严重损伤。

(一)SARS-CoV致病性的病原学基础

冠状病毒科成员为单链正义RNA病毒,在分类学上它们与动脉炎病毒科同属于巢病毒目。目前所知,它们只侵染脊椎动物,并与人类和动物的许多疾病有关,是一个较大的家族。此类病毒对温度很敏感,因而所引起的疾病流行多发生在冬季和早春季节。冠状病毒也是成人慢性气管炎患者急性加重的重要病原体,目前冠状病毒的感染尚无特异性治疗和预防手段。

对 SARS-CoV 结构蛋白氨基酸序列进行同源性分析表明,主要的结构蛋白 S(spike protein)、M(membrane protein)、N(nucleocapsid protein)、E(envelope protein)蛋白与已知其他各种冠状病毒的同源性极低,介于 20% ~ 30%。此外,采用生物信息学技术分析推测,SARS-CoV 还有可能编码 5~9 种功能未知的非结构蛋白,这些 SARS-CoV 特有的蛋白在决定病毒毒力方面可能具有重要作用。

SARS-CoV 编码的蛋白与其他冠状病毒的差异如此之大,构成了其侵袭性、毒力和免疫病理损伤机制的物质基础。免疫组化和血清学分析表明,SARS-CoV 抗原不能与 HCoV 229E 和 HCoV OC43 感染者急性期或恢复期的血清产生免疫反应;也不能与流感病毒 A 或 B、腺病毒、呼吸道合胞病毒、麻疹病毒和衣原体等相关抗体产生反应;健康人群血清中也未能检测出与 SARS-CoV 抗原产生反应的特异性抗体,提示人群对 SARS-CoV 普遍易感。

对 SARS-CoV 编码序列进行同源性分析显示,其 S 蛋白第 690~1050 位氨基酸与 T 细胞受体 Alpha-Beta V 链、鼠乳腺瘤病毒超抗原和鼠多关节炎支原体超抗原的氨基酸序列显著相关,可能存在一冠状病毒科所独有的超抗原决定域。该决定域可能启动并介导了造成 SARS 急性肺损伤的超敏反应过程。研究提示,S 蛋白和 M 蛋白的结构特征与 SARS-CoV 的侵袭力、毒力和受体宿主细胞趋向性关系密切,可为 SARS-CoV 相关研究提供方向。

(二)SARS-CoV 入侵宿主细胞的作用机制

冠状病毒的 S 蛋白在病毒表面以三聚体形式存在,是构成病毒表面冠状结构的主要成分,也是病毒和宿主细胞受体结合并引起病毒包膜与细胞膜融合从而导致病毒入侵的主要结构蛋白。S 蛋白前体在宿主的细胞质中合成后,会被切成 S_1 和 S_2 两个部分。

其中 S_1 形成成熟蛋白的球状部分,具体的切割位点尚不清楚。一般情况下冠状病毒的侵染过程需要宿主细胞膜受体的介导,受体识别位点位于 S_1 的内部,S_2 形成成熟蛋白的棒状部分,包括 1 个 N Helix,1 个 M Helix,1 个 C Helix 和 1 个穿膜部分。S_1 和 S_2 之间通过分子间作用力相互结合,结合位点可能有多个。S_2 的穿膜部分用来把整个 S 蛋白固定在病毒外壳膜上,当 S_1 通过受体结合位点和宿主细胞膜受体结合以后会导致 S_1 和 S_2 之间的分子间结合力减弱,S_1 和 S_2 分离,暴露出 S_2 上的 3 个 helix:N Helix、M Helix 和 C Helix,可以穿过宿主细胞膜,使得病毒外壳膜和宿主细胞膜发生融合。S_1 和 S_2 之间结合力的强弱是影响冠状病毒倾染性强弱的重要因素之一。

特殊情况下,如 pH 增高的时候,S_1 和 S_2 之间的相互作用被削弱,在没有受体作用的情况 S_1 和 S_2 也能分离,S_2 进一步介导病毒和细胞的融合。

冠状病毒 S 蛋白的结构特征决定了其宿主细胞受体的特异性,它是决定冠状病毒对不同的宿主细胞嗜性的物质基础。目前已知,人细胞膜表面的氨基肽酶-N(Aminopeptidase N, hAPN/CD13)是 HCoV 229E S 蛋白的受体,可与该病毒 S 蛋白的第 407~547 位氨基酸结合,介导入侵人体细胞;而 HCoV OC43 则利用细胞表面 MHC-Ⅰ 类分子作为受体。生物信息学分析显示,SARS-CoV 的 S 蛋白受体可能属于一种叫作癌胚抗原黏附分子(CEACAMs)的多向性家族(pleiotropic family),这是一个包含很广泛的分子家族,在多种细胞中均有表达。对唯一可以在体外被 SARS-CoV 感染的非洲绿猴肾细胞 Vero-E6 的膜蛋白进行分析表明,Vero-E6 细胞膜上也能找到 CEACAMs 家族分子——CEACAM1-1L。据此推测受体分子 N-terminal IgV-like domain 可能是介导 SARS-CoV 进入宿主细胞的关键基团。然而 Li Wenhui 的研究报道指出血管紧张素转化酶 2(ACE-2)是 SARS-CoV 的 S 蛋白受体。

此外,SARS-CoV 入侵宿主细胞还可能与 Caveolin(凹陷蛋白)介导的内吞机制有关,采用生物信息学分析手段对 SARS-CoV 编码蛋白分析表明,其多个结构蛋白和一个未知蛋白中可能存在 Caveolin 结合位点。由于 SARS-CoV 在感染、复制的多个阶段涉及脂膜融合,而 Caveolin 家族成员 Caveolin-1 在呼吸道上皮细胞中高表达,提示 Caveolin 可能参与了 SARS-CoV 入侵细胞的过程。

(三)SARS-CoV 感染的直接损伤作用

SARS-CoV 感染敏感细胞后,病毒大量复制并释放病毒颗粒,扰乱细胞代谢,直接导致机体组织、细胞损伤。

(四)SARS-CoV 感染的免疫损伤作用

SARS-CoV 感染直接导致细胞病变的证据无法解释 SARS 病情早期急速进展,并在 2 周左右达到高峰,出现持续性、进行性加重的 ARDS;SARS-CoV 体内排毒的高峰期虽也在此时间区段内,但在 2 周内迅速降低。因此,病毒入侵所诱发的免疫病理反应可能是更为重要的致病机制,主要依据为以下几点。

(1)SARS 患者在发病初期及病情持续进展过程中,机体的免疫活性细胞,如 CD4$^+$ 和 CD8$^+$ T 细胞、NK 细胞、DC 细胞均可以显著减少,病情越重、进展越快,下降幅度越大,所有死亡患者均有不可逆性的显著下降;但随着病情缓解,进入恢复期后,上述免疫细胞的数量可以得到一定程度的恢复,免疫活性细胞数量变化与病情演变过程呈现出明显的平行关系。

(2)对 SARS 患者血清前炎细胞因子 IL-6、IL-8、IL-16 及 TNF-α 水平进行动态观察显示,其在病程2周左右达到高峰,与病情急性加重期较为吻合。主要原因可能为 SARS-CoV 载量在肺组织中 10 天左右达到高峰,刺激淋巴细胞、单核/巨噬细胞、上皮细胞大量分泌前炎症细胞因子,在增强机体抗病毒免疫的同时,又因其介导的免疫反应过强造成了机体组织的大量损伤。细胞因子是促进局部和全身炎性反应过程的重要物质,它们可能促进了 SARS 的形成,其中,最为重要的早期反应细胞因子是 TNF-α、白细胞介素-1β(IL-1β)和中性粒细胞激活细胞因子,即 IL-8。TNF-α 具有很强的炎性原作用,是早期急性肺损伤(ALI)的重要介质,TNF-α 的释放可诱发产生 IL-1β 和其他炎性原细胞因子,导致肺内中性粒细胞的扣押及脱颗粒。有证据表明,TNF-α 在肺感染的动物模型中有助于肺细胞损伤的发生,TNF-α 受体阻滞剂可将猪的肺损伤和吸入诱发的肺损伤减轻到最低程度。

但是,目前对于血浆中 TNF-α 的血浆水平与 ALI 的发生率及其严重程度间是否具有相关性尚无明确的结论。IL-8 是趋化中性粒细胞的主要细胞因子,可能成为高危患者形成 ALI 的潜在标志。临床资料显示,ARDS 患者肺水肿液中的 IL-8 水平较压力性肺水肿患者显著升高,IL-8 的浓度与肺泡灌洗液(BALF)中的中性粒细胞浓度呈正相关关系。在吸入酸的动物模型上,早期使用抗-IL-8 治疗可减轻肺损伤和病死率,表明 IL-8 在介导形成 SARS ALI 的发病机制中具有重要作用。

(3)有研究显示,在排除了所有已知自身抗体的可能性之外,SARS 患者血清中还存在一种能与 SARS 患者肺组织抗原产生反应的 IgG 抗体,该抗体在发病后的 1~3 天就可以出现,可以基本排除 SARS-CoV 相关抗体的可能性。免疫荧光示踪试验显示,该抗体主要结合部位在肺微小动脉基质。结果提示,SARS-CoV 感染可能使免疫系统对肺组织抗原的免疫耐受被打破,引起自身免疫性继发性肺损伤。

(五)SARS 的遗传易感性

遗传易感性是指不同基因型的人群对某种疾病的易感程度。SARS 患者中约有 20% 的患者病情特别凶险,可能与机体产生过度的免疫反应有关;另外 80% 患者的病情相对平稳,可以自愈。该现象提示,不同个体间存在发病严重程度的差异,机体遗传因素可能发挥着重要的作用。

人类白细胞抗原(human leucocyte antigen,HLA)复合体是人类第六号染色体短臂上编码的主要组织相容性抗原,是控制细胞间相互识别、调节免疫应答的一组紧密连锁的基因群,并已证实在许多疾病的发生中起重要作用。中国台湾学者 Lin 的研究显示,介导抗病毒细胞免疫的人类白细胞Ⅰ类抗原(HLA-1)编码序列的基因亚型与 SARS 感染关系密切。SARS 患者中约有 41%(15/37)携带有 HLA-B * 4601 等位基因,5 名重症 SARS 患者 HLA-B * 4601 等位基因的检出频率显著高于对照组;而同期中国台湾人群 HLA-B * 4601 检出率约为 10%。中国台湾土著居民中至今未发现 SARS 疑似病例,其 HLA-B * 4601 的检出率仅为 1.5%。结果提示,携带 HLA-B * 4601 等位基因的群体较有可能成为 SARS 的受害者,但其结论的可靠性、HLA-B * 4601 介导感染和免疫损伤的具体机制,仍有待于证实。

(六)其他可能的致病机制

急性肺损伤(ALI)或 ARDS 是 SARS 较为典型的临床病理过程,借鉴既往的研究经验,下列因素也可能参与了 SARS 的致病过程。

1.氧自由基和反应性氧代谢产物的损伤作用

SARS 造成急性肺部严重损伤、多脏器功能障碍时,常常继发感染及内毒素血症。当肺组织受到大量毒素、细菌或损伤颗粒等物质侵犯时,吞噬细胞、成纤维细胞、内皮细胞和上皮细胞等释放出大量的前炎症细胞因子,如 IL-8、TNF-α、IL-1、IL-2、IL-6、IFN-γ、PLA-2、血小板活化因子(PAF)等,前炎症细胞因子还可进一步激活多核粒细胞、肺泡巨噬细胞和内皮细胞等效应细胞,释放大量氧自由基(OR)。OR 作为重要的炎症介质之一,本身形成恶性循环。多核粒细胞和肺泡巨噬细胞等细胞被激活后,可释放大量 OR,而 OR 又可使上述细胞在炎症区聚集、激活,进一步释放氧自由基和溶酶体酶。在离体灌注肺模型和整体动物模型中已证实,OR 可通过对组织细胞 DNA、脂质、蛋白质、糖等生物大分子化合物的破坏,直接损伤肺泡上皮及肺血管内皮细胞,导致肺毛细血管痉挛,肺泡上皮细胞变性坏死,毛细血管渗漏,血浆及纤维蛋白从毛细血管渗到肺泡,从而影响肺泡的气体交换功能。采用氧化剂产生系统,如嘌呤氧化酶灌洗兔肺,可以观察到氧自由基驱使多核粒细胞和肺泡巨噬细胞在炎症区聚集、激活、并释放溶酶体酶,损伤血管内皮细胞膜,导致内皮细胞层器质性损害,造成血管通透性增高,形成肺水肿。上述研究结果为氧自由基在组织损伤中的重要性提供了依据。

正常人体内存在多种蛋白酶抑制物,其中最重要的是 α_1 蛋白酶抑制物(α_1-P1)和分泌型蛋白酶抑制物(SLP-1),基本上与蛋白酶保持动态平衡以保护肺组织。对 ARDS 患者肺泡灌洗液的白细胞进行分类显示,中性粒细胞可高达 70%。放射标记跟踪技术也发现,ARDS 时中性粒细胞在肺部大量聚集和激活,释放氧自由基,除对肺组织产生损伤,还可使 α_1-P1 和 SLP-1 氧化而失活。另外,氧自由基可通过直接作用于 α_1-P1 基因,干扰其正常表达。同时,多核粒细胞和肺泡巨噬细胞也在肺内聚集、活化,释放大量弹性蛋白酶等水解酶,分解血管内皮细胞基质蛋白,降解胶原、蛋白多糖、纤维素等细胞骨架,而造成细胞外基质及基膜受损,导致肺功能降低。

核因子-κB(NF-κB)是氧自由基发挥损伤作用的敏感靶因子,是导致肺血管内皮细胞损伤的许多炎症反应分子表达调控的转录因子。已证实 NF-κB 可高效诱导多种细胞因子,同时对参与炎症反应放大与延续的多种酶的基因表达也具有重要的调控作用。ARDS 时可在氧自由基诱导下,通过激活 NF-KB 与核启动子区域的结合,启动一系列应激反应蛋白的合成,如 IL-8、TNF-α、IL-1β、IL-6 等,进一步促使氧化性肺损伤。

2.一氧化氮的作用

SARS 造成肺部严重损伤、出现严重低氧血症时,肺循环中内源性一氧化氮(NO)可选择性对抗缺氧性肺血管收缩,将血液供应到缺氧的肺泡中,导致静脉血混合(Qva/Qt)增加及动脉氧张力(PaO$_2$)减少,组织细胞缺氧进一步加剧。NO 与 Fe^{2+}、Lu^{2+}、Co^{2+}、Mn^{2+} 等金属离子具有较强的亲和力,这些金属离子通常是某些酶类,如细胞色素氧化酶和核糖核苷酸还原酶的活性中心,因此它可以抑制线粒体的三羧酸循环、能量代谢过程中的电子转移和 DNA 合成有关的酶,从而影响细胞的结构和功能。过量的 NO 可与超氧阴离子反应,生成毒性更强的过氧化亚硝酸阴离子(ONOO$^-$),后者又迅速分解为羟自由基和 NO$_2$/NO$_3$,直接造成正常组织细胞的损伤。NO 还通过充当细胞信使作用,激活、上调靶细胞中可溶性环磷酸鸟苷(cGMP)的合成,介导一系列生物学效应。

3.内毒素的作用

SARS 合并 G-细菌感染时,细菌细胞壁上的脂多糖(LPS)-内毒素,可增强补体介导的中性粒细胞活化和组织损伤,低浓度的 LPS 即可显著增加补体 C$_{5a}$,活化中性粒细胞,使其大量释放超氧阴离子和弹性蛋白酶。LPS 也可与单核细胞和巨噬细胞上的膜受体脂多糖结合蛋白(LBP)和 CD14 起反应,诱发炎性细胞因子的产生和其他重要的细胞反应。

五、病理变化

SARS 是一种新发现的由 SARS 冠状病毒引起的传染病,国内一些学者通过分析 20 余例 SARS 冠状病毒感染后死亡病例的解剖资料,对于其病理改变有了一些初步的认识。目前认为 SARS 是一个全身性器官损伤性疾病,其主要致病靶器官是肺组织和免疫系统。主要病理变化可归纳为严重的肺部病变、免疫器官损伤、其他脏器的中毒性改变及继发感染等。其死因有:①肺弥漫性肺泡损害,导致进行性呼吸功能衰竭;②肝、肾、心等多器官损害可能导致患者多器官衰竭,亦可促使病情加重;③免疫器官特别是淋巴结和脾损害,淋巴细胞减少,免疫功能低下,继发真菌等感染。

(一)肺脏及胸膜

1.肉眼观察

肺组织肿胀,重量增加,据国内报道,左肺重量达 500~1 480 g(平均 811.4 g),右肺重量 700~1 125 g(平均 869.3 g),全肺重量在 1 170~2 605 g(平均 1 460.7 g);国外报道全肺重量为 1 000~2 100 g。肺组织呈暗红色,质地硬韧呈实变状,表面尚平整未见与胸膜有粘连,可见血管扩张充血,点片状坏死及出血梗死灶和局灶性代偿性肺气肿,切面各肺叶有淡红色和/或少许泡沫状血性液体流出。气管、支气管中有少量黏液样或血性分泌物流出。肺门淋巴结可见轻度肿大,胸腔可无或少量积液。

2.光镜观察

表现为双侧弥漫性严重肺泡损伤,出现肺泡的急性渗出性、出血性和纤维素性炎症。但在不同的肺叶和同一肺叶的不同区域,其损伤程度呈不均一、多样性。病变早期较为特征性的改变是肺水肿,肺泡腔内充满均匀淡粉染的渗出液,为浆液性或纤维素性液体,少数肺泡腔内可见红细胞的漏出；部分肺泡腔内渗出液浓缩，形成薄层膜样物，贴附于肺泡壁，即透明膜形成。一些肺泡腔内渗出物呈泡沫状或蜂窝状，似卡氏肺囊虫肺炎，但 Gomori 六胺银染色阴性否认了这种机会感染的发生。肺泡上皮呈弥漫性损伤，可见变性、坏死，肺泡腔内可见脱落的和/或凋亡的Ⅱ型肺泡上皮细胞，类似于"脱屑性肺炎"改变，其中一些呈凋亡小体状。部分区域Ⅱ型肺泡上皮细胞及巨噬细胞活跃增生，细胞体积明显增大，核仁明显。在部分病例，可见细胞相互融合呈合体状单核和多核巨细胞，体外试验证明 SARS 冠状病毒感染可以使 Vero 细胞融合形成合体细胞，故多核巨细胞的形成可能与 SARS 冠状病毒感染及病程有关。一些病例的肺泡上皮细胞内可查见病毒包涵体样结构，多呈球形，嗜酸性着色，周围可见透明晕，经 Macchiavello 染色为阳性，阳性病例肺组织中病毒包涵体的分布及数量很不一致。肺间质及肺泡间隔内毛细血管高度扩张充血，内皮细胞可肿胀脱落，肺泡间隔增宽，有少量淋巴细胞及单核细胞浸润，可见小血管增生、扩张，呈血管炎性改变，部分区域可观察到肺血管栓塞或肺泡毛细血管内纤维素性微血栓形成，而有一些肺泡毛细血管腔扩张空无血液成分。一些患者可观察到肺组织局灶性出血、代偿性肺气肿和小气道坏死性炎及肺泡的塌陷或萎缩。在病程超过 3 周的患者，肺泡间隔内成纤维细胞增生，在个别病例，可见肺泡内渗出的纤维素样物质机化，成纤维细胞增生，形成类似肾小球样结构，称为"肾小球样机化性肺炎"，可引起肺泡的闭塞和实变，经胶原纤维、网状纤维及天狼猩红染色证实为胶原纤维的增生。

支气管上皮可见细胞脱落，纤毛稀疏脱失，上皮细胞内亦可见病毒包涵体样结构，可有鳞状上皮化生。细支气管黏膜下水肿，炎细胞浸润，黏液性腺体增生，分泌亢进。伴行的血管腔内可见纤维素性血栓形成。支气管管腔内可见黏液样分泌物潴留。

胸膜表面多平滑，胸膜下间质水肿疏松，毛细血管扩张充血，单个核细胞浸润。

3.透射电镜观察

肺泡上皮明显肿胀，内质网扩张，线粒体及内质网明显空泡变性。Ⅱ型上皮细胞胞质内板层小体减少，部分肺泡上皮细胞内可见凋亡小体。粗面内质网及滑面内质网均大量增生并扩张，扩张的滑面内质网池内有电子密度高的蛋白性分泌物，部分扩张的滑面内质网内可见群集的病毒样颗粒，表面有小刺状突起。部分胞核内见有膜性层状包涵体。间质血管内皮细胞肿胀及空泡变性，并可见凋亡小体。Ⅰ型、Ⅱ型肺泡上皮细胞、细小支气管上皮细胞、肺泡腔水肿液、肺间质小血管与毛细血管内皮细胞和血管腔中可见病毒样颗粒或见病原包涵体。

（二）免疫器官

1.胸、腹腔淋巴结

肺门淋巴结轻度肿大，镜下呈现不同程度的充血、出血坏死及固有淋巴细胞数目的减少，尤以肺门、支气管旁淋巴结为甚，腹腔淋巴结相对较轻。淋巴结内血窦高度充血扩张，淋巴小结萎缩或消失，以皮层更为突出，淋巴组织呈灶性坏死，部分淋巴细胞凋亡。除组织细胞反应性增生外，淋巴结中有一定数量的树突状细胞，胸腹腔淋巴结内可见较明显的单核细胞样免疫母细胞反应性增生，呈传染性单核细胞增多症样淋巴结改变。淋巴结内淋巴细胞、淋巴窦内皮和淋巴窦内可见冠状病毒样颗粒。

2.脾脏

体积多缩小，质软，表面及切面可见片灶状出血。脾白髓明显萎缩或消失，中央动脉壁增厚，内皮细胞肿胀部分脱失，其周围淋巴鞘淋巴细胞极度减少，生发中心消失。脾小体中央动脉壁内可见血浆蛋白沉积，白髓及边缘窦淋巴组织呈大片状坏死，部分残存的淋巴细胞呈凋亡状态；红髓内脾窦可见明显的充血和灶性出血坏死,组织细胞增生,也有一定数量的树突状细胞。脾窦内皮、淋巴细胞及巨噬细胞及脾窦内可见冠状病毒样颗粒。

3.骨髓

骨髓组织造血细胞数量减少,粒细胞系统及巨核细胞系统相对抑制,中幼红细胞呈小灶性增生。

(三)其他主要器官

1.中枢神经系统

脑膜轻度充血。轻度缺氧性改变,脑组织出现不同程度的水肿,大脑额叶、顶叶、延髓、小脑等处脑神经元缺血及凋亡。脑膜血管扩张、充血,脑实质内血管周围间隙增宽,少数淋巴细胞及巨噬细胞浸润,局部神经纤维出现脱髓鞘现象,少数神经细胞见尼氏体消失、胞突变短等变性改变;未见出血灶。

2.消化系统

肝脏肉眼观轻度肿胀。显微镜下见小叶内肝细胞轻度肿大、小泡性脂肪变性、水样变性及肝细胞索的解离,偶见灶性出血,可见凋亡小体。中央静脉及肝窦扩张、充血,库普弗细胞轻度反应性增生,轻度扩张的汇管区内少量淋巴细胞浸润。少数病例出现小叶Ⅲ区的肝细胞片、带状坏死。胆囊未见明显病变。食管、胃及大、小肠黏膜固有层及黏膜下层小血管扩张、充血,小肠黏膜下固有淋巴滤泡萎缩,生发中心消失,淋巴细胞稀疏,少部分黏膜上皮及腺上皮细胞核呈空泡变性,偶见黏膜破溃,表面上皮细胞脱落。胰腺间质疏松水肿,少数淋巴细胞浸润。电镜下肝细胞、Kupffer细胞、肝窦内皮、肝窦、狄氏间隙和胃黏膜上皮中可见冠状病毒样颗粒。

3.肾脏及肾上腺

除一些患者原存的原发性肾小球硬变的肾脏体积缩小、质地硬实外,多数肾脏呈肿胀状。镜下见肾小球及间质充血,肾小管上皮细胞肿胀明显,可见蛋白管型,偶见肾小管坏死,可见灶性出血,间质少数淋巴细胞浸润。双侧肾上腺皮髓质可见局灶性出血坏死性炎,少数淋巴细胞浸润,以髓质为著。肾小球脏层上皮、肾小管上皮及肾小球囊腔中可见冠状病毒样颗粒。

4.心、血管系统

多数患者心脏明显肥大,剖面见左、右心室增厚,少数病例心腔内有血栓,镜下可见心肌细胞空泡变性,心肌细胞可呈现轻度肿胀、萎缩或小灶性坏死,肌间隙血管扩张充血,水肿液积聚,间质内少量淋巴细胞及单核细胞浸润。心、肺、肝、肾、脑、肾上腺、横纹肌肌间小静脉周围及血管壁水肿,血管内皮细胞肿胀、脱落,部分血管壁呈纤维素性坏死,可见单核细胞、淋巴细胞、浆细胞及中性粒细胞浸润。心肌细胞及各主要器官的血管内皮中可见冠状病毒样颗粒。

5.睾丸

部分区域可见生精细胞变性,间质血管扩张、充血。睾丸间质及曲细精管内偶见淋巴细胞浸润,电镜下生精细胞中可见冠状病毒样颗粒。

6.甲状腺

间质纤维组织轻度增生,少数淋巴细胞浸润,部分甲状腺滤泡分泌亢进。

(四)继发感染

可继发细菌性肺炎和真菌感染。细菌性肺炎可出现于局部或弥漫整个肺组织,肺泡腔及肺间质大量中性粒细胞浸润,可形成小脓肿,也可累及胸膜。真菌感染严重者可形成真菌性脓肿甚至真菌性败血症,扩散至全身,累及肺、心、肾、淋巴结和消化道等。败血症可引起全身脏器的炎症反应。

六、症状

疾病的严重程度可以有很大的变化,从轻微的症状到伴有呼吸衰竭的重症和死亡病例临床上均可见到。病情发展较快,部分患者病情迅速恶化。

(一)发热

多以发热为首发症状,多为高热,占 94.4%~100%。热度多在 38~40 ℃,最高可达 42 ℃。热型表现为多种,但以弛张热、不规则热、稽留热多见。使用抗生素或糖皮质激素可对热型造成干扰。热程为2~45 天,平均热程(9~12)±(5~7.6)天,5~9 天者最多。

发热多伴咳嗽、气促、畏寒或寒战、肌肉酸痛、关节酸痛、头痛、不适等表现。SARS 患者的发热主要由于病毒、抗原-抗体免疫复合物通过激活体内致热原细胞产生和释放白细胞致热原引起。其激活作用可能与血细胞凝集素有关;淋巴细胞在抗原或外凝集素的刺激下产生淋巴因子,后者也对产内生致热原细胞有激活作用。

发热可引起 SARS 患者心率增加、心肌劳损或心肌有潜在病变的患者因心肌负担加重而诱发心力衰竭。发热可使患者呼吸加快。治疗中,特别是用解热药使体温骤退,可因大量出汗而导致休克。

(二)疼痛

表现为头痛、关节或(及)全身酸痛、胸痛。

SARS 患者头痛主要是由发热引起的血管性头痛,表现为跳痛;用力咳嗽时颅内压力增高,引起头部弥漫性钝痛;感染后炎症刺激局部末梢神经,也可引起头痛。SARS 患者尸解病理检查提示脑组织不同程度的水肿,部分病例脑内可见到散在的神经元缺血性改变,严重者甚至可见脑组织坏死。部分神经纤维可出现脱髓鞘改变。这些均是引起头痛的病理基础。报道 SARS 患者头痛发生率为 17%~90%,出现时间为发病第 2~6 天。

(三)呼吸系统症状

SARS 患者多有咳嗽,发生率为 47%~93%,为干咳,少痰,偶有血丝痰,少部分患者出现咽痛。与支原体或衣原体引起的其他非典型肺炎不同,SARS 常无上呼吸道卡他症状。呼吸道各部位(咽喉、气管、支气管、肺部)的炎症和胸膜炎可引起咳嗽与咳痰。可有胸闷,严重者出现呼吸加速、气促或进展为急性呼吸窘迫综合征,表现为进行性呼吸困难,甚至窘迫,呼吸频率>20 次,并可进行性加快,最快可达 60 次/分以上。有刺激性咳嗽,吐少量黏液痰,晚期可咳出典型的血水样痰;顽固性低氧血症,氧疗难于纠正。患者可有烦躁、不安,甚至神志恍惚或淡漠。

(四)心悸、胸闷

患者自觉心跳或心慌、常伴有心前区不适感、胸闷,发生率为 35%~90%。除感觉心悸外尚有左胸部刺痛或隐痛、呼吸不畅,且常伴有其他神经功能症的症状。报道 SARS 患者心悸、胸闷的发生率分别为 30%~90%、4.8%~24%。除感觉心悸外,还常伴有其他神经功能症的症状。

(五)消化系统症状

部分患者在病程晚期有腹泻。腹泻发生率的报道多在 7%~44%,个别达 70%。香港学者报道,合并 ARDS 的 SARS 患者腹泻的发生率达 80%。腹泻发生率的差异可能与感染途径不同有关。香港 Peiris 报道 75 名 SARS 患者中有 55 例(73%)伴有腹泻。北京报道有 21.7%~27.6%患者发生腹泻。大便次数多在 5 次/天以上。

七、体征

SARS患者症状重,体征轻是该病的一个特点。其体征多不明显,甚至缺如。通常没有皮疹、紫癜、淋巴结肿大和神经系统表现。

(一)呼吸困难

呼吸困难表现为呼吸频率、深度和节律的异常。SARS患者呼吸困难发生率为21%～57%。早期除呼吸次数增加,随病情进展,严重者可见鼻翼扇动、端坐呼吸及发绀、辅助呼吸肌参与呼吸运动,出现吸气"三凹征"。

(二)心动过速

据报道有11%的典型患者和14%的重型患者出现窦性心动过速,2.3%SARS患者有阵发性室上性心动过速。表现为心悸,或出汗、头昏、眼花、乏力、胸闷、心前区不适及头颈部发胀、跳动感。有基础疾病的患者可有原发疾病的表现或可诱发其他心律失常或心绞痛。患者心率多为100～150次/分,大多心音有力,或有原发性心脏病的体征。

SARS患者焦虑、情绪激动时心跳加快为生理性心动过速,此种所占比例较大;发热、血容量不足、呼吸功能不全、低氧血症、低钾血症等引起病理性心动过速。也可发生在应用肾上腺皮质激素等药物之后。窦性心动过速的特点是心率加快和转慢都是逐渐进行,通常每分钟心率不会超过140次。阵发性室上性心动过速每分钟心率可达160～200次,以突然发作和突然停止为特征,可发生于心脏有器质性病变或无心脏器质性病变者。发作时患者突然感到心慌和心率增快,持续数分钟、数小时至数天,突然恢复正常心率。

(三)发绀

当SARS患者肺部病变范围广,通气/血流比例减低,出现低氧血症,体循环毛细血管中还原血红蛋白量增多,皮肤黏膜即可出现发绀。

(四)肺部体征

SARS患者的肺部体征常不明显,早期多缺乏,症状与体征不相符是一特点。

部分患者呼吸音粗糙,或伴支气管呼吸音,或可闻少许湿啰音(17%～62%),啰音的严重程度常低于根据胸部放射影像学检查结果所预期的严重程度。或有肺实变体征,触觉语颤增强,局部偶有叩浊、呼吸音减低;可有少量胸腔积液的体征。晚期肺部可闻支气管呼吸音,干性啰音,捻发音甚或水泡音。

(五)肝脏肿大及肝区叩痛

报道有16%～40%患者有肝大和/或肝区叩痛,多发于进展期,伴肝功能异常。肝大为弥漫性肿大,质地韧,可有触痛和叩痛,表面光滑,边缘整齐,无包块。

八、胸部CT检查与相关技术要求

(一)CT检查的选择与作用

CT扫描的敏感性远远高于胸片,疑似患者X线胸片正常,或治疗中胸片病灶变化不明显,而临床疑有病情反复,可行CT检查。

另外,可以发现与纵隔和心影重叠、X线胸片检查不容易发现的病灶。对于SARS患者,CT检查一般不作为首选检查,如有必要,需在严格的消毒隔离下进行。在SARS恢复期病灶长期不吸收或胸片正常而仍有症状时需加做CT检查进一步观察,因CT能很好地显示肺间质的细微变化如肺小叶间隔增厚、小叶内间隔增厚、胸膜下线影等,以及小的磨玻璃样密度病变和小段支气管扩张,有利于肺间质纤维化的临床诊断。薄层 CT 或 HRCT 检查可明显提高肺内低密度小病变的显示能力,有利于肺间质纤维化的早期诊断。CT 检查也有助于发现合并的肺部其他病变。

(二)CT 检查的技术要求

(1)扫描范围要全面,上自肺尖、下到膈底。

(2)常规平扫(层厚 10 mm)可基本满足要求,高分辨率 CT(HRCT)可以明确判断病灶的形态学特征如磨玻璃影、不规则肺段或肺叶实变等,同时可以发现有无小叶间隔和小叶内间隔增厚、细支气管扩张、胸膜下线等,对于诊断和鉴别诊断有重要作用;一般不需要增强扫描。

(3)有条件的医院(如隔离条件好、有相对独立的机房)或临床和 X 线胸片不能明确者应行常规 CT 检查。对于确诊的患者可以定期行 CT 检查随访,观察不同类型病变的演变和发展,以及判断治疗效果和预后。在 SARS 恢复期如果病灶长期不吸收及胸片正常而仍有症状时需做 CT 检查进一步观察。

九、X 线胸片与 CT 检查的优缺点

(一)X 线胸片检查的优点

(1)操作简单、检查费用低廉、自然对比良好及医务人员和患者相对隔离。

(2)对于危重患者可采用床旁摄片,移动方便。

(3)DR、CR 的应用,增加影像的清晰度。

(4)适宜随访观察病灶变化。

(二)X 线胸片检查的缺点

重叠成像且软组织对比度相对较低,对于体积较小、密度较淡、部位隐匿(如位于心脏或横膈后方、肺尖部、纵隔旁等)的病灶难以显示。

(三)与 X 线胸片检查相比,CT 扫描成像的优点

(1)可以横断面成像。

(2)有较高的软组织对比度和较好的空间分辨率。

(3)可准确地判断肺内有无异常,以及病变的部位、范围和形态学特征,尤其对于胸片难以显示的早期病变(体积小或密度淡)和隐匿性病变(如位于心脏或横膈后方、肺尖部、纵隔旁等部位)具有极高的敏感性、特异性和准确性。

(四)CT 检查的缺点

(1)CT 室的医技人员和患者相对不能隔离。

(2)机房相对封闭,不利于通风和消毒等。

(3)检查费用较高。

十、SARS 的 CT 表现

肺部影像学检查是 SARS 诊断的重要依据,而连续的影像检查可显示出病变的动态变化特征。

(一)发病初期

SARS 感染后胸部异常改变出现的时间多为 1～7 天。初期多为局灶性阴影,可为单侧但多

为双侧改变。CT表现为小片状磨玻璃样密度影像,单发多见,有的为类圆形。少数病变为单发小片状肺实变、多发小片状或较大的片状影。较大的病灶可为磨玻璃样密度及合并肺实变影像,可达肺段范围。磨玻璃样密度病变可见密度较高的血管影,有的病灶周围血管影增多。病变多为两肺下野及肺边缘部位。

(二)进展期

多数患者在发病后14天内病变进展加重。病变早期的小片状影像可在3～7天内变为大片、多发或弥漫性病变。病变由单侧肺发展到双侧,由1个肺野发展到多个肺野。多数患者在8～14天已达到肺部浸润最为严重的状况,称为病变的高峰期或者"极期"。严重者在发病1～2天即可发生明显变化。CT表现仍以磨玻璃样密度影最为常见,可合并肺实变。呈磨玻璃样病变改变,也可为斑片状影,病灶相当于肺病叶或肺段的形态、或呈大小不一的类圆形。病灶直径在3 cm以上者占90%以上。病变常变多发,在两肺呈弥漫性分布。各种形态的病变可同时存在,类圆形较为常见。有些病例自发病开始至病变吸收前均表现为磨玻璃密度影。磨玻璃样密度其高低程度有不同,密度较低的磨玻璃样影像内可见肺血管较细的分支,有时在磨玻璃阴影中见到小叶间隔及小叶内间隔增厚,表现为胸膜下的细线影和网状结构。磨玻璃影如果出现较为广泛的网状影像则形成所谓的"碎石路"征。密度较高的磨玻璃样影内仅能显示或隐约见有较大的血管分支及明显增厚的小叶间隔。少部分病例可见有含支气管征或小支气管扩张的征象。

当磨玻璃样密度合并有肺实变时,表现为在大片状、小片状或类圆形的磨玻璃样密度影像中见有密度较高的肺实变阴影。磨玻璃样密度与肺实变也可位于不同的部位,可在CT同一层面或不同层面。以肺实变为主的病变,肺实变为斑片状高密度影或肺叶及肺段的实变影像,一般多发,少数为1个肺叶的实变。肺实变一般表现为合并有多少不一、大小不等的磨玻璃样密度影。不合并磨玻璃样密度的肺实变较少见。CT可发现病变部位以下叶的肺段多见。大部分患者病变位于肺野内带和外带混合分布,中心分布者很少见。

(三)恢复期

1.病变好转或康复

病变吸收一般在发病2～3周后,阴影范围减少,密度逐渐减低及吸收。有的患者虽然临床症状好转及消失,X线胸片表现如常,但CT检查肺内仍可见浅淡的磨玻璃密度影。可维持较长时间。对于X线胸片已恢复正常的病例,也应定期CT复查,以显示X线胸片不能发现的病变。直至全部吸收为止。在肺内病变吸收过程中可合并肺间质增生,动态观察这些病变可逐渐吸收。部分可发展为肺间质纤维化。

2.患者死亡

年龄在50岁以上、伴随有基础病变及X线检查肺内有多发大片及弥漫肺实变阴影者,发生死亡的可能性较大;血小板计数减少,也有可能增加死亡的危险性。成人急性呼吸窘迫综合征(ARDS)是患者致死的主要原因,表现为肺内弥漫性肺泡实变及磨玻璃样密度阴影。胸部病变有明显吸收或病变轻微的患者,由于并发其他疾病的原因,也可导致死亡。因此用肺部阴影严重程度来预测患者的预后还应结合患者的年龄、伴随疾病及实验室检查结果。

(四)胸部CT病变的动态变化

SARS的胸部CT动态变化与胸片相似,表现为以下几点。

(1)动态变化快,较快者一天内病变大小即可有变化。

(2)新旧病变的交替,肺内病灶一部分吸收而另一部位可出现其他新的病灶。

(3)病变的反复,即病变由重变轻后再次加重。病变反复过程可有 1~2 次。病变加重者表现为阴影范围的增加及出现新的病灶。病变的反复可能为病程的特点之一,也可能与应用的激素对机体变态反应的影响有关。

十一、SARS 的 CT 诊断与鉴别诊断

SARS 在 CT 上的影像表现具有相对特征性,归纳为以下几点。

(1)肺野外带的小片状磨玻璃样密度影像。

(2)早期单发多见,迅速发展为多叶或双侧肺叶的弥漫性磨玻璃影或实变影与磨玻璃影。

(3)肺门或纵隔常无淋巴结肿大。

(4)病变常不出现空洞或空腔、钙化等影像改变。

(5)早期常无胸腔积液或气胸,后期少部分伴有气胸或少量胸腔积液。

(6)恢复期病灶吸收缓慢,可见条索、间质增生等影像改变。

肺部浸润是 SARS 获得诊断的重要依据,由于 SARS 的影像学表现与肺部其他感染性病变表现有相似之处,因此在暴发流行期间及疫情基本控制后,CT 的作用在于能准确地发现肺部病灶的形态、大小、部位,客观地评价病灶的密度及动态变化情况。在影像学上本病需要和多种疾病鉴别,包括以下几点:①与其他肺炎鉴别。②与非炎症性疾病的鉴别。③与其他原因所致的成人(急性)呼吸窘迫综合征(ARDS)的鉴别等。

(江万里)

第十章

腹部疾病的CT诊断

第一节 胃十二指肠疾病

一、溃疡性疾病

(一)病理和临床概述

胃十二指肠溃疡是消化道常见疾病,十二指肠较胃多见,与胃酸水平及幽门螺杆菌感染有关。病理表现为胃壁溃烂缺损,形成壁龛。临床表现长期反复上腹疼痛。

(二)诊断要点

CT、MR对胃十二指肠溃疡的诊断价值不大,尤其是良性溃疡;恶性溃疡较不典型时表现为胃壁不规则增厚或腔外软组织肿块。

(三)鉴别诊断

需活检与溃疡型胃癌鉴别。

(四)特别提示

溃疡性病变主要靠钡剂造影或胃镜诊断,CT在观察溃疡穿孔、恶变等方面有一定优势。

二、憩室

(一)病理和临床概述

十二指肠憩室占消化道憩室首位,胃憩室少见。病因不清,可能与先天性肠壁发育薄弱有关,病理为多层或单层肠壁向腔外呈囊袋状突出,多位于十二指肠内侧。单纯憩室无症状,合并憩室炎或溃疡可有上腹痛、恶心、呕吐等症状。

(二)诊断要点

本病表现为圆形或卵圆形囊袋状影,与肠腔关系密切,三维重组常见一窄颈与肠腔相连。其内密度混杂,含有气体、液体或高密度对比剂。十二指肠乳头旁憩室常引起胆管及胰管扩张(图 10-1)。

图 10-1　胃十二指肠球后憩室
CT 显示可见十二指肠降部前方类圆形空气集聚

（三）鉴别诊断

胃十二指肠憩室具有典型表现，行钡剂造影检查一般可确诊。

（四）特别提示

对于胆管、胰管扩张患者，在排除结石及肿瘤后，应考虑到十二指肠壶腹部憩室可能。

三、胃淋巴瘤

（一）病理和临床概述

胃淋巴瘤（GL）原发性起源于胃黏膜下层淋巴组织，肿瘤局限于胃肠壁及其周围区域淋巴结；也可继发全身恶性淋巴瘤。临床症状除上腹痛、消瘦及食欲缺乏外，可有胃出血、低热等。

（二）诊断要点

胃壁广泛或节段性增厚，胃腔变形缩小，增厚胃壁密度较均匀。增强扫描增厚胃壁均匀强化，其强化程度较皮革样胃低。肾门上下淋巴结肿大或广泛主动脉旁淋巴结肿大，常侵犯胰腺（图 10-2）。

图 10-2　淋巴瘤
CT 检查显示胃体部胃壁弥漫性增厚，强化均一，胃腔狭窄

（三）鉴别诊断

需与胃癌鉴别，胃壁增厚、胃腔缩小不明显、较少侵犯胃周脂肪层及增强强化效应不及胃癌等征象有助于胃淋巴瘤诊断。

（四）特别提示

CT 对检出早期淋巴瘤比较困难，但能充分显示中晚期淋巴瘤的病变全貌。病变确诊依靠活检。

四、胃间质瘤

(一)病理和临床概述

胃间质瘤是一类独立来源于胃间叶组织的非定向分化肿瘤,以往将其诊断为平滑肌或神经源性肿瘤,多数间质瘤为恶性,好发胃体,以膨胀性、腔外性生长为主,肿瘤越大恶性可能性越大。临床表现进行性上腹疼痛,有呕血及柏油样便,可触及包块。

(二)诊断要点

肿瘤较大,常在 5 cm 以上,腔外肿块常向腹腔薄弱区域突出,肿块密度不均,有坏死囊变,增强扫描中等度不均质强化;肿块腔内部分凹凸不平,可见溃疡龛影。腔外肿块有向邻近结构浸润现象(图 10-3)。

图 10-3　多发间质瘤

CT 显示胃小弯及十二指肠旁腔外肿块,密度不
均,有坏死囊变,增强扫描中等度不均质强化

(三)鉴别诊断

同胃癌、肝肿瘤、淋巴瘤等鉴别,膨胀性、腔外性生长有助于间质瘤诊断。

(四)特别提示

CT 重建有助于判断肿瘤起源部位。要明确病理诊断必须进行光镜检查及免疫组化检测,包括c-KIT、PDGFRα 和 CD34。

五、胃癌

(一)病理和临床概述

胃癌在我国居消化道肿瘤首位。病因至今不明,好发年龄为 40～60 岁,可发生在胃任何部位,以胃窦、小弯、贲门常见。胃癌起于黏膜上皮细胞,都为腺癌。早期胃癌临床症状轻微,进行期胃癌表现为上腹痛、消瘦及食欲缺乏。

(二)诊断要点

胃壁局限或广泛增厚,胃腔狭窄,胃腔内形成不规则软组织肿块,表面凹凸不平,早期扫描肿瘤强化明显。周围组织受侵时表现为胃周脂肪层模糊消失,腹腔腹膜后淋巴结增大,常伴肝转移(图 10-4)。

图 10-4　胃癌

CT 显示胃小弯侧前、后壁不规则增厚,后壁见浅大腔内溃疡,增强扫描动脉期明显强化

(三)鉴别诊断

胃平滑肌瘤,边界光整规则,瘤内易出现出血坏死、囊变及钙化,有套叠征、胃溃疡。

(四)特别提示

胃肠造影检查只能观察胃腔内结构,CT 检查意义在于发现胃周结构侵犯情况,腹腔腹膜后有无淋巴结转移等,对临床分期有重要意义。

(刘晓伟)

第二节　小肠与大肠疾病

一、肠梗阻

肠梗阻是临床最常见的急腹症之一,可见于各年龄段。肠梗阻的病因很多,其临床表现复杂多变且无特异性,不但引起肠管本身解剖和功能的改变,并且导致全身性正常生理功能紊乱。腹部 X 线平片对肠梗阻的诊断具有重要作用。但对 20%～52% 的病例尚不能作出肯定诊断,对梗阻原因、有无闭袢和绞窄的诊断价值十分有限。钡剂检查对明确结肠梗阻有一定的诊断价值,并对小儿肠套叠有重要治疗意义,但对不完全性小肠梗阻价值有限,并存在使完全性小肠梗阻患者梗阻程度加重的危险。螺旋 CT 作为一种先进的无创性检查技术具有良好的密度分辨率和时间分辨率,对气体和液体分辨均很敏感,将 X 线腹部平片上相互重叠的组织结构在横断面显示清晰,结合其强大的后处理功能,能全面显示和判断肠梗阻是否存在、梗阻部位及程度、梗阻原因,CT 发现有无闭袢和绞窄比出现临床症状、体征早数小时,并且对肿瘤引起梗阻的病灶性质判断、周围情况显示、分期等具有显著的优越性,越来越被广泛认可。

肠梗阻一般可以分为机械性、动力性(包括假性肠梗阻)、血运性梗阻三大类,其中大部分为机械性肠梗阻。机械性肠梗阻按照梗阻的病变位置可以分为肠壁、肠腔内和肠腔外三种。按照有无绞窄又可分为单纯性机械性肠梗阻和绞窄性机械性肠梗阻。以下简单介绍以下几种常见的和部分罕见但可能会导致严重并发症的机械性肠梗阻类型。

(一)肿瘤性肠梗阻

1.病理和临床概述

肠道肿瘤是引起肠梗阻重要原因之一。临床表现为腹痛、腹胀、呕吐、肛门停止排便、排气。

2.诊断要点

CT可显示梗阻近、远端肠管情况,以阳性对比剂充盈肠管并追踪梗阻点,以重组分析梗阻段情况,常能显示肠腔或肠壁肿块,同时显示供血动脉及引流静脉。

以下CT表现支持肠道恶性肿瘤:①肠壁肿块局部僵硬,较明显强化,中央有坏死;②移行带狭窄不规则,肠壁不规则增厚;③淋巴结肿大(图10-5)。

图10-5　肿瘤性肠梗阻
三维重建显示降结肠腔内充盈缺损,手术病理为降结肠腺癌

3.鉴别诊断

炎症;粘连;粪石性肠梗阻,发现肠道内不均匀肿块和淋巴结肿大有助于肿瘤性肠梗阻的诊断。

4.特别提示

小肠是内镜检查盲区,螺旋CT应用使诊断肠梗阻发生了革命性变化,它能分析肠梗阻原因、明确梗阻部位。

(二)肠扭转

1.病理和临床概述

肠扭转是严重急腹症,以小肠多见,原因有先天发育异常、术后粘连、肠道肿瘤、胆道蛔虫及饱餐后运动等;另外小肠内疝(部分小肠疝入手术形成空隙内)实质上也是肠扭转。临床表现为急性完全性肠梗阻,常在体位改变后剧烈腹痛。

2.诊断要点

(1)漩涡征:为肠曲及肠系膜血管紧紧围绕某一中轴盘绕聚集。

(2)鸟嘴征:扭转开始后未被卷入"涡团"的近端肠管充气、充液而扩张,紧邻漩涡肠管呈鸟嘴样变尖。

(3)肠壁强化减弱、靶环征及腹水:为肠扭转时造成局部肠壁血运障碍所致,靶环征指肠壁环形增厚并出现分层改变,为黏膜下层水肿增厚所致(图10-6)。

3.鉴别诊断

肠道肿瘤、其他原因肠梗阻。

4.特别提示

诊断肠扭转必须具备肠管及肠系膜血管走行改变,即肠管及血管漩涡征。CT扫描结合后处理诊断肠扭转具有明显优势。

图 10-6　肠扭转

A.肠系膜血管 360°旋转,呈典型漩涡征,同时见肠管梗阻、肠

壁水肿及腹水;B.可见附属肠系膜血管"漩涡征"

(三)肠套叠

1.病理和临床概述

肠套叠是一段肠管套入邻近肠管,并导致肠内容物通过障碍。常因系膜过长或肠道肿瘤所致,以回盲部或升结肠多见。婴幼儿表现为突然发生的阵发性剧烈腹痛、哭闹、果酱样血便。成人肠套叠常继发于肿瘤、炎症、粘连及坏死性肠炎等,最常见是脂肪瘤。临床表现为不全性肠梗阻或完全性肠梗阻,症状不典型,并可以因反复肠套叠,反复出现腹部包块。

2.诊断要点

肠套叠可以分 3 类:小肠-小肠型、小肠-结肠型和结肠-结肠型,以小肠-结肠型为最常见。

典型征象:出现 3 层肠壁,最外层为鞘部肠壁,第 2 层为套入之折叠层肠壁,第 3 层为中心套入部肠腔。鞘部及套入部均可有对比剂或气体,呈多层靶环状表现,即"同心圆征"或"肠内肠征"。原发病灶一般位于肠套叠的头端(图 10-7)。CT 重建可见肠系膜血管卷入征。

图 10-7　肠套叠

A、B.两图 CT 检查显示肠套叠的横断位增强扫描和冠状位重建,因套叠部长轴与扫描层面平行,表现为肾形或香肠状,并可见肠系膜动脉嵌入,即"肠内肠征"及"血管卷入征"

3.鉴别诊断

肠道肿瘤,CT 重建有助于鉴别。

4.特别提示

CT 扫描及重建对肠套叠有非常重要的价值,对原发病的检出也有重要意义。少部分坏死性肠炎所致及慢性肠套叠 CT 征象不典型,需密切结合临床。

(四)粘连性肠梗阻

1.病理和临床概述

粘连性肠梗阻的诊断与治疗是临床上一个棘手问题,而能否及时正确诊断,对患者治疗效果甚至预后有重大影响。以往,肠梗阻的诊断一般依赖于传统X线平片,但螺旋CT的应用显著提高了粘连性肠梗阻的定性定位诊断正确率。主要继发于腹部手术后,由于以不全性肠梗阻为主,大部分病例临床症状较轻,以反复腹痛为主。

2.诊断要点

(1)梗阻近端的肠管扩张和远端肠塌陷。

(2)在梗阻部位可见移行带光滑

(3)增强扫描肠壁局部延迟强化,但肠壁未见增厚

(4)局部见"鸟嘴征"、粘连束带及假肿瘤征(图10-8)。

图 10-8　粘连性肠梗阻

A.在梗阻部位可见移行带光滑,肠壁未见明显增厚,但局部后期强化更明显,近端肠管扩张,并可见局部粘连束带,后方见光整移行带及粘连束带,局部呈"鸟嘴征";B.在单纯回肠末段粘连性肠梗阻病例的 MPR 重建,可见回肠末段呈鸟嘴样改变,梗阻段肠管明显变细,其外可见束带影

3.鉴别诊断

其他原因所致肠梗阻,如肠道肿瘤、扭转等。

4.特别提示

一些有反复不全性肠梗阻症状患者,行螺旋 CT 扫描及各种方法重组,对肠梗阻定性、定位诊断具有重要临床价值。

(五)肠内疝

1.病理和临床概述

肠内疝、小肠内疝是罕见的肠梗阻原因之一,及时正确诊断并进行手术治疗对抢救患者生命具有重大意义。分先天性、后天性小肠内疝两种。胚胎发育期,中肠的旋转与固定不正常将导致内疝。腹腔内会有一些腹膜隐窝或裂孔形成如十二指肠旁隐窝、回盲肠隐窝、回结肠隐窝、小网膜孔(winslow 孔)、肠系膜裂孔等。后天性小肠内疝常见胃空肠吻合术后(如 Roux-en-Y),上提的空肠袢与后腹膜间可形成间隙,另外还有末端回肠与横结肠吻合后形成系膜阀隙等。一个正常的腹腔内并无压力差,肠管的各种运动(主要是蠕动)和肠内容物的重力作用及人体位突然改变,而致使肠管脱入隐窝、裂孔或间隙,由于肠管的蠕动,进入孔洞的肠曲增多,无法自行退回则会发生嵌闭、扭转、绞窄,甚至坏死。部分内疝由于肠管的运动,可自行退回复位,这就是间断出现发作性或慢性

腹痛的原因。小肠内疝临床表现不典型,一直以来,正确的术前诊断是难点和重点。

2.诊断要点

(1)左侧十二指肠旁疝:①胃、胰腺之间囊性或囊袋状肿块,重建观察与其余腹内肠管相连,为移位、聚集的小肠;②肠系膜血管异常征,包括肠系膜血管聚集、牵拉、扭转与充盈,肠系膜血管干左移或右移,超过一个主动脉宽度,并可见粗大的肠系膜血管进入病灶内;③肠系膜脂肪延伸进入病灶内;STS-MIP观察有时可见疝口;其他肠段移位,可见十二指肠第四段受压移位(图10-9)。

图 10-9 肠内疝

A.左侧十二指肠旁疝 STS-MIP 重建示,肠系膜上动脉主干移位,超过 1 个主动脉宽度(上箭头),并可见肠系膜脂肪与病变内脂肪相连续;B 先天性肠系膜裂孔所致的空、回肠内疝,部分肠袢经裂孔向左侧疝入(右向箭头),肠系膜血管受牵拉(多个星号),所累肠管因水肿呈"靶环征"及少量腹水(左向箭头)

(2)经肠系膜疝的主要征象:①肠管或肠袢聚集、移位及拥挤、拉伸及"鸟嘴征",肠袢经肠系膜裂孔疝入后,继续蠕动进入更多肠袢,可以显示聚集拥挤的肠袢;②其附属肠系膜血管异常征,包括肠系膜血管聚集、牵拉、扭转与充盈等,上述征象在 STS-MIP 重建时可以观察到;③肠系膜脂肪延伸进入病灶内,可见附属于疝入肠袢的肠系膜脂肪受牵连进入;④其他肠段移位,原来位置的腹腔空虚及疝入小肠袢对该位置的肠管推移;⑤可见疝口;⑥并发肠扭转时,可以显示为肠管及附属肠系膜血管的"漩涡征"。

(3)其他继发性征象:①肠梗阻,位于疝口附近的近端肠管有梗阻扩张积液征象;②靶环征,为疝入肠管缺血水肿所致;③腹水,早期可较少,位于疝入侧的结肠隐窝内,后期可以明显增加,提示绞窄性梗阻甚至有坏死并弥漫性腹膜炎趋势。

3.鉴别诊断

粘连性肠梗阻,肠扭转,左侧十二指肠旁疝和腔外型胃间质瘤进行鉴别肠道肿瘤、其他原因肠梗阻。

4.特别提示

螺旋 CT 扫描及 MPR、STS-MIP 重建对小肠内疝的诊断具有重要价值,在检查急腹症或肠梗阻患者时,发现肠管或肠袢聚集、移位及拥挤、拉伸及"鸟嘴征",附属肠系膜血管有充盈、拥挤等异常征象,其他肠段移位等征象时,并且临床上有腹部手术史,尤其是 Roux-en-Y 术式,或有慢性间歇性腹痛史,应该考虑到此病的可能。

(六)胆石性肠梗阻

1.病理和临床概述

胆石性肠梗阻最早(1896 年)由 Bouveret 报道,以胃的幽门部梗阻为特征,主要是指由于胆结石(多数为较大的胆囊结石)通过胆肠瘘移行在胃的远侧部分或十二指肠近侧部分,所造成的胃肠输出段的梗阻石性肠梗阻是临床上极为少见的肠梗阻类型;已经发现许多较小的胆结石通过胆囊与十二指肠之间瘘管后,可以滑入小肠而引起小肠梗阻。患者有胆囊结石及慢性胆囊炎病史,临床症状和体征缺乏特异性,主要包括恶心、呕吐和上腹部疼痛等非特异性征象。

2.诊断要点

确诊胆石性肠梗阻的直接征象:①肠腔内胆结石;②胆囊与消化道之间瘘管。

有第一直接征象,以下任两种间接征象以上可以确诊为胆石性肠梗阻:①肠梗阻;②胆囊塌陷及胆囊与十二指肠之间边界不清;③胆囊和胆管积气(图10-10)。

图10-10 肠石性肠梗阻

A、B.阴性结石所致的肠梗阻,可见空回肠交界处低密度灶,局部肠壁有强化;C.为阳性结石所致的肠梗阻,可见回肠近端同心圆样结石密度灶(大箭头),近端肠管扩张(小箭头)

3.鉴别诊断

与粪石性肠梗阻、肿瘤性肠梗阻、粘连性肠梗阻鉴别。

4.特别提示

胆石性肠梗阻是临床上极为少见的肠梗阻类型,由于胆石性肠梗阻发病年龄较大,并发症较多,手术的风险性也随之增加,据文献总结,其病死率可高达33%。螺旋CT诊断胆石性肠梗阻上具有高度的敏感性和特异性。

(七)粪石性肠梗阻

1.病理和临床概述

粪石性肠梗阻的粪石的形成主要是因为某些食物中含有的鞣酸成分遇胃酸后形成胶状物质,胶状物质与蛋白质结合成为不溶于水的鞣酸蛋白,再有未消化的果皮、果核及植物纤维等相互凝集而成。粪石嵌入小肠引起粪石性肠梗阻。临床症状和体征同胆石性肠梗阻。

2.诊断要点

(1)大部分粪石CT上呈类圆形、相对低密度,有筛状结构及"气泡征",与大肠内容物相似,但小肠内容物一般无此形态,增强无强化。

(2)肠梗阻的一般CT征象(图10-11)。

3.鉴别诊断

与胆石性肠梗阻、肿瘤性肠梗阻、粘连性肠梗阻、肠套叠鉴别。

4.特别提示

结合临床病史,螺旋CT在粪石性肠梗阻的定位、定性上具有高度的敏感性和特异性,为临床正确诊断与治疗提供重要依据。

图 10-11　**粪石性肠梗阻**

A.空肠内粪石呈卵圆形低密度灶(箭头),内部有气泡征;B.为回肠粪石冠状
位重建,可见粪石呈低密度影,内有气泡及筛孔结构,其远端肠管塌陷

二、肠道炎症

(一)Crohn 病

1.病理和临床概述

小肠 Crohn 病是一原因不明的疾病,多见于年轻人。表现为肉芽肿性病变,合并纤维化和溃疡。好发于末段回肠,同时常侵犯回肠和空肠。临床常表现为腹痛、慢性腹泻。

2.诊断要点

受累肠管的肠壁及肠系膜增厚,肠管狭窄,邻近淋巴结肿大和炎性软组织肿块,邻近腹腔内脓肿或瘘管形成(图 10-12)。

图 10-12　**小肠 Crohn 病**

CT 检查显示左侧小肠肠壁增厚、强化,相应肠管狭窄,远端肠管正常(箭头)

3.鉴别诊断

(1)肠结核:其他部位有结核病灶者有助于诊断,鉴别困难可行抗结核药物实验性治疗。

(2)肠淋巴瘤:小肠多发病灶,有腹腔淋巴结肿大,临床表现更明显。

(3)慢性溃疡性空回肠炎:肠管狭窄和扩张,临床腹痛腹泻明显。

4.特别提示

小肠插管气钡双重造影是诊断 Crohn 病的首选方法。CT 扫描的作用在于显示病变侵入腹腔的情况,可明确腹部包块的性质和腹腔内病变范围。

(二)肠结核

1.病理和临床概述

肠结核好发于回盲部,也可见于空回肠和十二指肠,多见于青壮年人。以肠壁和相邻淋巴结

的纤维化和炎症为特征。临床常表现为腹痛、腹泻和便秘交替、低热等。

2.诊断要点

病变肠管狭窄,肠壁增厚,邻近淋巴结肿大。若伴有结核性腹膜炎,则可显示腹水和腹膜增厚。

3.鉴别诊断

Crohn病;肠淋巴瘤,增殖型肠结核同淋巴瘤有时鉴别困难,淋巴瘤范围广,淋巴结肿大,肠道受压移位,伴有肝脾大。

4.特别提示

小肠钡剂造影是诊断肠结核的主要方法。

三、肠道肿瘤

(一)小肠腺癌

1.病理和临床概述

小肠腺癌肿瘤起源于肠黏膜上皮细胞,好发于十二指肠降段和空肠。多见于老年男性。病理上分肿块型和浸润狭窄型。肿瘤向腔内生长或沿肠壁浸润,产生梗阻症状。

2.诊断要点

肠壁局限性增厚或肿块形成,近端肠腔梗阻扩张,增强扫描病变不均质强化,可伴肠系膜淋巴结肿大。部分腺癌呈局部肠壁水肿增厚改变,但增强扫描有不均匀强化(图10-13)。

图10-13 空肠腺癌

CT冠状位重建可见局部肠管狭窄、肠壁明显增厚,增强扫描有不均匀强化,近端肠管明显扩张

3.鉴别诊断

(1)十二指肠布氏腺增生:增强扫描为均匀一致,同肠壁表现相仿。

(2)小肠淋巴瘤:病灶常呈多发改变。

4.特别提示

小肠造影是诊断小肠肿瘤的常用方法。CT有助于显示肿块大小、形态、范围及同周围器官的关系、转移情况。必要时可行CT引导下穿刺活检。

(二)小肠淋巴瘤

1.病理和临床概述

小肠淋巴瘤可原发于小肠,也可为全身淋巴瘤一部分。淋巴瘤起源于肠壁黏膜下层淋巴组织,向内浸润黏膜,使黏膜皱襞变平、僵硬,向外侵入浆膜层、系膜及淋巴结。临床常有高位肠梗

阻症状。

2.诊断要点

肠壁增厚,肠腔狭窄,局部形成肿块,病变向肠腔内、外生长,增强扫描病变轻中度强化。肠系膜及后腹膜常受累(图10-14)。

图10-14 回肠淋巴瘤

CT增强扫描后冠状位重建可见下腹部回肠肠壁明显增厚,范围较广,肠腔未见明显狭窄,增强扫描呈中度均匀强化

3.鉴别诊断

同小肠腺癌、小肠Crohn病等鉴别。

4.特别提示

小肠造影是诊断小肠肿瘤的常用方法。CT有助于显示肿块大小、形态、范围及同周围器官的关系、转移情况。必要时可行CT引导下穿刺活检。

(三)结肠癌

1.病理和临床概述

结肠癌为常见消化道肿瘤,好发直肠及乙状结肠。病理多为腺癌,分增生型、浸润型、溃疡型。临床常有便血及肠梗阻症状。

2.诊断要点

结肠或直肠壁不规则增厚,累及部分或全周肠壁,肠腔内见分叶或菜花状肿块,晚期肠腔狭窄并侵犯浆膜,肠外脂肪层密度增高,周围淋巴结肿大。增强扫描病灶强化较明显(图10-15)。

图10-15 结肠肝曲癌

CT检查示结肠肝曲肠壁不规则增厚,局部见菜花状肿块突入肠腔,相应肠腔狭窄

3.鉴别诊断

(1)肠结核:病灶多同时累及盲肠、升结肠和回盲部,表现为管腔狭窄变形,三维重建有助于

诊断。

（2）溃疡性结肠炎：常先累及直肠和左半结肠,病变呈连续状态,无明显肿块。

4.特别提示

在日常工作中,部分肠梗阻患者因梗阻存在,临床不能行内镜检查,常不能明确梗阻原因,行CT检查,能较明确诊断结肠癌。

（刘晓伟）

第三节　肝脏疾病

一、肝囊肿

（一）病理和临床概述

肝囊肿是比较常见的良性疾病,根据发病原因不同,可将其分为非寄生虫性和寄生虫性肝囊肿。非寄生虫性又分为先天性和后天性（如创伤、炎症性和肿瘤性,又称为假性囊肿）。以先天性肝囊肿最常见,先天性起源于肝内迷走的胆管或因肝内胆管和淋巴管在胚胎期发育障碍所致。可单发或多发,肝内两个以上囊肿者称为多发性肝囊肿。有些病例两肝散在大小不等的囊肿,又称为多囊肝,通常并存有肾、胰腺、脾、卵巢及肺等部位囊肿。本节主要讨论先天性肝囊肿表现。临床一般无表现,巨大囊肿可压迫肝和邻近脏器产生相应症状（图10-16）。

A　　　　　　　　　　　　　　　B

图10-16　肝囊肿

A.CT平扫可见左侧肝叶呈低密度囊性改变,呈张力较高;B.CT增强扫描可见左侧肝叶囊性病变未见强化

（二）诊断要点

CT上表现为单个或多个、圆形或椭圆形、密度均匀、边缘光滑的低密度区,CT值接近于水。合并出血或感染时密度可以增高。增强后囊肿不强化。

（三）鉴别诊断

囊性转移瘤;肝包虫囊肿;肝囊肿无强化,密度均匀可鉴别。

（四）特别提示

肝囊肿的诊断和随访应首选B超,其敏感度和特异性高。对于疑难病例,可选用CT或MR。其中MR对小囊肿的准确率最高,CT因部分容积效应有时不易区分囊性或实质性。

二、肝内胆管结石

(一)病理和临床概述

我国肝内胆管结石发病率约 16.1%，几乎全是胆红素钙石，由胆红素、胆固醇、脂肪酸与钙盐组成。可为双侧肝内胆管结石，也可限于左肝或右肝，左肝内胆管。肝内胆管结石的形成与细菌感染、胆汁滞留有关。肝内胆管结石与肝内胆管狭窄、扩张并存较多见。因此有胆汁的滞留。狭窄于两侧肝管均可见到，以左侧多见，也可见于肝门左、右肝管汇合部。主要临床表现：患者疼痛不明显，发热、寒战明显，周期发作；放射至下胸部、右肩胛下方；黄疸；多发肝内胆管结石者易发生胆管炎，急性发作后恢复较慢；肝大、肝区叩击痛；多发肝内胆管结石者，多伴有低蛋白血症及明显贫血；肝内胆管结石广泛存在者，后期出现肝硬化、门静脉高压。

(二)诊断要点

(1)单纯肝内胆管结石或伴肝外胆管结石、胆囊结石，按结石成分 CT 表现可分五种类型：高密度结石、略高密度结石、等密度结石、低密度结石、环状结石。胆石的 CT 表现与其成分有关，所以 CT 可以提示结石的类型。肝内胆管结石主要 CT 表现为管状、不规则高密度影，典型者在胆管内形成铸型结石，密度与胆汁相比以等密度到高密度不等，以高密度为多见。结石位于远端较小分支时，肝内胆管扩张不明显；结石位于肝内较大胆管者，远端小分支扩张。

(2)肝内胆管结石伴感染，肝内胆管结石可以伴感染，主要有胆管炎、胆管周围脓肿形成等。CT 表现为胆管壁增厚，有强化；对胆管周围脓肿，CT 可以表现为胆管周围可见片状低密度影或呈环形强化及延迟强化等表现。

(3)肝内胆管结石伴胆管狭窄，CT 可以显示结石情况及逐渐变细的胆管形态。

(4)肝内胆管结石伴胆管细胞癌，CT 增强扫描可以在显示肝内胆管结石外及扩张胆管的同时，对肿块的位置、大小、形态及其对周围肝实质侵犯情况可以精确分析，动态增强扫描有特异性的表现。依表现分两型，肝门型和周围型。肝门型主要表现有，占位近侧胆管扩张，70% 以上可显示肿块，呈中度强化。局限于腔内的小结节时，可以显示胆管壁增厚和强化，腔内软组织影和显示中断的胆管。动态增强扫描其强化方式呈延迟强化，具有较高的特异性。周围型病灶一般较大，在平扫和增强扫描中，都表现为低密度多数病例有轻度到中度强化，以延迟强化为主，常伴有病灶内和/或周围区域胆管扩张。

(三)鉴别诊断

肝内胆管结石容易明确诊断，主要需要将肝内胆管结石伴间质性肝炎与胆管细胞癌相鉴别。

(四)特别提示

肝内胆管结石的影像学检查一般首选 B 超、CT 和 MR，由于单纯的胆管结石较少，伴有胆管炎、胆管狭窄的居多，所以，MRCP 因其可以完整显示胆管系统又成为一项重要的检查项目；但单纯 MRCP 对伴有胆管细胞癌或不伴胆管扩张的胆管结石显示效果不佳，CT 和 MR 及增强扫描的价值重大(图 10-17)。

三、肝脏挫裂伤

(一)病理和临床概述

肝脏挫裂伤，肝脏由于体积大，肝实质脆性大，包膜薄等特点，在腹部受到外力撞击容易产生闭合伤，多由高处坠入、交通意外引起。临床表现为肝区疼痛，严重者失血性休克。

图 10-17　肝内胆管结石

CT 显示左肝内胆管内多发结节状高密度灶,肝内胆管扩张,肝脾周围少量积液

(二)诊断要点

1.肝包膜下血肿

包膜下镰状或新月状等低密度区,周围肝组织弧形受压。

2.肝实质血肿

肝内圆形、类圆形或星芒低密度灶。

3.肝撕裂

多条线状低密度影,边缘模糊(图 10-18)。

图 10-18　肝挫裂伤

CT 显示肝左叶内片状低密度灶,边缘模糊,增强扫描内部轻度不均质强化

(三)鉴别诊断

结合病史,容易诊断。

(四)特别提示

CT 检查能准确判断肝外伤的部位、范围、肝实质损伤和大血管的关系、腹腔积血的量,为外科决定手术或保守治疗提供重要依据。

四、肝脏炎性病变肝脓肿

(一)病理和临床概述

肝脓肿是肝内常见炎性病变,分细菌性、阿米巴性、真菌性、结核性等,以细菌性、阿米巴性肝脓肿多见。肝脓肿病理改变可分为 3 层结构,中心为组织液化坏死,中间为含胶原纤维的肉芽组织构成,外周为移行区域,为伴有细胞浸润及新生血管的肉芽组织。临床表现肝大、肝区疼痛、发

热及白细胞升高等急性感染表现。

(二)诊断要点

平扫肝实质圆形或类圆形低密度病灶,中央为脓腔,密度均匀或不均匀,CT值高于水低于肝,有时可见积气或液平面。脓腔壁为较高密度环状阴影,急性期可见壁外水肿带,边缘模糊。增强扫描脓肿壁明显环状强化,中央坏死区无强化,典型称"双环"征,代表强化脓肿壁及水肿带。

环征和脓肿内积气为肝脓肿特征性表现(图10-19)。

图 10-19　肝脓肿

CT检查显示肝右叶类圆形混杂密度团块,增强扫描脓肿壁见
环状强化,外缘见晕征,中心区域低密度脓腔未见强化

(三)鉴别诊断

肝癌、肝转移瘤,典型病史及"双环"征有助于肝脓肿诊断。

(四)特别提示

临床起病急,进展快有助于肝脓肿诊断,不典型病例需随访观察。

五、肝硬化

(一)病理和临床概述

肝硬化是以肝脏广泛纤维结缔组织增生为特征的慢性肝病,正常肝小叶结构被取代,肝细胞坏死、纤维化,肝组织代偿增生形成再生结节,晚期肝脏体积缩小。引起肝硬化主要原因有乙肝、丙肝、酗酒、胆道疾病、寄生虫等。早期无明显症状,后期可出现腹胀、消化不良、消瘦、贫血及颈静脉曲张、肝脾大、腹水等症状。

(二)诊断要点

(1)肝叶比例失调,肝左叶尾叶常增大,右叶萎缩,肝裂增宽,肝表面凹凸不平,表面呈结节状,晚期肝硬化体积普遍萎缩。

(2)肝脏密度不均匀,肝硬化再生结节为相对高密度,动态增强扫描见强化。

(3)脾大(>5个肋单位),脾静脉、门静脉扩张及侧支循环建立,出现胃短静脉、胃冠静脉及食管静脉曲张,部分患者见脾肾分流。

(4)腹水:表现为腹腔间隙水样密度灶。少量腹水常积聚于肝脾周围,大量腹水时肠管受压聚拢,肠壁浸泡水肿(图10-20)。

(三)鉴别诊断

弥漫型肝癌:增强扫描动脉期肝内结节明显强化及门脉癌栓,AFP显著升高等征象均有助于肝癌诊断。

图 10-20　肝硬化

CT 检查显示肝脏体积缩小,肝叶比例失调,脾大,门静脉扩张伴侧支血管形成

(四)特别提示

CT 可直观显示肝脏形态和轮廓改变,观察肝密度改变,可初步判断肝硬化程度。同时可全方位显示肝内血管,为 TIPSS 手术的操作进行导向。

六、脂肪肝

(一)病理和临床概述

脂肪肝为肝内脂类代谢异常,诱发甘油三酯和脂肪酸在肝内聚积、浸润和变性,分局灶性脂肪浸润及弥漫性脂肪浸润两种。常见原因有肥胖、糖尿病、肝硬化、激素治疗及化疗后等。临床表现为肝大、高脂血症等症状。

(二)诊断要点

(1)局灶性脂肪浸润:表现为肝叶或肝段局部密度减低,密度低于脾脏,无占位效应,其内见血管纹理分布。

(2)弥漫性脂肪浸润:表现为全肝密度降低,肝内血管异常清晰(图 10-21)。

图 10-21　脂肪肝

CT 检查显示肝脏平扫密度均匀性减低,低于脾脏密度,肝内血管纹理异常清晰

(3)常把肝/脾 CT 比值作为脂肪肝治疗后的观察指标。

(三)鉴别诊断

肝癌;血管瘤;肝转移瘤;局限性脂肪肝或弥漫性脂肪肝中残存肝岛有时呈圆形或类圆形,易误诊为肿瘤或其他病变。增强扫描表现、无占位效应、无门脉肝静脉阻塞移位征象,可作为鉴别诊断依据。

(四)特别提示

对于肝岛、局灶性脂肪浸润及脂肪肝基础上伴有病变的检查,MRI 具有优势。

七、肝细胞腺瘤

(一)病因、病理及临床概述

肝细胞腺瘤与口服避孕药或合成激素有关,肿瘤由分化良好、形似正常的肝细胞组织构成,无胆管,表面光滑,有完整假包膜。主要见于年轻女性,多无症状,停用避孕药肿块可以缩小或消失。

(二)诊断要点

平扫为圆形低密度块影,边缘锐利。少数为等密度,增强扫描动脉期较明显强化。有时肿瘤周围可见脂肪密度包围环,为该肿瘤特征。

(三)鉴别诊断

1.肝癌

与肝细胞癌相比腺瘤强化较均匀,无结节中结节征象。

2.局灶性结节增生

中央瘢痕为其特征。

3.血管瘤

早出晚归,可多发。

(四)特别提示

肝腺瘤在 CT 上与其他实质性肿瘤表现相似,不易作出定性诊断。若有长期口服避孕药史,可供诊断参考。

八、肝脏局灶性结节增生

(一)病因病理及临床概述

肝脏局灶性结节增生(FNH)是一种相对少见的肝脏良性富血供占位。病变常为单发,易发生于肝包膜下,边界多清晰,但无包膜,其病理表现为实质部分由肝细胞、Kupffer 细胞、血管和胆管等组成,肝小叶的正常排列结构消失;肿块内部有放射性纤维瘢痕、瘢痕组织内包含一条或数条供血滋养动脉为其病理特征。临床多见于年轻女性,通常无临床症状。

(二)诊断要点

平扫表现为等或略低密度,中央瘢痕为更低密度;动态增强扫描 FNH 表现基本恒定,表现为动脉期明显均匀强化(中央瘢痕除外),程度强于肝细胞肝癌及海绵状血管瘤,门脉期强化程度降低,略高于正常肝组织,中央瘢痕一般延时强化(图 10-22)。

A   B

图 10-22　肝局灶性结节增生

CT 检查显示增强扫描肝右前叶类圆形团块强化,中央星芒瘢痕延迟期强化

（三）鉴别诊断

主要与肝细胞肝癌鉴别，FNH无特殊临床症状，中央瘢痕为其特征。

（四）特别提示

CT可动态反映病灶血供特点，定性能力强。对于不典型者，以放射性核素扫描和MR检查意义大。

九、肝脏血管平滑肌脂肪瘤

（一）病因、病理及临床概述

肝血管平滑肌脂肪瘤（AML）是一种较为少见的肝脏良性间叶性肿瘤，由血管、平滑肌和脂肪三种成分以不同比例组成。随着病理诊断水平的不断提高，近年来对其报道逐渐增多，但由于该瘤的形态学变异多样化，因此大多数病例易误诊为癌、肉瘤或其他间叶性肿瘤。

（二）诊断要点

HAML病理成分的多样化导致临床准确诊断HAML存在一定困难。根据三种组织成分的不同比率将肝血管平滑肌脂肪瘤分四种类型。

1.混合型

各种成分比率基本接近（脂肪10%～70%）。混合型HAML是HAML中常见的一种类型，CT平扫为含有脂肪的混杂密度，各种成分的比率相近，增强扫描动脉期软组织成分有明显强化，多数能持续到门静脉期，病灶中心或边缘可见高密度血管影（图10-23A～B）。

2.平滑肌型

脂肪＜10%，根据其形态分为上皮样型、梭形细胞型等。平滑肌型HAML中脂肪含量＜10%，动脉期及门静脉期强化都略高于周围肝组织，但术前准确诊断困难（图10-23C～E）。

3.脂肪型

脂肪型（脂肪≥70%）HAML影像学表现相对有特征性，脂肪影是其特征性CT表现之一。其他成分的比率相对较少。因此在CT扫描时发现有低密度脂肪占位偏高则怀疑HAML（图10-23F）。

4.血管型

血管型HAML诊断依靠动态增强扫描。发现大多数此类的HAML在注射对比剂后40秒，病灶达到增强峰值，延迟期（＞4分钟）病灶仍然强化，强化方式酷似血管瘤，造成鉴别诊断困难，主要靠病灶内含有脂肪及中心高密度点状血管影加以区分。

（三）鉴别诊断

(1)脂肪型HAML首先要与肝脏含脂肪组织的肿瘤鉴别。①脂肪瘤及脂肪肉瘤：CT值多在－60 HU以下，而且无异常血管及强化组织，脂肪肉瘤形态不规则，边缘不光滑；②肝局灶性脂肪浸润：常呈扇形或楔形，无占位表现，其内有正常血管穿过；③肝癌病灶内脂肪变性：分布弥散，界限不清，伴有液化坏死和血管侵犯，有肝硬化和甲胎蛋白升高；④髓源性脂肪瘤：由于缺乏血供，血管造影呈乏血供或少血供。

(2)平滑肌型HAML需要与肝癌、血管瘤、腺瘤等相鉴别。①肝细胞癌：增强扫描"早进早出"，动脉期多为明显强化，呈高密度，但门静脉期及平衡期强化不明显，密度相对低于周围正常肝组织。肝血管平滑肌脂肪瘤的软组织成分在门静脉期仍呈稍高密度，尤其对于脂肪成分少的HAML容易误诊为肝癌。②肝脏转移瘤或腺瘤：鉴别诊断主要依赖于病史，瘤内出血、坏死有助于鉴别肝腺瘤。③血管型平滑肌脂肪瘤的强化方式和血管瘤的强化方式相似,在平衡期仍然为较高密度。肝血管瘤由扩张的血管及血窦组成,血窦内衬内皮细胞,有厚薄不一的纤维隔,其血供特点为"快进慢出",在增强扫描时强化密度与肝动脉相近,动脉期、门静脉期均多为明显强化,而平衡期多为稍高密度。较大的肝血管瘤内可有纤维化,呈低密度,与肝血管平滑肌脂肪瘤内含脂肪的低密度明显不同,因而鉴别诊断主要依靠 HAML 内有脂肪成分及中心血管影。

图 10-23　肝脏血管平滑肌脂肪瘤

A～B.为混合型;可见脂肪低密度及软组织影、增强的血管影;C～E.为上皮样型;实质内未见明显脂肪密度,中央可见粗大畸形的血管影,增强扫描为"快进快出"模式;F.为脂肪型,大部分为脂肪密度

(四)特别提示

动态增强多期扫描可充分反映 HAML 的强化特征,有助于提高 HAML 诊断的准确性,但是对不典型病灶必须结合临床病史和其他影像检查方法,CT 引导下细针抽吸活检对肝脏HAML 诊断很有帮助。少脂肪的 HAML 可以行 MR 同相位、反相位扫描。

十、肝脏恶性肿瘤

(一)肝癌

1.病因、病理及临床概述

肝癌是成人最常见的恶性肿瘤之一,肝癌患者大多具有肝硬化背景。有三种组织学类型:肝细胞型、胆管细胞型、混合细胞型。肿瘤主要由肝动脉供血,易发生出血、坏死、胆汁郁积。肿块

＞5 cm为巨块型；＜5 cm为结节型；细小癌灶广泛分布为弥漫型。纤维板层样肝细胞癌为一种特殊类型肝癌，以膨胀性生长并较厚包膜及瘤内钙化为特征，多好发青年人，无乙型肝炎、肝硬化背景。

2.诊断要点

（1）肝细胞型肝癌，表现为或大或小、数目不定低密度灶。CT值低于正常肝组织20 HU左右。有包膜者边缘清晰；边缘模糊不清，表明浸润性生长特征，常侵犯门静脉及肝静脉。有些肿瘤分化良好平扫呈等密度。增强扫描表现多种多样，通常动脉期癌灶明显不均匀强化，门静脉期及延迟期快速消退，即所谓"快进快出"强化模式（图10-24）。

图 10-24　肝癌的平扫、动脉期、静脉期及延迟扫描
CT显示动脉期扫描肝脏右叶病灶明显强化，见条状供血血管影。
静脉期及延迟期扫描病灶强化程度降低，见假包膜强化

（2）胆管细胞型肝癌，平扫为低密度肿块，增强动脉期无明显强化，门静脉期及延迟期边缘强化、并向中央扩展。发生在较大胆管者，可见肿瘤近端胆管呈节段性扩张（图10-25）。

图 10-25　左肝外叶胆管细胞癌
A.左肝外叶萎缩，平扫可见肝内低密度肿块；B～D.左肝肿块逐渐强化，边缘不规则

3.鉴别诊断

同肝血管瘤、肝硬化再生结节、肝转移瘤等区别,乙型肝炎病史、AFP升高、并肝内胆管结石及门脉癌栓等均有助于肝癌诊断。

4.特别提示

一般肝癌通过典型 CT 表现、慢性肝病史、AFP 升高可确诊。部分不典型者可通过影像引导下穿刺活检明确诊断。

(二)肝转移瘤

1.病因、病理及临床概述

肝转移瘤,由于肝脏为双重供血,其他脏器恶性肿瘤容易转移至肝脏,尤以门静脉为多,故消化系统肿瘤转移占首位,其次为肺、乳腺等肿瘤。肝转移性肿瘤多为结节或圆形团块状,中心易发生坏死、出血和囊变,钙化较常见。

2.诊断要点

可发现 90％以上肿瘤,表现为单发或多发圆形低密度灶,大部分病灶边缘较清晰,密度均匀,CT 值 15～45 HU,若中心坏死、囊变密度则更低。若有出血、钙化则局部为高密度。增强扫描瘤灶边缘变清晰,呈花环状强化,称"环靶征",部分病灶中央延时强化,称"牛眼征"(图 10-26)。

图 10-26　乳腺癌肝转移

CT 检查显示肝内见广泛低密度结节及团块状转移瘤,境界较清,增强扫描边缘环状强化

3.鉴别诊断

同肝癌、肝血管瘤、肝硬化再生结节、局灶性脂肪浸润等鉴别,结合原发病灶,一般诊断不难。

4.特别提示

结合原发病灶,一般诊断不难。多血供肿瘤有平滑肌肉瘤、肾癌、甲状腺癌、胰岛细胞瘤;少血供肿瘤有胃癌、胰腺癌及恶性淋巴瘤;黏液腺癌易产生钙化;结肠癌、平滑肌肉瘤易发生出血、坏死;直肠癌可为单发巨大肿块;卵巢癌常见肝包膜种植转移。

十一、肝脏血管性病变

(一)肝海绵状血管瘤

1.病因、病理及临床概述

海绵状血管瘤,起源于中胚叶,为中心静脉和门静脉发育异常所致。由大小不等血窦组成,血窦内充满血液,与正常肝组织间有薄的纤维包膜。瘤体小至数毫米,大至数十厘米,直径＞4 cm称巨大血管瘤。小血管瘤无症状,巨大血管瘤引起压迫症状,血管瘤破裂致肝内或腹腔

出血。

2.诊断要点

平扫为圆形或类圆形低密度灶,边缘清晰,密度均匀。动态增强扫描动脉期病灶周边结节或环状强化,门静脉期逐渐向中心充填,延迟期(5～10分钟)病灶大部或全部强化。整个强化过程称"早出晚归"为血管瘤特征性征象。巨大血管瘤可见分隔或钙化。大血管瘤内部多有纤维、血栓及分隔而不强化(图10-27)。

图 10-27　肝海绵状血管

A、B.两图为CT检查显示增强扫描示右肝病灶边缘结节环状强化,平衡期病灶被充填呈高密度改变

3.鉴别诊断

肝细胞癌;肝转移瘤;肝细胞癌的"快进快出"强化模式与血管瘤容易鉴别,转移瘤一般有原发病史,且呈环状强化。

4.特别提示

CT是诊断血管瘤主要手段,但若未做延迟扫描或时间掌握不好,可能会误诊;特别是伴有脂肪肝的患者,CT诊断较困难,可选用MR检查,MR诊断血管瘤有特征表现。

(二)布加综合征

1.病因、病理及临床概述

布加综合征是指肝静脉流出道阻塞和由此引起的相应表现,阻塞可以发生于肝与右心房之间的肝静脉或下腔静脉内。BCS是一全球性疾病,其发病率、病因、病变类型及临床表现具有一定地域性。在亚洲,BCS多由下腔静脉膜性闭塞所致,多无明确病因。临床主要表现为下腔静脉梗阻和门静脉高压症状,发病年龄以20～40岁为多见,男性略高于女性,如诊断不及时可以导致肝实质纤维化、肝硬化甚至肝衰竭而死亡。BCS依据其病变类型和阻塞部位临床分为肝静脉阻塞型、下腔静脉阻塞型及肝静脉下腔静脉均阻塞型。

2.诊断要点

CT表现有以下特征。

(1)肝静脉和/或下腔静脉明显狭窄或闭塞。CT可以直接显示肝静脉和下腔静脉的情况。

(2)肝实质内呈网格状改变或局部低密度影,增强扫描时呈渐进式强化,为肝淤血所致的局部区域有相对减弱的动脉血流,窦后压力增高,门静脉血流减慢所致。显示门静脉高压征象包括腹水、胆囊水肿及胆囊静脉显示、侧支循环形成等。

(3)肝内侧支血管,在CT增强上表现多发"逗点状"异常强化灶,为扭曲袢状血管,尤其在延迟期扫描可以显示肝内迂曲高密度影。

(4)肝硬化改变,伴或不伴轻度脾大。

（5）肝脏再生结节，病理检查中，60%～80%的 BCS 患者肝内可见到＞5 mm 的多发的再生结节，也称腺瘤性增生结节或结节样再生性增生。通常为散在多发，圆形或类圆形，边界清楚，大小不等，通常直径为0.2～4.0 cm，少数可达7～10 cm。部分位于周边的结节可引起肝轮廓改变（图 10-28）。

图 10-28　布加综合征

A、B.为 CT 增强延迟扫描和 VRT 重建，可见肝中、右静脉造影剂滞留，下腔静脉内造影剂滞留明显；C.DSA 下腔静脉造影可见膜状物；D～F.为另一例男性患者，45 岁，平扫肝脏密度不均匀，有腹水；增强扫描可见肝实质明显不均匀强化；冠状位重建可见下腔静脉肝内段明显受压

3.鉴别诊断

（1）多发性肝转移瘤，其强化多为边缘强化，多个转移结节呈明显均一强化者少见，与 BCS 再生结节不同，结合其他影像学表现及临床资料不难鉴别。

（2）与可能合并的肝细胞癌进行鉴别，肝细胞癌有其特征性的"快进快出"强化模式，血浆甲胎蛋白浓度的升高可提示肝细胞癌的发生。

（3）局灶性结节增生（FNH），FNH 在延迟扫描可以有进一步强化。但鉴别意义不大，因为两者都是属于肝细胞及血管等间质过度增殖形成的良性结节。

4.特别提示

MR 和 CT 能很好地显示肝脏实质信号或密度的改变，增强以后能清楚地显示血管结构及血供变化情况。另外，MR 可以多方位做肝血管成像，最大限度显示血管结构而不用静脉注射造影剂。特别对于那些因血管病变严重或肝静脉开口闭塞即使行血管造影也难以显示的血管结构，能够清楚地显示。相位敏感技术及 MR 血管造影有助于评价门静脉通畅度和血流方向。超声检查是诊断 BCS 的首选检查方法可为临床病变的定位、分型提供可靠的诊断，但 US 的局限性在于不能全面评价凝血块或肿瘤累及下腔静脉或肝静脉的情况。静脉造影是诊断的金标准，目前采用介入方法治疗 BCS 已十分普遍。

（三）肝血管畸形

1.病理和临床概述

肝血管畸形分为先天性和特发性两类，前者为遗传性出血性毛细血管扩张症（HHT）的肝血管异常表现的一部分，较为多见；后者为单纯肝血管畸形，而无其他部位或脏器的血管畸形。文献报道，HHT有4个特征：家族性，鼻咽部出血，脏器出血及内脏动、静脉畸形。一般认为如果上述症状出现3项即可诊断HHT，在肝脏的发生率占总发生率的8％，主要的临床表现为肝硬化，继而出现肝性脑病，食管静脉曲张及充血性心力衰竭等。HHT的病变主要累及毛细血管、小静脉及小中动脉，表现为毛细血管扩张，动、静脉畸形及动、静脉瘘。这种改变可累及皮肤、黏膜、肺、胃肠道、肝脏和中枢神经系统，肝脏受累概率为8％～31％，可形成肝硬化改变。特发性肝动脉畸形仅指肝动脉异常，而无其他脏器和部位相应血管畸形，但同HHT比较两者的肝动脉畸形改变是类似的。

2.诊断要点

CT和增强造影示患者有典型的肝内动、静脉瘘、轻度门静脉、肝静脉瘘，肝血管畸形有许多伴发改变，如增粗肝动脉压迫局部胆管，可使胆管扩张，由于血流动力学改变致肝大、尾叶萎缩等（图10-29）。

A　　　　　　　　　　B　　　　　　　　　　C

图 10-29　特发性肝血管畸形

CT检查显示动脉期肝内异常强化灶，门静脉提前出现。造影见肝动脉杂乱，肝静脉、门静脉提前出现。该患者给予两次NBCA栓塞畸形血管，肝功能良好

增强扫描动脉期肝实质灌注不均匀，可见斑片状强化区并其间夹杂散在点状强化，腹腔动脉干及肝内动脉明显增宽、扭曲改变，同时伴肝脏增大，动脉期全肝静脉清晰显影，门静脉期肝实质密度强化基本均匀，门静脉一般无明显异常改变。

3.鉴别诊断

肿瘤所致动、静脉瘘，可见肝脏肿块，有临床病史，一般可以鉴别。

4.特别提示

双期螺旋CT、CTA、MRA能特别有助于显示血管畸形的血流特征及空间关系，同时可以发现肝脏动、静脉畸形的其他伴发表现，这些很难被其他影像技术很好地显示，可以充分认识病灶的影像学特征，为诊治提供可靠的影像学信息。动态增强MRA也可以直观显示肝动脉畸形改变，是US和传统CT不可比拟的。肝动脉造影是诊断肝血管畸形的金标准。

（刘晓伟）

第四节　胆　囊　疾　病

一、胆囊结石伴单纯性胆囊炎

(一)病理和临床概述

急性胆囊炎病理改变是胆囊壁充血水肿及炎性渗出,严重者胆囊壁坏死或穿孔形成胆瘘,常合并结石。临床常有慢性胆囊炎或胆囊结石病史,症状为右上腹疼痛,放射至右肩,为持续性疼痛并阵发性绞痛,伴畏寒、呕吐。

(二)诊断要点

平扫示胆囊增大,直径>15 mm,胆囊壁弥漫性增厚超过 3 mm,常见胆囊结石;增强扫描增厚胆囊壁明显均匀强化。胆囊窝可有积液,若胆囊壁坏死穿孔,可见液平面(图 10-30)。

图 10-30　胆囊结石伴单纯性胆囊炎

CT 检查示胆囊壁明显增厚,胆囊内见多发小结节状高密度结石

(三)鉴别诊断

慢性胆囊炎;胆囊癌。胆囊癌常表现为胆囊壁不规则增厚,伴相邻肝脏浸润。

(四)特别提示

USO 为急性胆囊炎、胆囊结石最常用检查方法。CT 显示胆囊窝积液、胆囊穿孔及气肿性胆囊炎方面有较高价值。

二、黄色肉芽肿性胆囊炎

(一)病理和临床概述

黄色肉芽肿性胆囊炎(XGC)是一种以胆囊慢性炎症为基础,伴有胆汁肉芽肿形成,重度埴生性纤维化,以及泡沫状组织细胞为特征的炎性疾病。常见于女性,患者常有慢性胆囊炎或结石病史,临床表现与普通胆囊炎相似。

(二)诊断要点

(1)不同程度胆囊壁增厚,弥漫性或局限性,胆囊增大。

(2)胆囊壁可见大小不一、数目不等的圆形或椭圆形低密度灶,病灶可融合,增强无明显强化。胆囊壁轻中度强化。

（3）可显示黏膜线。

（4）胆囊周围侵犯征象，胆囊结石或钙化（图10-31）。

图10-31　**黄色肉芽肿性胆囊炎**

CT检查示胆囊壁弥漫性不均性增厚，中央层可见低密度，呈"夹心饼
干"征。胆囊壁轻中度强化，胆囊腔内见高密度结石，胆囊窝模糊不清

（三）鉴别诊断

胆囊癌，急性水肿或坏死性胆囊炎，鉴别困难。

（四）特别提示

CT常易误诊为胆囊癌伴周围侵犯。诊断需由切除的胆囊做病理检查后才能最终确诊。

三、胆囊癌

（一）病理和临床概述

胆囊癌病因不明，可能与胆囊结石及慢性胆囊炎长期刺激有关。多见于中老年，以女性多见，早期无明显症状，进展期表现为右上腹持续性疼痛、黄疸、消瘦、肝大及腹部包块。约80％合并胆囊结石，70％～90％为腺癌，80％呈浸润性生长。晚期肿瘤侵犯肝脏、十二指肠、结肠肝曲等周围器官，可通过肝动脉、门静脉及胆道远处转移。

（二）诊断要点

分胆囊壁增厚型、腔内型、肿块型和弥漫浸润型。表现为胆囊壁不规则性增厚或腔内肿块，增强扫描明显强化，常并胆管受压扩张，邻近肝组织受侵表现为低密度区（图10-32）。

图10-32　**胆囊癌侵犯局部肝脏**

CT增强扫描可见胆囊正常结构消失，胆囊壁不规则增厚伴延迟不均匀强化，局部肝脏可见受累

（三）鉴别诊断

有时与慢性胆囊炎或胆囊腺肌增生症鉴别困难。

（四）特别提示

CT虽然在诊断胆囊癌上很有价值，但有一定的局限性，如早期胆囊癌，CT易漏诊；而晚期胆囊癌，CT不易区分肿瘤来源；胆囊癌胆管内播散不易发现等。

（刘晓伟）

第五节　胰腺疾病

一、胰腺炎

胰腺炎分为急性、慢性胰腺炎。

（一）急性胰腺炎

1.病理和临床概述

急性胰腺炎为常见急腹症之一，多见于成年人，暴饮暴食及胆道疾病为常见诱因，分水肿型及出血坏死型两种。水肿型表现为胰腺大、间质充血水肿及炎症细胞浸润；出血坏死型表现为胰腺腺泡坏死、血管坏死性出血、脂肪坏死。伴胰周渗液及后期假性囊肿形成。临床起病急骤，持续性上腹部疼痛，放射胸背部，伴发热、呕吐，甚至低血压休克。血和尿淀粉酶升高。

2.诊断要点

（1）水肿型：轻型CT表现正常，多数表现为胰腺不同程度增大，密度正常或稍低，轮廓清或欠清，可有胰周渗液，增强后胰腺均匀性强化。

（2）出血坏死型：胰腺体积弥漫性增大、密度不均匀，常见高低混杂密度区，增强扫描见低密度坏死区，胰周脂肪层模糊消失，胰周见低密度渗液，肾前筋脉增厚。常并发胰腺蜂窝织炎及胰腺脓肿（图10-33）。

图10-33　急性胰腺炎

CT检查显示胰腺弥漫性肿胀、密度减低，胰周见低密度渗液，左侧肾前筋膜增厚

3.鉴别诊断

同胰腺癌、胰腺囊腺瘤鉴别，典型临床病史及实验室检查有助于胰腺炎诊断。

4.特别提示

部分患者早期CT表现正常,复查时才出现胰腺增大,胰周渗液等征象。CT对出血坏死性胰腺炎诊断有重要作用。因此临床怀疑急性胰腺炎时应及时行CT检查及复查。

(二)慢性胰腺炎

1.病因、病理及临床概述

慢性胰腺炎在我国以胆道疾病的长期存在为主要原因。病理特征是胰间质纤维组织增生或胰腺腺泡广泛进行性纤维化和胰腺实质破坏,以及有不同程度炎症性改变。临床视其功能受损不同而有不同表现,常有反复上腹痛及消化障碍。

2.诊断要点

(1)胰腺轮廓改变,外形可表现为正常、弥漫性增大或萎缩,或局限性增大,弥漫性增大常见于慢性胰腺炎急性发作者。

(2)主胰管扩张,直径>3 mm,常伴导管内结石或导管狭窄。

(3)胰腺密度改变,钙化是慢性胰腺炎特征,胰腺实质坏死区表现为不均质边界不清低密度区,增强扫描早期可见强化。

(4)假囊肿形成。

(5)肾前筋膜增厚(图10-34)。

图10-34　慢性胰腺炎
CT检查显示胰腺萎缩,广泛钙化,胰管局部扩张,胰头后方区域见假性囊肿形成

3.鉴别诊断

胰腺癌,慢性胰腺炎常表现为胰管不规则扩张、胰周血管受压。而胰腺癌常表现为胰管中断、胰周血管侵犯。

4.特别提示

CT诊断慢性胰腺炎时,最关键就是要排除胰腺癌或是否合并胰腺癌。行MRCP检查观察病变区胰管是否贯穿或中断,有助于提高诊断正确性。

二、胰腺良性肿瘤或低度恶性肿瘤

(一)胰岛细胞瘤

1.病因、病理及临床概述

胰岛细胞瘤起源于胰腺内分泌细胞,根据有无激素分泌活性,分功能性和非功能性两大类。90%功能性胰岛细胞瘤直径不超过2 cm,85%为良性;非功能性胰岛细胞瘤瘤体总是很大。不同肿瘤其临床表现不一样,无功能胰岛细胞瘤小者无症状,大者以腹部肿块为主诉;功能性胰岛细胞瘤因分泌不同激素而症状不同,如胰岛素瘤表现为持续性低血糖,胃泌素瘤表现为胰源性溃

疡等。

2.诊断要点

动态增强扫描因肿瘤血管丰富而增强显示。非功能性胰岛细胞瘤瘤体很大,平扫呈等或低密度,肿块呈椭圆形或分叶状,可出现囊变坏死,少数有钙化,邻近器官受压改变。增强扫描实质部明显强化,肿瘤不侵犯腹腔干及肠系膜血管根部周围脂肪层(图 10-35)。

图 10-35 **胰岛细胞瘤**

CT 检查显示胰腺钩突旁明显强化结节,边缘规则,与周围血管界清

3.鉴别诊断

无功能胰岛细胞瘤需与胰腺癌鉴别,瘤体大、富血管、瘤体内钙化及无胰腺后方血管侵犯等征象有助于诊断胰岛细胞瘤。

4.特别提示

功能性胰岛细胞瘤由于肿瘤小,常规 CT 检出的敏感性不高。判断胰岛细胞瘤良、恶性影像学检查不可靠,需应用免疫化学检查和内分泌标识来分类。

(二)胰腺囊性肿瘤

1.病因、病理及临床概述

胰腺囊性肿瘤比较少见,病理上分为大囊及小囊型。好发于胰体、尾部,高龄女性多见,一般无明显临床症状,肿瘤较大时可触及腹部包块,胃肠道可有不适症状。

2.诊断要点

胰腺内壁较厚的囊性肿块,大囊型直径>2 cm,小囊型直径<2 cm,囊壁可见向腔内突出乳头状肿瘤,或表现为多个小囊状肿物,中心呈放射状间隔。增强扫描较明显强化(图 10-36)。

图 10-36 **胰头囊腺瘤**

CT 检查显示胰头区囊性占位,前缘见受压推移正常胰腺组织,增强扫描病灶内部环状强化

3.鉴别诊断

囊性腺瘤与囊性腺癌很难鉴别,血管造影有利于鉴别。

4.特别提示

发现胰腺小囊性占位,特别发生在体尾部,不要轻易诊断胰腺囊肿或囊性瘤,一定要密切随访。

三、胰腺癌

(一)病因、病理及临床概述

胰腺癌主要源于导管细胞,无明确诱发因素,慢性胰腺炎是个重要因素。多见于60～80岁,男性好发。按临床表现为胰头癌、胰体尾部癌及全胰腺癌。腹痛、消瘦和乏力为胰腺癌共同症状,黄疸是胰头癌突出表现。

(二)诊断要点

(1)胰腺局限或弥漫性增大,肿块形成。

(2)胰腺内不均质低密度肿块,内部可有液化坏死区,增强扫描病灶轻度强化(图10-37)。

图 10-37　胰头癌

A、B.两图 CT 显示胆道胰管扩张呈"双管征"。胰头区见低密度肿块,增强
扫描轻度不均质强化,正常胰腺实质仍明显强化(箭头),右肾盂积水

(3)病变处胰管中断,远侧胰管扩张、周围腺体萎缩,胰头癌可出现"双管"征。

(4)胰周脂肪层模糊消失伴条索状影,血管(腹腔干、肠系膜上动静脉多见)被包埋。

(5)腹膜后淋巴结增大及远处转移,以肝脏多见。

(三)鉴别诊断

主要与囊腺瘤、胰岛细胞瘤及慢性胰腺炎鉴别,胰管中断征象是胰腺癌特征征象。囊腺瘤表现为大小不等囊腔,胰岛细胞瘤为富血供肿瘤,强化明显,慢性胰腺炎一般有典型病史。

(四)特别提示

CT 是诊断胰腺癌的金标准。胰周侵犯及胰周血管包绕是胰腺癌不可切除的可靠征象。

（刘晓伟）

第六节 脾 脏 疾 病

一、脾脏梗死及外伤

(一)脾脏梗死

1.病因、病理及临床概述

脾脏梗死指脾内动脉分支阻塞,造成脾组织缺血坏死所致。风湿性心脏病二尖瓣病变和肝硬化是引起脾梗死常见原因。临床多无症状,有时可有上腹痛、发热、左侧胸腔积液等。

2.诊断要点

平扫表现为脾内三角形或楔形低密度区,多发于脾前缘近脾门方向。增强扫描周围脾组织明显强化,而梗死灶无强化,境界变清(图10-38)。

图 10-38 脾梗死

CT检查显示脾内多发楔形低密度灶,尖端指向脾门,增强扫描未见强化

3.鉴别诊断

脾梗死容易诊断,慢性期有时需与脾肿瘤鉴别,增强有助于鉴别。

4.特别提示

脾梗死一般不需要处理。CT扫描的目的在于观察梗死的程度。MR价值同CT相仿。

(二)脾挫裂伤

1.病因、病理及临床概述

脾挫裂伤绝大部分是闭合性的直接撞击所致。脾是腹部外伤中最常累及的脏器。病理包括脾包膜下血肿、脾脏挫裂伤、脾撕裂、脾脏部分血管阻断和脾梗死。临床表现为腹痛、血腹、失血性休克等。

2.诊断要点

(1)脾包膜下血肿:包膜下新月形低密度灶,相应脾脏实质呈锯齿状。

(2)脾实质内出血:脾内多发混杂密度,呈线状。圆形或卵圆形改变,增强扫描斑点状不均质强化。

(3)其他:腹腔积血(图10-39)。

图 10-39 脾挫裂伤

CT 检查显示脾包膜下新月形血肿,脾实质内不规则低密度灶,增强扫描不均质强化

3.鉴别诊断

平扫脾挫裂伤与脾分叶、先天切迹及扫描伪影有时难以鉴别,应行增强扫描观察。

4.特别提示

急性脾损伤患者平扫有时可表现正常,应行增强扫描观察。CT 检查对脾挫裂伤诊断非常准确,累及脾门时应考虑手术。

二、脾脏血管瘤

(一)病因、病理及临床概述

脾脏血管瘤是脾脏最常见的良性肿瘤,多发生于 30～60 岁,女性稍多。成人为海绵状血管瘤,小儿多为毛细血管瘤。较大血管瘤可有上发痛、左上腹肿块、压迫感及恶心、呕吐等症状。约 25％产生自发性破裂急腹症而就诊。

(二)诊断要点

平扫为比较均匀低密度影,多为单发,边缘清晰,形态规则,合并出血时密度增高或不均匀,瘤体较大可伴有钙化。增强扫描瘤体边缘见斑点状强化,逐渐向中心部充填(图 10-40)。

图 10-40 CT 平扫及增强扫描

A、B.两图 CT 检查显示可见脾门处结节状稍低密度灶,增强扫描明显强化,边缘光整

(三)鉴别诊断

脾脏错构瘤,密度不均匀,发现脂肪密度为其特征。

(四)特别提示

因脾脏血管瘤网状内皮增厚及中心血栓、囊变等原因,少部分脾状血管瘤强化充填缓慢。MR 显示脾血管瘤的敏感性高于 CT。

三、脾脏淋巴瘤

(一)病因、病理及临床概述

脾脏淋巴瘤分脾原发性恶性淋巴瘤及全身恶性淋巴瘤脾浸润两种。病理上分为弥漫性脾大、粟粒状肿物及孤立性肿块。临床表现有脾大及其相关症状。

(二)诊断要点

(1)原发性恶性淋巴瘤表现脾大,脾内稍低密度单发或多发占位病变,边缘欠清,增强扫描不规则强化、边缘变清。

(2)全身恶性淋巴瘤脾浸润表现脾大、弥漫性脾内结节灶,脾门部淋巴结肿大。

(三)鉴别诊断

转移瘤,有时鉴别困难,需密切结合临床。

(四)特别提示

淋巴瘤的诊断要依靠病史,CT 上淋巴瘤病灶可互相融合成地图样,此点同转移瘤不同。MR 平面梯度快速回波增强扫描对淋巴瘤的诊断很有帮助。

(刘晓伟)

第七节 肾脏疾病

一、肾脏外伤

(一)病理和临床概述

肾脏遭受任何直接损伤如暴力挤压、骨折损伤、牵拉撕裂,或间接暴力如强烈震荡等均可导致损伤。近年来,医源性损伤亦逐渐增多。根据其病理特征,一般将肾外伤分为 3 型:①轻型损伤,包括肾挫伤、表浅性裂伤、包膜下血肿;②中型损伤,伤及肾实质或延及集合系统;③重型损伤,包括肾粉碎性伤及肾蒂损伤。临床表现为血尿、休克、腰部疼痛、腰肌紧张或有肿块,同时常合并其他脏器损伤。

(二)诊断要点

肾出血是肾外伤最常见的征象。肾损伤表现多样,一般可表现为:①肾因水肿和出血而增大,或肾脏因肾周血肿或漏尿而移位;②肾轮廓模糊不清或失去连续性;③肾实质裂隙、缺损或碎裂,肾内出血,轻的出现局限性血肿,边界清,严重者出现不规则不均匀的混杂密度;④肾周血肿是诊断肾破裂最常见的征象,表现为新月形或环形包膜下血肿,严重者随肾包膜撕裂,出血进入肾周间隙或肾旁间隙;⑤尿外漏,表明肾集合系统损伤;⑥合并其他脏器损伤(图 10-41)。

(三)鉴别诊断

一般可明确诊断,注意排除肾是否伴有其他病变。

图 10-41　肾破裂

A、B、C、D.为右肾破裂的 CT 三维重建,右肾上极破裂,边缘不规则,局部未见血液供应

（四）特别提示

肾在泌尿系统中最易发生损伤。由于肾血供丰富,具有高分辨率的 CT 显示出其优势。可明确损伤的程度和范围。三维 CT 重建对肾盂、输尿管、肾血管损伤的判断很有帮助。肾血管损伤的金标准是肾动脉造影,对于肾血管小分支出血患者可行肾动脉栓塞治疗。

二、肾囊肿

（一）病理和临床概述

肾囊肿分为肾单纯囊肿和多囊肾。肾单纯囊肿最常见,多见于成人。为后天形成,目前认为是肾小管憩室发展而来。病理上多见于肾皮质的浅深部或髓质,囊壁薄,内含透明液体,与肾盂不同。临床多无症状。多囊肾指肾皮质和髓质内发生的多发囊肿的遗传性疾病,按遗传方式分为常染色体显性遗传型（成人型）多囊肾和常染色体隐性遗传型（儿童型）多囊肾。前者多在30 岁后发病,表现为肾脏增大、局部不适、血尿、蛋白尿、高血压等。后者基本病变为肾小管增生和囊状扩张,有不同程度肝门周围纤维化和肝内胆管囊状扩张。临床有肾、肝症状。

（二）诊断要点

1.单纯囊肿

平扫为圆形或椭圆形低密度灶,水样密度。增强扫描不强化、壁薄(图 10-42)。

2.特殊类型

肾盂旁囊肿,位于肾窦内,可能为淋巴源性或肾胚胎组织残余发展而成,低密度,可压迫肾盂和肾盏,还有一种高密度囊肿,平扫比肾实质高,可能为出血、含蛋白样物质所致。

3.多囊肾成人型

肾内多发囊状水样低密度,大小不等,不强化。

图 10-42　左肾囊肿

CT 检查示左肾实质内见一圆形囊状积液,未见强化

4.多囊肾儿童型

双肾对称增大有分叶,肾实质密度低,肾盂小,囊肿不易发现,增强扫描肾实质期延长,可见多发、扩张的肾小管密度增高,放射状分布。

(三)鉴别诊断

1.囊性肾癌

癌灶边缘有强化,可伴有后腹膜淋巴结转移及邻近脏器受侵犯等改变。

2.肾母细胞瘤

肾母细胞瘤多见于儿童,为肾脏实质性肿块,肾静脉往往受侵,易发生肺转移。

3.髓质海绵肾

肾皮、髓质交界区多发小钙化灶,呈簇状分布。

(四)特别提示

B 超是诊断肾囊肿常用而有效的方法。CT、MRI 均明确诊断,并起到鉴别诊断价值。

三、肾结石

(一)病理和临床概述

肾结石在尿路结石中居首位,发病年龄多为 20～50 岁,男性多于女性,多为单侧性。发病部位多见于肾盂输尿管连接部、肾盏次之,偶可见于肾盂源性囊肿或肾囊肿内。病理改变主要为梗阻、积水、感染及对肾盂黏膜和肾实质的损害。结石根据其组成成分分为阳性和阴性结石两类。临床症状主要为血尿、肾绞痛和排石史。当结石并发感染和梗阻性肾积水时,则出现相应临床症状。

(二)诊断要点

平扫可发现阳性及阴性结石,阴性结石密度常高于肾实质,CT 值常为 100 HU 以上,无增强效应。结石常为圆形、卵圆形、鹿角状。螺旋 CT 薄层扫描可发现<2 mm 的结石。结石继发肾积水表现为患侧肾盂肾盏扩大,为均匀一致的低密度,部分患者在低密度中能发现高密度结石。长期梗阻导致肾皮质萎缩,增强扫描肾实质强化差,集合系统内对比剂浓度低(图 10-43)。

(三)鉴别诊断

血凝块,密度明显低于结石;钙化灶,不引起近侧尿路梗阻。

图 10-43 肾结石
CT 检查示肾盂内可见鹿角状高密度灶

(四)特别提示

腹部 X 线平片能发现 90% 以上的阳性结石,能确定结石位置、形状、大小。静脉肾盂造影能发现 X 线平片不能显示的阴性结石,并判断肾积水程度。CT 检查的分辨率明显高于 X 线平片,可同时发现肾及其周围结构的形态学和功能学改变,CT 不仅能发现肾积水的程度,还能确定其梗阻位置。

四、肾结核

(一)病理和临床概述

肾结核 90% 为血行感染引起,肺结核是主要原发病灶,骨关节结核、肠结核等也可成为原发灶。其他传播途径尚包括经尿路、经淋巴管和直接蔓延。致病菌到达肾皮髓交界区形成融合的结核结节,感染多是双侧性的。病变发展扩大,结节中心坏死,干酪样物液化排出,形成空洞。病灶常在肾乳头处侵入肾盂、肾盏,进而到达全肾或其他部位,肾结核可随集合系统累及输尿管、膀胱,男性可累及生殖系统。肾结核多见于青壮年,20~40 岁,男性多见,主要症状有尿频、尿痛、米汤样尿及血尿、脓尿等。部分患者有腰痛。

(二)诊断要点

(1)早期肾小球血管丛病变,CT 检查无发现。

(2)当病变发展干酪化形成寒性脓肿,破坏肾乳头时,CT 见单侧或双侧肾脏增大,肾实质内边缘模糊的单发或多发囊状低密度区,CT 值接近于水,增强扫描呈环状强化,与之相通的肾盏变形。

(3)后期肾体积缩小,肾皮质变薄,肾盂、肾盏管壁增厚,不规则狭窄。脓肿溃破可形成肾周或包膜下积脓,肾周间隙弥漫性软组织影。50% 可见钙化,"肾自截"可见弥漫性钙化(图 10-44)。

(三)鉴别诊断

(1)肾囊肿:肾实质内单发或多发类圆形积液,无强化,囊壁极少钙化。

(2)肾积水:积液位于肾盂、肾盏内。

(3)细菌性肾炎:低密度灶内一般不发生钙化。

(四)特别提示

静脉肾盂造影是诊断肾结核的重要方法,但早期不能显示结核病灶,晚期肾功能受损时又不能显影。诊断不明确可选择 CT 检查,CT 的价值在于判断病变在哪侧肾、损害程度,能更好地显示病灶细节、肾功能情况、肾门及腹膜后淋巴结有无肿大,是确定肾结核治疗方案必不可少的检查方法。

图 10-44　肾结核

A.肾结核,肾实质内多发囊状低密度区伴斑点状钙化;B.肾自截,全肾钙化

五、肾脓肿

(一)病理和临床概述

肾脓肿是肾非特异性化脓性脓肿,主要由血运播散引起,少数由逆行感染所致。常为单侧性病变。其致病菌多为金黄色葡萄球菌,病理改变为致病菌在肾皮质内形成多发局限性脓肿,数个脓肿可合并成较大脓肿,偶尔全肾累及。临床表现有突然起病,畏寒、高热、腰部疼痛、患侧腰肌紧张及肋脊角叩痛、食欲缺乏等。血常规示白细胞计数升高,中性粒细胞比例升高。

(二)诊断要点

1.急性浸润期

CT 平扫肾实质内稍低密度,边界不规则病灶,边缘模糊,增强呈边缘清晰的低密度灶。

2.脓肿形成期

检查可见不规则脓腔,增强呈环状强化,外周见水肿带。脓肿内可见小气泡及液化区。

3.肾周脓肿

脓肿可波及肾周、后腹膜及腰大肌,也可向肾盂内蔓延,形成肾盂积脓(图 10-45)。

图 10-45　肾脓肿

CT 示右肾外形增大,边缘模糊,肾实质内见环状强化灶及气体

(三)鉴别诊断

肾结核,半数发生钙化,低密度灶内一般看不见气泡。

(四)特别提示

结合病史、体征、实验室检查和尿路造影可诊断。B 超、CT 不仅可确定病变部位、程度,还可动态观察。尚可行 CT 引导下肾脓肿穿刺诊断或治疗。MRI 检查 T_1WI 像呈低信号,T_2WI 上

呈高信号。

六、肾动脉狭窄

(一)病理和临床概述

肾动脉狭窄是指各种原因引起的肾动脉起始部、主干，或其分支的狭窄，是继发性高血压最常见的原因。常见肾动脉狭窄原因：大动脉炎，病变常累及主动脉及其分支，我国多见，主要发生于年轻女性，累及肾动脉者多为单侧，好发于起始部；肌纤维结构不良，见于年轻男性，肾动脉管壁纤维增生，管腔狭窄，常发生在肾动脉远侧2/3，多位双侧，呈串珠样；主动脉粥样硬化，见于老年，常有高血压，糖尿病，多发生在肾动脉起始部。其他原因有先天发育不良、肾动脉瘤、动静脉瘘、外伤、肾移植术后、肾蒂扭转、肾动脉周围压迫等。临床主要表现为短期出现高血压，舒张压升高为主。部分患者腰部可闻及杂音。

(二)诊断要点

CT显示肾脏形态变小，肾萎缩改变。肾皮质变薄，强化程度减低。部分患者血栓形成并脱落导致肾梗死。CTA可显示肾动脉狭窄或动脉狭窄后扩张。大动脉炎可见血管壁增厚，呈向心性或新月形增厚。动脉粥样硬化的钙化发生在动脉内膜，血管腔不均匀或偏心狭窄(图10-46)。

图 10-46　左肾动脉狭窄

曲面重建示左肾动脉起始部钙化引起的左肾动脉狭窄

(三)鉴别诊断

血管造影可明确诊断，一般无须鉴别。

(四)特别提示

本病的早期诊断对于临床治疗有重要影响。CTA、MRA是无创性检查，诊断敏感性和特异性高，有取代血管造影的趋势。但血管造影是诊断该病的金标准，能准确显示狭窄部位、范围和程度。同时可施行肾动脉球囊扩张或支架置入术治疗肾动脉狭窄。

七、肾肿瘤

肾肿瘤多为恶性，任何肾肿瘤在组织学检查前都应疑为恶性。临床上较常见的肾肿瘤有源自肾实质的肾癌、肾母细胞瘤及肾盂肾盏发生的移行细胞癌。小儿恶性肿瘤中，肾母细胞瘤占20％以上，是小儿最常见的腹部肿瘤。成人恶性肿瘤中肾肿瘤占2％左右，绝大部分为肾癌，肾盂癌少见。肾脏良性肿瘤中最常见的是肾血管平滑肌脂肪瘤。

(一)肾血管平滑肌脂肪瘤

1.病理和临床概述

以往认为肾血管平滑肌脂肪瘤是错构瘤,目前通过免疫组化证实该肿瘤为单克隆性生长,是真性肿瘤。绝大部分肾血管平滑肌脂肪瘤是良性,但已有文献报道少数肿瘤恶性变并发生转移。肿瘤主要起源于中胚层,由不同比例的异常血管、平滑肌和脂肪组织组成,一般呈膨胀性生长。肾血管平滑肌脂肪瘤有两个类型:一型合并结节性硬化,此型多见于儿童或青年,肿瘤为双肾多发小肿块。临床无泌尿系统症状。另一型不合并结节性硬化,肾肿块单发且较大,有血尿、腰痛等临床症状。肾血管平滑肌脂肪瘤是肾脏自发破裂最常见的原因。从病理学上看,肾血管平滑肌脂肪瘤可以分为上皮样血管平滑肌脂肪瘤和单形性上皮样血管平滑肌脂肪瘤及单纯的血管平滑肌脂肪瘤,前者有上皮样细胞,含有大量血管成分或少量脂肪组织;中者仅含上皮样细胞和丰富的毛细血管网;后者三者按不同比例在瘤内分布。

2.诊断要点

典型表现为肾实质内单发或多发软组织肿块,边界清楚,密度不均匀,内见脂肪密度,CT值低于－20 HU。脂肪性低密度灶中夹杂着不同数量的软组织成分,呈网状或蜂窝状分隔。增强后部分组织强化,脂肪组织不强化(图10-47A)。少部分不含脂肪或含少量脂肪组织(上皮样或单形性上皮样血管平滑肌脂肪瘤)可以类似肾癌样表现,呈不均匀明显强化,包膜不完整,诊断非常困难(图10-47B～D)。

图10-47　肾血管平滑肌脂肪瘤

A.肾血管平滑肌脂肪瘤,肿块内见较多脂肪组织,肿块不规则,突出肾轮廓外;B～D.上皮样血管平滑肌脂肪瘤,可见肿块密度均匀,增强动脉期扫描呈明显均匀强化,静脉期扫描退出呈低密度

3.鉴别诊断

(1)肾癌:肿块内一般看不到脂肪组织。

(2)单纯性肾囊肿:为类圆形积液,无强化。

(3)肾脂肪瘤:为单纯脂肪肿块。

4.特别提示

肿瘤内发现脂肪成分是B超、CT、MRI诊断该病的主要征象。如诊断困难,应进一步行

MRI检查,因MRI对脂肪更有特异性。DSA血管造影的典型表现有助于同其他占位病灶的鉴别。少部分肾脏血管平滑肌脂肪瘤伴出血,可以掩盖脂肪的低密度,密度不均匀增高,需要注意鉴别。上皮样或单形性上皮样血管平滑肌脂肪瘤诊断困难者,需要进行穿刺活检。

(二)肾嗜酸细胞腺瘤

1.病理和临床概述

肾嗜酸细胞腺瘤是一种较罕见的肾脏实质性肿瘤,虽然近年来人们对此瘤的临床病理特征认识加深,但在实际工作中常误诊为肾细胞癌。1976年Klein和Valensi提出肾嗜酸细胞腺瘤是一种具有不同于其他肾皮质肿瘤特征的独立肿瘤并获公认。文献报道肾嗜酸细胞腺瘤占肾脏肿瘤的3%～7%,发病率多在60岁以上,男性较女性多见。肾嗜酸细胞腺瘤起源于远曲小管和集合管细胞。肿瘤质地均匀,没有坏死、出血及囊性变,而肾细胞癌其肉眼标本最大特点是因瘤体内有出血坏死呈五彩色,即使瘤体小也能见到。该瘤肉眼标本另一个特点是部分肿瘤中央有纤维瘢痕形成。光镜下肿瘤细胞呈巢状或实片状,肾嗜酸细胞腺瘤的胞膜通常不清晰,胞质嗜酸性为此瘤的又一大特点,镜下颗粒粗大,充满胞质,嗜酸性强。肾嗜酸细胞腺瘤无特异性临床表现,通常无症状,瘤体较大者可有腰痛、血尿或腹部包块。该瘤绝大部分为单发,肿瘤大小为0.6～15 cm。常局限肾脏实质,很少侵犯肾包膜和血管。

2.诊断要点

CT平扫为较均匀的低密度或高密度。增强后各期均匀强化且密度低于肾皮质。比较特异的是,CT扫描时出现的中央星状瘢痕和轮辐状强化,可提示肾嗜酸细胞腺瘤的诊断。但也有人认为它们并不可靠。轮辐状强化和中央星状瘢痕,也是嫌色细胞癌的表现之一。但如果螺旋CT血管期和消退期双期均表现为轮辐状,应疑诊肾嗜酸细胞腺瘤(图10-48)。

A B

图 10-48　肾嗜酸细胞腺瘤
女性患者,34岁,体检B超发现右肾上极占位,CT平扫显示右肾上极等密度肿块,动脉期呈均匀中等强化,静脉期扫描呈等低密度,手术病理为右肾上极嗜酸细胞瘤

3.鉴别诊断

(1)肾细胞癌:肿块不出现中央星状瘢痕和轮辐状强化,且易侵犯肾包膜和邻近血管。

(2)肾血管平滑肌脂肪瘤:内可见特异性脂肪组织。

4.特别提示

因肿瘤为良性,如术前能正确诊断,则可采用低温冷冻治疗、肾部分切除或肿瘤射频消融术,从而避免不必要的肾脏切除术。近来发现MRI在诊断肾嗜酸细胞瘤方面有独特价值,可显示肿瘤包膜完整、中央星状瘢痕、等或低T_1信号、稍低或稍高T_2信号及强化情况等,可提示诊断。如果仔细观察肾脏MRI形态学特点和特异的信号特征,并结合其他辅助影像检查和病史,对绝大多数肾嗜酸细胞腺瘤及其他肾脏肿块,MRI能作出正确诊断并指导治疗。

(三)肾细胞癌

1.病理和临床概述

肾细胞癌为肾最常见恶性肿瘤,好发年龄50~60岁,男性多见。肾细胞癌起源于肾小管上皮细胞,发生在肾实质内,可有假包膜,易发生囊变、出血、坏死、钙化。肾癌易侵犯肾包膜、肾筋膜、邻近肌肉、血管、淋巴管等,并易在肾静脉、下腔静脉内形成瘤栓,晚期可远处转移。病理类型有透明细胞癌、颗粒细胞癌、梭形细胞癌。典型症状有血尿、腰痛和腹部包块。

2.诊断要点

CT表现为等密度、低密度或高密度肿块。动态增强:早期大部分肾癌强化明显,CT值可增加≥40 HU;皮质期不利于肿瘤显示;实质期呈相对低密度。肿块局限于肾实质内或突出肾轮廓外。肿块与正常肾脏分界不清,边缘较规则或部分不规则。有时肿瘤内有点状、小结节状,边缘弧状钙化。同时注意观察肾周结构有无侵犯,局部淋巴结有无肿大(图10-49)。

图10-49 **肾癌**
A、B、C三图为CT检查示肾轮廓增大,肿块呈明显不均匀性强化

3.鉴别诊断

(1)肾盂癌:发生在肾盂,缺乏血供,肿块强化不明显。

(2)肾血管平滑肌脂肪瘤:肿块内有脂肪组织时容易鉴别,无脂肪组织则难以鉴别。

(3)肾脓肿:脓腔见环状强化,内见小气泡及积液。

4.特别提示

B超检查对肾癌的普查起重要作用,对肾内占位囊性成分的鉴别诊断准确性高。CT检查可作为术前肾癌分期的主要依据,确定肿瘤有无侵犯周围血管、脏器及淋巴结转移、远处转移。MRI诊断准确性同CT,但在诊断淋巴结和血管病变方面优于CT。

(王 舟)

第十一章

骨与关节疾病的CT诊断

第一节 骨关节常见疾病

一、创伤

四肢骨与关节创伤 CT 不作为常规的检查方法,但对骨盆、髋关节、肩关节、膝关节等关节,以及脊柱、颌面部骨外伤的检查非常重要,可以了解这些解剖结构比较复杂的部位有无骨折和骨折碎片的数目及位置,三维重建可以立体显示骨折的详情,如骨折内固定前的测量,关节骨折后骨块间的关系,关节面及角度的观察,手术前后骨折和关节修复情况的对比等,为临床治疗提供有力的支持。

(一)骨折

1.病理和临床概述

骨折可发于任何年龄,包括外伤性骨折和病理性骨折两类。外伤为骨折的最常见原因,其组织改变包括骨折解剖、骨折对软组织的损伤、软组织对骨折的影响。临床表现为疼痛、肿胀、畸形。本小节主要介绍外伤性骨折的 CT 表现。

2.诊断要点

(1)骨窗上线性骨折表现为骨皮质断裂线状密度减低影,边界锐利,常在多层面上显示,可伴有骨小梁的扭曲和紊乱,骨外形正常或有成角、错位、分离和重叠等;嵌入性骨折或压缩性骨折 CT 可显示线状或带状的密度增高影。对粉碎性骨折和关节附近韧带撕脱性骨折的碎骨片,CT 能清楚显示其位置和数目。胸骨骨折轴位扫描易被漏诊,冠状位和矢状位重建容易诊断。髋臼骨折,髋臼骨折因髋臼解剖复杂,且骨折常为粉碎性。CT 扫描能精确描述骨折粉碎程度,骨折片形状及相互立体关系,关节内游离骨块。矢状位和冠状位重建图像可用于显示关节面吻合情况及髋臼负重结构关系恢复情况。

(2)软组织窗位片上主要显示骨折线附近软组织改变,如水肿显示为肌间隙模糊,肌肉肿胀,密度正常或略低;局部血肿则为边界清楚或不清楚的高密度区,关节附近的骨折致关节囊内出血,可显示关节囊肿胀,关节囊内密度增高。

(3)骨折愈合过程中形成的骨痂,在 CT 上表现为原骨折线处骨皮质周围软组织内不定型的高密度影,内缘与骨皮质相连,部分病例可形成骨化性肌炎改变(图 11-1)。

图 11-1　骨折

A.骨盆骨折、右侧耻骨上支骨折,并出现骨碎片;B.腰椎爆裂性骨折,腰椎椎
体、椎弓、棘突均断裂,骨折端进入椎管内;C.左侧第二跖骨陈旧性骨折(长箭)

3.鉴别诊断

(1)骨滋养动脉管影:CT 横断位显示条状低密度影,边缘较光整、规则,范围局限,周围软组织无肿胀。

(2)干骺线:为横行低密度带,边缘呈不规则锯齿状,周围软组织间隙清晰。

4.特别提示

骨折检查首选普通 X 线摄片,CT 常用于对判断解剖结构复杂部位的骨折和严重脊柱外伤、骨盆、髋关节、膝及肩关节的外伤和了解骨折碎片及其移位情况,也用于显示出血、血肿及发现外伤性的异物并加以定位。对于脊柱骨折特别是寰枢椎骨折,CT 能准确确定骨折、碎骨片各种移位及椎管内容物损伤情况。对于骨盆骨折,CT 不仅可清楚显示骨折情况,还可显示盆腔内脏器的损伤情况,提供全面的诊断资料。所以,X 线平片与 CT、三维重建图像结合使用,为骨折提供更全面的资料,可对骨折及其并发症作出更全面的评价,对治疗及愈后有积极的意义。

(二)脱位

1.病理和临床概述

脱位是由于关节囊、韧带、肌腱被暴力损伤,使构成关节的骨端错位而失去正常的解剖关系称脱位,可分为完全脱位和半脱位。临床常表现为肿胀、疼痛、关节畸形、活动障碍等。

2.诊断要点

对解剖结构复杂关节,CT 无影像重叠且具有很高的分辨率,对关节脱位显示非常清楚。尤其对于普通 X 线难于发现的关节脱位,CT 扫描及重建可显示得很清楚,如 CT 横断面扫描能显示胸锁关节的前、后脱位,CT 对显示髋关节、膝关节和肩关节、肘关节和腕关节的脱位也非常好。

寰枢椎脱位显示骨折分离和脱位的征象,前后脱位 CT 图像可见到齿突与寰椎前结节距离增大,寰椎、枢椎两侧侧块前后移位。

髋关节脱位常合并股骨头或髋臼缘骨折及股骨头圆韧带窝的撕脱骨折,产生小骨片,CT 扫描图像能清楚显示股骨头前脱位或后脱位情况,骨折情况,以及很小碎骨片的位置和移位程度。髋关节脱位时,由于关节内骨折,血液及髓内脂肪进入关节囊内形成关节积脂症。如另有气体进入关节囊内,则关节内同时存在 3 种成分,称为关节积气脂血症,此征象在诊断关节内骨折有重要意义。增强扫描后可显示骨折脱位后周围大血管损伤的情况,尤其后脱位时对大血管的损伤(图 11-2)。

图 11-2　股骨头半脱位

CT 显示右侧股骨头向后脱位,髋关节软组织肿胀

3.鉴别诊断

根据病史多可确诊,必要时可以行双侧扫描对照。

4.特别提示

外伤性脱位多发生在活动范围较大、关节囊和周围韧带不坚韧,结构不稳固的关节,普通 X 线检查即可确诊,无须进行 CT 检查。但某些小关节和骨骼未完全骨化的关节脱位,特别是不完全脱位,X 线征象不明确,诊断困难,CT 能提供十分有益的帮助,并且能发现关节内碎片等,为治疗方案的确定提供依据。

二、炎性病变

骨关节感染是常见的细菌性骨感染疾病,分血源性和外源性,血源性有化脓性骨髓炎和关节炎;外源性为软组织感染直接侵犯骨和关节。感染细菌为结核分枝杆菌时,则为骨结核和关节结核。骨关节炎症 CT 检查主要为了提供比一般 X 线片更多的信息,为早期骨关节感染的诊断提供帮助。

(一)化脓性骨髓炎

1.病理和临床概述

化脓性骨髓炎是骨髓、骨和骨膜的化脓性炎症,较多见于儿童和少年。多侵犯长骨,以胫骨、股骨、肱骨和桡骨多见。病原菌多为金黄色葡萄球菌(占 72%～85%),其他有溶血性葡萄球菌、链球菌、大肠埃及菌、肺炎链球菌等。病菌可经血行感染、邻近软组织或关节感染直接蔓延或通过开放性骨折或火器伤进入。根据病情发展和病理改变,化脓性骨髓炎可分为急性和慢性化脓性骨髓炎。前者临床起病急骤,可有寒战、高热、白细胞升高等症状。尚有患肢肿胀,压痛,患处有明显波动感等局部症状。急性化脓性骨髓炎延误诊治或治疗不当不彻底,常转为慢性化脓性骨髓炎。慢性骨髓炎中,有的脓肿病灶局限在骨内,形成慢性骨脓肿(又称 Brodie 脓肿);极少数慢性骨髓炎,骨内炎症病变长期存在,发生广泛的骨质增生硬化,称为慢性硬化性骨髓炎(亦称 Garre 骨髓炎)。

2.诊断要点

对各时期的表现,CT 主要从骨髓改变、骨质改变、骨膜反应及周围软组织改变观察。①骨髓密度:急性期 CT 表现骨髓密度增加,CT 值为＋50 HU 左右(正常为－80 HU 左右),偶尔骨髓腔内可见到气体、脂肪及积液。亚急性期 CT 表现为骨髓密度增高,CT 值为＋30 HU 左右。

慢性期,骨髓密度呈高低不等混杂影,偶可见骨髓腔内极低密度的气体影。②骨质改变:早期骨破坏CT示骨小梁模糊或消失,偶可显示小灶性骨小梁缺失区,边缘不清,骨质增生不明显。亚急性期示骨皮质的破坏、缺损、新骨形成。慢性期CT示骨质破坏区内大小不一的高密度死骨,高密度的骨膜反应围绕骨皮质,骨皮质显著增厚。③骨膜反应:早期骨膜改变不明显,随后CT表现为环绕或部分附着骨皮质的弧线样钙质高密度影,略低于正常骨皮质密度,并能清晰显示骨破坏处和骨膜下形成的脓肿。慢性期,骨膜新生骨与骨皮质融合,明显增厚。④周围软组织:急性期软组织肿胀CT表现为患肢较对侧增粗,皮下脂肪层增厚、浑浊,肌肉间脂肪间隙不同程度变窄、移位、模糊或消失;肌肉组织肿胀,密度均匀减低。脓肿形成期,软组织脓肿CT表现典型,平扫时表现为软组织内低密度囊状影,增强后脓肿壁环形强化,中央脓腔液化部分仍为低密度,脓肿范围更清楚。⑤Brodie脓肿:CT显示位于干骺端中央或略偏一侧的低密度局限性骨质缺损区,呈圆形或卵圆形,病灶内常无死骨,边缘骨质硬化而密度增高,骨膜反应少见。⑥Garre骨髓炎:表现为骨膜增生,皮质增厚,髓腔狭窄或闭塞,呈局限或广泛的骨质硬化,与正常骨质无明显界限。在骨质硬化区一般无骨质破坏,亦无死骨形成(图11-3)。

图 11-3 慢性化脓性骨髓炎

A.为软组织窗,可见股骨中段骨干增粗周围软组织肿胀,并见
脓肿形成;B.为骨窗,可见髓腔密度增高、闭塞

3.鉴别诊断

(1)骨结核:好发小儿短管状骨,骨质破坏为主,一般无明显骨膜反应。

(2)Brodie脓肿需与骨样骨瘤鉴别:CT薄层扫描可以发现瘤巢,临床常有夜间疼痛病史,水杨酸类可缓解。

4.特别提示

X线平片对化脓性骨髓炎的诊断具有很大价值,化脓性骨髓炎CT检查为了显示病变早期X线平片不能显示的一些细微变化,为早期骨关节感染的诊断提供帮助。同时可提供更多的信息,包括骨内和软组织的早期变化和骨皮质内缘的破坏与增生及细小的死骨等。MRI在确定急性化脓性骨髓炎的髓腔侵犯和软组织感染的范围方面,明显优于X线和CT。

(二)化脓性关节炎

1.病理和临床概述

细菌(以金黄色葡萄球菌最多)血行感染滑膜或因骨髓炎继发侵犯关节而致化脓性关节炎。以儿童和婴儿多见。病变可以累及任何关节,但以承重的大关节,膝关节和髋关节较多见,常单发。炎症早期,滑膜充血、关节内多量渗出液,滑膜坏死,软骨和软骨下骨质发生破坏。愈合期,肉芽组织进入关节腔,最后发生纤维化或骨化,使关节形成纤维性强直或骨性强直。本病发病

急,受累关节有红、肿、热、痛及功能障碍,并有炎症的全身症状。

2.诊断要点

CT主要表现为关节肿胀、积液和关节骨端的破坏。最早期表现为关节囊肿胀和关节间隙增宽。病变早期即可使关节软骨破坏,引起关节间隙狭窄,继而关节软骨下骨质发生破坏,多见于关节承重面。有时可见关节内脂肪-液平面征。愈合期,骨质破坏停止而出现修复。病变区骨质增生硬化,骨质疏松消失。如软骨与骨质破坏不甚明显,关节间隙可部分保留,严重者则形成骨性强直(图11-4)。

图11-4 左侧骶髂关节炎

A.为骨窗,可见骶髂关节骶骨、髂骨边缘模糊,可见虫蚀样破坏,关节间隙增宽,局部髂骨增生硬化;B.为软组织窗,可见周围软组织肿胀

3.鉴别诊断

(1)关节结核:关节结核表现非承重部位的骨质破坏,无明显骨质增生。

(2)痛风性关节炎、风湿性关节炎:多发生在小关节,对称性,根据临床表现可以鉴别。

4.特别提示

临床常首先选用X线平片检查,CT除可判断病变的范围,还可以进行CT导引下的经皮穿刺活检。

(三)骨结核

1.病理和临床概述

骨结核多起于松质骨和骨髓组织,以椎体、短管状骨及长骨的骨骺和干骺端好发,多见于儿童、少年。病理上分增殖型和干酪型。临床症状轻微,表现为酸痛不适,局部肿胀。病程长,病变局限。椎体结核见相应章节,本小节主要讲述长管状骨病变。

2.诊断要点

CT示骨骺和干骺端局限性类圆形、边缘较清楚的低密度骨质破坏区,其内可见多发小斑片状高密度死骨影,边界无明显骨质增生改变,骨膜反应少见或较轻微。病变很少向骨干发展,但可破坏骨皮质和骨膜,穿破软组织而形成瘘管,并引起继发感染。病骨周围软组织肿胀,结核性脓肿密度低于肌肉,注射对比剂后其边缘可有强化。

3.鉴别诊断

慢性骨脓肿,骨质破坏逐渐吸收,骨质增生明显,骨皮质增厚,髓腔狭窄。

4.特别提示

骨结核多为继发性,胸部摄片发现结核病变有利于诊断。

(四)关节结核

1.病理和临床概述

关节结核常继发于其他部位的结核,可分为滑膜型和骨型两种,以滑膜型多见。骨型结核由

骨骺、干骺端蔓延及关节,侵犯滑膜及关节软骨;滑膜型结核是结核菌经血行先累及滑膜,病变往往持续数月至1年,再波及关节软骨及骨端。晚期两者无法分型。关节结核好发于儿童及青少年,常单发,最多见于持重大关节,髋关节和膝关节,两者共占关节结核80%左右。病变常先开始于不持重的关节边缘部分。关节结核以骨质破坏为主,并都可在附近软组织形成冷脓肿。临床上起病较缓慢,局部疼痛和肿胀,关节活动受限,久病者可伴有相关肌肉萎缩。

2.诊断要点

CT征象包括滑膜的改变、骨与软骨破坏和关节积液。①关节积液:少量积液CT显示困难,较多积液时关节间隙层面及上方层面见关节旁半圆形、卵圆形水样密度影,边缘光滑,完整。②骨质破坏:关节囊和韧带附着点是早期骨质破坏的好发部位,表现为轻微的骨缺损区,边界不清,周围有极少量新生骨形成,当滑膜结核破坏了关节软骨面后,关节边缘的软骨下骨皮质毛糙,虫蚀样骨缺损,CT轴像见关节面凹凸不平,并可见形成的小死骨,滑膜结核侵犯软骨全层后,关节面广泛骨质破坏,关节面凹凸不平,其中有小死骨形成。③滑膜的改变:早期滑膜及软骨的破坏平扫很难发现,CT关节造影后扫描可显示。晚期可见滑膜增厚,增强扫描均匀强化。并可显示周围软组织肿胀及冷脓肿(图11-5)。

图11-5 左膝关节结核

CT轴位扫描可见左侧胫骨上段、股骨下端骨质疏松,见多发
小斑点状骨质破坏区,边缘较清晰,周围软组织肿胀

3.鉴别诊断

需同化脓性关节炎、类风湿关节炎等鉴别。

4.特别提示

X线平片为首选检查,CT对关节软组织肿胀、关节积液和破坏区内死骨较敏感。而MRI则对关节周围水肿、关节积液和关节周围滑囊、肌腱的病理改变显示最佳。

三、骨巨细胞瘤

(一)病理和临床概述

骨巨细胞瘤是起源于骨髓结缔组织的间充质细胞,亦称破骨细胞瘤。本病较常见,多见于20~40岁的成人,无明显性别差异,分为良性、生长活跃和恶性。好发部位以股骨下端为多见,次为胫骨上端及桡骨下端,三处发病占全部的60%~70%;次为肱骨上端、腓骨上端、胫骨下端、股骨上端和掌骨、指骨。病变有明显的横向生长倾向,一般单发,偶可多发。病理上,根据单核瘤细胞和多核巨细胞的组织学特点,可分为Ⅰ、Ⅱ、Ⅲ3级。Ⅰ级表示良性,Ⅱ、Ⅲ级表示恶性。本病起病缓慢,主要临床表现为局部疼痛(常为间歇性钝痛),肿胀和压痛。组织学上虽属良性,但可发生转移。

（二）诊断要点

CT平扫见位于骨端的囊性膨胀性低密度骨破坏区。病灶区骨皮质变薄，骨壳完整连续，多数也可见小范围的间断；骨壳外缘基本光滑，内缘多呈波浪状，为骨壳内面的骨嵴所致，一般无真性骨性间隔。骨破坏区边缘无新生骨形成的骨质增生硬化带。生长活跃的骨巨细胞瘤和恶性巨细胞瘤的骨壳往往不完整，并常可见骨壳外的软组织肿块影。骨破坏区内为软组织密度影，无钙化和骨化影；病灶内若有出血，密度可增高；病灶内若有坏死液化则可见更低密度区；巨细胞瘤伴病理性骨折时，CT显示骨皮质断裂和软组织肿块。增强扫描肿瘤组织有较明显的强化，而坏死囊变区无强化。发生于腰骶椎的巨细胞瘤，巨大的分叶分房的软组织肿块可伸向腹腔、盆腔内达到巨大的程度，增强后CT扫描可显示肿块周边和肿块内分隔状的强化（图11-6）。

图11-6　骨巨细胞瘤

A.左侧髌骨骨巨细胞瘤（Ⅰ级），可见髌骨内膨胀性生长的囊性病灶，骨皮质明显变薄；B、C.左股骨骨巨细胞瘤并病理性骨折

（三）鉴别诊断

1.动脉瘤样骨囊肿

原发性动脉瘤样骨囊肿好发于较小年龄，在骨成熟后病变可延入关节下区，如CT或MRI显示液-液平面，与动脉瘤样骨囊肿相符。

2.骨囊肿

病变常位于干骺端或近骨端，呈中小型骨质破坏，骨皮质对称性变薄，密度较低，发生骨折时见碎骨片陷落及液平面。

3.骨肉瘤

好发青少年，发生于干骺端，表现为骨质破坏，骨性基质，软组织肿块，针状、絮状骨膜反应及骨膜三角。

（四）特别提示

骨巨细胞瘤比较特殊，多数为良性，但亦有部分为生长活跃性，少数恶性，临床随访有助于鉴别。

四、骨软骨瘤

（一）病理和临床概述

骨软骨瘤可单发或多发，后者有家族遗传性。单发者是最常见的良性骨肿瘤。本病多见于儿童或青少年，常见于10～30岁。本病仅发生于软骨内化骨的骨骼，长骨干骺端为其好发部位，以股骨下端和胫骨上端最常见，约占50%，次为肱骨上端、桡骨下端、胫骨下端和腓骨两端。组织学上肿瘤由3种组织构成，即由骨质构成的瘤体、透明软骨帽和纤维组织包膜。临床上，肿瘤

早期一般无症状,仅局部可扣及小的硬结。肿瘤增大时,可有轻度压痛和局部畸形,靠近关节可引起活动障碍。有柄型肿瘤,可因病理骨折而引起剧烈疼痛。

(二)诊断要点

(1)单发骨软骨瘤 CT 表现为与骨皮质相连的骨性突起,病灶呈分叶状或菜花状,其顶端由软骨帽覆盖,软骨帽内的钙化 CT 显示为圆形或菜花状不规则的高密度影。肿瘤较大时压迫邻近骨骼使之产生变形、移位、萎缩,一般无侵蚀,也无骨膜反应。

(2)多发性骨软骨瘤特点为病灶多发,且形状、大小不一;部分呈对称性生长;常有患骨发育异常(图 11-7)。

A   B

图 11-7   骨软骨瘤

A.肱骨骨软骨瘤,右侧肱骨可见与骨皮质相连的骨性突起,病
灶呈菜花状;B.跗趾骨软骨瘤左侧蹲趾骨可见一骨性突起

(三)鉴别诊断

1.皮质旁骨肉瘤

表现为皮质旁软组织肿块,密度较高,伴有骨化,肿块与骨皮质间见分隔间隙。

2.皮质旁骨瘤

表现为骨皮质象牙样致密影,与载瘤骨间无间隙,无骨松质存在。

(四)特别提示

X 线检查为首选检查。对于生长于复杂关节处或隐蔽部位的骨软骨瘤如肩胛骨内侧和向骨盆腔内生长的骨软骨瘤,CT 横断面能很清楚的显示肿瘤的来源及基底部。一般不选用 MRI 检查。

五、软骨肉瘤

(一)病理和临床概述

软骨肉瘤是一种常见的恶性骨肿瘤,发病仅次于骨肉瘤,起源于软骨或成软骨结缔组织,可原发于骨,也可发生于骨髓的间叶组织或骨膜,亦可由软骨瘤、骨软骨瘤恶变而来。起自骨髓腔(骨髓和软骨瘤恶变者)为中心型,起源于骨膜或骨表面(软骨瘤恶变)为周围型。发病部位多见于膝关节附近的长骨干骺端,少数在骨干,腕、踝以下少见。扁骨中多见于骨盆,其次为肋骨、肩胛骨和胸骨等。临床上,多数发展慢,病程长,症状较骨肉瘤轻。本病预后较差,手术局部切除后极易复发。

(二)诊断要点

软骨肉瘤根据其发生部位可分为中央型和周围型。①中央型:CT 平扫骨髓腔内高、低混合

密度病灶,其中破坏后的残余骨、瘤骨、软骨钙化呈高密度,囊变呈低密度;病变的恶性特征为周围骨皮质破坏和肿瘤坏死。早期骨皮质尚未破坏,表现为轻度膨胀,多叶型溶骨性病灶,还可见到散在的条状钙化影,有时与内生软骨瘤较难鉴别。而晚期骨皮质被穿破,有骨膜反应,可形成软组织肿块,而且往往体积很大,密度不均,含斑点样钙化,肿块常呈分叶状、结节状,轮廓清楚。②周围型:软骨肉瘤多为骨软骨瘤恶变,与中央型软骨肉瘤表现相似,但它的整个病灶有蒂与相应骨皮质相连,病灶顶部有一层软骨帽,密度低于同层肌肉组织,软骨帽内有散在钙化,骨软骨瘤表面不清,软骨帽厚度为 0.3～1.5 cm,也可伴有散在斑点状钙化之高密度影。在软组织内可见散在斑块状钙化,也可见粗而长的骨针(图 11-8)。

图 11-8　髋臼软骨肉瘤

CT 显示左侧髋臼前唇骨质膨胀性破坏,见较大软组织
肿块,肿瘤基质内见多发斑点状及小斑片状钙化

(三)鉴别诊断

骨软骨瘤,生长缓慢,鉴别同前。

(四)特别提示

病程、病灶生长速度对病变的恶性程度鉴别有很大的意义。CT 对评价钙化及瘤内骨化要比 X 线、MRI 敏感。如果软骨瘤出现以下表现:①病程长,瘤体大;②近期生长迅速,疼痛明显,软组织肿块显著增大;③出现侵蚀性骨破坏,骨膜增生,钙化斑点模糊或产生大量棉絮状钙化;高度提示恶变为软骨肉瘤。

六、脊索瘤

(一)病理和临床概述

脊索瘤起源于残留在骨内的迷走脊索组织,是一种生长缓慢,较少发生转移的低度恶性肿瘤,好发于颅底蝶枕部和骶尾部(占 55%)。肿瘤大小不一,切面分叶状,中间有纤维隔,肿瘤质地较软者,偏良性;质地较硬且有钙化者,恶性度较高。镜下可见囊泡性细胞(印戒样细胞)。脊索瘤可发生于任何年龄(7 个月至 82 岁),骶尾部多发生于 50～60 岁,男女比例约为 2：1。临床上,常见症状为骶尾部疼痛,进行性排便困难和骶后部肿块。本节主要描述发生于骶尾部和脊柱其他部位的脊索瘤。

(二)诊断要点

CT 平扫示骶尾部骨质破坏,表现为局部软组织肿块,肿块内常出现点片状高密度影,为破坏残余骨和钙化灶,整个病灶边缘比较清楚。骶尾部脊索瘤的骨质破坏主要向前发展,甚至下部骶骨和尾骨完全破坏,肿瘤可在周围软组织内生长,形成分叶状低、等或略高密度、边缘光滑而密

度尚均匀的软组织肿块,常推移或侵犯直肠、臀肌和骨盆肌,病灶范围大小不等,多数较大可达
10 cm以上。CT增强示肿瘤边缘部分强化较明显,肿瘤中央部分也有轻度强化(图11-9)。

图 11-9　脊索瘤

A.第3颈脊索瘤重建图像软组织窗见第3颈椎骨质破坏,局部出现
低、等密度软组织肿块,边界清楚;B.骶椎脊索瘤 $S_{3\sim4}$ 可见骨质破
坏,边缘不规则,边界清楚,其内可见点片状高密度影

(三)鉴别诊断

巨细胞瘤,常位于骶骨上部,病灶呈膨胀性,病灶内无钙化。

(四)特别提示

手术后肿瘤复发仅出现在软组织内,而缺乏骨异常的证据。MRI对显示肿瘤向椎管内的侵
犯更有效。鉴别困难时需活检病理诊断。

七、骨肉瘤

(一)病理和临床概述

骨肉瘤是起源于骨的间叶组织以瘤细胞能直接形成骨样组织和骨质为特征的最常见的原发
性恶性骨肿瘤。镜下肿瘤是由明显间变的瘤细胞、肿瘤性骨样组织及骨组织组成,有时亦可见有
数量不等的瘤软骨。临床上,骨肉瘤多见于青少年。好发于四肢长骨,以股骨下端和胫骨上端最
为常见,次为肱骨和股骨近端。扁骨和不规则骨中以髂骨最多。发生于骨外软组织者,称骨外骨
肉瘤。临床上还有皮质旁骨肉瘤、骨膜骨肉瘤、原发性多源性骨肉瘤、毛细血管扩张型骨肉瘤、继
发性骨肉瘤等特殊类型。骨肉瘤一般都有局部进行性疼痛、肿胀和功能障碍三大主要症状,以疼
痛最为常见,初为间歇性隐痛,可迅速转变为持续性难忍的剧痛,尤以夜间为甚。实验室检查血
碱性磷酸酶常增高。

(二)诊断要点

成骨型、溶骨型和混合型骨肉瘤 CT 表现虽然多种多样,一般表现为如下。①骨质破坏:表
现为松质骨的虫蚀样、斑片状破坏甚至大片状缺损。②骨质增生:表现为松质骨不规则斑片状高
密度影和骨皮质增厚(图11-10)。③髓腔内软组织肿块:肿瘤侵犯髓腔,使低密度的髓内组织密
度提高,其 CT 值 20～40 HU,含有钙化时 CT 值可达＋100 HU 以上;肿瘤可沿骨长轴蔓延,也
可在髓内形成跳跃性转移灶,髓腔内浸润灶一般在增强后无明显强化。④周围软组织肿块:常偏
于病骨一侧或围绕病骨生长,其边缘大多模糊而与周围正常肌肉、神经和血管等分界不清,却很
少累及关节,增强扫描可见肿瘤明显强化,从而可区别于周围受压的软组织。⑤骨膜增生:骨皮

质外缘凸出,粗糙不规则,并可见长短不一的骨针指向周围软组织肿块,在 CT 上表现为高密度,轴位多平面重建时能见到骨膜三角。⑥此外,CT 检查易于显示骨肉瘤引起的轻微病理骨折和骨质破坏。骨皮质尤其是骨内膜的破坏等细小变化有利于早期诊断。

图 11-10 骶骨右侧成骨肉瘤

CT 显示骶骨右侧侧块可见团块样高密度影,伴有斑片状骨质
破坏区,周围可见偏于瘤骨一侧的软组织影,边缘模糊

(三)鉴别诊断

(1)硬化性骨髓炎:骨皮质增厚,髓腔闭塞,层状连续的骨膜反应。

(2)成骨型转移瘤:常为肺癌、前列腺癌及乳腺癌转移,年龄较大,好发于脊柱、骨盆等。

(3)中心型软骨肉瘤:肿块内钙化多。

(4)单房性骨巨细胞瘤。

(5)骨纤维肉瘤:鉴别困难。

(6)溶骨性骨转移癌:骨质破坏为主,无明显增生,常有原发病史。

(四)特别提示

实际工作中以 X 线平片检查为首选。CT 能更准确地判断肿瘤的侵犯范围。MRI 的优点是对于X 线平片阴性的骨肉瘤亦有信号改变,对于软组织的侵犯显示更佳,同时利于对疗效的观察。

八、骨髓瘤

(一)病理和临床概述

骨髓瘤是一种单克隆的浆细胞恶性肿瘤,瘤细胞来自骨髓的原始网织细胞。单发性病灶常称为浆细胞瘤,多发性病灶称为多发性骨髓瘤,以后者多见。本病平均发病年龄为 45 岁。好发部位为颅骨、脊柱、肋骨及骨盆,少见部位包括肱骨及股骨的近端。患者常因全身无力和背部疼痛就诊,疼痛进行性加重。临床检查患者呈贫血病容,头颅及背部肿物及胸腔积液是常见表现。半数以上病例尿中出现本周蛋白,对诊断有重要意义。

(二)诊断要点

(1)孤立性浆细胞瘤 CT 常表现为溶骨性或膨胀性的骨质破坏和骨皮质破坏,连续性中断(图 11-11),且常见软组织肿块。

(2)多发性骨髓瘤典型 CT 表现为多骨受累,病骨内多发性、边缘锐利的小圆形低密度区,边缘很少硬化,破坏灶内骨小梁消失,病变较晚有骨皮质破坏。椎体骨髓瘤可见肿块突入椎管硬膜下腔形成椎管阻塞。颅骨骨髓瘤表现为板障内多发的更低密度灶,内外板完整或破坏,肿瘤突破骨皮质可在周围软组织内形成肿块。

图 11-11　骨髓瘤

A、B.左侧髂翼浆细胞性骨髓瘤左侧髂翼单发膨胀性的骨质破坏,骨皮质连续
性中断;C.椎体多发性骨髓瘤椎体内见较大骨质破坏区,破坏灶内骨小梁消
失,尚存有骨嵴;椎体内伴有多发性、边缘锐利的小圆形低密度区

(三)鉴别诊断

1.脊柱转移瘤

转移瘤常破坏椎弓根,而骨髓瘤早期椎弓根正常,核素扫描时骨髓瘤无摄取增加,转移瘤常有摄取增加。

2.椎体血管瘤

一般单发,栅栏样改变为其特征。

(四)特别提示

实验室检查和骨髓穿刺活检对诊断和分型有指导意义,对病灶的侵犯程度,可核素扫描。CT 扫描检查可观察疗效。病灶与骨痛部位颇相符合,当常规 X 线检查阴性时,CT 可在此部位发现早期病灶。

九、转移瘤

(一)病理和临床概述

转移瘤是恶性骨肿瘤中最常见者,主要经血流从远处骨外原发肿瘤如癌、肉瘤转移而来。骨转移瘤以癌最多见,占 85%～90%,其中乳腺癌骨转移的发生率最高;肉瘤占 10%～15%。骨转移大多数集中发生在红骨髓丰富的躯干骨,四肢骨较少发生。转移瘤的肉眼所见无显著的特异性,瘤巢多见于骺松质骨内,可引起溶骨性破坏,有的可伴有反应性骨质增生。镜下转移瘤的形态结构,一般与其原发瘤相同。常在中年以后发病。临床主要表现为进行性加重的深部疼痛、病理性骨折及血清碱性磷酸酶、血钙增高。

(二)诊断要点

1.溶骨型转移瘤

多在骨干或邻近的干骺端,病灶可多发或单发,表现为松质骨和/或皮质骨的低密度缺损区,边缘较清楚,无硬化,周围常伴有较小的软组织肿块,但一般无骨膜增生,脊椎转移瘤可见椎体、椎弓根、附件的广泛性破坏,但椎间隙保持完整。

2.成骨型转移瘤

病变多发生在腰椎与骨盆的骨松质内,常多发,呈斑点状、片状、棉团状或结节状边缘模糊的高密度灶,边缘较模糊,周围一般无软组织肿块,少有骨膜反应,椎体不压缩变扁。

3.混合型转移瘤

兼有溶骨型和成骨型的骨质改变。

4.其他

骨转移瘤的软组织肿物平扫显示为密度均匀的影像,其间可以有残留骨存在。增强扫描后可有不同程度强化,一般为均匀性强化。肿物侵犯周围软组织,与正常肌肉分界不清(图11-12)。

图 11-12　转移瘤

A.胸椎溶骨性转移瘤,第1、2胸椎可见椎体后部、椎弓根、附件的广泛性破坏,邻近的肋骨亦有破坏,伴有软组织肿块,其内可见残存骨;B.右侧肱骨头溶骨性转移表现为骨质内的低密度缺损区,边缘较清楚,无硬化,周围伴有软组织肿块

(三)鉴别诊断

1.骨质疏松

多见于老年患者,每个椎体表现相仿,无明显骨质破坏或增生。

2.原发性骨肿瘤

一般单发多见,有时鉴别困难。

(四)特别提示

CT 能敏感显示转移瘤病灶,能清楚显示骨外局部软组织肿块的范围、大小及与邻近脏器的关系。个别不典型的病变或转移瘤的早期 X 线尚未能显示病征的,应做 MRI 或核素显像检查确诊。MRI 对含脂肪的骨髓组织中的肿瘤及其周围水肿非常敏感。因此能检出 X 线平片、CT 甚至核素骨显像不易发现的转移灶,能发现尚未引起明显骨质破坏的骨转移瘤,为临床及时诊断和评估预后提供可靠的信息。

(时志强)

第二节　软组织病变

肢体的软组织来源于胚胎的中胚层,其组织结构多种多样(如肌肉、筋膜、肌腱、腱鞘、滑囊、滑膜、神经、血管等),病变亦远较内、外胚层复杂。对于那些与其周围组织的密度无显著差别的病变。则应选择其他检查方法(如 CT、MRI)或直接做活组织检查确诊。CT 有较高的密度分辨率,各种组织均有其相对的 CT 值,可根据病灶密度的较小差别为诊断提供有效的信息。同时可

清楚而明确地显示肿瘤的边界、范围,对某些有骨改变的软组织肿瘤,分辨原发或继发也有一定鉴别能力。MRI 对显示软组织的病变优于 CT,属最佳选择(图 11-13)。

图 11-13 右侧大腿平滑肌肉瘤

A.为 CT 扫描图像;B.为 MRI 扫描图像,肿块内信息的显示不如 MRI 丰富

一、肌肉内血管瘤

(一)病理和临床概述

肌肉内血管瘤是发生在骨骼肌内呈弥漫生长的血管瘤。多见于 10～40 岁,80％～90％在 30 岁左右。最常见于四肢,其次为面部及躯干。可局限于某一组或某一块肌肉内,有时可侵及肌腱。肿瘤大小不一,以 3～5 cm 者居多。根据血管腔大小、血管壁的厚薄可分为,毛细血管瘤、海绵状血管瘤、静脉血管瘤和混杂血管瘤。以海绵状血管瘤多见,病史多在 1 年以上。临床症状和体征无特殊,多为无痛性软组织肿块。手术易复发(20％)。

(二)诊断要点

CT 表现为形态规则或不规则、边界清晰或不清晰的软组织肿块,平扫呈等密度或混杂密度肿块影,与肿瘤内成分相关,病灶内有低密度脂肪及点状、蚯蚓状高密度静脉石和钙化影,并可见纤维间隔和小的血管等;增强扫描可见明显强化。肿瘤较大时可见扭曲、紊乱、成团的血管。有学者认为,伴有钙化和静脉石的多发不规则形、条索状、低密度影是血管瘤特征性改变(图 11-14)。

图 11-14 肌血管瘤

CT 检查示表现为形态不规则、边界不清晰的软组织肿块,平扫呈混杂密度肿块影

(三)鉴别诊断

脂肪瘤;纤维瘤;神经源性肿瘤;软组织恶性肿瘤,出现肌肉内血管瘤特征表现能诊断,否则

很难鉴别。

（四）特别提示

CT常不能清晰显示病变范围及与正常组织的关系；大多数软组织肿瘤无特征性的CT表现，使诊断及鉴别诊断困难。MRI是血管瘤最简单、最良好的检查方法，CT诊断困难时，可做MRI检查。

二、骨化性肌炎

（一）病理和临床概述

骨化性肌炎为一种肌肉及其邻近结构的局限性的、含有非肿瘤性的钙化和骨化的病变，其原因尚不清楚，可能为外伤引起的变性，出血或坏死。可发生于任何易受外伤的部位，但以肘部和臀部多见。此种骨化与软组织的慢性炎症和组织变性有关。患者的临床表现多有明显的外伤史。有些患者外伤史不明显，而常因四肢肿胀就诊。早期并可扪及软性包块，疼痛感。后期，肿块可缩小，并逐渐变硬，多无明显症状。

（二）诊断要点

CT典型表现为软组织内见有骨结构块影，病灶周边为高密度钙化、骨化环，而病灶中央为低密度区，呈现明显的带状现象，这种离心性分布的带状现象是局限性骨化性肌炎的CT特征；周围无软组织肿块影，病灶周围肌肉组织呈受压萎缩性改变。病灶邻近骨骼无破坏及骨膜反应，而且病灶与邻近骨骼之间有一低密度带隔开。这种特点有助于区别局限性骨化性肌炎与恶性肿瘤（图11-15）。

图 11-15　骨化性肌炎

CT显示右上臂肱骨旁肌肉内可见不规则骨化影，周边有骨化环，肱骨骨质未见异常

（三）鉴别诊断

骨外骨肉瘤；骨外软骨肉瘤；皮质旁骨肉瘤；骨外（软组织）软骨瘤，局限性骨化性肌炎表现为离心性分布的带状现象，无明显软组织肿块，借此可以区别。

（四）特别提示

对于肌肉内的钙化，X线检查不如CT敏感。MRI对软组织的病变范围的确定优于前两者。

三、神经鞘瘤或神经纤维瘤

（一）病理和临床概述

神经鞘瘤又称神经鞘膜瘤、雪旺氏细胞瘤；瘤组织主要由神经鞘细胞组成，含少量胶原和基

质组织,好发于 20～50 岁,生长缓慢,多见于头、颈部软组织、四肢屈面、躯干、纵隔、腹膜后等处。神经纤维瘤含有较丰富的胶原组织,好发于 20～40 岁,生长缓慢,为良性肿瘤。神经纤维瘤如果多发则是神经纤维瘤病,特征为中枢及末梢神经多发性肿瘤,以及皮肤咖啡色素斑和血管、内脏损害,常伴有全身多种畸形。临床上,神经鞘瘤和神经纤维瘤均为皮下的软组织肿块,沿着神经长轴分布,压迫后有酸麻感。

(二)诊断要点

神经鞘瘤和神经纤维瘤的 CT 表现均为软组织内圆形或类圆形低密度灶,边界清楚,密度较均匀,有时可见有完整的包膜,增强扫描有中度强化。两者在 CT 上均无特殊性改变。椎管内神经纤维瘤 CT 典型表现为椎体、附件骨质破坏,椎间孔扩大,以及哑铃型或葫芦样外形等软组织密度肿物。肿瘤椎管内部分可压迫硬膜囊和脊髓,肿瘤椎管外部分常表现为椎旁肿块影。增强扫描可见肿物有明显强化(图 11-16)。

图 11-16　神经鞘和神经纤维瘤

A.腰椎旁神经纤维瘤,第 2 腰椎旁可见一边界清楚的肿块,内见囊状液化区,有分割,肿块轻度强化;B～F.52 岁男性患者,体检发现左侧脊柱旁肿块,手术证实为左侧肋间神经鞘瘤,胸片及 CT 表现;D～F.分别为平扫、动脉期、静脉期改变

(三)鉴别诊断

(1)恶性神经纤维瘤:病变进展迅速,边界不清,密度不均匀,较早发生远处转移。

(2)肌肉内血管瘤。

(四)特别提示

神经鞘瘤和神经纤维瘤 CT 上无法区别。但在 MRI 图像上纤维瘤的 T_1 加权和 T_2 加权图

像上均为低信号,可资鉴别,而且神经纤维瘤和鞘膜瘤好发于神经干走行部位。

四、脂肪瘤和脂肪肉瘤

(一)病理和临床概述

脂肪瘤为软组织肿瘤中最常见的一种,多发生于肩、颈、背部及四肢皮下、肌间及肌内等软组织内。一般为单发,也可多发,多是良性生长方式;另一种侵袭性脂肪瘤呈浸润性生长,向周围组织浸润而边界不规则,手术后易复发,常需与脂肪肉瘤鉴别。脂肪肉瘤是成人中占第二位的恶性软组织肿瘤,占所有恶性软组织肿瘤的16%～18%。脂肪肉瘤多发于腹膜后和下肢,其恶性程度相差悬殊,大致可分为以下5类:①脂肪瘤样型(纤维型);②黏液型;③圆细胞型;④多形性型;⑤未分化型。

(二)诊断要点

1.脂肪瘤

CF扫描可显示特征性脂肪密度影,呈一个或多个包膜完整的极低密度区,CT值−130～−80 HU,与皮下脂肪CT值相等;病变密度均匀,边缘清楚锐利,形态规则,内有线样略高密度分隔,境界清楚,周围软组织受压。增强扫描病变显示明显增强(图11-17)。

图11-17　颈部脂肪瘤

CT检查示右后颈部见单个低密度肿块影,边界锐利,CT值约−110 HU

2.侵袭性脂肪瘤

可见分隔脂肪瘤位于深部软组织,可向肌肉与肌间扩展,并有局部浸润,边界不清晰。侵袭性脂肪瘤内部以海绵状或蜂窝状的软组织密度相间隔,增强扫描明显强化。

3.脂肪肉瘤

CT表现与肿瘤分化程度、脂肪含量多少有关。CT值变化很大,从脂肪、水到软组织密度不等,但低于肌肉密度。形态学上,分化较好的脂肪肉瘤,形态规则,边界清楚;分化差的脂肪肉瘤,形态不规则,边界模糊,密度不均,并向周围软组织、骨关节结构呈浸润生长。增强扫描可见明显增强效应。

(三)鉴别诊断

侵袭性脂肪瘤同脂肪肉瘤难以鉴别;其他软组织恶性肿瘤,主要通过观察瘤内的CT值鉴别诊断。

(四)特别提示

CT检查应该确定肿物的位置、范围及与周围血管和神经的关系,以利于决定手术治疗方案。CT 分辨欠清楚的病灶，可行 MRI 进一步检查。

五、纤维瘤

（一）病理和临床概述

纤维瘤是一种起源于纤维结缔组织的良性肿瘤。纤维瘤可以发生于体内任何部位，其中以四肢（尤以小腿）及躯干皮肤和皮下组织最为常见，常单发。因纤维瘤内含成分不同，可以有纤维肌瘤、纤维腺瘤、纤维脂肪瘤等。镜下：肿瘤细胞由成纤维细胞和纤维细胞组成，间质胶原纤维丰富。多无临床症状，皮肤及皮下组织的肿瘤呈圆形或椭圆形硬块，直径由几毫米至 1～2 cm，棕褐色至红棕色，表面光滑或粗糙，无自觉症状，偶有痒感，瘤体增长到一定程度才出现压迫症状和体征（图 11-18）。

图 11-18　右侧腹直肌后侧韧带纤维瘤
右侧腹直肌后方软组织肿块。密度均匀，强化程度中等，边缘清晰

（二）诊断要点

CT 平扫病灶边缘清楚，形态规则，密度略低于或与肌肉相当，密度均匀，可以有包膜。增强扫描病灶中度强化。

（三）鉴别诊断

血管瘤；纤维瘤恶变时需与其他软组织恶性肿瘤鉴别。

（四）特别提示

纤维瘤内成分含量不同因而种类繁多。与其他良性肿瘤相比较 CT 检查缺乏特殊改变，诊断较困难，MRI 检查可提供更多的信息。

（时志强）

第三节　脊柱炎性病变

一、脊柱结核

（一）病理和临床概述

骨关节结核 80％以上继发于肺或胸膜结核，其中脊椎结核占 40％～50％。好发于青壮年及

儿童,多见于 20～30 岁。病变常累及多个椎体,好发于胸腰椎交界附近,在儿童中以胸椎最多见。患者可有如下症状和体征:脊柱活动障碍及强迫姿势症状出现最早;疼痛中腰背痛最常见,疼痛性质及程度不一;脊柱畸形与发病部位、骨破坏程度及年龄等因素有关;冷脓肿及窦道形成因发病部位而各异。按照骨质最先破坏的部位,可分为中心型、边缘型、韧带下型及附件型。

(二)诊断要点

CT 扫描检查能很好显示脊柱结核三大基本 X 线征象:椎体骨质破坏,椎间隙狭窄和椎旁冷脓肿,对大的骨破坏的范围、数目、位置,小的 X 线不能显示的骨破坏均能很好显示。椎体骨质破坏可引起椎体塌陷并向后突,CT 显示椎管狭窄。CT 能清楚显示椎旁脓肿的范围、大小、数量、位置;对于胸、腰椎的椎前脓肿无一遗漏。

需注意的是观察椎管内有无脓肿占位,还需注意观察椎旁脓肿与周围脏器的关系。例如,腰大肌脓肿可以将肾脏向上、向外推挤至移位,牵扯肾血管和输尿管而影响肾功能。结核性脓肿的位置因发病部位而异,呈液性密度,注射对比剂后缘有环形强化。CT 还可发现椎管内硬膜外脓肿(图 11-19)。

图 11-19 脊柱结核

A、B 两图 CT 检查分别显示椎旁冷脓肿、椎体骨质破坏,矢状位可以更好显示椎管改变和脊柱畸形

(三)鉴别诊断

溶骨性转移瘤,椎间盘无破坏,以椎弓根破坏为主,椎旁软组织一般无肿块;其他注意同脊椎化脓性骨髓炎、椎体压缩性骨折、先天性椎体融合(融椎)等鉴别。

(四)特别提示

CT 所显示的椎体骨破坏的范围明显大于 X 线平片所能显示的范围,尤其是椎体后缘有无骨质破坏或碎骨片,有无突向椎管内移位,以及椎弓根有无破坏,椎体小关节有无分离等。对脓肿位置的判断明显优于 X 线平片。

二、化脓性炎症

(一)病理和临床概述

脊椎化脓性骨髓炎比较少见,近年来在国外有增多趋势,认为同吸毒增多有关。本病多为血行感染,也可因脊椎手术直接感染或脊柱附近的脓肿蔓延而来。病原菌主要是金黄色葡萄球菌。多发生于腰椎,以下依次为胸椎、颈椎和骶椎。一般发生于成人。临床表现同椎间盘炎类似。急性发病者,起病突然,神志模糊,局部剧痛,脊柱运动受限及棘突叩击痛亦常见。一般需要 1 年左右症状方可消失。如在椎管内形成脓肿,经肉芽组织吸收,可引起截瘫或顽固性下肢神经根痛等严重并发症。

(二)诊断要点

CT表现为脊椎骨质破坏,主要位于松质骨,以及脊椎周围软组织肿胀或脓肿形成,同时可能有椎间盘炎改变。骨质破坏开始时边缘模糊,数周以后破坏区边缘逐渐清楚,周围常出现骨质硬化。化脓病变在椎体比较局限者,发病慢,症状轻,骨破坏轻微,预后亦较好。晚期,有病椎体可发生椎体间形成骨桥连接。椎间隙变窄者,则上下椎体骨质增生硬化,椎间盘完全破坏者,可发生椎体骨性融合。

(三)鉴别诊断

脊柱结核,椎间隙破坏明显,相邻椎体成角畸形,冷脓肿范围更广。

(四)特别提示

CT改变出现远较普通X线检查为早,因此临床如怀疑此病,应尽早进行CT检查,以免延误治疗。

（时志强）

第四节 脊柱退行性变与外伤性病变

一、椎管狭窄

(一)病理和临床概述

椎管狭窄指各种原因引起的椎管诸径线缩短,压迫硬膜囊、脊髓或神经根导致相应神经功能障碍的一类疾病。椎管狭窄症包括椎管中央狭窄、侧隐窝狭窄及椎间孔狭窄。多于 50~60 岁出现症状,男性多于女性,最常发生于腰椎;颈椎次之,胸椎少见。病情发展缓慢,呈渐进性发展,临床症状与脊髓、神经根、血管受压有关。腰椎管狭窄,表现为腰背痛、间歇跛行、下肢感觉、运动障碍等。颈椎管狭窄主要表现为颈后、肩背部疼痛、上肢无力及放射性痛等。胸椎管狭窄以 $T_{8\sim11}$ 为多见,起病隐袭,早期症状为下肢麻木、无力、随病情加重可出现脊髓半切或横贯性损害的表现。

(二)诊断要点

椎管狭窄时,其正常形态消失,增生骨质向后突出椎管,使其呈三叶形,硬膜外脂肪消失、硬膜囊变形。椎管碘水造影后 CT 扫描可见蛛网膜下腔细窄,显影较淡甚至不显影,整个硬膜囊变扁,呈新月形,一般 2~4 个脊椎受累。CT 扫描可以清晰显示椎管狭窄的程度,颈椎管前后径<10 mm时,腰椎管前后径≤11.5 mm即可诊断为椎管狭窄。椎管狭窄时,有时可引起侧隐窝狭窄,当≤2 mm 时神经根受压,即可诊断为侧隐窝狭窄。椎管狭窄还可在 CT 图像上观察到椎管内结构的受压、变形等改变(图 11-20)。

(三)鉴别诊断

诊断明确。

(四)特别提示

CT 检查有利于发现引起椎管狭窄的原因、部位和程度,有助于手术方案的制定。CT 和MRI 扫描可观察到脊柱骨质增生、韧带肥厚、钙化、椎弓发育畸形、椎管前后径或侧隐窝前后径缩短、硬膜囊及脊髓、脊神经受压变形等,诊断多无困难。

图 11-20 椎管狭窄
A.外伤椎体骨折后移所致椎管狭窄;B.重建图像可清晰

二、椎间盘突出或膨隆

(一)病理和临床概述

椎间盘突出或膨隆,是指椎间盘的髓核及部分纤维环向周围组织突出,压迫相应脊髓或神经根所致的一种病理状态。它与椎间盘退行性变、损伤等因素有关,以腰椎间盘突出最为常见,颈椎次之,胸椎甚少见。椎间盘突出多见于青壮年,男性略多于女性,常由慢性损伤所致,急性外伤可使症状加重,主要为神经根或脊髓的压迫症状,表现为慢性腰背痛并明显向双下肢放射,有时出现椎旁及下肢肌肉痉挛、肌肉萎缩、活动受限。椎间盘膨隆多无症状。

(二)诊断要点

根据椎间盘突出程度由轻至重可分为椎间盘变性、椎间盘膨隆、椎间盘突出、椎间盘脱出及游离型椎间盘突出。①椎间盘变性:椎间盘内可见到气体影,以腰骶部多见;②椎间盘膨隆:CT表现为椎体后缘对称性均匀一致的轻度弧形向后的软组织密度影,边缘光滑,硬膜外脂肪层清晰,硬膜囊无受压、变形;③椎间盘突出:表现为局部突出于椎体后缘的弧形软组织密度影,边缘光滑,突出缘与纤维环后缘呈钝角相交;④椎间盘脱出:髓核突破纤维环和后纵韧带形成,脱出缘模糊、不规则,与纤维环后缘呈锐角相交,椎间盘脱出可使相应部位的脊膜囊和神经根变形、移位;⑤游离型椎间盘突出:突入椎管内的髓核形成游离碎片,而相应椎间盘后缘可显示正常或稍后凸,游离碎片密度较高,常位于相应椎间盘上或上几个层面的椎管内,压迫该部位的硬脊膜囊及神经根。

(三)鉴别诊断

椎间盘突出一般能明确诊断,游离型椎间盘突出需注意其游离碎片的位置,MRI 矢状位检查显示更清晰。

(四)特别提示

椎间盘突出时往往可出现钙化,CT 扫描可较好地显示各类钙化情况。椎间盘突出症多有典型的 CT 表现,鉴别困难时,可进一步结合 MRI 检查。

三、脊柱骨折

(一)病理和临床概述

脊柱骨折患者多有高处坠落史或由重物落下冲击头肩部的外伤史。由于脊柱受到突然的纵轴性暴力冲击,使脊柱骤然过度前屈,使受应力的脊椎发生骨折。常见于活动范围较大的脊椎,

如 $C_{5,6}$、$T_{11,12}$、$L_{1,2}$ 等部位，以单个椎体多见。外伤患者出现局部肿胀、疼痛，活动功能障碍，甚至神经根或脊髓受压等症状。有些还可见脊柱局部轻度后突成角畸形。由于外伤机制和脊柱支重的关系，骨折断端常重叠或嵌入。

(二)诊断要点

椎体内出现微密线及椎体局部轮廓不连续，常为压缩性骨折的征象。当有碎骨片游离突向椎管内，其前缘为一模糊凸面，后缘为锐利凸面，具有特征性，冠状及矢状位上观察碎骨片移位更全面准确。

椎体骨折可分为爆裂骨折和单纯压缩骨折。前者表现为椎体垂直方向上的粉碎性骨折，正常的外形与结构丧失，骨折片向前后上下各个方向移位，以及椎体的楔形改变。后者仅表现为椎体密度增高而见不到骨折线，在矢状重建像上见椎体变扁呈楔形，常伴有上下椎间盘的压缩损伤。有时可伴脊髓损伤改变(图 11-21)。

图 11-21　T_{11} 骨折

CT 检查示椎体骨折，累及后缘，部分小骨片突入椎管，椎板骨折，脊髓受压迫

(三)鉴别诊断

脊椎病变所致的椎体压缩变形；脊椎转移瘤所致的椎体骨折，常累及椎弓根，常伴有软组织肿块。

(四)特别提示

脊椎骨折，特别是爆裂骨折，在 X 线平片的基础上应进一步做 CT 检查，必要时还需做 MRI 检查。CT 可以充分显示脊椎骨折、附件骨折和椎间小关节脱位、骨折类型、骨折片移位程度、椎管变形和狭窄，以及椎管内骨碎片或椎管内血肿等。CT 还可以对脊髓外伤和神经根情况作出判断。但对显示韧带断裂(包括前纵韧带、后纵韧带、棘间韧带和棘上韧带等)脊髓损伤、神经根撕脱和硬膜囊撕裂等情况不及 MRI。

(江万里)

第十二章

颅脑疾病的MRI诊断

第一节　囊肿与脑脊液循环异常

一、蛛网膜囊肿

（一）临床表现与病理特征

颅内蛛网膜囊肿是指脑脊液样无色清亮液体被包裹在蛛网膜所构成的袋状结构内形成的囊肿，分先天性囊肿和继发性囊肿。颅内蛛网膜囊肿可发生于各个年龄段，以儿童及青少年多见。患者可终身无症状，常因头部外伤、体检或其他原因行头颅影像学检查而发现。常见症状为颅内压增高、脑积水、局灶性神经功能缺失、头围增大或颅骨不对称畸形等。

（二）MRI表现

MRI检查时，T_1WI示低信号，T_2WI示高信号，与脑脊液信号相同（图12-1），呈边界清楚的占位病灶，增强时无强化，周围脑组织无水肿，部分脑组织受压移位。与CT相比，MRI为三维图像，且无颅骨伪像干扰。对中线部位、颅后窝及跨越两个颅窝的病变，以及了解病变与脑实质、脑池的关系，MRI检查可以获得CT检查不能得到的信息（图12-2）。

A　　　　　　　　　　B

图12-1　蛛网膜囊肿

A、B.轴面T_2WI及T_1WI显示左侧颞极长圆形长T_1、长T_2脑脊液信号，边界清楚，相邻颞叶受推移

293

图 12-2　枕大池蛛网膜囊肿

矢状面 T_1WI 显示枕大池内团状脑脊液信号影，膨胀性生长，相邻小脑及颅后窝骨板受压

二、表皮样囊肿

(一)临床表现与病理特征

表皮样囊肿来自外胚层，又称胆脂瘤或珍珠瘤，是胚胎发育过程中外胚层残余组织异位所致。囊壁为正常表皮，内含角质物，有时含胆固醇结晶。占颅内肿瘤的 $0.2\%\sim1.8\%$。多发生于桥小脑角、岩斜区，手术全切除较为困难。

临床症状与病变部位有关。①桥小脑角型：最常见，早期三叉神经痛，晚期出现桥小脑角征，脑神经功能障碍，如面部疼痛，感觉减退，麻木，共济失调；②岩斜区型：常为三叉神经痛及三叉神经分布区感觉运动障碍，由于肿瘤生长缓慢、病情长，且呈囊性沿间隙生长，以致肿瘤大而临床表现轻；③脑实质内型：大脑半球常有癫痫发作及颅内压增高，颅后窝者多出现共济失调及后组脑神经麻痹。

(二)MRI 表现

肿瘤多发生于额、颞叶邻近颅底区表浅部位，如桥小脑角、鞍上池、岩斜区，形态不规则，边缘不光整。肿瘤沿蛛网膜下腔匐行生长，呈"见缝就钻"特性。由于表皮样囊肿内的胆固醇和脂肪大多不成熟，且含量较少，所以决定表皮样囊肿 MR 信号的主要因素是上皮组织。表皮样囊肿在 T_1WI 呈低信号，T_2WI 高信号，信号明显高于脑组织和脑脊液，包膜在 T_1 和 T_2 相均呈高信号。增强扫描时，病灶无强化（图 12-3），或其边缘及局部仅有轻、中度强化。

三、皮样囊肿

(一)临床表现与病理特征

颅内皮样囊肿是罕见的先天性肿瘤，起源于妊娠 $3\sim5$ 周外胚层表面，与神经管分离不完全而包埋入神经管内，胎儿出生后形成颅内胚胎肿瘤，占颅内肿瘤的 0.2%。常发生在中线部位硬脑膜外、硬脑膜下或脑内，位于颅后窝者占 $2/3$，以小脑蚓部、第四脑室及小脑半球为多。常见于 30 岁年龄组，无性别差异。

临床表现与其占位效应和自发破裂有关。皮样囊肿的胆固醇粒子进入蛛网膜下腔可引起脑膜刺激症状。癫痫和头痛最常见。囊壁破裂后可引起化学性脑膜炎、血管痉挛、脑梗死等。少数囊壁通过缺损的颅骨与皮肤窦相通，感染后可引起脑脓肿。

(二)MRI 表现

囊肿呈囊状，边界清楚，信号强度较低。但由于其内含有毛发等不同成分，信号不均匀，以 T_2WI 为著。注射 Gd-DTPA 后囊肿无强化（图 12-4），部分囊壁轻度强化。皮样囊肿破裂后，病

灶与周围组织分界欠清,蛛网膜下腔或脑室内出现脂肪信号。脂肪抑制像可见高信号消失(图 12-5)。在桥小脑角区短 T_1 短 T_2 信号病变的鉴别诊断中,应考虑皮样囊肿。

图 12-3　表皮样囊肿

A、B.轴面 T_2WI 及 T_1WI 增强像显示右侧脑桥小脑角区囊性异常信号,信号欠均匀,病灶未见明显强化;C.轴面 DWI(b =0),病灶呈稍高信号;D.轴面 DWI(b =1 000);E.轴面 ADC 图,可见病灶信号不均匀,弥散降低

图 12-4　皮样囊肿(一)

A、B.轴面 T_2WI 及 T_1WI 显示右侧颞叶内侧片状混杂信号,内见斑片状短 T_1 信号,边界清楚;C.轴面增强 T_1WI 显示病灶无强化

图 12-5　皮样囊肿(二)

A.矢状面 T_1WI 显示岩骨尖及小脑幕团状及片状短 T_1 信号;B.矢状面 T_1WI 脂肪抑制像显示异常短 T_1 信号被抑制,提示脂性病灶

四、松果体囊肿

(一)临床表现与病理特征

松果体囊肿是一种非肿瘤性囊肿,是一种正常变异。囊肿起源尚不清楚,大小一般 5～15 mm。囊肿壁组织学分 3 层,外层为纤维层,中层为松果体实质,内层为胶质组织,无室管膜细胞。患者大多无症状。但由于囊肿上皮具有分泌功能,可随时间延长而使囊肿逐渐增大,产生占位效应,出现临床症状,称为症状性松果体囊肿。症状包括:①阵发性头痛,伴有凝视障碍;②慢性头痛,伴有凝视障碍、眼底水肿及脑积水;③急性脑积水症状。

(二)MRI 表现

MRI 表现为松果体区囊性病变,呈椭圆形或圆形,边缘光滑、规整。囊壁薄、均匀完整,于各扫描序列同脑皮质等信号。增强扫描部分囊壁环状强化,部分不强化。其强化机制是由于囊壁中残余的松果体实质碎片引起或是囊肿邻近血管结构的强化所致。囊内容物同脑脊液信号相似(图 12-6)。

图 12-6　松果体囊肿
A、B.矢状面 T_1WI 及轴面 T_2WI 显示松果体区小圆形囊性信号,边界
清楚;C.轴面增强 T_1WI 显示囊性病灶后缘略显强化

(周金玲)

第二节　脑 白 质 病

脑白质病可分为髓鞘形成异常和脱髓鞘病两大部分。在此分述如下。

髓鞘形成异常是一组髓鞘形成障碍的疾病,其原因包括染色体先天缺陷或某些特异酶缺乏,导致正常代谢障碍,神经髓鞘不能正常形成。与脱髓鞘疾病不同,髓鞘形成异常通常不伴有特异性炎性反应,而且病变范围广泛、弥漫。该组疾病包括中枢神经系统海绵状变性、异染性脑白质营养不良及先天性皮质外轴索再生障碍症等异常。

一、中枢神经系统海绵状变性

(一)临床表现与病理特征

本病又称 Canavan-Van Bogaert 病、脑白质海绵状硬化症。是一种较罕见的家族遗传性疾

病,呈常染色体隐性遗传。以犹太人多见。病理改变为慢性脑水肿、广泛的空泡形成、大脑白质海绵状变性。以皮质下白质及深部灰质受累为主,中央白质相对较轻。髓磷脂明显缺失。星形细胞肿胀、增生。临床表现为出生后10个月内起病,以男婴多见,发病迅速,肢体松弛,举头困难,而后肌张力增高,去大脑强直与抽搐发作,视神经萎缩及失明。稍大儿童可有巨脑。常在2～3岁时死亡。5岁以后发病以智力障碍为主,可有小脑性共济失调。

(二)MRI表现

MRI显示大脑白质长T_1、长T_2异常信号,广泛、弥漫、对称,不强化。头颅巨大、颅缝分开。晚期脑萎缩,脑室扩大。

二、肾上腺脑白质营养不良

(一)临床表现与病理特征

本病又称性连锁遗传谢尔德病。为染色体遗传的过氧化物酶体病变。由于全身性固醇或饱和极长链脂肪酸在细胞内异常堆积,致使脑和肾上腺发生器质与功能性改变。由于是在髓鞘形成以后又被破坏,严格讲本病属于脱髓鞘病变。病理检查见大脑白质广泛性、对称性脱髓鞘改变,由枕部向额部蔓延,以顶颞叶变化为著。可累及胼胝体,但皮质下弓形纤维往往不被侵及。脱髓鞘区可见许多气球样巨噬细胞,经Sudan Ⅳ染色为橘红色。血管周围呈炎性改变,并可有钙质沉积。电镜下,巨噬细胞、胶质细胞内有特异性的层状胞质含体。肾上腺萎缩及发育不全可同时存在。晚期,脑白质广泛减少,皮质萎缩,脑室扩大。

根据发病年龄及遗传染色体不同分为3种类型。①儿童型:最常见。为X性连锁隐性遗传。仅见于男性,通常在4～8岁发病。表现为行为改变、智力减退及视觉症状,可有肾上腺功能不全症状(异常皮肤色素沉着)。病程进行性发展,发病后数年内死亡。②成人型:较常见。属性染色体隐性遗传,见于20～30岁男性。病程长,有肾上腺功能不全、性腺功能减退,小脑共济失调和智力减退。③新生儿型:为常染色体隐性遗传。于出生后4个月内出现症状。临床表现有面部畸形、肌张力减低及色素性视网膜炎。精神发育迟缓,常有癫痫发作。一般在2岁前死亡。

(二)MRI表现

顶枕叶白质首先受累,继之向前累及颞、顶、额叶白质。有时累及胼胝体压部及小脑。病灶周边可有明显强化。经与病理对照发现,这种周边强化实际上代表炎性活动,而疾病后期的无强化,则反映完全性髓鞘结构丧失。在T_2WI,双侧枕叶白质内可见片状高信号,并向视放射及胼胝体压部扩展(图12-7)。在部分病例,病变可通过内囊,外囊及半卵圆中心向前发展,但较少累及皮质下弓状纤维。偶有病变最先发生在额叶,并由前向后发展。在成人型病例,MRI表现无特异性,可见白质内长T_1、长T_2局灶性异常信号,可有轻度脑萎缩。

三、类球状脑白质营养不良

(一)临床表现与病理特征

本病又称Krabbe病,属于溶酶体异常,为常染色体隐性遗传疾病。由于β-半乳糖苷酶缺乏,使脑苷酯类代谢障碍,导致髓鞘形成不良。病理检查见大脑髓质广泛而对称性的缺乏髓鞘区,轴索常受累,并可累及小脑及脊髓,病变区星形胶质细胞增生明显,其特征性改变为在白质小血管周围常见丛集的所谓类球状细胞。这种细胞为体积较大的多核类上皮细胞,胞体内含大量脑苷酯类物质。发病有家族遗传史,首发症状见于生后2～6个月(婴儿型)。临床表现为发育迟缓、躁动、过度兴奋、痉挛状态。检查可见痴呆、视神经萎缩、皮质盲、四肢痉挛性瘫痪。一般在3~5 年内死亡。偶有晚发型。

图 12-7　肾上腺脑白质营养不良

A、B.轴面 T_2WI 及 T_1WI 显示双侧颞后枕叶对称性片状长 T_1、长 T_2 信号,胼胝体受累;C.轴面 FLAIR 像显示病变白质为高信号

(二)MRI 表现

在疾病早期,丘脑、尾状核、脑干、小脑和放射冠可见对称性弥漫性长 T_2 异常信号。中期可见室周斑状异常信号。晚期呈弥漫性脑白质萎缩。

四、异染性脑白质营养不良

(一)临床表现与病理特征

又称脑硫脂沉积病、异染性白质脑病。为常染色体隐性遗传疾病,脑脂质沉积病之一。因芳香基硫酸酯酶 A 缺乏,导致硫脂在巨噬细胞和胶质细胞内的异染颗粒里异常沉积而发病。病理改变为大脑半球、脑干及小脑白质内广泛脱髓鞘,以少枝胶质细胞脱失明显。用甲苯胺蓝染色可见颗粒状的红黑色异染物质广泛分布。临床表现可根据发病年龄分为以下 4 型。①晚期婴儿型:最常见,1~2 岁时开始不能维持正常姿势,肌张力下降,运动减少,以后智力减退,由软瘫转为痉挛性瘫痪,并可有小脑共济失调、眼震、视神经萎缩、失语,逐渐去脑强直、痴呆,多于 5 岁前死于继发感染;②少年型:于 4~5 岁起病,进展缓慢,常有人格改变及精神异常;③婴儿型:生后6 个月内发病,又称 Austin 病;④成人型:16 岁后发病。

(二)MRI 表现

不具特异性。MRI 显示脑白质内弥漫性融合性长 T_1、长 T_2 信号(图 12-8)。早期病变以中央白质区为主,并累及胼胝体。晚期累及皮质下白质,脑萎缩。无强化,无占位效应。

图 12-8　异染性脑白质营养不良

A、B.轴面 T_2WI 及 T_1WI 显示双侧室旁片状长 T_1、长 T_2信号;C.轴面 FLAIR 像显示双侧室旁高信号病变

五、多发性硬化(MS)

(一)临床表现与病理特征

MS 是一种慢性进行性疾病,特征是在大脑及脊髓发生多处播散的脱髓鞘斑块,从而引起多发性与变化不一的神经症状与体征,且有反复加重与缓解的特点。病因不清,可能与自身免疫反应或慢性病毒感染有关。病理检查见散在的脱髓鞘斑块或小岛,少突胶质细胞破坏,伴有血管周围炎症。病变主要发生于白质内,尤其是脑室周围、视神经、脊髓侧柱与后柱(颈胸段常发生),中脑、脑桥、小脑也受累。大脑皮质及脊髓灰质也有病变。早期,神经细胞体及轴突可保持正常;晚期,轴突破坏,特别是长神经束轴突,继而胶质纤维增生,表现为"硬化"。不同时期病灶可同时存在。

MS 多见于 20～40 岁,女性多于男性。部分病例发病前有受寒、感冒等诱因及前驱症状。症状特点是多灶性及各病灶性症状此起彼伏,恶化与缓解相交替。按主要损害部位可分为脊髓型、脑干小脑型及大脑型。①脊髓型,最常见,主要为脊髓侧束、后束受损的症状,有时可呈脊髓半侧损害或出现脊髓圆锥、前角病损的症状,脊髓某一节段受到大的硬化斑或多个融合在一起的硬化斑破坏时,可出现横贯性脊髓损害征象。②脑干或脑干小脑型,也较常见,病损部位主要在脑干与小脑,脑干以脑桥损害多见,临床表现包括 Charcot 征、运动障碍、感觉障碍及脑神经损害,后者以视神经损害最常见。③大脑型,少见,根据病变部位及病程早晚,可有癫痫发作、运动障碍及精神症状。

(二)MRI 表现

MS 斑块常见部位包括脑室周围、胼胝体、小脑、脑干和脊髓。MRI 显示 MS 的早期脱髓鞘病变优于 CT,敏感度超过 85%。FLAIR 序列,包括增强后 FLAIR 序列,是目前显示 MS 斑块最有效的 MR 序列之一。MS 斑块呈圆形或卵圆形,在 T_2 FLAIR 序列呈高信号,在 T_1WI 呈等或低信号。注射对比剂后增强扫描时,活动性病灶表现为实性或环状强化(图 12-9),而非活动性病灶往往不强化。对于不典型病例,需要综合临床表现、免疫生化及影像检查结果,方可正确诊断。

图 12-9　多发性硬化

A、B.轴面 T_2WI 及 T_1WI 显示双侧室旁白质内多发的斑块状长 T_1、长 T_2 异常信号;C.轴面 FLAIR 像显示双侧室旁白质内高信号病灶更明显;D.轴面增强 T_1WI 显示斑点和斑片状强化病灶

六、弥漫性硬化

(一)临床表现与病理特征

弥漫性硬化又称 Schilder 病,是一种罕见的脱髓鞘疾病。常见于儿童,故也称儿童型多发性

硬化。病理改变为大脑白质广泛性脱髓鞘,呈弥漫不对称分布,常为一侧较明显。病变多由枕叶开始,逐渐蔓延至顶叶、颞叶与额叶,或向对侧扩展。白质髓鞘脱失由深至浅融合成片,可累及皮质。脑干、脊髓也可见脱髓鞘后形成的斑块。晚期因髓质萎缩出现第三脑室及侧脑室扩大,脑裂、脑池增宽。

患者多在 10 岁前发病,起病或急或缓。根据受累部位不同出现不同症状。枕叶症状:从同侧偏盲至全盲,从视力减退至失明,瞳孔功能与眼底常无改变;顶颞叶症状:失听、失语、失用与综合感觉障碍;额叶症状:智力低下、情感不稳、行为幼稚。也可出现四肢瘫或偏瘫,癫痫大发作或局限性运动性发作。

(二)MRI 表现

病灶大多位于枕叶,表现为长 T_2 异常信号;在 T_1WI,病灶可为低信号、等信号或高信号;注射对比剂后病灶边缘可强化。病变晚期主要表现为脑萎缩。

七、急性播散性脑脊髓炎

(一)临床表现与病理特征

常发生于病毒感染(如麻疹、风疹、天花、水痘、腮腺炎、百日咳、流感)或细菌感染(如猩红热)之后,也可发生于接种疫苗(如狂犬病、牛痘)之后。病理改变为脑与脊髓广泛的炎性脱髓鞘反应,以白质中小静脉周围的髓鞘脱失为特征。病变区血管周围有炎性细胞浸润、充血、水肿,神经髓鞘肿胀、断裂及脱失,形成点状软化坏死灶,并可融合为大片软化坏死区,可有胶质细胞增生。病灶主要位于白质,但也可损及灰质与脊神经根。临床急性起病,儿童及青壮年多发,发病前1~2周有感染或接种史。首发症状多为头痛、呕吐,体温可再度升高。中枢神经系统受损广泛,出现大脑、脑干、脑膜及脊髓症状与体征。

(二)MRI 表现

双侧大脑半球可见广泛弥散的长 T_1、长 T_2 异常信号,病灶边界清楚,可累及基底核区及灰质。急性期因水肿使脑室受压、变小。注射对比剂后,病灶无强化,或呈斑片状、环状强化。较大孤立强化病灶的影像表现可类似肿瘤,应结合病史进行鉴别。晚期灰白质萎缩,脑沟裂及脑室增宽。

(刘印文)

第三节 脑血管疾病

一、高血压脑出血

(一)临床表现与病理特征

高血压脑动脉硬化为脑出血的常见原因,出血多位于幕上,小脑及脑干出血少见。患者多有明确病史,突然发病,出血量一般较多,幕上出血常见于基底核区,也可发生在其他部位。脑室内出血常与尾状核或基底神经节血肿破入脑室有关,影像学检查显示脑室内血肿信号或密度,并可见液平面。脑干出血以脑桥多见,由动脉破裂所致,由于出血多,压力较大,可破入第四脑室。

（二）MRI 表现

高血压动脉硬化所致脑内血肿的影像表现与血肿发生时间密切相关。对于早期脑出血，CT显示优于 MRI。急性期脑出血，CT 表现为高密度，尽管由于颅底骨性伪影使少量幕下出血有时难以诊断，但大多数脑出血可清楚显示，一般出血后 6～8 周，由于出血溶解，在 CT 表现为脑脊液密度。血肿的 MRI 信号多变，并受多种因素影响，除血红蛋白状态外，其他因素包括磁场强度、脉冲序列、红细胞状态、凝血块的时间、氧合作用等。

MRI 的优点是可以观察出血的溶解过程。了解出血的生理学改变，是理解出血信号在 MRI 变化的基础。简单地说，急性出血由于含氧合血红蛋白及脱氧血红蛋白，在 T_1WI 呈等至轻度低信号，在 T_2WI 呈灰至黑色（低信号）；亚急性期出血（一般指 3 天至 3 周）由于正铁血红蛋白形成，在 T_1WI 及 T_2WI 均呈高信号（图 12-10）。随着正铁血红蛋白被巨噬细胞吞噬、转化为含铁血黄素，在 T_2WI 可见在血肿周围形成一低信号环。以上出血过程的 MRI 特征，在高场强磁共振仪显像时尤为明显。

图 12-10　脑出血

A.轴面 T_2WI；B.轴面梯度回波像；C.轴面 T_1WI；MRI 显示左侧丘脑血肿，破入双侧侧脑室体部和左侧侧脑室枕角

二、超急性期脑梗死与急性脑梗死

（一）临床表现与病理特征

脑梗死是常见疾病，具有发病率、死亡率和致残率高的特点，严重威胁人类健康。伴随着脑梗死病理生理学的研究进展，特别是提出"半暗带"概念和开展超微导管溶栓治疗后，临床需要在发病的超急性期及时明确诊断，并评价缺血脑组织血流灌注状态，以便选择最佳治疗方案。

MRI 检查是诊断缺血性脑梗死的有效方法。发生在 6 小时内的脑梗死称为超急性期脑梗死。梗死发生 4 小时后，由于病变区持续性缺血缺氧，细胞膜离子泵衰竭，发生细胞毒性脑水肿。6 小时后，血-脑屏障破坏，继而出现血管源性脑水肿，脑细胞出现坏死。1～2 周后，脑水肿逐渐减轻，坏死脑组织液化，梗死区出现吞噬细胞，清除坏死组织。同时，病变区胶质细胞增生，肉芽组织形成。8～10 周后，形成囊性软化灶。少数缺血性脑梗死在发病 24～48 小时后，可因血液再灌注，发生梗死区出血，转变为出血性脑梗死。

（二）MRI 表现

常规 MRI 用于诊断脑梗死的时间较早。但由于常规 MRI 特异性较低，往往需要在发病 6 小时以后才能显示病灶，而且不能明确病变的范围及半暗带大小，也无法区别短暂性脑缺血发作（TIA）与急性脑梗死，因此其诊断价值受限。随着 MRI 成像技术的发展，功能性磁共振检查提供了丰富的诊断信息，使缺血性脑梗死的诊断有了突破性进展。

在脑梗死超急性期，T_2WI 上脑血管出现异常信号，表现为正常的血管流空效应消失。T_1WI 增强扫描时，出现动脉增强的影像，这是最早的表现。它与脑血流速度减慢有关，此征象在发病 3～6 小时即可发现。血管内强化一般出现在梗死区域及其附近，皮质梗死较深部白质梗死更多见。基底核、丘脑、内囊、大脑脚的腔隙性梗死一般不出现血管内强化，大范围的脑干梗死有时可见血管内强化。

由于脑脊液的流动伪影及与相邻脑皮质产生的部分容积效应，常规 T_2WI 不易显示位于大脑皮质灰白质交界处、岛叶及脑室旁深部脑白质的病灶，且不易鉴别脑梗死分期。FLAIR 序列由于抑制脑脊液信号，同时增加 T_2 权重成分，背景信号减低，使病灶与正常组织的对比显著增加，易于发现病灶。FLAIR 序列的另一特点是可鉴别陈旧与新鲜梗死灶。陈旧与新鲜梗死灶在 T_2WI 均为高信号。而在 FLAIR 序列，由于陈旧梗死灶液化，内含自由水，T_1 值与脑脊液相似，故软化灶呈低信号，或低信号伴周围环状高信号；新鲜病灶含结合水，T_1 值较脑脊液短，呈高信号。但 FLAIR 序列仍不能对脑梗死作出精确分期，同时对于 <6 小时的超急性期病灶，FLAIR 的检出率也较差。DWI 技术在脑梗死中的应用解决了这一问题。

DWI 对缺血改变非常敏感，尤其是超急性期脑缺血。脑组织急性缺血后，由于缺血、缺氧、Na^+-K^+-ATP 酶泵功能降低，导致钠水滞留，首先引起细胞毒性水肿，水分子弥散运动减慢，表现为 ADC 值下降，继而出现血管源性水肿，随后细胞溶解，最后形成软化灶。相应地在急性期 ADC 值先降低后逐渐回升，在亚急性期 ADC 值多数降低。DWI 图与 ADC 图的信号表现相反，在 DWI 弥散快（ADC 值高）的组织呈低信号，弥散慢（ADC 值低）的组织呈高信号。人脑发病后 2 小时即可在 DWI 发现直径 4 mm 的腔隙性病灶。急性期病例 T_1WI 和 T_2WI 均可正常，FLAIR 部分显示病灶，而在 DWI 均可见脑神经体征相对应区域的高信号。发病 6～24 小时后，T_2WI 可发现病灶，但病变范围明显 <DWI，信号强度明显低于 DWI。发病 24～72 小时后，DWI 与 T_1WI、T_2WI、FLAIR 显示的病变范围基本一致。72 小时后进入慢性期，随诊观察到 T_2WI 仍呈高信号，而病灶在 DWI 信号下降，且在不同病理进程中信号表现不同。随时间延长，DWI 信号继续下降，表现为低信号，此时 ADC 值明显升高。因此，DWI 不仅能对急性脑梗死定性分析，还可通过计算 ADC 与 rADC 值做定量分析，鉴别新鲜和陈旧脑梗死，评价疗效及预后。

DWI、FLAIR、T_1WI、T_2WI 敏感性比较：对于急性脑梗死，FLAIR 序列敏感性高，常早于 T_1WI、T_2WI 显示病变，此时 FLAIR 成像可取代常规 T_2WI；DWI 显示病变更为敏感，病变与正常组织间的对比更高，所显示的异常信号范围均不同程度大于常规 T_2WI 和 FLAIR 序列，因此 DWI 敏感性最高。但 DWI 空间分辨率相对较低，磁敏感性伪影影响显示颅底部病变（如颞极、额中底部、小脑），而 FLAIR 显示这些部位的病变较 DWI 清晰。DWI 与 FLAIR 技术在评价急性脑梗死病变中具有重要的临床价值，两者结合应用能准确诊断早期梗死，鉴别新旧梗死病灶，指导临床溶栓灌注治疗。

PWI 显示脑梗死病灶比其他 MRI 更早，且可定量分析 CBF。在大多数病例，PWI 与 DWI 表现存在一定差异。在超急性期，PWI 显示的脑组织血流灌注异常区域大于 DWI 的异常信号区，且 DWI 显示的异常信号区多位于病灶中心。缺血半暗带是指围绕异常弥散中心的周围正常弥散组织，它在急性期灌注减少，随病程进展逐渐加重。如不及时治疗，于发病几小时后，DWI 所示异常信号区域将逐渐扩大，与 PWI 所示血流灌注异常区域趋于一致，最后发展为梗死灶。同时应用 PWI 和 DWI，有可能区分可恢复性缺血脑组织与真正的脑梗死（图 12-11、图 12-12）。

图 12-11 超急性期脑梗死

A.轴面 DWI(b=0),右侧大脑中动脉分布区似见高信号;B.DWI(b=1 500)显示右侧大脑中动脉分布区异常高信号;C.ADC图显示相应区域低信号;D.PWI 显示 CBF 减低;E.PWI 显示 CBV 减低;F.PWI 显示 MTT 延长;G.PWI 显示 TTP 延长;H.MRA 显示右侧 MCA 闭塞

图 12-12 脑桥急性脑梗死

A.轴面 ADC 图未见明显异常信号;B.DWI 显示左侧脑桥异常高信号;C.轴面
T_1WI,左侧脑桥似见稍低信号;D.在 T_2WI,左侧脑桥可见稍高信号

MRS 可区分水质子信号与其他化合物或原子中质子产生的信号,使脑梗死的研究达到细胞代谢水平。这有助于理解脑梗死的病理生理变化,早期诊断,判断预后和疗效。急性脑梗死 31P-MRS 主要表现为 PCr 和 ATP 下降,Pi 升高,同时 pH 降低。发病后数周 31P-MRS 的异常信号改变可反映梗死病变不同演变的代谢状况。脑梗死发生 24 小时内, 1H-MRS 显示病变区乳酸持续性升高,这与葡萄糖无氧酵解有关。有时可见 NAA 降低,或因髓鞘破坏出现 Cho 升高。

三、静脉窦血栓

(一)临床表现与病理特征

脑静脉窦血栓是一种特殊类型的脑血管病,分为非感染性与感染性两大类。前者多由外伤、消耗性疾病、某些血液病、妊娠、严重脱水、口服避孕药等所致,后者多继发于头面部感染,以及化

脓性脑膜炎、脑脓肿、败血症等疾病。主要临床表现为颅内高压,如头痛、呕吐、视力下降、视盘水肿、偏侧肢体无力、偏瘫等。

本病发病机制和病理变化不同于动脉血栓形成,脑静脉回流障碍和脑脊液吸收障碍是主要改变。若静脉窦完全阻塞并累及大量侧支静脉,或血栓扩展到脑皮质静脉时,出现颅内压增高和脑静脉、脑脊液循环障碍,导致脑水肿、出血、坏死。疾病晚期,严重的静脉血流淤滞和颅内高压将继发动脉血流减慢,导致脑组织缺血、缺氧,甚至梗死。因此,临床表现多样性是病因及病期不同、血栓范围和部位不同,以及继发脑内病变综合作用的结果。

(二)MRI 表现

MRI 诊断静脉窦血栓有一定优势,一般不需增强扫描。MRV 可替代 DSA 检查。脑静脉窦血栓最常发生于上矢状窦,根据形成时间长短,MRI 表现复杂多样(图 12-13),给诊断带来一定困难。急性期静脉窦血栓通常在 T_1WI 呈中等或明显高信号,T_2WI 显示静脉窦内极低信号,而静脉窦壁呈高信号。随着病程延长,T_1WI 及 T_2WI 均呈高信号;有时在 T_1WI,血栓边缘呈高信号,中心呈等信号,这与脑内血肿的演变一致。T_2WI 显示静脉窦内流空信号消失,随病程发展甚至萎缩、闭塞。

图 12-13　静脉窦闭塞

A.矢状面 T_1WI 显示上矢状窦中后部异常信号;B.轴面 T_2WI 显示
右颞部长 T_2 信号,周边见低信号(含铁血红素沉积);C.轴面 T_1WI
显示右额叶出血灶;D.MRV 显示上矢状窦、右侧横窦及乙状窦闭塞

需要注意,缩短 TR 时间可使正常人脑静脉窦在 T_1WI 信号增高,与静脉窦血栓混淆。由于磁共振的流入增强效应,在 T_1WI 正常人脑静脉窦可由流空信号变为明亮信号,与静脉窦血栓表现相同。另外,血流缓慢可使静脉窦信号强度增高;颞静脉存在较大逆流,可使部分发育较小的横窦呈高信号;乙状窦和颈静脉球内的涡流也常在 SE 图像呈高信号。因此,对于疑似病例,应通过延长 TR 时间、改变扫描层面,以及 MRV 检查进一步鉴别。

MRV 可反映脑静脉窦的形态和血流状态,对诊断静脉窦血栓具有一定优势。静脉窦血栓的直接征象为受累静脉窦闭塞、不规则狭窄和充盈缺损。由于静脉回流障碍,常见脑表面及深部静脉扩张、静脉血淤滞及侧支循环形成。但是,当存在静脉窦发育不良时,MRI 及 MRV 诊断本病存在困难。对比剂增强 MRV 可得到更清晰的静脉图像,弥补这方面的不足。大脑除了浅静脉系统,还有深静脉系统。后者由 Galen 静脉和基底静脉组成。增强 MRV 显示深静脉比 MRV 更清晰。若 Galen 静脉形成血栓,可见局部引流区域(如双侧丘脑、尾状核、壳核、苍白球)水肿,侧脑室扩大。一般认为 Monro 孔梗阻由水肿造成,而非静脉压升高所致。

四、动脉瘤

（一）临床表现与病理特征

脑动脉瘤是脑动脉的局限性扩张，发病率较高。患者主要症状有出血、局灶性神经功能障碍、脑血管痉挛等。绝大多数囊性动脉瘤是先天性血管发育不良和后天获得性脑血管病变共同作用的结果，此外，创伤和感染也可引起动脉瘤，高血压、吸烟、饮酒、滥用可卡因、避孕药、某些遗传因素也被认为与动脉瘤形成有一定关系。

动脉瘤破裂危险因素包括瘤体大小、部位、形状、多发、性别、年龄等。瘤体大小是最主要因素，基底动脉末端动脉瘤最易出血，高血压、吸烟、饮酒增加破裂危险性。32%～52%的蛛网膜下腔出血为动脉瘤破裂引起。治疗时机不同，治疗方法、预后和康复差别很大。对于未破裂的动脉瘤，目前主张早期诊断及早期外科手术。

（二）MRI 表现

动脉瘤在 MRI 呈边界清楚的低信号，与动脉相连。血栓形成后，动脉瘤可呈不同信号强度（图 12-14），据此可判断血栓的范围、瘤腔的大小及是否并发出血。瘤腔多位于动脉瘤的中央，呈低信号，如血液滞留可呈高信号。血栓因血红蛋白代谢阶段不同，其信号也不同。

A　　　　　　　B　　　　　　　C

图 12-14　基底动脉动脉瘤

A.矢状面 T_1WI 显示脚间池圆形混杂信号,可见流动伪影；B.增强 T_1WI
可见动脉瘤瘤壁强化明显；C.轴面 T_2WI 显示动脉瘤内混杂低信号

动脉瘤破裂时常伴蛛网膜下腔出血。两侧大脑间裂的蛛网膜下腔出血常与前交通动脉瘤破裂有关，外侧裂的蛛网膜下腔出血常与大脑中动脉动脉瘤破裂有关，第四脑室内血块常与小脑后下动脉动脉瘤破裂有关，第三脑室或双侧侧脑室内血块常与前交通动脉瘤和大脑中动脉动脉瘤破裂有关。

（王小龙）

第四节　颅脑肿瘤

一、星形细胞瘤

（一）临床表现与病理特征

神经胶质瘤是中枢神经系统最常见的原发性肿瘤，约占脑肿瘤的 40%，呈浸润性生长，预后差。在胶质瘤中,星形细胞瘤最常见,约占75%,幕上多见。按照WHO肿瘤分类标准,星形细胞瘤分为Ⅰ级、Ⅱ级、Ⅲ级(间变性)、Ⅳ级(多形性胶质母细胞瘤)。

(二)MRI表现

星形细胞瘤的恶性程度和分级不同,MRI征象也存在差异。低度星形细胞瘤边界多较清晰,信号较均匀,水肿及占位效应轻,出血少见,无强化或强化不明显。高度恶性星形细胞瘤边界多模糊,信号不均匀,水肿及占位效应明显,出血相对多见,强化明显(图12-15、图12-16)。高、低度恶性星形细胞瘤的信号强度虽有一定差异,但无统计学意义。常规T_1WI增强扫描能反映血-脑屏障破坏后对比剂在组织间隙的聚集程度,并无组织特异性。血-脑屏障破坏的机制是肿瘤破坏毛细血管,或病变组织血管由新生的异常毛细血管组成。肿瘤强化与否,在反映肿瘤血管生成方面有一定的局限性。

图12-15 星形细胞瘤

A、B.轴面T_2WI及T_1WI显示左侧颞叶内侧团状长T_2、长T_1异常信号,边界清晰,相邻脑室颞角及左侧中脑大脑脚受压;C.增强扫描T_1WI显示肿瘤边缘线样强化

图12-16 星形细胞瘤

A、B.轴面T_2WI及T_1WI显示右侧额叶及胼胝体膝部混杂异常信号,周边可见水肿,右侧脑室额角受压;C.增强扫描T_1WI显示肿瘤不均匀强化

虽然常规MRI对星形细胞瘤的诊断准确率较高,有助于制订治疗方案,但仍有局限性。因治疗方法的选择,应以病理分级不同而异。一些新的扫描序列,如DWI、PWI、MRS等,有可能对星形细胞瘤的诊断、病理分级、预后及疗效作出更准确的评价。

PWI可评价血流的微循环,即毛细血管床的血流分布特征。PWI是在活体评价肿瘤血管生成最可靠的方法之一,可对星形细胞瘤的术前分级及肿瘤侵犯范围提供有价值信息。胶质母细胞瘤和间变胶质瘤实质部分的相对脑血流容积(rCBV)明显高于Ⅰ、Ⅱ级星形细胞瘤。

MRS利用MR现象和化学位移作用,对一系列特定原子核及其化合物进行分析,是目前唯一无损伤性研究活体组织代谢、生化变化及对化合物定量分析的方法。不同的脑肿瘤,由于组成

成分不同、细胞分化程度不同、神经元破坏程度不同,MRS 表现存在差异。MRS 对星形细胞瘤定性诊断和良恶性程度判断具有一定特异性。

二、胶质瘤病

(一)临床表现与病理特征

为一种颅内少见疾病,主要临床症状有头痛、记忆力下降、性格改变及精神异常,病程数周至数年不等。病理组织学特点是胶质瘤细胞(通常为星形细胞)在中枢神经系统内弥漫性过度增生,病变沿血管及神经轴突周围浸润性生长,神经结构保持相对正常。病灶主要累及脑白质,累及大脑灰质少见;病灶区域脑组织弥漫性轻微肿胀,边界不清;肿瘤浸润区域脑实质结构破坏不明显,坏死、囊变或出血很少见。

(二)MRI 表现

肿瘤细胞多侵犯大脑半球的 2 个或 2 个以上部位,皮质及皮质下白质均可受累,白质受累更著,引起邻近脑中线结构对称性的弥漫性浸润,尤以胼胝体弥漫性肿胀最常见。病变多侵犯额颞叶,还可累及基底核、脑干、小脑、软脑膜及脊髓等处。MRI 特点为,在 T_1WI 呈片状弥散性低信号,在 T_2WI 呈高信号,信号强度较均匀(图 12-17)。T_2WI 显示病变更清楚。病灶边界模糊,常有脑水肿表现。病变呈弥漫性浸润生长,受累区域脑组织肿胀,脑沟变浅或消失,脑室变小。由于神经胶质细胞只是弥漫性瘤样增生,保存了原有的神经解剖结构,因此 MRI 多无明显灶性出血及坏死。

图 12-17　胶质瘤病

A、B.轴面 T_2WI 及 T_1WI 显示双侧额颞叶及胼胝体膝部片状稍长 T_1、稍长 T_2 异常信号,弥漫性浸润生长,边界不清;C.轴面增强扫描 T_1WI 显示肿瘤强化不明显

(三)鉴别诊断

脑胶质瘤病是肿瘤性质的疾病,但肿瘤细胞在脑组织中浸润性散在生长,不形成团块,影像表现不典型,易误诊。鉴别诊断主要应排除下列疾病。

1.多中心胶质瘤

本病颅内同时原发 2 个以上胶质瘤,各瘤体间彼此分离,无组织学联系。脑胶质瘤病为胶质瘤细胞弥漫浸润性生长,影像表现为大片状。

2.其他恶性浸润胶质瘤

如多形性胶质母细胞瘤。此类胶质瘤有囊变、坏死,MRI 信号不均匀,占位效应明显,增强扫描时有不同形式的明显强化。

3.各种脑白质病及病毒性脑炎

脑胶质瘤病早期影像与其有相似之处,有时无法鉴别。但大多数患者在应用大量的抗生素

和激素类药物后,病情仍进行性加重,复查 MRI 多显示肿瘤细胞浸润发展,肿瘤增大,占位效应逐渐明显,可资鉴别。

三、室管膜瘤

(一)临床表现与病理特征

室管膜瘤起源于室管膜或室管膜残余部位,比较少见。本病主要发生在儿童和青少年,5 岁以下占 50%,居儿童期幕下肿瘤第三位。男性多于女性。其病程与临床表现主要取决于肿瘤的部位,位于第四脑室者病程较短,侧脑室者病程较长。常有颅内压增高表现。

颅内好发部位依次为第四脑室、侧脑室、第三脑室和导水管。幕下占 60%～70%,特别是第四脑室。脑实质内好发部位是顶、颞、枕叶交界处,绝大多数含有大囊,50% 有钙化。病理学诊断主要依靠瘤细胞排列呈菊形团或血管周假菊形团这一特点。肿瘤细胞脱落后,可随脑脊液种植转移。

(二)MRI 表现

(1)脑室内或以脑室为中心的肿物,以不规则形为主,边界不整,或呈分叶状边界清楚的实质性占位病变(图 12-18)。

图 12-18　室管膜瘤

A.轴面 T_2WI 显示第四脑室内不规则形肿物,信号不均匀;B、C.矢状面
T_1WI 和增强 T_1WI 显示肿瘤突入小脑延髓池,强化不均匀,幕上脑积水

(2)脑室内病变边缘光滑,周围无水肿,质地略均质,其内可有斑点状钙化或小囊变区;脑实质内者以不规则形为主,常见大片囊变区及不规则钙化区,周围有水肿带。

(3)脑室系统者常伴不同程度的脑积水,脑实质者脑室系统受压改变。

(4)实质成分在 CT 主要为混杂密度,或略高密度病灶;在 T_1WI 呈略低信号,T_2WI 呈略高信号或高信号,增强扫描不均匀强化。

(三)鉴别诊断

室管膜瘤需要与以下疾病鉴别。

1.局限于四脑室的室管膜瘤应与髓母细胞瘤鉴别

前者多为良性,病程长,发展慢,病变多有囊变及钙化;后者为恶性肿瘤,起源于小脑蚓部,常突向四脑室,与脑干间常有一间隙(内含脑脊液),其表现较光滑,强化表现较室管膜瘤更明显,病程短,发展快,囊变及钙化少见,病变密度/信号多均匀一致。此外,髓母细胞瘤成人少见,其瘤体周围有一环形水肿区,而室管膜瘤不常见。

2.脉络丛乳头状瘤

好发于第四脑室,肿瘤呈结节状,边界清楚,悬浮于脑脊液中,脑积水症状出现更早、更严重,

脑室扩大明显,其钙化与强化较室管膜瘤明显。

3.侧脑室室管膜瘤应与侧脑室内脑膜瘤鉴别

后者多位于侧脑室三角区,形状较规则,表面光整,密度均匀,强化明显。室管膜下室管膜瘤常发生于孟氏孔附近,大多完全位于侧脑室内,境界清楚,很少侵犯周围脑组织,脑水肿及钙化均少见,强化轻微或无。

4.大脑半球伴有囊变的室管膜瘤需与脑脓肿鉴别

后者起病急,常有脑膜脑炎临床表现,病灶强化与周围水肿较前者更显著。

5.星形细胞瘤及转移瘤

发病年龄多在 40 岁以上,有明显的花环状强化,瘤周水肿与占位效应重。

四、神经元及神经元与胶质细胞混合性肿瘤

包括神经节细胞瘤、小脑发育不良性节细胞瘤、神经节胶质瘤、中枢神经细胞瘤。这些肿瘤的影像表现,特别是 MRI 表现各具有一定特点。

(一)神经节细胞瘤

1.临床表现与病理特征

为单纯的神经元肿瘤,无胶质成分及恶变倾向,组织结构类似正常脑,缺乏新生物特征。大多数为脑发育不良,位于大脑皮质或小脑。单侧巨脑畸形时可见奇异神经元,伴星形细胞数量及体积增加。

2.MRI 表现

在 T_2WI 为稍高信号,T_1WI 为低信号,MRI 确诊困难。合并其他脑畸形时,T_1WI 可见局部灰质变形,信号无异常或轻度异常,T_2WI 呈等或低信号,PD 呈相对高信号。CT 平扫可为高密度或显示不明显。注射对比剂后,肿瘤不强化或轻度强化。

(二)神经节胶质瘤

1.临床表现与病理特征

临床主要表现为长期抽搐及高颅压症状,生存时间长,青年多见。本病发病机制目前有两种学说。①先天发育不全学说:在肿瘤形成前即存在神经细胞发育不良,在此基础上,胶质细胞肿瘤性增生,刺激或诱导幼稚神经细胞分化,形成含神经元及胶质细胞的真性肿瘤;②真性肿瘤学说:神经节胶质瘤以分化良好的瘤性神经节细胞与胶质细胞(多为星形细胞,偶为少枝细胞)混合为特征。

神经节胶质瘤可能具有神经内分泌功能。实性、囊性各约 50%,囊伴壁结节,生长缓慢,部分有恶变及浸润倾向。

2.MRI 表现

典型影像表现为幕上发生,特别是额叶及颞叶的囊性病灶(图 12-19),伴有强化的壁结节。肿瘤在 T_1WI 呈低信号团块,囊性部分信号更低。在质子密度像,肿瘤囊腔如含蛋白成分高,其信号高于囊壁及肿瘤本身。在 T_2WI 囊液及肿瘤均为高信号,局部灰白质界限不清。注射Gd-DTPA后,病变由不强化至明显强化,以结节、囊壁及实性部分强化为主。1/3 病例伴有钙化,CT 可清楚显示,MRI 不能显示。

图 12-19　神经节胶质瘤

A、B.轴面 T_2WI 及 T_1WI 显示左侧颞叶内侧不规则形长 T_1、长 T_2

异常信号,边界欠清;C.轴面 T_1WI 增强扫描,病变强化不明显

3.鉴别诊断

神经节胶质瘤的影像学诊断应与以下疾病鉴别:①蛛网膜囊肿位于脑外,CSF 信号。②表皮样囊肿位于脑外,信号类似。

（三）中枢神经细胞瘤

1.临床表现与病理特征

本病常见于青年人(平均年龄 31 岁),临床症状少于 6 个月,表现为头痛及高颅压症状。占原发脑肿瘤 0.5%,1982 年由 Hassoun 首次报道,具有特殊的形态学及免疫组织学特征。

肿瘤来源于 Monro 孔之透明隔下端,呈现分叶状,局限性,边界清楚。常见坏死、囊变灶。部分为富血管,可有出血。肿瘤细胞大小一致,分化良好,似少枝胶质细胞但胞质不空,似室管膜瘤但缺少典型之菊花团,有无核的纤维(Neuropil)区带。电镜下可见细胞质内有内分泌样小体。有报道称免疫组化显示神经元标记蛋白。

2.MRI 表现

中枢神经细胞瘤位于侧脑室体部邻近莫氏孔,宽基附于侧室壁。在 T_1WI 呈不均匀等信号团块,肿瘤血管及钙化为流空或低信号;在 T_2WI,部分与皮质信号相等,部分呈高信号;注射 Gd-DTPA后,强化不均匀(图 12-20);可见脑积水。CT 显示丛集状、球状钙化。

图 12-20　中枢神经细胞瘤

A、B.轴面 T_2WI 及 T_1WI 显示左侧脑室不规则形团块,信号不均匀,

透明隔右移;C.轴面增强 T_1WI 显示病变中度不均匀强化

3.鉴别诊断

应包括脑室内少枝胶质细胞瘤,室管膜下巨细胞星形细胞瘤,低级或间变星形细胞瘤,室管膜瘤。

4.小脑发育不良性节细胞瘤

(1)临床表现与病理特征:本病又称 LD 病,结构不良小脑神经节细胞瘤。为一种低级小脑

新生物,主要发生在青年人,且以小脑为特发部位。临床表现为颅后窝症状,如共济障碍,头痛,恶心,呕吐等。

正常小脑皮质构成:外层为分子层,中层为浦肯野细胞层,内层为颗粒细胞层。本病的小脑脑叶肥大与内颗粒层及外分子层变厚有关。中央白质常明显减少,外层存在怪异的髓鞘,内层存在许多异常大神经元。免疫组化染色提示大多数异常神经元源自颗粒细胞,而非浦肯野细胞。本病可单独存在,也可合并 Cowden 综合征(多发错构瘤综合征)、巨脑、多指畸形、局部肥大、异位症及皮肤血管瘤。

(2)MRI 表现:MRI 显示小脑结构破坏和脑叶肿胀,边界清楚,无水肿。病变在 T_1WI 呈低信号,在 T_2WI 呈高信号,注射对比剂后无强化。脑叶结构存在,病灶呈条纹状(高低信号交替带)为本病特征(图 12-21)。可有邻近颅骨变薄,梗阻性脑积水。

图 12-21　小脑发育不良性节细胞瘤

A、B.轴面 T_2WI 及 T_1WI 显示右侧小脑条纹状长 T_1、长 T_2 异常信号,边界清楚;C.轴面增强 T_1WI 显示病变强化不明显

五、胚胎发育不良神经上皮肿瘤

(一)临床表现与病理特征

胚胎发育不良神经上皮肿瘤(dysembryoplastic neuroepithelial tumor,DNET)多见于儿童和青少年,常于 20 岁之前发病。患者多表现为难治性癫痫,但无进行性神经功能缺陷。经手术切除 DNET 后,一般无须放疗或化疗,预后好。

(二)MRI 表现

DNET 多位于幕上表浅部位,颞叶最常见,占 62%~80%,其次为额叶、顶叶和枕叶。外形多不规则,呈多结节融合脑回状,或局部脑回不同程度扩大,形成皂泡样隆起。MRI 平扫,在 T_1WI 病灶常呈不均匀低信号,典型者可见多个小囊状更低信号区;在 T_2WI 大多数肿瘤呈均匀高信号,如有钙化则显示低信号。病灶边界清晰,占位效应轻微,水肿少见(图 12-22),是本病影像特点。T_1WI 增强扫描时,DNET 表现多样,多数病变无明显强化,少数可见结节样或点状强化。

六、脑膜瘤

(一)临床表现与病理特征

肿瘤起病慢,病程长,可达数年之久。初期症状及体征可不明显,以后逐渐出现颅内高压及局部定位症状和体征。主要表现为剧烈头痛、喷射状呕吐、血压升高及眼底视盘水肿。

图 12-22 胚胎发育不良神经上皮肿瘤

A、B.轴面 T_2WI 及 T_1WI 显示左侧颞叶囊性异常信号,边界清
楚,周边无水肿;C.轴面增强 T_1WI 显示病变强化不明显

脑膜瘤起源于蛛网膜颗粒的内皮细胞和成纤维细胞,是颅内最常见非胶质原发脑肿瘤,占颅内肿瘤的 15%~20%。常为单发,偶可多发。较大肿瘤可分叶。WHO 1989 年分类,根据细胞形态和组织学特征,将其分为脑膜细胞型、成纤维细胞型、过渡型、乳头型、透明细胞型、化生型脑膜瘤、脊索样脑膜瘤和富于淋巴浆细胞的脑膜瘤。

(二)MRI 表现

多数脑膜瘤在 T_1WI 和 T_2WI 信号强度均匀,T_1WI 呈灰质等信号或略低信号,T_2WI 呈等或略高信号。少数信号不均匀,在 T_1WI 可呈等信号、高信号、低信号。由于无血-脑屏障破坏,绝大多数在增强扫描 T_1WI 呈均一强化,硬脑膜尾征对脑膜瘤的诊断特异性高达 81%(图 12-23)。MRI 可以显示脑脊液/血管间隙,广基与硬膜相连,骨质增生或受压变薄膨隆,邻近脑池、脑沟扩大,静脉窦阻塞等脑外占位征象。

图 12-23 脑膜瘤

A、B.矢状面 T_1WI 及轴面 T_2WI 显示右侧额叶凸面等 T_1、等 T_2 占位病变,边界清楚,
相邻皮质受压、移位;C.冠状面增强 T_1WI 显示肿物明显均匀强化,可见硬膜"尾征"

约 15% 的脑膜瘤影像表现不典型,主要包括以下几种情况:①少数脑膜瘤可整个肿瘤钙化,即弥漫性钙化的沙粒型脑膜瘤,在 T_1WI 和 T_2WI 均呈低信号,增强扫描显示轻度强化;②囊性脑膜瘤;③多发性脑膜瘤,常见部位依次为大脑凸面、上矢状窦旁、大脑镰旁、蝶骨嵴、鞍上及脑室内。

(三)鉴别诊断

常见部位的脑膜瘤,诊断不难。少见部位脑膜瘤须与其他肿瘤鉴别。

(1)位于大脑半球凸面、完全钙化的脑膜瘤应与颅骨致密骨肿瘤鉴别:增强 MRI 检查时,前者有强化,后者无强化。

（2）鞍上脑膜瘤主要应与突入鞍上的垂体巨腺瘤鉴别：以下征象提示脑膜瘤：鞍结节有骨硬化表现，无蝶鞍扩大，矢状面 MRI 显示肿瘤中心位于鞍结节上方而非垂体腺上方，鞍隔位置正常。

（3）侧脑室内脑膜瘤应与脉络丛乳头状瘤及室管膜瘤鉴别：鉴别要点：侧脑室内脉络丛乳头状瘤和室管膜瘤主要发生于儿童和少年，而脑膜瘤常见于中年人；脉络丛乳头状瘤可有脑脊液分泌过多，表现为脑室普遍扩大，而脑膜瘤仅有同侧侧脑室颞角扩大；脉络丛乳头状瘤表面常呈颗粒状，脑膜瘤边缘较圆滑；室管膜瘤强化欠均匀，脑膜瘤强化较均匀。

七、脉络丛肿瘤

（一）临床表现与病理特征

脉络丛肿瘤（choroid plexus tumors，CPT）是指起源于脉络丛上皮细胞的肿瘤，WHO 中枢神经系统肿瘤分类（2007）将其分为良性的脉络丛乳头状瘤（choroid plexus papilloma，CPP）、非典型脉络丛乳头状瘤（atypical CPP）和恶性的脉络丛癌（choroid plexus carcinoma，CPC）3 类，分属Ⅰ级、Ⅱ级和Ⅲ级肿瘤。绝大多数为良性，恶性仅占 $10\%\sim20\%$。CPT 好发部位与年龄有关，儿童多见于侧脑室，成人多见于第四脑室。脑室系统外发生时，最多见于桥小脑角区。CPT 的特征是脑积水，原因主要有：①肿瘤直接导致脑脊液循环通路梗阻（梗阻性脑积水）；②脑脊液生成和吸收紊乱（交通性脑积水）。CPT 发生的脑积水、颅内压增高及局限性神经功能障碍多为渐进性，但临床上部分患者急性发病，应引起重视。

（二）MRI 表现

MRI 检查多可见"菜花状"的特征性表现，肿瘤表面不光滑不平整，常呈粗糙颗粒状；而肿瘤信号无特征，在 T_1WI 多呈低或等信号，在 T_2WI 呈高信号，强化较明显（图 12-24）。CT 平扫多表现为等或略高密度病灶，类圆形，部分呈分叶状，边界清楚，增强扫描呈显著均匀强化。

图 12-24　脉络丛乳头状瘤

A、B.轴面 T_2WI 及 T_1WI 显示肿瘤位于右侧桥小脑角区，信号欠均匀，"菜花状"外观，边界清楚；C.轴面增强 T_1WI 显示肿物强化明显

（三）鉴别诊断

1.与室管膜瘤鉴别

后者囊变区较多见，且多有散在点、团状钙化，增强扫描时中等均匀或不均匀强化；发生于幕上者，年龄较大，发生于幕下者年龄较小，与前者正好相反。

2.与脑室内脑膜瘤鉴别

后者除具有脑膜瘤典型特征外，脑积水不如前者显著，好发于成年女性，以侧脑室三角区多见。

八、髓母细胞瘤

(一)临床表现与病理特征

髓母细胞瘤是一种高度恶性小细胞瘤,极易沿脑脊液通道转移。好发于小儿,特别是 10 岁左右儿童,约占儿童脑瘤的 20%。本病起病急,病程短,多在 3 个月之内。由于肿瘤推移与压迫第四脑室,导致梗阻性脑积水,故多数患者有明显颅内压增高。

肿瘤起源于原始胚胎细胞残余,多发生于颅后窝小脑蚓部,少数位于小脑半球。大体病理检查可见肿瘤呈灰红色或粉红色,柔软易碎,边界清楚,但无包膜,出血、钙化及坏死少。镜下肿瘤细胞密集,胞质少,核大且浓染,肿瘤细胞可排列成菊花团状。

(二)MRI 表现

MRI 不仅能明确肿瘤大小、形态及其与周围结构的关系,还能与其他肿瘤鉴别诊断。MRI 检查时,肿瘤的实质部分多表现为长 T_1、长 T_2 信号,增强扫描时实质部分显著强化(图 12-25);第四脑室常被向前推移,变形变窄;大部分合并幕上脑室扩张及脑积水。MRI 较 CT 有一定优势,能清楚显示肿瘤与周围结构及脑干的关系;矢状面或冠状面 MRI 易显示沿脑脊液种植的病灶。

图 12-25 髓母细胞瘤

A、B.轴面 T_2WI 及 T_1WI 显示肿瘤位于小脑蚓部,形态欠规则,边界清楚,第四脑室前移;C.轴面增强 T_1WI 显示肿物不均匀强化

(三)鉴别诊断

本病需与星形细胞瘤、室管膜瘤、成血管细胞瘤及脑膜瘤相鉴别。

1.星形细胞瘤

星形细胞瘤是儿童最常见的颅内肿瘤,其病灶大多位于小脑半球,肿块边缘形态欠规则,幕上脑室扩大较少见,T_1WI 呈低信号,T_2WI 呈高信号,增强扫描时不如髓母细胞瘤强化明显。

2.室管膜瘤

位于第四脑室内,肿块周围可见脑脊液,呈环形线状包绕,肿瘤内囊变及钙化较多见,肿物信号常不均匀。

3.脑膜瘤

第四脑室内脑膜瘤于 T_1WI 呈等信号,T_2WI 呈高信号,增强扫描时均匀强化,可见脑膜尾征。

4.成血管细胞瘤

常位于小脑半球,表现为大囊小结节,囊壁无或轻度强化,壁结节明显强化。

九、生殖细胞瘤

(一)临床表现与病理特征

生殖细胞瘤主要位于颅内中线位置,占颅内肿瘤的11.5%,常见于松果体和鞍区,以松果体区最多。发生在基底核和丘脑者占4%~10%。鞍区及松果体区生殖细胞瘤来源于胚胎时期神经管嘴侧部分的干细胞,而基底核及丘脑生殖细胞瘤来自第三脑室发育过程中异位的生殖细胞。

本病男性儿童多见,男女比例约2.5:1。好发年龄在12~18岁。早期无临床表现。肿瘤压迫周围组织时,出现相应神经症状。鞍区肿瘤主要出现视力下降、下丘脑综合征及尿崩症;松果体区出现上视不能、听力下降;基底核区出现偏瘫;垂体区出现垂体功能不全及视交叉、下丘脑受损表现。患者均可有头痛、恶心等高颅压表现。因松果体是一个神经内分泌器官,故肿瘤可能影响内分泌系统。性早熟与病变的部位和细胞种类相关。

(二)MRI表现

生殖细胞瘤的发生部位不同,MRI表现也不相同,分述如下。

1.松果体区

瘤体多为实质性,质地均匀,圆形、类圆形或不规则形态,可呈分叶状或在胼胝体压部有切迹,边界清楚。一般呈等 T_1、等或稍长 T_2 信号(图12-26)。大多数瘤体显著强化,少数中度强化,强化多均匀。少数瘤体内有单个或多个囊腔,使强化不均匀。

图12-26　生殖细胞瘤

A、B.轴面 T_2WI 及 T_1WI 显示肿瘤位于第三脑室后部,类圆形,呈等 T_1、等 T_2 异常信号,信号欠均匀,边界清楚;C.轴面增强 T_1WI 显示肿瘤强化明显,但不均匀

2.鞍区

根据肿瘤具体部位,分为3类。Ⅰ类:位于第三脑室内,包括从第三脑室底向上长入第三脑室,瘤体一般较大,常有出血、囊变和坏死。Ⅱ类:位于第三脑室底,仅累及视交叉、漏斗、垂体柄、视神经和视束,体积较小,形态多样。可沿漏斗垂体柄分布,呈长条状;或沿视交叉视束分布,呈椭圆形。一般无出血、囊变、坏死,MRI多呈等或稍长 T_1、稍长 T_2 信号,明显或中等程度均匀强化。Ⅲ类:仅位于蝶鞍内,MRI显示鞍内等 T_1、等或长 T_2 信号,明显或中度均匀强化。MRI信号无特征,与垂体微腺瘤无法区别。

3.丘脑及基底核区

肿瘤早期在 T_1WI 为低信号,T_2WI 信号均匀,显著均匀强化,无中线移位,边缘清晰。晚期易发生囊变、坏死和出血,MRI多呈混杂 T_1 和混杂长 T_2 信号,不均匀强化。肿瘤体积较大,但占位效应不明显,瘤周水肿轻微。肿瘤可沿神经纤维束向对侧基底核扩散,出现斑片状强化;同

侧大脑半球可有萎缩。

(三)鉴别诊断

鞍区生殖细胞瘤主要累及神经垂体、垂体柄及下丘脑。瘤体较大时,易与垂体瘤混淆。垂体瘤也呈等 T_1、等 T_2 信号,但多为直立性生长,而生殖细胞瘤向后上生长,可资鉴别。瘤体仅于鞍内时,MRI 显示垂体饱满,后叶 T_1 高信号消失,表现类似垂体微腺瘤。但垂体腺瘤为腺垂体肿瘤,瘤体较小时仍可见后叶 T_1 高信号,可资鉴别。另外,如发现瘤体有沿垂体柄生长趋势,或增强扫描时仅见神经垂体区强化,均有助于生殖细胞瘤诊断。

十、原发性中枢神经系统淋巴瘤

(一)临床表现与病理特征

中枢神经系统淋巴瘤曾有很多命名,包括淋巴肉瘤、网织细胞肉瘤、小胶质细胞瘤、非霍奇金淋巴瘤(NHL)等。肿瘤分原发性和继发性二类。原发性中枢神经系统淋巴瘤是指由淋巴细胞起源,且不存在中枢神经系统以外淋巴瘤病变。继发性中枢神经系统淋巴瘤是指原发于全身其他部位,后经播散累及中枢神经系统。近年来,根据免疫功能状态,又将淋巴瘤分为免疫功能正常及免疫功能低下型。后者主要与人体免疫缺陷病毒(HIV)感染,器官移植后免疫抑制剂使用及先天遗传性免疫缺陷有关。

中枢神经系统淋巴瘤可在任何年龄发病,高峰在 40～50 岁。有免疫功能缺陷者发病年龄较早。男性多于女性,比例为 2∶1。临床症状包括局灶性神经功能障碍,如无力、感觉障碍、步态异常或癫痫发作。非局灶性表现包括颅内压增高,如头痛、呕吐、视盘水肿,或认知功能进行性下降。

(二)MRI 表现

中枢神经系统淋巴瘤主要发生在脑内,病灶大多位于幕上,以深部白质为主要部位。多数病灶邻近脑室。病灶形态多为团块状,较典型表现如同"握拳"者。位于胼胝体压部的病灶沿纤维构形,形如蝴蝶,颇具特征(图 12-27)。瘤周水肿的高信号不仅表示该部位脑间质水分增加,还有肿瘤细胞沿血管周围间隙浸润播散的成分。另一特征为瘤周水肿与肿瘤体积不一致。多数肿瘤体积相对较大,具有较明显占位效应,但周边水肿相对轻微。非免疫功能低下者发生淋巴瘤时,瘤体内囊变、坏死少见。本病也可发生在中枢神经系统的其他部位,脑外累及部位包括颅骨、颅底、脊髓等。

图 12-27　淋巴瘤

A、B.轴面 T_2WI 及 T_1WI 显示肿瘤位于胼胝体压部,累及双侧侧脑室枕角,周边可见水肿;C.轴面增强 T_1WI 显示瘤体形似蝴蝶,强化明显,边界清楚

(三)鉴别诊断

中枢神经系统淋巴瘤的鉴别诊断主要包括以下疾病。

1.转移癌

多位于灰白质交界处，MRI多为长T_1、长T_2信号，而淋巴瘤多为低或等T_1、等T_2信号；注射对比剂后，转移癌呈结节状明显强化，病灶较大者常有中心坏死，而在淋巴瘤相对少见；转移癌周围水肿明显，一些患者有中枢神经系统以外肿瘤病史。

2.胶质瘤

MRI多为长T_1、长T_2信号，浸润性生长特征明显，境界不清，某些类型胶质瘤（如少枝胶质细胞瘤）可有钙化，而中枢神经系统淋巴瘤很少钙化。胶质母细胞瘤强化多不规则，呈环形或分枝状。

3.脑膜瘤

多位于脑表面邻近脑膜部位，形态类圆形，边界清楚，有周围灰质推挤征象。而在中枢神经系统的淋巴瘤少见这种现象。脑膜瘤特征为CT高密度，MRI等T_1、等T_2信号；注射对比剂后均匀强化，有脑膜增强"尾征"。

4.感染性病变

发病年龄相对年轻，部分有发热病史。MRI增强扫描时，细菌性感染病变多为环状强化，多发性硬化多为斑块状强化。近年来HIV感染上升，由此引起的免疫功能低下型淋巴瘤增多，此淋巴瘤病灶常多发，环状强化多见，肿瘤中心坏死多见。

十一、垂体瘤

(一)临床表现与病理特征

垂体腺瘤是常见良性肿瘤，起源于脑腺垂体，为脑外肿瘤，约占颅内肿瘤的10%。发病年龄，一般在20～70岁，高峰在40～50岁，10岁以下罕见。临床症状包括占位效应所致非特异性头痛、头晕、视力下降、视野障碍等。根据分泌的激素水平不同，可有不同内分泌紊乱症状。PRL腺瘤表现为月经减少、闭经、泌乳等。ACTH及TSH腺瘤对垂体正常功能影响最严重，引起肾上腺功能不全及继发甲状腺功能低下。GH腺瘤表现为肢端肥大症。部分患者临床表现不明显。

依据生物学行为，垂体腺瘤分为侵袭性垂体腺瘤和微腺瘤。垂体腺瘤生长、突破包膜，并侵犯邻近的硬脑膜、视神经、骨质等结构时称为侵袭性垂体腺瘤。后者的组织学形态属于良性，而生物学特征却似恶性肿瘤，且其细胞形态大部分与微腺瘤无法区别。直径<10 mm者称为微腺瘤。

(二)MRI表现

肿块起自鞍内，T_1WI多呈中等或低信号，当有囊变、出血时呈更低或高信号。T_2WI多呈等或高信号，有囊变、出血时信号更高且不均匀。增强扫描时，除囊变、出血、钙化区外，肿瘤均有强化。

MRI显示垂体微腺瘤具有优势。诊断依据可参考：典型临床表现，实验室化验检查有相关内分泌异常；高场强3 mm薄层MRI示垂体内局限性信号异常（低、中信号为主）；鞍底受压侵蚀、垂体柄偏移；垂体上缘局限性不对称性隆起、垂体高度异常。依据病灶部位，可对各种微腺瘤进行功能诊断。腺垂体内5种主要内分泌细胞通常按功能排列：分泌PRL和GH的细胞位于两侧，分泌TSH和促性腺激素的细胞位于中间；分泌ACTH的细胞主要在中间偏后部位。这种解剖关系与垂体腺瘤的发生率相符。注射Gd-DTPA后即刻扫描,微腺瘤的低信号与正常垂体组织对比明显,冠状面 T_1WI 显示更清晰(图 12-28)。在动态增强扫描早期,肿瘤信号低于正常垂体信号,晚期信号强度则高于或等于正常垂体信号。

图 12-28　垂体微腺瘤

冠状面动态增强扫描 MRI 显示垂体膨隆,左侧强化延迟

MRI 可预测肿瘤侵袭与否。垂体腺瘤浸润性生长的指征:垂体腺瘤突破鞍底,向蝶窦内突出;海绵窦正常形态消失,边缘向外膨隆,海绵窦与肿瘤间无明显分界,在增强扫描早期见肿瘤强化等海绵窦受侵表现(图 12-29);颈内动脉被包绕,管径缩小、变窄,或颈内动脉分支受累;斜坡骨质信号异常,边缘不光整等表现。

图 12-29　侵袭性垂体瘤

A.轴面 T_2WI 显示肿瘤为等 T_2 信号,累及左侧海绵窦;B.矢状面 T_1WI 显示肿瘤位于
鞍内及鞍上,触及视交叉;C.冠状面增强 T_1WI 显示鞍底下陷,相邻结构受累

(三)鉴别诊断

绝大多数垂体大腺瘤具有典型 MRI 表现,可明确诊断。但鞍内颅咽管瘤及鞍上脑膜瘤与巨大侵袭性生长的垂体腺瘤有时鉴别较难。

1.颅咽管瘤

鞍内颅咽管瘤,或对来源于鞍内、鞍上不甚明确时,以下征象有利于颅咽管瘤诊断:①MRI 显示囊性信号区,囊壁相对较薄,伴有或不伴有实质性部分;②CT 显示半数以上囊壁伴蛋壳样钙化,或瘤内斑状钙化;③在 T_1WI 囊性部分呈现高信号,或含有高、低信号成分,而垂体腺瘤囊变部分为低信号区。

2.鞍上脑膜瘤

脑膜瘤在 MRI 信号强度及强化表现方面颇似垂体瘤。少数鞍上脑膜瘤可向鞍内延伸,长入视交叉池,与垂体瘤难以区分。以下 MRI 所见有利于脑膜瘤诊断:①显示平直状鞍隔,无"腰身征";②鞍结节或前床突有骨质改变;③肿瘤内存在流空信号,尤其是显示肿瘤内血管蒂,为脑膜瘤佐证。

十二、神经鞘瘤

(一)临床表现与病理特征

神经鞘瘤来源于神经鞘膜的施万细胞,是可以发生于人体任何部位的良性肿瘤,25%～45%在头颈部。脑神经发生的肿瘤中,以神经鞘瘤多见,以听神经、三叉神经发生率最高。颅后窝是Ⅳ～Ⅻ对脑神经起源或脑神经出颅前经过的区域,脑神经肿瘤大部分发生于此。这些肿瘤的临床症状与相应脑神经的吻合性不高,肿瘤可能表现为其他脑神经和小脑的症状。仅从临床角度考虑,有时难以准确判断肿瘤的真正起源。

神经鞘瘤的病理特征是肿瘤于神经干偏心生长,有完整包膜,瘤内组织黄色,质脆。生长过大时,瘤体可出现液化和囊变。瘤细胞主要是梭形 Schwan 细胞,按其排列方式分为Antoni A 型和 Antoni B 型,以前者为主。

(二)MRI 表现

MRI 为颅后窝神经肿瘤检查的首选。大多数神经鞘瘤诊断不难。因为大多数肿瘤边界清楚,MRI 提示脑实质外肿瘤,且多数肿瘤为囊实性。神经鞘瘤 MRI 信号的特点是,T_1WI 实性部分呈等或稍低信号,囊性部分呈低信号;T_2WI 实性部分呈稍高或高信号,囊性部分信号更高;增强扫描时,实性部分明显强化,囊性部分不强化,肿瘤整体多呈环状或不均匀强化(图 12-30)。<1.5 cm 的鞘瘤可呈均匀实性改变,且与相应脑神经关系密切,有助于诊断。

A   B   C

图 12-30　听神经瘤

A、B.轴面 T_2WI 及 T_1WI 显示肿瘤位于右侧桥小脑角区,呈等 T_1、混杂 T_2 信号,形态不规则,右侧听神经明显增粗;C.轴面增强 T_1WI 显示肿瘤明显强化,边界清楚,瘤内可见坏死灶

(张友军)

第十三章

心血管疾病的MRI诊断

第一节 先天性心脏病

先天性心脏病是儿童最常见的心脏疾病,每年新增病例约 20 万人。长期以来,心血管造影是先天性心脏病诊断的"金标准",但存在有创性、受对比剂剂量和投照体位限制,以及解剖结构的影像重叠等问题。目前,无创性影像学检查方法如超声心动图已可完成大多数较为简单的先天性心脏病的诊断。多排螺旋 CT 及高场强 MRI 心脏专用机的出现,使先天性心脏病的诊断有了突破性进展。心脏 MRI 较之多排螺旋 CT 具有无 X 线辐射、无严重对比剂反应的优势,正在成为先天性心脏病最佳的无创性检查技术。

一、房间隔缺损

房间隔缺损(atrial septal defect,ASD)是指因胚胎期原始房间隔发育、融合、吸收异常导致的房间孔残留。发病率占先天性心脏病的 12%～22%。

(一)临床表现与病理特征

ASD 早期可无症状,活动量也无明显变化。部分患儿发育缓慢,心慌气短,并易患呼吸道感染。青少年期逐渐形成肺动脉高压,随着肺动脉压力的逐步增高,可出现心房水平右向左分流,发展为 Eisen menger 综合征,可出现发绀、咯血及活动后昏厥等症状。听诊于胸骨左缘 2～3 肋间可闻及 2～3 级收缩期吹风样杂音,肺动脉第二音亢进。心电图示 P 波高尖,电轴右偏。

ASD 可分为 Ⅰ孔型(也可称原发孔型,属于部分型心内膜垫缺损)和 Ⅱ孔型(也称继发孔型)。Ⅱ孔型 ASD 为胚胎发育第四周时,原始第一房间隔吸收过度和/或第二房间隔发育不良所导致的房间孔残留。根据发生部位可分为中央型(缺损位于房间隔中央卵圆窝处)、下腔型(缺损位于房间隔后下方与下腔静脉相延续)、上腔型(缺损位于房间隔后上方)及混合型(常为巨大缺损),以中央型最为常见,约占 75%。由于左心房平均压 1.1～1.3 kPa(8～10 mmHg)高于右心房平均压 0.5～0.7 kPa(4～5 mmHg),ASD 时即出现房水平左向右分流,使右心房、室及肺动脉内血流量增加,右心房室因容量负荷增加而增大,肺动脉增粗。

(二)MRI 表现

MRI 表现为房间隔的连续性中断。但因房间隔结构菲薄,黑血序列或常规 SE 序列受容积效应的影响,常不能明确诊断且容易漏诊。在亮血序列横轴面或垂直于房间隔的心室长轴位(即四腔位)可明确缺损的类型及大小,是显示 ASD 的最佳体位和序列。还可在薄层(以 3～5 mm 为宜)的心脏短轴像和冠状面显示 ASD 与腔静脉的关系,并确定 ASD 大小。其他征象包括继发的右心房室增大、右心室壁增厚及主肺动脉扩张(图 13-1)。

图 13-1　房间隔缺损

True FISP 亮血序列四腔心 MRI,箭头指示 RA 和 LA 之间
的房间隔信号连续性中断,右心房及右心室增大

(三)鉴别诊断

本病病理改变相对简单,只要扫描层面适当,对于具备 GRE 亮血序列的高场强 MRI 设备,诊断不难。

二、室间隔缺损

室间隔缺损(ventricular septal defect,VSD)是指胚胎第 8 周,心室间隔发育不全或停滞,从而形成左、右心室间的异常交通。占先天性心脏病的 20%～25%。

(一)临床表现与病理特征

患儿发育差,心悸、气短、易感冒及易发生肺内感染。听诊于胸骨左缘 3～4 肋间可闻及收缩期杂音,部分病例心前区可触及收缩期震颤,心电图示双室肥厚。发生肺动脉高压后,肺动脉瓣区第二心音亢进、分裂,患儿活动后口唇、指趾发绀。

VSD 分类方法较多,根据病理解剖并结合外科治疗实际,可分为 3 型。①漏斗部 VSD:可分为干下型和嵴内型。干下型位置较高,紧邻肺动脉瓣环,缺损上缘无肌组织,缺损在左心室面位于主动脉右窦下方,易合并右瓣脱垂,造成主动脉瓣关闭不全。嵴内型位于室上嵴内,与肺动脉瓣环之间有肌肉相隔。②膜周部 VSD:根据缺损累及范围可分为嵴下型、单纯膜部缺损和隔瓣后型。嵴下型缺损累及膜部和一部分室上嵴;单纯膜部缺损仅限于膜部室间隔,周边为纤维组织,缺损较小;隔瓣后型位置较嵴下型更靠后,被三尖瓣隔瓣所覆盖,又称流入道型缺损。③肌部 VSD:可位于肌部室间隔的任何部位,靠近心尖者为多,部分为多发。

正常生理状态下,右心室内压力约为左心室内压力的 1/4。VSD 时,由于存在左、右心室间巨大的压力阶差,即产生心室水平的左向右分流,致使左、右心室容量负荷增大,心腔扩大。分流所造成的肺循环血量增加使肺血管内阻力升高,血管内膜及中层增厚,使肺动脉及右心室压力逐渐升高,造成肺动脉高压。当右心室压力接近左心室压力时,心室水平即出现双向,甚至右向左为主的双向分流,患者出现发绀,即 Eisenmenger 综合征。

(二)MRI 表现

MRI 可直接显示 VSD 及其缺损大小和部位,并可对并发于不同类型 VSD 的主动脉瓣脱垂及膜部瘤等作出诊断。连续横轴面扫描是显示 VSD 大小、部位的基本体位。根据缺损类型,还可辅以其他体位,以更好地显示缺损形态,判断缺损的扩展方向。例如,隔瓣后 VSD 于四腔位显示最佳。干下型及嵴内型 VSD 若加做左心室短轴位扫描,对显示缺损最为有利,同时还应行左心室双口位电影扫描以判断是否并发主动脉瓣脱垂所造成的主动脉瓣关闭不全。而斜矢状面扫描有助于判断肺动脉根部下方有无室上嵴肌性结构的存在,是鉴别膜周部和嵴上型缺损的重要方法。此外,MRI 还可显示左、右心室腔扩大,室壁肥厚,主肺动脉扩张等间接征象(图 13-2)。

图 13-2　室间隔缺损

True FISP 亮血序列四腔心位 MRI,箭头指示室
间隔连续性中断,右心房及右心室增大

(三)鉴别诊断

绝大多数单纯 VSD 只要按上述检查方法扫描,即可定性定位诊断。但 VSD 常与其他先天性心血管畸形形成复合畸形,或者构成复杂畸形的组成部分。此时判断是单纯 VSD 还是合并其他畸形,或是复杂心血管畸形,有赖于更为全面的磁共振检查(包括 MRA)及诊断医师对先天性心脏病的理解及经验。

三、动脉导管未闭

动脉导管由胚胎左侧第六主动脉弓的背部发育演变而来,胎儿期为连接主动脉与肺动脉的正常血管结构。胎儿肺脏处于不张状态,肺动脉内血液经动脉导管流入主动脉完成胎儿的全身血液循环。动脉导管中层为弹力纤维结构,胎儿出生后肺膨胀肺血管床阻力下降,肺循环形成,动脉导管即开始收缩并逐渐闭锁,退化为动脉韧带。动脉导管绝大多数于半年内闭锁,少数可延迟至一年,持续不闭锁者即为动脉导管未闭(patent ductus arteriosus,PDA)。本病可单发,也可与 VSD、三尖瓣闭锁、主动脉弓缩窄等合并发生,更为主动脉弓离断的必要组成部分。PDA 的发病率占先天性心脏病的 12%~15%,男女比例约 1∶3。

(一)临床表现与病理特征

在动脉导管管径较细,主-肺动脉间分流量少时,患儿可无明显临床症状。动脉导管管径粗,分流量大时,可出现活动后心悸、气短及反复的呼吸道感染。大多数患儿听诊于胸骨左缘 2~3 肋间可闻及双期粗糙的连续性杂音,并可触及震颤,心电图示左心室肥厚、双室肥厚。合并肺动脉高压时杂音常不典型,甚至无杂音,但肺动脉第二音亢进明显,并可出现分界性发绀及杵状指。

动脉导管位于主动脉峡部的小弯侧与主肺动脉远端近分叉部之间。根据导管形态,一般分为4型。①管型:动脉导管的主动脉端与肺动脉端粗细基本相等,也可称圆柱型;②漏斗型:动脉导管的主动脉端粗大扩张,而肺动脉端逐渐移行变细,呈漏斗状,此型最为常见;③缺损型:动脉导管甚短或无长度,状如缺损,也称窗型;④动脉瘤型:此型甚为少见,动脉导管如动脉瘤样扩张膨大,考虑与动脉导管中层弹力纤维发育不良有关。

正常情况下,主动脉与肺动脉间存在着相当悬殊的压力阶差。PDA时,体循环血液将通过未闭之动脉导管持续向肺循环分流,致使左心室容量负荷增加,导致左心室肥厚扩张。长期的肺循环血流量增加将引起广泛肺小动脉的器质性改变,造成肺动脉压力进行性升高,右心室因阻力负荷增加而肥厚扩张。当肺动脉压接近甚或超过主动脉压时,将出现双向或右向左为主的双向分流,此时临床上出现发绀,往往以分界性发绀(即下肢发绀更重)更为常见。

(二)MRI 表现

黑血序列横轴面及左斜矢状面可显示主动脉峡部与左肺动脉起始部间经动脉导管直接连通。亮血序列显示动脉导管更敏感,对于细小或管状扭曲的动脉导管,可薄层(3~5 mm)扫描后逐层观察。心脏 MRI 电影可显示分流方向,并粗略估计分流量。3D CE MRA 可清晰显示动脉导管形态,明确分型,测量动脉导管主动脉端及肺动脉端的径线。此外,横轴面 MRI 还可显示左心房室增大,升主动脉、主肺动脉及左、右肺动脉扩张等间接征象(图 13-3)。

图 13-3 动脉导管未闭

CE MRA 经 MPR 斜矢状面重组图像,箭头显示主肺动脉
远端与主动脉弓降部间呈漏斗形的未闭动脉导管

(三)鉴别诊断

PDA 的 MRI 检查方法多样,综合使用可对该病作出明确诊断,不存在过多鉴别诊断问题。

四、心内膜垫缺损

心内膜垫缺损(complete endocardial cushion defect,ECD)亦称房室通道畸形,是由于胚胎期腹背侧心内膜垫融合不全,原发孔房间隔发育停顿或吸收过多和室间孔持久存在所致的一组先天性心内复杂畸形群,包括原发孔 ASD 及室间隔膜部、二尖瓣前瓣、三尖瓣隔瓣的发育异常。发病率占先天性心脏病的 0.9%~6%。

(一)临床表现与病理特征

患儿一般发育差,心悸气短,易患呼吸道感染。胸骨左缘 3~4 肋间闻及 3 级收缩期杂音,可出现肺动脉瓣区第二音亢进,大部分病例心尖二尖瓣听诊区亦可闻及 3 级全收缩期杂音。心电

图有较为特异性表现,多为一度房室传导阻滞,P-R 间期延长,或右束支传导阻滞。

根据病理特征,ECD 一般分为 4 型。①部分型 ECD:Ⅰ孔型 ASD 合并不同程度的房室瓣断裂,房室瓣环下移,二尖瓣和三尖瓣均直接附着在室间隔上,瓣下无 VSD;②完全型 ECD:Ⅰ孔型 ASD,房室瓣完全断裂,左右断裂的房室瓣形成前共瓣及后共瓣,前后共瓣不附着于室间隔而是形成漂浮瓣叶,以腱索与室间隔相连,瓣下有 VSD;③过渡型 ECD:介于部分型和完全型之间,房室瓣部分直接附着部分借腱索附着于室间隔上,瓣下只有很小的 VSD;④心内膜垫型 VSD:包括左心室右心房通道及心内膜垫型 VSD。

ECD 是由于心内膜垫发育异常所致的一系列心内复合畸形。病理改变不同,血流动力学改变也不同。单纯Ⅰ孔型 ASD 的临床表现与Ⅱ孔型 ASD 大致相同,而完全型 ECD 则会因房室间隔缺损及共同房室瓣关闭不全造成严重的肺循环高压,进而导致心力衰竭。

(二)MRI 表现

亮血序列横轴面或四腔位 MRI 显示房间隔下部连续性中断(即Ⅰ孔型 ASD),缺损无下缘,直抵房室瓣环。二尖瓣前叶下移,左心室流出道狭长。完全型 ECD 表现为十字交叉消失,左右心房室瓣环融成一体,形成一共同房室瓣,其上为Ⅰ孔型 ASD,其下为膜部 VSD。左心室-右心房通道则表现为左心室、右心房间直接相通。间接征象包括以右心房室增大为主的全心扩大、右心室壁增厚、中心肺动脉扩张等。MRI 电影显示房室瓣区异常反流信号(图 13-4)。

图 13-4　心内膜垫缺损(合并单心房)

True FISP 序列横轴面亮血图像,显示心脏十字交叉结构消失,房间隔缺如,
左右心房室瓣融合为共同大瓣(该病例房间隔完全缺如,为单心房 SA)

(三)鉴别诊断

表现为单纯Ⅰ孔型 ASD 的部分型 ECD 应与Ⅱ孔型 ASD 鉴别。掌握两型 ASD 的发生部位,鉴别不难。

五、先天性肺动脉狭窄

先天性肺动脉狭窄(pulmonary stenosis,PS)甚为常见,占先天性心脏病的 10%～18%,居第四位。

(一)临床表现与病理特征

轻度至中度狭窄患儿,早期并无临床症状。常在体检时发现杂音进而作出诊断。随着年龄增长可逐渐出现运动后心悸气短等症状。重度狭窄者早期即可出现上述症状,伴卵圆孔未闭者可出现活动后发绀。听诊于胸骨左缘 2～3 肋间肺动脉瓣听诊区可闻及收缩期喷射状杂音,可伴震颤,肺动脉第二音减弱或消失。心电图呈右心室肥厚改变,三尖瓣关闭不全时伴右心房扩大。

PS根据狭窄部位不同可分为4型。①瓣膜型狭窄:最为常见,约占先天性心脏病的10%。瓣膜在交界处融合成圆锥状,向肺动脉内凸出,中心为圆形或不规则形瓣口。瓣膜增厚,瓣口处显著。瓣叶多为3个,少数为2个。漏斗部正常或因肌肥厚造成继发狭窄,肺动脉主干有不同程度的狭窄后扩张。部分病例可有瓣膜及瓣环发育不全,表现为瓣环小,瓣叶僵硬、发育不全。常合并ASD、VSD、PDA等。②瓣下型狭窄:单纯瓣下型狭窄即漏斗部狭窄较为少见,可分为隔膜型狭窄和管状狭窄。前者表现为边缘增厚的纤维内膜,常在漏斗部下方形成纤维环或膜状狭窄;后者由右心室室上嵴及壁束肌肥厚形成,常合并心内膜纤维硬化。③瓣上型狭窄:可累及肺动脉干、左右肺动脉及其分支,单发或多发。占先天性心脏病2%~4%。半数以上病例合并间隔缺损、PDA等其他畸形。④混合型狭窄:上述类型并存,以肺动脉瓣狭窄合并漏斗部狭窄常见。

肺动脉的狭窄导致右心系统排血受阻,右心室阻力负荷增大,右心室压增高,右心室肥厚。轻至中度狭窄病例通常不影响心排血量。重度狭窄心排血量下降,肺血流量减少。重症病例由于右心室压力增高,右心室肥厚,顺应性下降,继而三尖瓣关闭不全,右心房压力增高,伴有卵圆孔时即可出现心房水平右向左分流。

(二)MRI表现

黑血及亮血序列轴面、斜冠状面和左前斜垂直室间隔心室短轴像可显示右心室流出道、主肺动脉、左右肺动脉主干的狭窄部位、程度和累及长度。单纯瓣膜狭窄时可见主肺动脉的狭窄后扩张。MRI电影可显示肺动脉瓣环发育情况、瓣叶数量及狭窄程度,可见与心血管造影表现相似的粘连的瓣口开放受限形成的"圆顶"征及低信号血流喷射征。CE MRA不仅可直接显示右心室流出道,测量中心肺动脉狭窄程度,还可通过重组图像逐一显示段级以上周围肺动脉狭窄,其评价肺动脉发育情况的能力已接近传统的心血管造影(图13-5)。

图13-5　先天性肺动脉狭窄

CE MRA后MIP重组正面观,显示肺动脉瓣环、主肺动脉及左肺动脉重度狭窄,长箭头所指为主肺动脉,短箭头所指为左肺动脉

(三)鉴别诊断

MRI可作出准确的分型诊断并评估病变的严重程度,还可显示并发畸形,是诊断本病最有效的无创性检查手段,一般不存在过多的鉴别诊断。

六、法洛四联症

法洛四联症(tetralogy of Fallot,TOF)是最常见的发绀,属先天性心脏病,占先天性心脏病

的12%～14%。该病属于圆锥动脉干的发育畸形,为圆锥动脉干分隔、旋转异常及圆锥间隔与窦部室间隔对合不良所致。Fallot 于 1898 年首先对其病理解剖及临床特征进行了系统的阐述,故该病以其姓氏命名。

(一)临床表现与病理特征

患儿出生半年内即表现发绀,气促,喜蹲踞,好发肺内炎症。重症者活动后缺氧昏厥。查体见杵状指趾,听诊于胸骨左缘 2～4 肋间可闻及较响亮的收缩期杂音,胸前区可触及震颤,肺动脉第二音明显减弱,心电图示右心室肥厚。

TOF 包括 4 种畸形。①肺动脉狭窄:本病均有漏斗部狭窄,并以漏斗部并肺动脉瓣狭窄常见,还可出现肺动脉瓣上狭窄、主肺动脉干发育不全及左右肺动脉分叉部狭窄。漏斗部狭窄常较局限,严重者形成纤维环状漏斗口,其与肺动脉瓣间可形成大小不等的第三心室,有时漏斗部弥漫狭窄呈管状。瓣膜狭窄表现为瓣膜的融合粘连,成人患者瓣膜增厚,可有钙化及赘生物。半数以上患者肺动脉瓣为二瓣畸形,瓣叶冗长。②高位 VSD:TOF 的 VSD 有两种类型,第一种最常见,占 90%以上,是在圆锥动脉干发育较好,漏斗部形态完整的情况下,因胚胎发育时圆锥间隔前移与窦部室间隔对合不良所致,缺损位于室上嵴下方,为嵴下型 VSD。第二种为肺动脉圆锥的重度发育不良,造成漏斗部间隔部分缺如,形成漏斗部 VSD,缺损还可位于肺动脉瓣下,形成干下型 VSD。③主动脉骑跨:主动脉根部向前、向右方移位造成主动脉骑跨于 VSD 上方,但主动脉与二尖瓣前叶间仍存在纤维联系。骑跨一般为轻～中度,一般不超过 75%。④右心室肥厚:为 VSD 及肺动脉瓣狭窄的继发改变,肥厚程度超过左心室。卵圆孔未闭和Ⅱ孔型 ASD 是 TOF 最常见的并发畸形,发生率为 60%～90%。此外,约 30%的患者合并右位主动脉弓及右位降主动脉,头臂动脉呈镜面型,部分病例合并永存左上腔静脉和 PDA。

本病的 VSD 一般较大,因此左右心室内压力接近。肺动脉狭窄造成的右心室排血受阻是心室水平右向左分流、体循环血氧饱和度下降及肺动脉内血流量减少等血流动力学异常的根本原因。肺动脉狭窄越重,肺血流量越少,右向左分流量越大,右心室肥厚越重。

(二)MRI 表现

横轴面和斜冠状面黑血、亮血 MRI,结合 MRI 电影可显示右心室漏斗部及肺动脉瓣,并观察肺动脉瓣环、主肺动脉及左右肺动脉起始部的发育情况。横轴面、四腔心黑血、亮血 MRI 可观察高位VSD 的大小和部位,判断右心室壁肥厚的程度,薄层扫描可观察并存的肌部小 VSD。横轴面和心室短轴像可显示升主动脉扩张,判断主动脉骑跨程度。此外,CE MRA 重组图像可直观显示两大动脉的空间关系,包括主肺动脉,左、右肺动脉主干及分支的发育情况和狭窄程度(图 13-6)。

图 13-6　法洛四联症

电影 MRI 斜横轴面,显示右心室流出道、肺动脉瓣环及瓣上重度狭窄,右心室肥厚

（三）鉴别诊断

本病主动脉骑跨程度较大时，应与经典的右心室双出口鉴别。此时应在垂直室间隔流出道的左心室长轴位（即左心室双口位）扫描亮血 MRI 或电影 MRI，以确定主动脉窦与二尖瓣前叶之间是否存在纤维连接，并以此除外法洛四联症右心室双出口。

七、完全型大动脉错位

完全型大动脉错位（complete transposition of great arteries，TGA）是常见的发绀，属先天性心脏病之一，常引起婴幼儿早期死亡。约占先天性心脏病的 8%。

（一）临床表现与病理特征

该病以生后重度发绀、气促和早期发生心力衰竭为临床特征。生后半年几乎所有病例发生杵状指（趾）。听诊肺动脉第二音亢进，合并 VSD 的病例胸骨左缘下部可闻及收缩期杂音。心电图表现为左、右心室肥厚或双心室肥厚。

TGA 为胚胎早期圆锥部旋转和吸收异常所致的大动脉起始部畸形。其胚胎学基础是主动脉下圆锥保留，肺动脉下圆锥吸收，以及与正常方向相反的圆锥逆向旋转形成的房室连接相适应情况下（即右、左心房分别与右、左心室连接），主动脉和肺动脉分别起自形态学的右和左心室，即心室与大动脉连接不相适应。主动脉瓣及瓣下圆锥向前上方旋转移动，肺动脉瓣口后下方移动，使主动脉位于肺动脉前方。根据旋转程度不同，主动脉位于肺动脉右前方者形成右位型异位（约占 60%），主动脉位于肺动脉左前方者则形成左位型异位（约占 40%）。

由于 TGA 表现为心房与心室间的相适应连接，以及心室与大动脉间的不相适应连接（即接受回心体静脉血液的右心室发出主动脉，接受氧合肺静脉血的左心室发出肺动脉），所以体、肺循环形成两个相互隔绝的循环系统。因无氧合血液供应心、脑、肾等脏器，生后必然伴有体、肺循环间的分流通道，如 VSD、ASD、卵圆孔未闭及 PDA 等维持生命。因全身各器官均严重缺氧，使心排量增大，心脏负荷加重，心脏增大及心力衰竭发生较早。

根据并存畸形及临床特点，该病分为两型：①单纯 TGA：约占 1/2。室间隔完整，体、肺循环借助卵圆孔未闭或 ASD、PDA 沟通。患儿低氧血症严重，大部分早期夭亡。②合并 VSD 的 TGA：VSD 大小不一，约 1/3 为小 VSD，此时体、肺循环仍主要借助卵圆孔未闭或 ASD、PDA 沟通，患者多早期夭折。大 VSD 可发生于膜周部、嵴上内或肌部室间隔（常为多发）。约 5% 合并肺动脉瓣或瓣下狭窄，还可合并肺动脉瓣和肺动脉发育不全，少数病例合并 ECD。

（二）MRI 表现

MRI 诊断的关键在于明确两大动脉的空间位置关系及其与左右心室的连接关系。MRI 可显示心内细微解剖结构，因此可依据左、右心室的形态特征判断与主、肺动脉相连接者是否为解剖学的右心室及左心室，再通过 MRI 所显示的左、右心房形态特征判断房室间是否为相适应连接，并明确房室位置关系。

心脏各房室的 MRI 判断标准如下：①右心室，肌小梁粗糙，存在肌性流出道。②左心室，肌小梁细腻光滑，无肌性流出道。③右心房，其右心耳呈基底宽大的钝三角形，梳状肌结构多且明显。④左心房，其左心耳狭长呈拇指状，形态较不规则。此外，无其他心内畸形时也可根据腔静脉与右心房连接、肺静脉与左心房相连参考判定左右心房。

黑血及亮血 MRI 标准横轴面，结合冠状面、矢状面 MRI 为基本观察层面，可以显示两大动脉与左、右心室的连接异常及相适应的房室连接，并判断主动脉瓣下的肌性流出道及肺动脉瓣与二尖瓣前叶的纤维连接。此外，四腔位可明确显示并存的房、室间隔缺损，CE MRA 可显示并存的 PDA。MRI 电影可显示缺损大小、位置、血流方向及是否并存肺动脉狭窄,并进行心功能评价(图 13-7)。

图 13-7　完全型大动脉错位

A.True FISP 亮血序列四腔心层面显示房室连接关系正常,箭头显示室间隔缺损

B.主动脉与右心室连接,位于前方,肺动脉与左心室连接,位于后方

(三)鉴别诊断

MRI 可明确诊断本病。充分显示各种解剖畸形后,一般无过多的鉴别诊断。

(江万里)

第二节　缺血性心脏病

缺血性心脏病是指由于冠状动脉阻塞所造成的心肌缺血、心肌梗死及由此导致的一系列心脏形态及功能改变。心脏 MRI 可对缺血性心脏病进行全面的检查,包括形态学、局部及整体心功能评价、心肌灌注成像、心肌活性检查,正在成为一项能够全面、准确地评价缺血性心脏病的现代影像技术。

一、心肌缺血

心脏的血液供应主要由冠状动脉提供,冠状动脉各支分布供应不同的心脏节段,前降支供应左心室前壁、室间隔中段和尖段,回旋支供应左心室后壁,右冠状动脉供应右心室及左心室下壁、室间隔基底段。左心室下壁尖段由前降支和右冠状动脉双重供血,左心室侧壁尖段由回旋支和前降支双重供血。冠状动脉阻塞是心肌缺血的根本原因。严重缺血时,心肌缺氧所造成的各类致痛因子如缓激肽、前列腺素等的释放将导致心绞痛。

(一)临床表现与病理特征

临床表现为心前区可波及左肩臂、或至颈咽部的压迫或紧缩性疼痛,也可有烧灼感。其诱因常为剧烈体力活动或情绪激动,也可由寒冷、吸烟、心动过速等诱发。疼痛出现后逐步加重,一般于 5 分钟内随着停止诱发症状的活动或服用硝酸甘油缓解逐步消失。根据临床特征的不同,心绞痛可分为稳定型心绞痛、变异型心绞痛及不稳定型心绞痛。但无论哪种类型的心绞痛,其疼痛强度均较心肌梗死轻,持续时间较短。

心肌缺血最常见的原因是由动脉粥样硬化斑块造成的冠状动脉狭窄,这类狭窄大多分布于心外膜下的大冠状动脉。动脉硬化斑块早期由血管内皮细胞受损、平滑肌细胞增殖内移发展而来,进而发生内皮下脂质沉积、纤维结缔组织增生。斑块阻塞面积在40%以下时,基本不影响心肌灌注,一般无临床症状。随着斑块阻塞面积的加大,在冠状动脉轻至中度狭窄(阻塞面积达到50%～80%)时,静息状态下狭窄冠脉远端的阻力血管将发生不同程度的扩张以维持相当的心肌灌注,静息状态下无明显临床表现。重度的冠脉狭窄(阻塞面积90%左右)则静息时亦无法保证适当的心肌灌注,在静息时就可出现灌注异常,临床上出现静息痛。除冠状动脉粥样硬化外,心肌缺血还有以下病因:①冠状血管神经、代谢及体液调节紊乱导致的冠状动脉痉挛;②冠状动脉微血管内皮功能状态异常导致的心肌灌注下降;③冠状动脉炎症、先天发育畸形及栓子栓塞。

(二)MRI 表现

心肌缺血严重(即缺血性心肌病)时,可出现心肌内广泛或局灶性纤维结缔组织增生、局部或整体心肌变薄、心腔扩大等改变。MRI 可显示相应形态异常。但在大多数情况下,心肌缺血仅表现为功能性心肌灌注异常。根据缺血程度不同,MRI 心肌灌注可表现为:①静息状态各段心肌灌注正常,负荷状态心内膜下心肌或全层心肌透壁性灌注减低或缺损(图 13-8);②静息状态缺血心肌灌注减低或延迟,负荷状态灌注缺损(图 13-9);③静息状态缺血心肌灌注缺损(图 13-10)。灌注异常区域多数与冠脉供血区相吻合,与核素心肌灌注检查的符合率达87%～100%,与目前仍作为冠心病诊断"金标准"的 X 线冠状动脉造影的诊断符合率达79%～87.5%。此外,严重心肌缺血时(如长时间心肌严重缺血,心肌细胞结构完整但局部室壁减弱或消失,称心肌冬眠;短暂心肌严重缺血,心肌结构未损害但收缩功能需较长时间恢复,称心肌顿抑),MRI 心脏电影可发现心室壁运动异常,平行于室间隔长轴位、垂直于室间隔长轴位及无间隔连续左心室短轴位检查可准确判断运动异常的室壁范围。

图 13-8　心脏短轴位左心室中部层面静息及负荷心肌灌注成像

A.静息灌注成像,显示心肌灌注均匀一致;B.腺苷负荷后心肌灌注成像,显示间隔壁心肌灌注减低

图 13-9　心脏短轴位左心室中部层面静息及负荷心肌灌注成像

A.静息灌注成像,显示下壁灌注减低;B.负荷后灌注成像,显示该区域灌注减低更为明显,为灌注缺损表现

图 13-10　心脏短轴位左心室中部层面心肌灌注成像
静息时即可显示下间隔壁灌注缺损

(三)鉴别诊断

心肌缺血的 MRI 检查包括形态、灌注、运动功能等诸多方面。其他心脏疾病,如扩张型心肌病也表现为心腔扩大、心室壁变薄,肥厚型心肌病也会出现室壁运动减弱,甚至小范围的心肌灌注异常,但结合临床表现和综合 MRI 检查,与心肌缺血鉴别不难。

(四)专家指点

MRI 诊断心肌缺血的核心是心肌灌注成像。MRI 心肌灌注的基础及相关临床研究始于 20 世纪 80 年代中期,至 20 世纪 90 年代中后期已取得相当的成绩。20 世纪 90 年代后期 MRI 设备在快速梯度序列多层面成像方面取得突破,一次注射对比剂后覆盖整个左心室的多层面首过灌注成像成为可能(虽然还存在扫描间隔),使 MRI 心肌灌注可用于临床诊断。近年来 MRI 心脏专用机进入临床,提高了成像速度(可完成无间隔的心脏成像)及时间、空间分辨率,有望成为诊断心肌缺血的"金标准"。

二、心肌梗死

继发于冠状动脉粥样硬化斑块破裂及血栓形成基础上的急性冠状动脉闭塞是心肌梗死最常见的原因。

(一)临床表现与病理特征

急性心肌梗死的主要症状是持久的胸骨后剧烈疼痛。典型者为胸骨后挤压性或压榨性疼痛,往往放射至颈部或左上肢。疼痛持续 15～30 分钟或更长,与心绞痛比较,疼痛程度重且时间长为其特点。其他临床表现有呼吸短促、出汗、恶心、发热,白细胞计数、血清酶增高及心电图改变等。急性心肌梗死的并发症包括恶性心律失常、休克、左心室室壁瘤形成、室间隔穿孔、乳头肌断裂及心力衰竭等。病程 6 周以上者为陈旧性心肌梗死,临床表现除可能继续存在的心肌缺血症状外,主要为急性心肌梗死并发症的相应表现。

当冠状动脉闭塞持续 20～40 分钟后,随着缺血缺氧的进一步发展,细胞膜的完整性破坏,心肌酶漏出,心肌细胞发生不可逆性的损伤,即发生梗死。8～10 天后,坏死的心肌纤维逐渐被溶解,肉芽组织在梗死区边缘出现,血管和成纤维细胞继续向内生长,同时移除坏死的心肌细胞。到第 6 周梗死区通常已经成为牢固的结缔组织瘢痕,其间可散布未受损害的心肌纤维。心肌梗死一般首先发生在缺血区的心内膜下心肌,后逐渐向心外膜下及周边扩展。根据梗死范围,病理上分为 3 型。①透壁性心肌梗死:梗死范围累及心室壁全层;②心内膜下心肌梗死:仅累及心室壁心肌的内 1/3 层,并可波及乳头肌;严重者坏死灶扩大、融合,形成累及整个心内膜下心肌的坏死,称为环状梗死;③灶性心肌梗死:病灶较小,临床上多无异常表现,生前常难以发现;病理呈不规则分布的多发性小灶状坏死,分布常不限于某一支冠状动脉的供血范围。

（二）MRI 表现

1.心肌信号

在 SE 序列 MRI,心肌为类似骨骼肌信号强度的中等信号,有别于周围心外膜下脂肪的高信号和相邻心腔内血流呈"黑色"的低信号。急性心肌梗死时,坏死心肌及周围水肿使相应区域的 T1 及 T2 延长,在 T2WI 呈高信号。急性心梗 24 小时内即可在 T2WI 观察到信号强度增加,并可维持至第 10 天。但由于急性梗死灶周围存在水肿带,所以高信号范围大于真实的梗死区域。在亚急性期(心肌梗死发生 72 小时内)心肌信号异常范围与实际梗死区域大致相当。慢性期(梗死发生 6 周以上)由于梗死后瘢痕形成,水分含量较正常心肌组织降低,在 SE 序列呈低信号。T2WI 较 T1WI 明显。

2.心肌厚度

节段性室壁变薄是陈旧性心肌梗死的形态特征,坏死心肌吸收、纤维瘢痕形成是心肌变薄的病理基础,陈旧透壁性心肌梗死后室壁变薄更明显。前降支阻塞可造成左心室前、侧壁和/或前间壁变薄,右冠状动脉阻塞则造成左心室后壁和/或下壁变薄。MRI 可直接显示心肌组织,心外膜面和心内膜面边界清晰,可精确测量心肌变薄。电影 MRI 通过测量室壁厚度判断存在心肌梗死的标准为病变区域室壁厚度小于或等于同一层面正常心肌节段室壁厚度的 65%;判断透壁性心肌梗死的标准为病变区域舒张末期室壁厚度大于 5.5 mm。

3.室壁运动功能改变

电影 MRI 是评价心脏整体及局部舒缩功能的最佳影像技术。通过无间隔连续左心室短轴位、平行于室间隔左心室长轴位及垂直于室间隔左心室长轴位电影 MRI,可精确评价急性及慢性心肌梗死的一系列功能变化,如整体或局部室壁运动状态、收缩期室壁增厚率、EF 值、心腔容积等。

4.心肌灌注成像

可显示心肌梗死后的组织坏死或瘢痕形成所致的灌注减低及缺损。由于急性心肌梗死时常存在心肌的再灌注,灌注检查可无异常表现。因此,单纯心肌灌注成像无法准确诊断急性梗死心肌。

5.对比增强延迟扫描心肌活性检查

心肌梗死区域表现为高信号。MRI 的高空间分辨率,使其可精确显示梗死透壁程度。后者分为以下 3 种类型:①透壁强化:表现为全层心肌高信号,多为均匀强化;②非透壁强化:为心内膜下心肌或心内膜下至中层心肌区域强化,而心外膜下至中层或心外膜下心肌信号正常(存活心肌);③混合性强化:同一心肌段内透壁和非透壁强化并存。

如果在大面积延迟强化区域内观察到信号减低区,就需与存活心肌鉴别。病理研究表明,这一位于延迟强化区域中心或紧贴心内膜下,被称为"无再灌注区"或"无复流区"的信号减低区,为继发于心肌梗死的严重微血管损伤,毛细血管内存在大量的红细胞、中性粒细胞及坏死心肌细胞,阻塞与充填使对比剂不能或晚于周围结构进入这一区域。它并非存活心肌,而是重度的不可恢复的心肌坏死。其与存活心肌的影像鉴别要点如下:①"无再灌注区"周围常有高强化区环绕且常位于心内膜下,在连续的短轴像可以观察这一征象;②在首过心肌灌注成像中,这一区域没有首过强化;③在上述表现不明显,仍难与存活心肌鉴别时,可在延长延迟时间后再次扫描,如延迟至30～40分钟。此时由于组织间隙的渗透作用，"无再灌注区"将出现强度不等的延迟强化。

6.并发症 MRI

（1）室壁瘤：分为假性室壁瘤和真性室壁瘤。前者常发生于左心室下壁及后壁，为透壁性梗死心肌穿孔后周围心包等包裹形成，瘤口径线小于瘤体直径为其主要特征，电影 MRI 可见瘤体通过一瘤颈与左心室腔相通，瘤内可见血流信号；后者为梗死心肌几乎完全被纤维瘢痕组织替代，丧失收缩能力，在心室收缩期和/或舒张期均向心腔轮廓外膨出，常位于前壁及心尖附近，瘤壁菲薄（可至1 mm），瘤口径线大于瘤体直径。电影 MRI 显示左心室腔局部室壁明显变薄，收缩期矛盾运动，或收缩期及舒张期均突出于左心室轮廓外的宽基底囊状结构。

（2）左心室附壁血栓：为附着于心室壁或充填于室壁瘤内的团片样充盈缺损（GRE 序列）。SE 序列血栓的信号强度随血栓形成的时间（即血栓的年龄）而异，亚急性血栓 T1WI 常表现为中等至高信号，T2WI 呈高信号，而慢性血栓在 T1WI 和 T2WI 均呈低信号。

（3）室间隔穿孔：表现为肌部室间隔连续性中断，以横轴面及四腔位显示清晰，电影 MRI 可见心室水平异常血流信号。

（4）乳头肌断裂：平行于室间隔长轴位或垂直于室间隔长轴位电影 MRI 可显示继发于乳头肌断裂的二尖瓣关闭不全所致左心房反流信号。

（5）心功能不全：连续短轴像结合长轴位电影 MRI 可评价继发于心肌梗死的左心室局部及整体运动功能异常，测量各种心功能指数。

（江万里）

第三节　心　肌　病

心肌病是一类伴有特定的形态、功能、电生理等方面改变的心肌疾病。1980 年世界卫生组织及国际心脏病学会联合会心肌病定义分类委员会将心肌病定义为"原因不明的心肌疾病"，并将其分为扩张型、肥厚型及限制型 3 类。

一、扩张型心肌病

扩张型心肌病在心肌病中发病率最高，多见于 40 岁以下中青年，临床症状缺乏特异性。

（一）临床表现与病理特征

起病初期部分病例可有心悸气短，但大多数病例早期表现隐匿且发展缓慢。随着病程发展，临床表现为心脏收缩能力下降所致的充血性心力衰竭，各类心律失常，以及心腔内血栓引起的体动脉栓塞。听诊一般无病理性杂音。心电图可显示双侧心室肥厚、各类传导阻滞及异常Q波等。

病理改变为心室腔扩大，主要累及左心室，有时累及双侧心室。室壁通常正常，部分病例可出现与心腔扩张不相匹配的室壁增厚。心室肌小梁肥大，肉柱呈多层交织、隐窝深陷，常见附壁血栓。心腔扩大显著者，可造成房室瓣环扩大，导致房室瓣关闭不全。心肌细胞萎缩与代偿性心肌细胞肥大并存，可见小灶性液化性心肌溶解，或散在小灶性心肌细胞坏死，以及不同程度的间质纤维化。总体而言病理所见缺少特异性。

（二）MRI 表现

1.心肌信号变化

本病于 SE 序列 T1WI、T2WI 心肌多表现为较均匀等信号,少数病例 T2WI 可呈混杂信号。心腔内附壁血栓在 T2WI 多呈高信号。

2.心腔形态改变

以电影 MRI 短轴位及心腔长轴位观察,一般心室横径增大较长径明显;仅有左心室腔扩大者为左心室型,室间隔呈弧形凸向右心室;仅有右心室扩大者为右心室型,室间隔呈弧形凸向左心室;左右心室均扩大者为双室型。

3.心室壁改变

部分病例早期受累心腔心室壁可稍增厚,晚期则变薄或室壁厚薄不均,左心室的肌小梁粗大。

4.心脏功能改变

电影 MRI 显示左心室或双侧心室的心肌收缩功能普遍下降,收缩期室壁增厚率减低,呈弥漫性改变,EF 值多在 50％以下（图 13-11）。

图 13-11　扩张型心肌病

True FISP 亮血序列四腔心层面见左心室腔扩大,左心室游离壁肌小梁肥厚

（三）鉴别诊断

本病有时需与晚期缺血性心脏病（心腔扩大时）相鉴别。缺血性心脏病有长期慢性的冠心病病史。在形态学方面,冠心病陈旧心肌梗死多呈节段性室壁变薄,病变区域左心室肌小梁稀少、心肌内壁光滑;而扩张型心肌病的室壁厚度改变广泛均一,左心室心肌小梁肥厚。

二、肥厚型心肌病

肥厚型心肌病好发于青壮年,心肌肥厚是其主要病变形态。病因可能与遗传有关。约半数患者为家族性发病,属常染色体显性遗传。

（一）临床表现与病理特征

男女发病率无明显差别。早期症状主要为心慌、气短,缺少特征。相当数量病例无症状或症状轻微,常在体检时发现。晚期可发生心力衰竭、晕厥甚至猝死。心前区可闻及收缩期杂音并可触及震颤。心电图表现为左心室肥厚（部分表现为双室肥厚）、传导阻滞等。

心肌肥厚可以累及心室任何区域,但以左心室的肌部室间隔最为常见,非对称性室间隔肥厚（即室间隔向左心室腔凸出明显,室间隔与左心室后壁厚度比≥1.5）为该病的特征性表现。功能

改变为舒张期肥厚心肌的顺应性降低,收缩功能正常甚至增强。基底部和中部室间隔肥厚引起左心室流出道梗阻,根据压力阶差可分为梗阻性与非梗阻性肥厚型心肌病。病理改变包括心肌细胞肥大、变性、间质结缔组织增生等。有时见心肌细胞错综排列(细胞间联结紊乱、重叠、迂曲、交错和异常分支),正常的心肌细胞排列消失。心肌壁内小冠状动脉可发生管腔变窄、管壁肥厚等。

(二)MRI 表现

MRI 征象包括以下几种。

1.心肌信号变化

在 SE 序列 T1WI、T2WI 肥厚心肌一般呈等信号,与正常心肌相同。有时,肥厚心肌在 T2WI 呈混杂信号,提示病变区域缺血纤维化。

2.心室壁肥厚

可累及两侧心室的任何部位,但以室间隔最常见,还可累及左心室游离壁、心尖、乳头肌等。病变部位心肌显著肥厚,常超过15 mm。测量室壁厚度应在短轴像心室舒张末期进行。本病几乎不累及左心室后壁,故以肥厚心肌/左心室后壁厚度≥1.5 为诊断标准,其特异性达94%。

3.心腔形态改变

以垂直于室间隔长轴位及双口位(左心室流入道和流出道位于同一层面)和短轴位电影 MRI 观察,左心室腔窄小,室间隔肥厚时心室腔呈"倒锥形",心尖肥厚时心室腔呈"铲形"。

4.心脏功能改变

病变部位肥厚心肌的收缩期增厚率减低,而正常部位收缩期增厚率正常或增强。心脏整体收缩功能正常或增强,EF 值多正常或增加。晚期心功能不全时,EF 值下降。室间隔部的肥厚心肌向左心室流出道凸出可造成左心室流出道梗阻,此时于双口位电影 MRI 可见收缩期二尖瓣前叶向室间隔的前向运动,即超声心动图检查中的"SAM 征",进一步加重流出道梗阻。收缩期于左心室流出道至主动脉腔内可见条带状低信号喷射血流,左心房内可见由二尖瓣反流引起的反流低信号。

5.心肌灌注及心肌活性检查

病变部位心肌纤维化并常伴局部小冠状动脉损害,可造成负荷心肌灌注减低,提示心肌缺血。心肌活性检查时,部分病变部位可出现点片状高信号,反映灶性纤维化(图 13-12)。

图 13-12　肥厚型心肌病

电影 MRI 双口层面见室间隔肥厚并向左心室流出道突出

（三）鉴别诊断

本病需与高血压性心脏病引起的心肌肥厚相鉴别。高血压性心脏病的左心室肥厚均匀，无左心室流出道狭窄，无二尖瓣反向运动，收缩期室壁增厚率正常，不难鉴别。

三、限制型心肌病

限制型心肌病国内相当少见。因心肌顺应性降低，两侧心室或某一心室舒张期容积减小，致心室充盈功能受限。根据受累心室不同可分为右心室型、左心室型及双室型，以右心室型最常见。

（一）临床表现与病理特征

轻者常无临床症状。右心房压升高时出现全身水肿、颈静脉曲张、肝淤血及腹水等右心功能不全的症状。左心房压升高时出现左心功能不全表现。有时表现为心悸、胸痛及栓塞症等。心电图表现无特征性，最常见异常 Q 波，心房颤动等心房异常。

病理表现缺乏特异性。可有病变区域结缔组织和弹力纤维增生，心肌细胞肥大，错综排列，心内膜增厚等。由于心室舒张功能受限及心室容积减少，心室舒张末期压力升高，进而导致受累心室心功能不全，甚至全心衰竭。

（二）MRI 表现

MRI 征象包括以下几种。

1.右心室型

黑血及亮血 MRI 显示横轴面右心室流入道缩短、变形，心尖部闭塞或圆隆，流出道扩张；心室壁厚薄不均，以心内膜增厚为主；心内膜面凹凸不平；右心房明显扩大，上下腔静脉扩张；电影 MRI 可见三尖瓣反流及右心室室壁运动幅度减低；SE 序列 MRI 常可见心包积液和/或胸腔积液。

2.左心室型

表现为以心内膜增厚为主的心室壁不均匀增厚，左心室腔变形，心尖圆钝；心内膜面凹凸不平，有钙化时可见极低信号；左心房明显扩大；电影 MRI 可见二尖瓣反流。

3.双心室型

兼有上述两者的征象，一般右心室征象更明显（图 13-13）。

图 13-13　限制型心肌病
True FISP 亮血序列显示右心室心尖部闭塞并室壁增厚，心内膜面凹凸不平

（三）鉴别诊断

该病有时需与缩窄性心包炎、先天性心脏病三尖瓣下移畸形相鉴别。缩窄性心包炎时，MRI

显示心包局限或广泛性增厚。限制型心肌病可见特征性的心尖变形、闭塞及心室壁不均匀增厚，与其他疾病鉴别不难。

（江万里）

第四节　胸主动脉疾病

胸主动脉疾病并不少见，且逐年增多。这与人口老龄化、医学影像技术进步和临床医师对本病的认识提高有关。主要疾病包括主动脉夹层、胸主动脉瘤、主动脉壁间血肿、穿透性动脉硬化溃疡、胸主动脉外伤等。现就临床较为常见的前两种疾病加以讨论。

一、主动脉夹层

主动脉夹层（AD）是一类病情凶险、进展快、病死率高的急性胸主动脉疾病，其死亡率及进展风险随着时间的推移而逐步降低。急性 AD 指最初的临床症状出现 2 周以内，而慢性 AD 指症状出现 2 周或 2 周以上。国外报道，未经治疗的急性 Stanford A 型主动脉夹层，最初 48～72 小时期间每小时的死亡率为 1%～2%，即发病 2～3 天内死亡率约 50%，2 周内死亡 80%。

（一）临床表现与病理特征

胸部背部剧烈疼痛且无法缓解是急性 AD 最常见的初发症状，心电图无 ST-T 改变。疼痛多位于胸部的正前后方，呈刺痛、撕裂痛或刀割样疼痛。常突然发作，很少放射到颈、肩及左上肢，这与冠心病心绞痛不同。患者常因剧痛出现休克貌，但血压不低或升高。部分患者疼痛不显著，可能与起病缓慢有关。随着病情发展，部分患者出现低血压，为心脏压塞、急性重度主动脉瓣反流、夹层破裂所致。大约 38% 的患者两上肢血压及脉搏不一致，此为夹层累及或压迫无名动脉及左锁骨下动脉所造成的"假性低血压"。胸部 AD 体征无特征性，累及升主动脉时可闻及主动脉瓣关闭不全杂音，主动脉弓部分支血管受累可致相应动脉搏动减弱或消失，夹层破入心包腔引起心脏压塞时听诊闻及心包摩擦音。此外，AD 累及冠状动脉引发急性心肌梗死，夹层破裂入胸腔或内膜撕裂后主动脉壁通透性改变可造成单侧或双侧胸腔积液，累及肾动脉可造成血尿、无尿和急性肾衰竭，累及腹腔动脉、肠系膜上下动脉时出现急腹症及肠坏死。

典型 AD 始发于主动脉内膜和中层撕裂，主动脉腔内血液在脉压驱动下，经内膜撕裂口穿透病变中层，分离中层并形成夹层。由于管腔内压力不断推动，分离在主动脉壁内推进不同的长度。广泛者可自升主动脉至腹主动脉分叉部，并累及主动脉各分支血管，甚至闭塞分支血管。典型夹层为顺向分离，即自近端内膜撕裂口处向主动脉远端扩展，但有时从内膜撕裂口逆向进展。

主动脉壁分离层之间充盈血液，形成一个假腔，出现所谓"双腔主动脉"。剪切力导致内膜片（分离主动脉壁的内层部分）进一步撕裂，形成内膜再破口或出口。血液的持续充盈使假腔进一步扩张，内膜片则突入真腔，真腔可受压变窄或塌陷。内膜撕裂口多发生在主动脉内壁流体动力学压力最大处，即升主动脉（窦上数厘米处）外右侧壁，或降主动脉近端（左锁骨下动脉开口以远）动脉韧带处。少数发生在腹主动脉等处。

高血压和马方综合征是 AD 的主要诱因。有一组 74 例 AD 患者中，有高血压病史者44 例（占59.5%）、马方综合征者 9 例（占 12.2%）。胸主动脉粥样硬化性病变是否为 AD 的诱因，目前存在争议。国外一组17例AD患者中,11例高血压者均有广泛而严重的主动脉粥样硬化。在这组74例AD患者中,16例有粥样硬化改变,其中13例有高血压病史,3例血压正常但均为高龄患者(67～78岁)。先天性心血管疾病,如主动脉瓣二叶畸形和主动脉缩窄,妊娠期内分泌变化等也与AD发生有关。

AD主要有两种分型。Debakey分型根据原发内破口起源位置及夹层累及范围:Debakey Ⅰ型,破口位于升主动脉,夹层范围广泛;Debakey Ⅱ型,破口位于升主动脉,夹层范围局限于升主动脉;Debakey Ⅲ型,升主动脉未受累,破口位于左锁骨下动脉远端,其中,夹层范围局限者为Ⅲ甲,广泛者为Ⅲ乙(图13-14)。Stanford分型仅依赖病变累及范围:凡夹层累及升主动脉者均为A型,余者为B型。

图13-14 胸主动脉夹层Debakey分型模式图

(二)MRI表现

1.内膜片

是AD的直接征象,在MRI呈线状结构,将主动脉分隔为真腔和假腔;内膜片沿主动脉长轴方向延伸,于横轴面显示清晰,与主动脉腔信号相比可呈低信号或高信号。

2.真腔和假腔

形成"双腔主动脉",是AD的另一直接征象;通常真腔小,假腔大;在升主动脉,假腔常位于右侧(即真腔外侧);在降主动脉,常位于左侧(同样是真腔外侧);在主动脉弓部,常位于真腔前上方;内膜片螺旋状撕裂时,假腔可位于任何方位;假腔可呈多种形态,如半月形、三角形、环形和多腔形;根据MRI序列和血流速度不同,真假腔的信号强度可以相同,亦可不同。

3.内膜破口和再破口

在黑血和亮血MRI表现为内膜连续性中断;MRI电影可见破口处血流往返,或假腔内血流信号喷射征象;CE MRA显示破口优于亮血与黑血序列。

4.主要分支血管受累

直接征象为内膜片延伸至血管开口或管腔内,引起受累血管狭窄和闭塞,间接征象为脏器或组织缺血、梗死或灌注减低;MPR是观察分支血管受累的最佳方法。

5.并发症和并存疾病

MRI可显示主动脉瓣关闭不全、左心功能不全、心包积液、胸腔积液、主动脉破裂或假性动脉瘤,以及假腔血栓形成等异常(图13-15)。

图 13-15　**胸主动脉夹层** Debakey Ⅲ **型**

CE MRA 后 MIP 斜矢状面重组图像,主动脉自弓降部以远

增宽,呈双腔主动脉,内膜片呈螺旋状撕裂

（三）鉴别诊断

综合运用各项 MRI 技术,可清晰显示该病的直接征象、间接征象及各类并发症,作出准确的定性诊断及分型诊断,不存在过多的鉴别诊断问题。

二、胸主动脉瘤

胸主动脉瘤是指局限性或弥漫性胸主动脉扩张,其管径大于正常主动脉 1.5 倍或以上。按病理解剖和瘤壁的组织结构分为真性和假性动脉瘤。前者是由于血管壁中层弹力纤维变性、失去原有坚韧性,形成局部薄弱区,在动脉内压力作用下,主动脉壁全层扩张或局限性向外膨突;后者是指因主动脉壁破裂或内膜及中层破裂,造成出血或外膜局限性向外膨突,瘤壁由血管周围结缔组织、血栓或血管外膜构成,常有狭窄的瘤颈。

（一）临床表现与病理特征

本病临床表现变化差异较大且复杂多样,主要取决于动脉瘤大小、部位、病因、压迫周围组织器官的程度及并发症。轻者无任何症状和体征。有时胸背部疼痛,可为持续性和阵发性的隐痛、闷胀痛或酸痛。突发性撕裂或刀割样疼痛类似于 AD 病变,常提示动脉瘤破裂,病程凶险。动脉瘤压迫周围结构可出现气短、咳嗽、呼吸困难、肺炎和咯血等呼吸道症状,也可有声音嘶哑、吞咽困难、呕血和胸壁静脉曲张。胸部体表可见搏动性膨突及收缩期震颤,可闻及血管性杂音。如病变累及主动脉瓣,可有主动脉瓣关闭不全、左心功能不全的表现。

病因可分为动脉粥样硬化性、感染性、创伤性、先天性、大动脉炎性、梅毒性、马方综合征和白塞病等,以粥样硬化性主动脉瘤最常见。任何主动脉瘤均有进展、增大的自然过程,破裂是其最终后果。瘤体越大,张力越大,破裂可能越大。主动脉瘤倍增时间缩短或形状改变,是破裂前的重要变化。

（二）MRI 表现

(1)在 SE 序列,横轴面和冠状面 MRI 显示胸主动脉呈囊状或梭囊状扩张的低信号,以及动脉瘤内血栓、瘤壁增厚及瘤周出血。脂肪抑制 MRI 有助于区别脂肪组织与血肿或粥样硬化增厚。矢状面或斜矢状面可确定瘤体部位及累及范围。

（2）亮血与黑血序列 MRI 的优点是成像速度快，图像分辨率和对比度高，伪影少。

（3）对 CE MRA 原始图像重组，可形成 MIP 和 MPR 图像。MIP 类似于传统 X 线血管造影，可显示主动脉瘤形态、范围、动脉瘤与主要分支血管的关系。MPR 可多角度连续单层面显示主动脉瘤详细特征，包括瘤腔形态、瘤腔内血栓、瘤壁特征、瘤周出血或血肿、瘤周软组织结构，以及瘤腔与近端和远端主动脉及受累分支血管的关系（图 13-16）。

图 13-16　胸主动脉假性动脉瘤

CE MRA 后左前斜 MIP（A 图）及横轴面 MPR 重组图像（B 图），降主动脉后部可见巨大假性动脉瘤

（三）鉴别诊断

MRI 与多排螺旋 CT 同是显示胸主动脉瘤的无创性影像技术，诊断该病极为准确，不存在过多鉴别诊断问题。

（江万里）

第十四章

乳腺疾病的MRI诊断

第一节 乳腺脓肿

一、临床表现与病理特征

乳腺脓肿既可发生于产后哺乳期妇女,也可发生于非产后哺乳期妇女。乳腺脓肿可由乳腺炎形成,少数来自囊肿感染。而对于非产后哺乳期乳腺脓肿,则多数不是由急性乳腺炎迁延而来,临床表现不典型,常无急性过程,患者往往以乳腺肿块而就诊,因缺乏典型的乳腺炎病史或临床症状,更由于近年来乳腺癌的发病率上升,容易将其误诊为乳腺肿瘤。

二、MRI 表现

乳腺脓肿在 MRI 上比较具有特征性表现,MRI 平扫 T_1WI 上表现为低信号,T_2WI 呈中等或高信号,边界清晰或部分边界清晰,脓肿壁在 T_1WI 上表现为环状规则或不规则的等或略高信号,在 T_2WI 上表现为等或高信号,且壁较厚。当脓肿形成不成熟时,环状壁可厚薄不均匀或欠完整,外壁边缘较模糊;而脓肿成熟后,其壁厚薄均匀完整。脓肿中心坏死部分在 T_1WI 呈明显低信号、在 T_2WI 呈明显高信号。水肿呈片状或围绕脓肿壁的晕圈,在 T_1WI 上信号较脓肿壁更低、在 T_2WI 上信号较脓肿壁更高。

在增强 MRI,典型的脓肿壁呈厚薄均匀的环状强化,多数表现为中度、均匀、延迟强化。当脓肿处于成熟前的不同时期时,脓肿壁亦可表现为厚薄均匀或不均匀的环状强化,强化程度亦可不同。脓肿中心坏死部分及周围水肿区无强化。部分脓肿内可见分隔状强化。较小的脓肿可呈结节状强化。当慢性脓肿的脓肿壁大部分发生纤维化时,则强化较轻。如在脓肿周围出现子脓肿时对诊断帮助较大(图 14-1)。

三、鉴别诊断

(一)良性肿瘤和囊肿

乳腺脓肿在 MRI 上具有特征性表现,脓肿壁较厚,增强后呈环状强化,中心为无强化的低信号区。如行 DWI 检查,乳腺脓肿与良性肿瘤或囊肿表现不同,脓液 ADC 值较低。

图 14-1　左乳腺脓肿

A.左乳 X 线头尾位片,显示左乳内上高密度肿物,肿物大部分边缘清晰、规则,部分后缘显示模糊,其内未见钙化,该肿物外侧尚可见两个小结节(黑箭),密度与腺体密度相近,边缘尚光滑;B.CT 平扫,显示左乳内侧肿物,边界清楚,其内部 CT 值为 11.4 HU,肿物壁密度稍高且较厚,其外侧亦可见两个小结节(白箭),边界清楚;C.MRI 平扫横轴面 T_1WI;D.MRI 平扫横轴面 T_2WI,显示左乳内侧类圆形肿物,肿物于 T_1WI 呈低信号,T_2WI 呈高信号,表现为液体信号特征,边界清楚,肿物外周可见一厚度大致均匀的壁,内壁光滑整齐,该肿物外侧亦可见两个信号与之相同的小结节(黑箭),边界清楚

(二)肿块型乳腺癌

乳腺癌多表现为形态不规则,边缘毛刺,临床以无痛性肿块为主要表现。在动态增强 MRI,乳腺癌信号强度多为快速明显增高且快速减低,强化方式多由边缘向中心渗透,呈向心样强化。而脓肿呈环状强化,壁较厚,中心为无强化的低信号区。

(江万里)

第二节　乳腺积乳囊肿

一、临床表现与病理特征

积乳囊肿比较少见,其形成与妊娠及哺乳有关。在泌乳期时,若一支或多支输乳管排乳不畅或发生阻塞,引起乳汁淤积而形成囊肿。因其内容物为乳汁或乳酪样物而不同于一般的囊肿。肉眼看,积乳囊肿为灰白色,可为单房或多房性,内含乳汁或乳酪样物。囊壁从内向外由坏死层、圆细胞浸润层及结缔组织层组成,并可见到一或数支闭塞的导管。

临床上,患者多为 40 岁以下曾哺乳的妇女,多在产后 1~5 年内发现,偶可在 10 余年后才发现。由于囊肿较柔软,临床上可摸不到肿块而由 X 线或超声检查意外发现,或可触到光滑、活动

肿块。若囊壁纤维层较厚,则肿块亦可表现为较坚硬。如发生继发感染,则可有红、痛等炎性症状及体征。少数积乳囊肿病例亦可发生自发性吸收消散。

二、MRI 表现

MRI 具有多参数成像特点,结合病变在不同成像序列上的信号表现,一般诊断不难。在 MRI,积乳囊肿内水分含量较多时可呈典型液体信号特征,即在 T_1WI 上表现为低信号,在 T_2WI 上表现为高信号(图 14-2)。如积乳囊肿内脂肪、蛋白或脂质含量较高,在 T_1WI 和 T_2WI 则表现为明显高信号,在脂肪抑制序列表现为低信号或仍呈较高信号。如病变内所含成分表现为脂肪组织和水含量基本相等时,于 MRI 反相位上可表现为病变信号明显减低(图 14-3)。增强 MRI 检查囊壁可有轻至中度强化。

图 14-2　(右乳腺)积乳囊肿

A.右乳 X 线头尾位片,显示右乳内 8 cm×11 cm 肿块,边界清楚,外形轻度分叶,密度与腺体接近,其内可见不规则粗颗粒状钙化;B.MRI 平扫矢状面 T_2WI;C.MRI 平扫横轴面 T_1WI;D.MRI 平扫横轴面脂肪抑制 T_2WI,显示右乳内 6.0 cm×8.2 cm 肿块,边界清楚,外形轻度分叶,病变于 T_1WI 呈低信号,T_2WI 呈高信号,脂肪抑制后病变仍呈高信号,其内可见部分分隔影

图 14-3　(左乳腺)积乳囊肿伴慢性炎症

A.左乳 X 线头尾位病变局部放大片,显示左乳外侧卵圆形肿物,边界清晰,肿物内部密度明显不均匀,可见呈脂肪组织样低密度,其内散在颗粒及斑片状较高密度影;B.MRI 平扫横轴面 T_1WI;C.MRI 平扫横轴面 T_2WI;D.MRI 平扫横轴面脂肪抑制 T_2WI;E.MRI 平扫横轴面反相位,显示左乳外侧类圆形肿块,边界清楚,病变于 T_1WI 和 T_2WI 均呈高信号,脂肪抑制后病变信号略有降低,但于 MRI 反相位上病变信号明显减低

三、鉴别诊断

（1）致密结节型积乳囊肿的 X 线表现与其他良性肿瘤不易鉴别，只能依靠临床病史及体检加以区别。

（2）X 线上透亮型积乳囊肿需与脂肪瘤和错构瘤鉴别：一般脂肪瘤较积乳囊肿大，外形常呈轻度分叶状，肿瘤内可有纤细的纤维分隔。错构瘤特点为混杂密度，包括斑片状低密度的脂肪组织及中等密度的纤维腺样组织，包膜纤细。透亮型积乳囊肿表现为圆形或卵圆形，呈部分或全部高度透亮的结构；囊壁光滑整齐，一般较脂肪瘤和错构瘤的壁厚，MRI 增强检查时囊壁可有轻至中度强化。

（江万里）

第三节 乳腺脂肪坏死

一、临床表现与病理特征

乳腺脂肪坏死常为外伤或医源性损伤导致局部脂肪细胞坏死液化后引起的非化脓性无菌性炎症反应。虽然乳腺内含有大量的脂肪组织，但发生脂肪坏死者并不多见。根据病因可将乳腺脂肪坏死分为原发性和继发性两种。绝大多数为原发性脂肪坏死，由外伤后引起，外伤多为钝器伤，尽管有些患者主诉无明显外伤史，但一些较轻的钝器伤如桌边等的碰撞也可使乳腺脂肪组织直接受到挤压而发生坏死。继发性乳腺脂肪坏死可由于导管内容物淤积并侵蚀导管上皮，使具有刺激性的导管内残屑溢出到周围的脂肪组织内，导致脂肪坏死，也可由于手术、炎症等原因引起。

脂肪坏死的病理变化随病期而异。最早表现为一局限出血区，脂肪组织稍变硬。镜下可见脂肪细胞混浊及脂肪细胞坏死崩解，融合成较大的脂滴。3～4 周形成一圆形硬结，表面呈黄灰色，并有散在暗红区，切面见油囊形成，囊大小不一，其中含油样液或暗褐色的血样液及坏死物质。后期纤维化，病变呈坚实灰黄色肿块，切面为放射状瘢痕样组织，内有含铁血黄素及钙盐沉积。

脂肪坏死多发生在巨大脂肪型乳腺癌患者。发病年龄可从 14～80 岁，但多数发生在中、老年。约半数患者有外伤史，病变常位于乳腺表浅部位的脂肪层内，少数可发生于乳腺任何部位。最初表现为病变处黄色或棕黄色瘀斑，随着病变的发展，局部出现肿块，界限多不清楚，质地硬韧，有压痛，与周围组织有轻度粘连。后期由于大量纤维组织增生，肿块纤维样变，使其边界较清楚。纤维化后可有牵拽征，如皮肤凹陷、乳头内陷等，应注意与乳腺癌鉴别。部分患者肿块最后可缩小、消失。少数患者由于炎症的刺激可伴有同侧腋窝淋巴结肿大。

二、MRI 表现

乳腺脂肪坏死表现典型者病变多位于皮下脂肪层表浅部位（图 14-4），当脂肪坏死发生在乳腺较深部位与腺体重叠而表现为边缘欠清的肿块性病变时易误诊为乳腺癌。病变早期，若皮肤有红肿、瘀斑,则可显示非特异性的皮肤局限增厚与皮下脂肪层致密浑浊。在 MRI 上较早期的脂肪坏死表现为形状不规则,边界不清楚,病变在 T_1WI 上表现为低信号,在 T_2WI 上表现为高信号,内部信号不均匀。

图 14-4　右乳脂肪坏死

63 岁,女,2 个月前右乳曾有自行车车把撞过外伤史;A.右乳 X 线头尾位片;B.右乳 X 线内外侧斜位片;C.右乳病变切线位局部加压片,显示右乳内上方皮下脂肪层及邻近腺体表层局限致密,边界不清,密度中等;D.右乳 MRI 平扫矢状面 T_1WI;E.右乳 MRI 平扫矢状面脂肪抑制 T_2WI;F.动态增强后病变时间-信号强度曲线图;G、H、I.分别为 MRI 平扫、动态增强后 1、8 分钟;J.增强后延迟时相横轴面 T_1WI;K.VR 图,显示右乳内上方皮下脂肪层及邻近腺体表层局限片状异常信号,边界欠清,于 T_1WI 呈较低信号,T_2WI 呈较高信号,动态增强后病变呈明显不均匀强化,时间-信号强度曲线呈平台型,局部皮肤增厚动态增强检查病变可呈快速显著强化,与恶性肿瘤鉴别困难。病变后期纤维化后,动态增强检查有助于脂肪坏死的诊断,其强化方式缺乏典型恶性病变具有的快进快出特点。

三、鉴别诊断

本病应与乳腺癌鉴别。发生在皮下脂肪层表浅部位的乳腺脂肪坏死诊断不难。对于无明显外伤史,脂肪坏死又发生在乳腺较深部位且与腺体重叠时,与乳腺癌较难鉴别。通常乳腺癌的肿块呈渐进性增大,而脂肪坏死大多有缩小趋势。对于较早期的脂肪坏死,单纯依靠 MRI 动态增强后的曲线类型与乳腺癌鉴别困难。病变后期纤维化后,动态增强检查有助于脂肪坏死的诊断,其强化方式缺乏典型恶性病变具有的快进快出特点。

（江万里）

第四节　乳腺脂肪瘤

一、临床表现与病理特征

乳腺脂肪瘤不多见。患者多为中年以上的妇女,一般无症状。脂肪瘤生长缓慢,触诊时表现为柔软、光滑、可活动的肿块,界限清晰。在大体病理上,脂肪瘤与正常脂肪组织类似,但色泽更黄,周围有纤细的完整包膜。镜下观察脂肪瘤由分化成熟的脂肪细胞构成,其间有纤维组织分隔。

二、MRI 表现

脂肪瘤由脂肪组织和包膜组成,通常乳腺 X 线检查能够作出诊断,因此不需进行 MRI 检查,一般多由于其他原因行乳腺 MRI 检查而发现。脂肪瘤在 T_1WI 和 T_2WI 呈高信号,在脂肪抑制序列上呈低信号,其内无正常的导管、腺体和血管结构,有时可见肿瘤周围的低信号包膜。增强后脂肪瘤无强化(图 14-5)。

图 14-5　（右乳腺）巨大脂肪瘤

A.右乳 X 线内外侧斜位片,显示右乳腺上方巨大肿物,该肿物前下缘边界清晰,上及后缘未包括全,密度与脂肪组织相近,内部密度欠均匀,可见分隔;B.右乳 MRI 平扫矢状面 T_1WI;C.右乳 MRI 增强后矢状面脂肪抑制 T_1WI,显示右乳上方巨大肿物,于 T_1WI 和 T_2WI 均呈高信号,行脂肪抑制后呈低信号,肿物内部可见分隔,增强后肿物无强化表现

三、鉴别诊断

(一)错构瘤

脂肪瘤内不含纤维腺样组织,在高信号的脂肪组织内常可见纤细的纤维分隔;而错构瘤包括脂肪组织及纤维腺样组织,MRI 特点为信号混杂。

(二)透亮型积乳囊肿

积乳囊肿常发生在哺乳期妇女,脂肪瘤多发生在中、老年妇女;X 线上,脂肪瘤的体积常较积乳囊肿大;脂肪瘤的周围围有纤细而致密的包膜,形态可为分叶状,而积乳囊肿多为圆形,且囊壁较厚;脂肪瘤的透亮区内可见纤细的纤维分隔,而积乳囊肿则无;脂肪瘤为实质性低密度病变,而透亮型积乳囊肿为低密度囊性病变,超声检查有助于两者鉴别。积乳囊肿强化后其壁有强化,而脂肪瘤的壁无强化。

(三)正常乳腺内局限脂肪岛

X 线上,脂肪瘤具有完整纤细而致密的包膜,而正常乳腺内局限脂肪岛在不同透照位置上观察缺乏完整边缘。

(江万里)

第五节　乳腺错构瘤

一、临床表现与病理特征

乳腺错构瘤为正常的乳腺组织异常排列组合而形成的一种少见的瘤样病变,并非真性肿瘤。多数患者无任何症状。触诊肿物质地软或软硬不一,呈圆形、卵圆形,活动,无皮肤粘连受累征象。妊娠期及哺乳期肿物迅速增大为本病特点。

病理上,病变主要由脂肪组织组成,脂肪成分可占病变的 80%,混杂有不同比例的腺体和纤维组织。大体观察错构瘤呈圆形或卵圆形,有薄而完整的包膜,大小不一,质地软。错构瘤内若含有多量纤维组织时,大体标本很像纤维腺瘤,若含有多量脂肪组织则像脂肪瘤。

二、MRI 表现

错构瘤一般多由于其他原因行乳腺 MRI 检查而发现,错构瘤通常主要由脂肪组织组成,其中混有结节状纤维性和腺性增生。组织学上,这 3 种组织可以某一种为主,以不同比例组成。乳腺错构瘤多呈圆形或卵圆形,大小 1～20 cm,边缘光整,在 MRI T_1WI 和 T_2WI 上信号强度表现依据肿瘤内成分含量不同而不同,如以脂肪组织为主,则呈高信号表现,其中可见低或中等信号区;如以腺体和纤维组织为主,则信号强度低,并在其中可见高信号区,呈高信号表现的脂肪组织在脂肪抑制序列上呈低信号(图14-6)。增强后一般无强化或轻度强化。

图 14-6　（右乳腺）错构瘤

A.右乳 X 线头尾位片,显示右乳内侧高、低混杂密度肿物(白箭),具有明确的边界,肿物内可见斑片状类似脂肪组织的低密度和与腺体呈等密度影,肿物周围腺体呈推挤、受压改变;B.右乳 MRI 矢状面 T_2WI;C.双乳 MRI 横轴面 T_1WI;D.双乳 MRI 横轴面 T_2WI;E.双乳 MRI 横轴面脂肪抑制 T_2WI,于 T_1WI 和 T_2WI 显示右乳内侧较大混杂信号肿物(白箭),边缘清晰,肿物内部可见斑片状与皮下脂肪呈等信号的高信号影和中等信号影,高信号影在脂肪抑制序列上呈低信号

三、鉴别诊断

(一)脂肪瘤

鉴别要点见乳腺脂肪瘤。

(二)纤维腺瘤

鉴别要点见乳腺纤维腺瘤。

(三)积乳囊肿

鉴别要点见乳腺积乳囊肿。

（江万里）

第六节　乳腺纤维腺瘤

一、临床表现与病理特征

乳腺纤维腺瘤是最常见的乳腺良性肿瘤,多发生在 40 岁以下妇女,可见于一侧或两侧,也可

多发,多发者约占15%。患者一般无自觉症状,多为偶然发现,少数可有轻度疼痛,为阵发性或偶发性,或在月经期明显。触诊时多为类圆形肿块,表面光滑,质地韧,活动,与皮肤无粘连。病理上,纤维腺瘤是由乳腺纤维组织和腺管两种成分增生共同构成的良性肿瘤。在组织学上,可表现为以腺上皮为主要成分,也可表现为以纤维组织为主要成分,按其比例不同,可称为纤维腺瘤或腺纤维瘤,多数肿瘤以纤维组织增生为主要改变。其发生与乳腺组织对雌激素的反应过强有关。

二、MRI 表现

纤维腺瘤的 MRI 表现与其组织成分有关。在平扫 T_1WI,肿瘤多表现为低信号或中等信号,轮廓边界清晰,圆形或卵圆形,大小不一。在 T_2WI 上,依肿瘤内细胞、纤维成分及水的含量不同而表现为不同的信号强度:纤维成分含量多的纤维性纤维腺瘤信号强度低;而水及细胞含量多的黏液性及腺性纤维腺瘤信号强度高。发生退化、细胞少、胶原纤维成分多者在 T_2WI 上呈较低信号。约64%的纤维腺瘤内可有由胶原纤维形成的分隔,分隔在 T_2WI 上表现为低或中等信号强度(图14-7)。通常发生在年轻妇女的纤维腺瘤细胞成分较多,而老年妇女的纤维腺瘤则含纤维成分较多。

动态增强 MRI 扫描,纤维腺瘤表现亦可各异,大多数表现为缓慢渐进性的均匀强化或由中心向外围扩散的离心样强化,少数者,如黏液性及腺性纤维腺瘤亦可呈快速显著强化,其强化类型有时难与乳腺癌鉴别,所以准确诊断除依据强化程度、时间-信号强度曲线类型外,还需结合病变形态学表现进行综合判断,必要时与 DWI 和 MRS 检查相结合,以减少误诊。

三、鉴别诊断

(一)乳腺癌

患者多有临床症状。病变形态多不规则,边缘呈蟹足状。MRI 动态增强检查时,信号强度趋于快速明显增高且快速减低,即时间-信号强度曲线呈流出型,强化方式由边缘向中心渗透,呈向心样强化趋势。ADC 值减低。少数纤维腺瘤(如黏液性及腺性纤维腺瘤)亦可呈快速显著强化,其强化类型有时难与乳腺癌鉴别,需结合形态表现综合判断,必要时结合 DWI 和 MRS 信息,以减少误诊。

(二)乳腺脂肪瘤

脂肪瘤表现为脂肪信号特点,在 MRI T_1WI 和 T_2WI 上均呈高信号,在脂肪抑制序列上呈低信号。其内常有纤细的纤维分隔,而无正常的导管、腺体和血管结构。周围有较纤细而致密的包膜。

(三)乳腺错构瘤

为由正常乳腺组织异常排列组合而形成的一种瘤样病变。病变主要由脂肪组织(可占病变的80%)构成,混杂不同比例的腺体和纤维组织。影像特征为肿瘤呈混杂密度或信号,具有明确的边界。

(四)乳腺积乳囊肿

比较少见,是由于泌乳期一支或多支乳导管发生阻塞、乳汁淤积形成,常发生在哺乳期或哺乳期后妇女。根据形成的时间及内容物成分不同,MRI 表现亦不同:病变内水分含量较多时,积乳囊肿可呈典型液体信号,即在 T_1WI 呈低信号,在 T_2WI 呈高信号;如脂肪、蛋白或脂质含量较高,积乳囊肿在 T_1WI 和 T_2WI 均呈明显高信号,在脂肪抑制序列表现为低信号或仍呈较高信号;如病变内脂肪组织和水含量接近,在反相位 MRI 可见病变信号明显减低。在增强 MRI,囊壁可有轻至中度强化。临床病史也很重要,肿物多与哺乳有关。

图 14-7　(左乳腺)纤维腺瘤伴黏液变性

A.左乳 X 线头尾位片;B.左乳 X 线内外侧斜位片,显示左乳外上方分叶状肿物,密度比正常腺体密度稍高,肿物部分边缘模糊,小部分边缘可见低密度透亮环;C.左乳 MRI 平扫矢状面 T_1WI;D.左乳 MRI 平扫矢状面脂肪抑制 T_2WI,显示左乳外上方分叶状肿物,内部信号不均匀,T_1WI 呈较低信号且其内可见小灶性高信号,T_2WI 呈混杂较高信号且其内可见多发低信号分隔(白箭),边界清楚;E、F、G.分别为 MRI 平扫、动态增强后 1、8 分钟;H.动态增强后病变区时间-信号强度曲线图;I.增强后延迟时相横轴面,显示动态增强后病变呈不均匀渐进性强化,时间-信号强度曲线呈渐增型;J.DWI 图;K.ADC 图,于 DWI 上病变呈高信号,ADC 值无降低(肿物 ADC 值为 1.9×10^{-3} mm²/s,正常乳腺组织 ADC 值为 2.0×10^{-3} mm²/s)

(江万里)

第七节　乳腺大导管乳头状瘤

一、临床表现与病理特征

乳腺大导管乳头状瘤是发生于乳晕区大导管的良性肿瘤,乳腺导管上皮增生突入导管内并呈乳头样生长,因而称其为乳头状瘤。常为单发,少数也可同时累及几支大导管。本病常见于经产妇,以 40～50 岁多见。发病与雌激素过度刺激有关。乳腺导管造影是诊断导管内乳头状瘤的重要检查方法。主要临床症状为乳头溢液,可为自发性或挤压后出现,溢液性质可为浆液性或血性。约 2/3 患者可触及肿块,多位于乳晕附近或乳房中部,挤压肿块常可导致乳头溢液。

在大体病理上,病变大导管明显扩张,内含淡黄色或棕褐色液体,肿瘤起源于乳导管上皮,腔内壁有数量不等的乳头状物突向腔内,乳头一般直径为数毫米,>1 cm 者较少,偶有直径达 2.5 cm者,乳头的蒂可粗可细,当乳头状瘤所在扩张导管的两端闭塞,形成明显的囊肿时,即称为囊内乳头状瘤或乳头状囊腺瘤。

二、MRI 表现

MRI 检查不是乳头溢液的首选检查方法。乳头状瘤在 MRI T_1WI 上多呈低或中等信号,T_2WI 上呈较高信号,边界规则,发生部位多在乳腺大导管处,增强扫描时纤维成分多、硬化性的乳头状瘤无明显强化,而细胞成分多、非硬化性的乳头状瘤可有明显强化,时间-信号强度曲线亦可呈流出型,而类似于恶性肿瘤的强化方式(图 14-8)。因此,单纯依靠增强后曲线类型有时难与乳腺癌鉴别。重 T_2WI 可使扩张积液的导管显影,所见类似乳腺导管造影。

图 14-8　右乳腺大导管乳头状瘤

A.右乳导管造影局部放大片,显示乳头下大导管扩张,管腔内可见一 0.8 cm×1.0 cm 充盈缺损,充盈缺损区边缘和内部可见对比剂涂布,充盈缺损以远导管未见显影,扩张大导管腔内多发小的低密度影为气泡(黑箭);B.MRI 平扫横断面 T_1WI;C.MRI 平扫横断面脂肪抑制 T_2WI,显示右乳头后方类圆形边界清楚肿物,T_1WI 呈中等信号,T_2WI 呈较高信号(白箭),内部信号欠均匀;D、E、F.分别为 MRI 平扫和动态增强后 1、8 分钟(白箭);G.动态增强后病变时间-信号强度曲线图,显示动态增强后病变呈明显不均匀强化,时间-信号强度曲线呈流出型,于延迟时相病变边缘强化较明显

三、鉴别诊断

（1）典型者根据临床表现（乳头溢液）、病变部位及乳腺导管造影的特征性表现，与其他良性肿瘤鉴别不难。

（2）本病的 MRI 形态学和 DWI 信号多呈良性特征，但动态增强后时间-信号强度曲线有时呈流出型，与恶性病变相似。故单纯依靠曲线类型鉴别良、恶性较为困难，需综合分析形态学和 DWI 表现。

（江万里）

第十五章

骨与关节疾病的MRI诊断

第一节 软组织与骨关节外伤

一、软组织外伤

投身运动职业的人会出现各种各样的肌肉损伤,但是大部分病例具有自限性,加之磁共振检查的费用较高,接受 MRI 检查的患者并不多。因此,磁共振检查主要用于一些没有明确外伤史而触及肿块的患者,以及外伤后长期疼痛而不能缓解的患者。

(一)临床表现与发病机制

肌肉损伤好发于下肢。股直肌、股二头肌最常见,这主要是因为这些肌肉位置表浅、含二型纤维多、离心性活动、跨过两个关节。半腱肌、内收肌群及比目鱼肌次之。

肌肉损伤可由直接钝性损伤引起,也可由于应力过大所造成的间接损伤造成。根据损伤部位和损伤机制的不同,肌肉损伤可分为三类:肌肉挫伤、肌肉肌腱拉伤、肌腱附着部位撕脱。肌肉挫伤是直接损伤,一般由钝性物体损伤所致,通常出现在深部肌群的肌腹,症状比拉伤轻。肌肉肌腱拉伤是一种间接损伤,通常由应力过大所造成的间接损伤造成。损伤多出现在肌肉肌腱连接的邻近部位,而非正好在肌肉肌腱连接处。因为在肌肉肌腱连接处细胞膜的皱褶很多,增加了肌肉肌腱的接触面积,使其接触面的应力减小,而肌肉肌腱连接处附近和肌腱附着处最薄弱,成为拉伤最好发部位。肌肉拉伤与下列因素有关,如二型纤维所占的比例、跨多个关节、离心活动、形状等。

临床上将肌肉拉伤分为 3 度,一度是挫伤,二度是部分撕裂,三度是完全断裂。一度没有功能异常,二度轻度功能丧失,三度功能完全丧失。撕脱损伤通常由肌腱附着部位强有力的、失平衡的离心性收缩造成,临床症状主要是功能丧失和严重压痛。

(二)MRI 表现

在 MRI,肌肉损伤主要有两个方面的改变,即信号强度和肌肉形态。损伤的程度不同,MR信号与形态改变也不一样。

1.一度损伤

只有少量的纤维断裂。在肌束间和周围筋膜内可出现水肿和少量出血。在 T_1WI,MR 信号改变不明显,或只显示小片状高信号,代表亚急性出血;在 T_2WI 或压脂 T_2WI,可见水肿的稍高信号,外观呈沿肌肉纹理走行的羽毛状,但形态改变不明显,可能由于水肿肌肉较对侧饱满,只有通过双侧对比才能发现。

2.二度损伤

肌纤维部分断裂。其信号改变可类似一度损伤,但在肌纤维断裂处常出现血肿,局部呈长 T_1、长 T_2 信号,其内可见小片状短 T_1 信号。由于水肿、出血,肌肉形态可以膨大,有时在纤维断裂处形成血肿。

3.三度损伤

肌纤维完全断裂。断裂处组织被出血和液体代替,T_2WI 呈高信号。断端回缩,肌肉空虚。断端两侧肌肉体积膨大,类似肿块。

在亚急性和陈旧性肌肉损伤,瘢痕形成时,于 T_1WI 和 T_2WI 均可见低信号。同时,肌纤维萎缩,肌肉体积减小,脂肪填充。

肌肉内出血或血肿信号可随出血时间不同而改变。在急性期,T_1WI 呈等信号,T_2WI 呈低信号;在亚急性期,T_1WI 呈高信号,T_2WI 呈高信号,信号不均匀;在慢性期,血肿周边出现含铁血黄素,T_2WI 呈低信号。

(三)鉴别诊断

1.软组织肿瘤

对无明确外伤史而触及肿物的患者,MRI 显示血肿影像时,首先应排除肿瘤。鉴别要点如下:①信号特点,均匀一致的短 T_1、长 T_2 信号常提示血肿,而肿瘤一般为长 T_1、长 T_2 信号,肿瘤内部出血时,信号多不均匀;②病变周围是否出现羽毛状水肿信号,血肿周围往往出现,且范围大,肿瘤很少出现,除非很大的恶性肿瘤;③增强扫描时,一般血肿由于周边机化,形成假包膜,可在周边出现薄的环状强化,而肿瘤呈均匀或不均匀强化,即使出现边缘强化,厚薄常不均匀;④MRI随访,血肿变小,肿瘤增大或不变。

2.软组织炎症

肌肉损伤的患者,在 MRI 有时仅见肌肉内羽毛状水肿表现,需与软组织的炎症鉴别。鉴别主要根据临床症状,炎症患者往往有红肿热痛及白细胞增高,而且病变肌肉内可能存在小脓肿。

二、半月板撕裂

MRI 是无创伤性检查,目前已广泛用于诊断膝关节半月板撕裂和退变,成为半月板损伤的首选检查方法。

(一)临床表现与病理特征

半月板损伤的常见临床症状为膝关节疼痛。有时表现为绞锁,这一临床症状常为桶柄状撕裂所致。半月板损伤后,边缘出现纤维蛋白凝块,形成半月板边缘毛细血管丛再生的支架。瘢痕组织转变为类似半月板组织的纤维软骨需要数月或数年。新形成的纤维软骨和成熟的纤维软骨的区别在于是否有细胞增加和血管增加。半月板内的软骨细胞也有愈合反应的能力,甚至在没有血管的区域。

(二)MRI 表现

1.信号异常

正常半月板在所有 MR 序列都呈低信号。在比较年轻的患者中,有时显示半月板内中等信号影,这可能与此年龄段半月板内血管较多有关。随着年龄的增长,在短 TE 序列上半月板内可出现中等信号影,这与半月板内的黏液变性有关,但这种中等信号局限于半月板内。如果中等信号或高信号延伸到关节面就不再是单纯的退变,而是合并半月板撕裂。T_2WI 显示游离的液体延伸到半月板撕裂处,是半月板新鲜撕裂的可靠证据。

2.形态异常

半月板撕裂常见其形态异常,如半月板边缘不规则,在关节面处出现小缺损,或发现半月板碎片。如显示的半月板比正常半月板小,应全面寻找移位的半月板碎片。

3.半月板损伤分级

Stoller 根据不同程度半月板损伤的 MRI 表现(信号、形态及边缘改变),将半月板损伤分为Ⅰ～Ⅳ级。

(1)Ⅰ级:半月板信号弥漫增高,信号模糊且界限不清;或半月板内出现较小的孤立高信号灶,未延伸至半月板各缘。半月板形态无变化,边缘光整,与关节软骨界限锐利。组织学上,此型表现与早期黏液样变性有关。这些病变虽无症状,但已代表半月板对机械应力和负重的反应,导致黏多糖产物增多。

(2)Ⅱ级:半月板内异常高信号影(通常为水平线样),未到达关节面。组织学改变为广泛的条带状黏液样变。大多数学者认为Ⅱ级是Ⅰ级病变的进展。

(3)Ⅲ级:半月板内异常高信号灶(通常为斜形,不规则线样)延伸至半月板关节面缘或游离缘。此级损伤可得到关节镜检查证实。

(4)Ⅳ级:在Ⅲ级的基础上,半月板变形更为明显。

4.半月板损伤分型

一般分为三型,即垂直、斜行和水平撕裂。

(1)垂直撕裂:高信号的方向与胫骨平台垂直,通常由创伤引起。垂直撕裂又可分为放射状撕裂(与半月板长轴垂直)和纵行撕裂(与半月板长轴平行)。

(2)斜行撕裂:高信号的方向与胫骨平台成一定的角度,是最常见的撕裂方式。

(3)水平撕裂:高信号的方向与胫骨平台平行,内缘达关节囊,通常继发于退变。

5.几种特殊半月板损伤的 MRI 表现

(1)放射状撕裂:放射状撕裂沿与半月板长轴垂直的方向延伸,病变范围可是沿半月板游离缘的小损伤,也可是累及整个半月板的大撕裂。在矢状或冠状面 MRI,仅累及半月板游离缘的小放射状撕裂表现为领结状半月板最内面小的局限性缺损。在显示大的放射状撕裂时,应根据损伤部位不同,选择不同的 MR 成像平面。放射状撕裂好发于半月板的内 1/3,且以外侧半月板更多见。外侧半月板后角的撕裂可伴有前交叉韧带的损伤。

(2)纵向撕裂:纵向撕裂沿与半月板长轴的方向延伸,在半月板内可出现沿半月板长轴分布的线状异常信号。单纯的纵向撕裂,撕裂处到关节囊的距离在每个层面上相等。如果撕裂的范围非常大,内面的部分可能移位到髁间窝,形成所谓的桶柄状撕裂。这种类型的撕裂主要累及内侧半月板,如未能发现移位于髁间窝的半月板部分,可能出现漏诊。在矢状面 MRI 可见领结状结构减少和双后交叉韧带征,在冠状面 MRI 可见半月板体部截断,并直接看到移位于髁间窝的半月板部分。

(3)斜行撕裂:是一种既有放射状,又有纵向撕裂的撕裂形式,斜行经过半月板。典型者形成一个不稳定的皮瓣。

(4)水平撕裂:水平撕裂沿与胫骨平台平行的方向延伸,在半月板的上面或下面将半月板分离,又称水平劈开撕裂。这是合并半月板囊肿时最常见的一种撕裂方式。由于撕裂处的活瓣效应,撕裂处出现液体潴留,所形成的半月板囊肿,包括半月板内囊肿和半月板关节囊交界处囊肿。如发现半月板关节囊交界处的囊肿,应仔细观察半月板是否有潜在的撕裂。如果不修复潜在的撕裂,单纯切除囊肿后容易复发。

(5)复杂撕裂:同时存在以上两种或两种以上形态的撕裂。征象:①移位撕裂,如上述桶柄状撕裂。②翻转移位,如在其他部位发现多余的半月板组织,很可能是移位的半月板碎片;半月板的一部分损伤后,就会形成一个皮瓣,通过一个窄蒂与完整的半月板前角或后角相连,从而导致"翻转移位",又称双前角或后角征;这种类型的撕裂常累及外侧半月板。③水平撕裂后,一部分半月板可能沿关节边缘突入滑膜囊内,最重要的是在MRI找到移位的碎片,因为关节镜检查很容易漏掉此型撕裂。④当一部分半月板没有显示时,除了寻找前述的移位性撕裂外,还应逐一观察膝关节的任何一个凹陷,包括髌上囊,寻找那些远处移位的游离碎片。⑤边缘撕裂指撕裂发生在半月板的外1/3,此部位半月板富血供,此类型撕裂经保守或手术治疗后可以治愈;如撕裂发生在内侧白区,需要清除或切除。

(三)鉴别诊断

误判原因多与解剖变异及由血流、运动和软件问题产生的伪影有关。这些因素包括板股韧带、板板韧带、膝横韧带、肌腱、魔角效应、动脉搏动效应、患者移位、钙磷沉积病、关节腔内含铁血黄素沉着、关节真空等。

三、盘状半月板

盘状半月板(discoid meniscus,DM)是一种发育异常。由于在膝关节运动时,盘状半月板容易损伤,故在本节对其论述。

(一)临床表现

盘状半月板体积增大,似半月形。常双侧同时出现,但在外侧半月板最常见。外侧盘状半月板的发生率为1.4%~15.5%,内侧盘状半月板的发生率约0.3%。临床上,盘状半月板常无症状,或偶有关节疼痛,这与半月板变性及撕裂有关。

(二)MRI表现

1.盘状半月板的诊断标准

正常半月板的横径为10~11 mm。在矢状面MRI,层厚4~5 mm时,只有两个层面可显示连续的半月板。盘状半月板的横径增加。如果超过两层仍可看到连续的半月板,而没有出现前角、后角的领结样形态,即可诊断盘状半月板。冠状面MRI显示半月板延伸至关节内的真正范围,更有诊断意义。

2.盘状半月板的分型

盘状半月板分为六型。Ⅰ型盘状半月板,半月板上下缘平行,呈厚板状;Ⅱ型,呈中心部分较厚的厚板状;Ⅲ型,盘状半月板比正常半月板大;Ⅳ型,半月板不对称,其前角比后角更深入关节;Ⅴ型,半月板界于正常和盘状之间;Ⅵ型,上述任一型合并半月板撕裂。

典型的盘状半月板呈较宽的盘状,延伸至关节深部,因此容易撕裂。半月板撕裂的表现见前文描述。

（三）鉴别诊断

1.膝关节真空现象

不应将真空现象导致的低信号影误认为盘状半月板。最好的鉴别方法是,观察 X 线平片,明确是否有气体密度影。

2.半月板桶柄状撕裂

桶柄状撕裂后,半月板内移。在冠状面 MRI,髁间窝处可见移位的半月板,勿误认为盘状半月板。鉴别要点是,冠状面 MRI 显示半月板断裂,断裂处被水的信号替代。矢状面 MRI 也有助于鉴别诊断。

四、前交叉韧带损伤

前交叉韧带损伤在膝关节的韧带损伤中最常见。

（一）临床表现和损伤机制

ACL 损伤的临床诊断通常根据患者的病史、体检或 MRI 所见。关节镜检查是诊断 ACL 损伤的金标准。体检时,前抽屉试验及侧移试验可出现阳性,但 ACL 部分撕裂者体检很难发现。损伤机制:可由多种损伤引起,常常发生于膝关节强力外翻和外旋时。膝关节过伸后外旋、伸展内旋和胫骨前移也可造成 ACL 损伤。

（二）MRI 表现

1.原发征象

急性完全撕裂表现为韧带连续性中断,T_2WI 显示信号增高,韧带呈水平状或扁平状走行,或韧带完全消失伴关节腔积液,或韧带呈波浪状。急性不全撕裂时,韧带增宽,在 T_2WI 信号增高。慢性撕裂在 MRI 表现为信号正常或呈中等信号,典型病变常伴有韧带松弛和韧带增厚,也可表现为韧带萎缩和瘢痕形成。

2.继发征象

不完全撕裂的诊断较困难,继发征象可能有助于诊断。

（1）后交叉韧带成角:PCL 夹角＜105°时提示 ACL 损伤。表现为后交叉韧带走行异常,上部呈锐角,形似问号。

（2）胫骨前移:胫骨前移＞7 mm 时提示 ACL 损伤。测量一般在股骨外侧髁的正中矢状面上进行。

（3）半月板裸露:又称半月板未覆盖征,即通过胫骨皮质后缘的垂直线与外侧半月板相交。

（4）骨挫伤:尤其是发生于股骨外侧髁和胫骨平台的损伤,可合并 ACL 损伤。

（5）深窝征:即股骨外侧髁髌骨沟的深度增加,超过 1.5 mm。

其他继发征象包括关节积液、Segond 骨折、MCL 撕裂、半月板撕裂等。

（三）鉴别诊断

1.ACL 黏液样变性

MRI 显示 ACL 弥漫性增粗,但无液体样高信号,仍能看到 ACL 完整的线状纤维束样结构,表现为条纹状芹菜杆样外观。本病易与 ACL 的间质性撕裂混淆,鉴别主要靠病史、体检时 Lachman 阴性及没有 ACL 撕裂的继发征象。

2.ACL 腱鞘囊肿

表现为边界清晰的梭形囊样结构,位于 ACL 内或外。当囊肿较小时,容易误诊为 ACL 部分撕裂。

五、后交叉韧带撕裂

后交叉韧带撕裂占膝关节损伤的 3％～20％。因未能对很多急性损伤作出诊断,实际发生率可能更高。半数以上的 PCL 损伤出现在交通事故中,其他则为运动相关的损伤。单纯性 PCL 损伤少见,多合并其他损伤。合并 ACL 损伤最常见,其次是 MCL、内侧半月板、关节囊后部和 LCL。

(一)临床表现和损伤机制

疼痛是最常见的临床症状,可以是弥漫的,或出现在胫骨或股骨的撕脱骨折部位。可有肿胀和关节积液。患者无法站立提示严重的外伤。有些患者发生单独 PCL 撕裂时,仍可继续活动。体检时,后抽屉试验可呈阳性。

膝关节过屈并受到高速度力的作用,是引起 PCL 撕裂最常见的原因。这种情况常见于摩托车交通事故和足球运动员,导致胫骨相对股骨向后移位。膝关节过伸时,关节囊后部撕裂,可以引起 PCL 撕裂,常伴 ACL 撕裂。外翻或外旋应力也是 PCL 撕裂的常见原因,常伴 MCL 和 ACL 撕裂。膝关节过屈内旋、足过屈或跖屈时,也可引起 PCL 撕裂。有时,ACL 前外侧束受到应力作用撕裂,而后内侧束仍然完整。

PCL 损伤的分类和分级:PCL 损伤分为单纯性损伤和复合伤。单纯性损伤又分为部分撕裂和完全撕裂。根据胫骨后移位的程度,可将 PCL 损伤分为三级:Ⅰ级,胫骨后移 1～5 mm;Ⅱ级,胫骨后移5～10 mm;Ⅲ级,胫骨后移＞10 mm。

(二)MRI 表现

1.PCL 韧带内撕裂

韧带内撕裂是间质撕裂,局限于韧带内。由于出血、水肿,在 T_2WI 可见信号增高,但异常信号局限于韧带内,导致韧带信号不均匀。这种损伤可累及韧带全长,导致韧带弥漫性增粗,其外形仍存在。

2.部分撕裂

韧带内偏心性信号增高。在高信号至韧带某一边的断裂之间,仍存在一些正常的韧带纤维。在残存的正常韧带纤维周围,可出现环状出血和水肿,称为晕征。

3.完全撕裂

韧带连续性中断,断端回缩迂曲。断端出现水肿和出血,边缘模糊。

4.PCL 撕脱损伤

撕脱骨折常常累及胫骨附着处。多伴随骨折碎片,PCL 从附着处回缩。骨折部位常出现骨髓水肿。韧带结构实际上正常。相关的表现:过度伸直时损伤出现胫骨平台和邻近的股骨髁挫伤;过度屈曲时损伤出现胫骨近端的挫伤。

5.慢性撕裂

撕裂的 PCL 在 T_2WI 呈中等信号,韧带走行迂曲,外形不规则,屈曲时韧带不能拉近。韧带连续性未见中断,但是被纤维瘢痕所代替。纤维瘢痕与韧带在 MRI 均呈低信号。PCL 虽然在解剖上完整,但功能受损。

(三)鉴别诊断

1.嗜酸样变性(eosinophilicdegeneration,EG)

EG 类似于韧带内撕裂,在 T_1WI 可见韧带内局限性信号增加,在 T_2WI 信号减低,韧带的外形和轮廓正常。常见于老年人,无明确外伤史。

2.魔角效应

在短 TE 的 MR 图像,PCL 上部信号增加,类似于撕裂。形成机制主要是韧带的解剖结构与主磁场方向的角度成 55°,可以通过延长 TE 而消除。

3.腱鞘囊肿

附着于 PCL 的腱鞘囊肿需与 PCL 损伤鉴别。囊肿为边界清晰的水样信号,PCL 完整。

(四)半月板桶柄状撕裂

桶柄状撕裂形成的"双后交叉韧带征"需与 PCL 损伤鉴别。PCL 走行正常,可见半月板撕裂的征象。

六、侧副韧带损伤

内、外侧副韧带(MCL、LCL)是韧带、深筋膜和肌腱附着处组成的复杂结构。因此,损伤可以是单纯内、外侧副韧带损伤,也可以合并其他多个结构损伤。另外,损伤可以是挫伤、部分撕裂或完全撕裂。MCL 损伤很少单独出现,往往合并其他软组织损伤,如 ACL 和内侧半月板。完全 MCL 撕裂一般见于严重的膝关节外伤,通常伴有 ACL 撕裂,也可伴有半月板关节囊分离和骨挫伤。

(一)临床表现和损伤机制

MCL 撕裂常为膝关节外侧受到直接暴力后发生,如果是间接损伤机制的话,临床医师应该怀疑伴有交叉韧带损伤。MCL 撕裂可根据体检而分类:1 级,膝关节没有松弛,仅有 MCL 部位的压痛;2 级,外翻应力时有些松弛,但有明确的终点;3 级,松弛明显增加,没有明确的终点。

单纯性 LCL 损伤一般不会听到爆裂声,过伸外翻应力是 LCL 损伤最常见的机制,过伸内旋也是其常见的损伤机制。患者出现膝关节不稳,处于过伸状态,后外侧疼痛。LCL 是关节囊外的结构,因此单纯 LCL 损伤只有轻度肿胀,没有关节积液。与 MCL 比较,外侧副韧带损伤的机会较少。

(二)MRI 表现

(1)MCL 急性撕裂的 MRI 表现:根据损伤程度不同可有如下改变:1 级,韧带厚度正常,连续性未见中断,周围可见不同程度的中等 T_1、长 T_2 信号,提示水肿,韧带与附着处骨皮质仍紧密结合;2 级,韧带增厚,纤维部分断裂,周围可见中等 T_1、长 T_2 信号,提示水肿或出血;3 级,韧带完全断裂,相应部位周围可见出血和水肿信号。

(2)慢性 MCL 撕裂时 MRI 显示韧带增厚,在 T_1WI 和 T_2WI 均呈低信号。有时,MCL 骨化,在其近端可见骨髓信号。

(3)LCL 撕裂与 MCL 不同,其 MRI 表现很少根据撕裂的程度描述。LCL 为关节囊外结构,不会出现关节积液,不会如 MCL 撕裂一样在其周围出现长 T_2 信号。与 MCL 撕裂相比,急性 LCL 撕裂一般表现为韧带连续性中断或腓骨头撕脱骨折,韧带松弛、迂曲,而无明显的韧带增厚。如前文所述,LCL 撕裂很少单独出现,多伴有交叉韧带损伤。

(4)内、外侧副韧带损伤的继发征象包括关节间隙增宽、积液、半月板损伤、交叉韧带撕裂和骨挫伤。

(三)鉴别诊断

1.2 级和 3 级 MCL 撕裂

鉴别非常困难。临床上根据外翻松弛有无终点鉴别 2 级和 3 级撕裂非常有帮助,伴有 ACL 撕裂也提示 MCL 完全撕裂。

2.鹅足滑膜炎/撕脱骨折

横断面 MR 图像可以清晰显示鹅足和 MCL 解剖。

七、肩袖损伤

肩关节疼痛是患者常见的主诉,其原因众多。40岁以上的患者中,主要原因为肩关节撞击综合征和肩袖撕裂。MRI作为一种无创伤性检查方法,在诊断肩袖病变方面的重要性日益增加,有助于指导手术。

(一)临床表现与损伤机制

肩袖疼痛的两个主要原因是机械性原因和生物原因。前者如肩峰下肌腱的撞击作用,后者如滑膜炎。尽管肩袖有神经支配,肩峰下滑囊的末梢神经是肩袖的20倍。肩峰下撞击综合征的患者,肩峰下滑囊积液是引起患者疼痛的主要原因。肩关节撞击综合征是一个临床诊断,体格检查很难判断与之相关的肩袖损伤的情况。因此,MRI检查非常重要。

绝大多数肩袖撕裂表现为慢性病程,少数伴有急性外伤。典型的临床表现为慢性肩关节疼痛,疼痛在肩关节前上外侧,上臂前屈或外展时疼痛加重。因夜间疼痛而影响睡眠是困扰肩袖病变患者的常见问题。体格检查可发现肌力减弱和摩擦音。Neer和Hawkins/Jobe试验可以确定肩袖撞击综合征,肩峰下滑囊注射利多卡因试验可用于诊断肩袖撞击综合征。

肩袖损伤有3个主要机制:肩袖的外压作用、肌腱内部退变、肌肉失平衡。Neer首次提出肩袖损伤的理论,即尖峰前部、喙肩韧带和肩锁关节外压所致,三者组成喙肩弓。通常将肩袖病变分为3期:Ⅰ期,肩袖特别是冈上肌腱水肿和出血,或表现为肌腱炎或炎性病变,好发于低于25岁的青年人;Ⅱ期,炎症进展,形成更多纤维组织,好发于25~45岁;Ⅲ期,肩袖撕裂,多发于45岁以上。Ⅰ期异常改变是可逆的,故在此阶段发现病变有重要临床意义。肩袖撕裂常发生于冈上肌腱距大结节1 cm处,这个危险区域无血管分布,是肌腱撕裂的最常见部位。

(二)MRI表现

肩袖损伤程度不同,MRI表现不同,分述如下:0级,MRI表现正常,呈均匀一致的低信号;1级,肩袖形态正常,其内可见弥漫性或线状高信号;2级,肩袖变薄或不规则,局部信号增高,部分撕裂时在肌腱中可见水样信号,但仅累及部分肌腱;3级,异常信号增高累及肌腱全层,肌腱全层撕裂时液体进入肌腱裂隙中,伴有不同程度的肌腱回缩。

肌腱全层撕裂的慢性患者可合并肌肉脂性萎缩。可将部分撕裂分为关节面侧、滑囊面侧和肌腱内部分撕裂。肌腱内部分撕裂可以造成肩关节疼痛,但关节镜检查阴性。关节面侧部分撕裂比滑囊面侧部分撕裂更常见。MRI诊断部分撕裂比全层撕裂的准确性低。部分撕裂在MRI可仅表现为中等信号。

(三)鉴别诊断

1.钙化性肌腱炎

肌腱增厚,常伴有局部信号减低,X线平片检查有助于鉴别诊断。

2.肌腱退变

常见于老年人,在 T_2WI 信号增高,边界不清。所有的肩袖结构均出现与年龄相关的退变。随年龄增大,肩袖内可能出现小的裂隙,MRI显示水样信号。这些裂隙如果延伸到肩袖的表面,可能被误诊为撕裂。

3.肌腱病

肌腱病是组织学检查可以发现的更小的肩袖退变。肌腱病这一术语有时也被用于年龄相关的肩袖退变,但建议将这一术语用于诊断更为年轻的有症状患者。

八、踝关节损伤

踝关节韧带损伤是临床工作中的常见问题之一。其中,外侧副韧带损伤最常见,它包含距腓前韧带、跟腓韧带及距腓后韧带3个组成部分。

(一)临床表现与病理特征

踝关节扭伤多为内翻内旋性损伤,通常导致距腓前韧带和/或跟腓韧带断裂。其中,单纯距腓前韧带断裂最多,距腓前韧带和跟腓韧带同时断裂次之,距腓后韧带受损则很少。踝部共有13条肌腱通过,除跟腱外,其他所有肌腱均有腱鞘包绕。

(二)MRI表现

足和踝关节的韧带撕裂与其他部位的韧带损伤表现类似。根据损伤程度,MRI表现可分为:1级,撕裂表现为韧带轻度增粗,其内可见小片状高信号,并常出现皮下水肿;2级,韧带部分撕裂,韧带增粗更为明显,信号强度的变化更为显著;3级,撕裂为韧带完全断裂,断端分离,断端间出现高信号。这些改变在常规MRI T_2WI 均可显示。

MRI诊断距腓前韧带损伤比较容易,而显示跟腓韧带损伤则相对困难。原因可能是,在现有扫描方式下,距腓前韧带通常可以完整地显示在单层横断面图像上,从而容易判断其有无连续性中断。跟腓韧带则不同,不管是横断面还是冠状面图像,通常都不能在单层图像完整显示,仅可断续显示在连续的数个层面。这样,MRI就不易判断跟腓韧带的连续性是否完好,诊断能力下降。为此,MRI检查时应尽可能在单一层面显示所要观察的组织结构,合理摆放患者体位和选择成像平面,或选用3D成像技术显示踝部韧带的复杂解剖。例如,足跖屈40°~50°的横断面,或俯卧位横断面可使跟腓韧带更容易在单层图像完整显示;MRI薄层三维体积成像,尤其是各向同性高分辨率三维扫描,可以获得沿跟腓韧带走行的高质量图像,提高跟腓韧带损伤的诊断可靠性。

(三)鉴别诊断

1.部分容积效应

在判断复杂韧带解剖、韧带呈扇形附着或多头韧带所致的信号变化时,部分容积效应可造成假象。采用多层面、多方位或薄层3D成像有助于解决这一问题。

2.魔角效应

小腿部肌腱经内、外踝转至足底时,经常出现"魔角现象"。即在短TE图像肌腱信号增高,但在长TE图像肌腱信号正常。

(江万里)

第二节　骨关节感染性疾病

一、骨髓炎

骨髓炎是指细菌性骨感染引起的非特异性炎症,它涉及骨膜、骨密质、骨松质及骨髓组织,"骨髓炎"只是一个沿用的名称。本病较多见于2~10岁儿童,多侵犯长骨,病菌多为金黄色葡萄球菌。近年来抗生素广泛应用,骨髓炎的发病率显著降低,急性骨髓炎也可完全治愈,转为慢性者少见。

（一）临床表现与病理特征

急性期常突然发病,高热、寒战,儿童可有烦躁不安、呕吐与惊厥。重者出现昏迷和感染性休克。早期患肢剧痛,肢体半屈畸形。局部皮温升高,有压痛,肿胀并不明显。数天后出现水肿,压痛更为明显。脓肿穿破骨膜后成为软组织深部脓肿,此时疼痛可减轻,但局部红肿压痛更为明显,触之有波动感。白细胞数增高。成人急性炎症表现可不明显,症状较轻,体温升高不明显,白细胞可仅轻度升高。慢性骨髓炎时,如骨内病灶相对稳定,则全身症状轻微。身体抵抗力低下时可再次急性发作。病变可迁延数年,甚至数十年。

大量的菌栓停留在长骨的干骺端,阻塞小血管,迅速发生骨坏死,并有充血、渗出与白细胞浸润。白细胞释放蛋白溶解酶破坏细菌、坏死骨组织与邻近骨髓组织。渗出物与破坏的碎屑形成小型脓肿并逐渐扩大,使容量不能扩大的骨髓腔内压力增高。其他血管亦受压迫而形成更多的坏死骨组织。脓肿不断扩大,并与邻近的脓肿融合成更大的脓肿。

腔内高压的脓液可以沿哈佛管蔓延至骨膜下间隙,将骨膜掀起,形成骨膜下脓肿。骨皮质外层1/3的血供来自骨膜,骨膜地掀起剥夺了外层骨皮质的血供而形成死骨。骨膜掀起后脓液沿筋膜间隙流注,形成深部脓肿。脓液穿破皮肤,排出体外形成窦道。脓肿也可穿破干骺端的骨皮质,形成骨膜下骨脓肿,再经过骨小管进入骨髓腔。脓液还可沿着骨髓腔蔓延,破坏骨髓组织、松质骨、内层2/3密质骨的血液供应。病变严重时,骨密质的内外面都浸泡在脓液中而失去血液供应,形成大片的死骨。因骨骺板具有屏障作用,脓液进入邻近关节少见。成人骺板已经融合,脓肿可以直接进入关节腔,形成化脓性关节炎。小儿股骨头骨骺位于关节囊内,该处骨髓炎可以直接穿破干骺端骨密质,进入关节。

失去血供的骨组织,将因缺血而坏死。而后,在其周围形成肉芽组织,死骨的边缘逐渐被吸收,使死骨与主骨完全脱离。在死骨形成过程中,病灶周围的骨膜因炎性充血和脓液的刺激,产生新骨,包围在骨干外层,形成骨性包壳。包壳上有数个小孔与皮肤的窦道相通。包壳内有死骨、脓液和炎性肉芽组织,往往引流不畅,成为骨性无效腔。死骨内可存留细菌,抗生素不能进入其内,妨碍病变痊愈。小片死骨可以被肉芽组织吸收,或为吞噬细胞清除,或经皮肤窦道排出。大块死骨难以吸收和排出,可长期存留体内,使窦道经久不愈合,病变进入慢性阶段。

（二）MRI表现

MRI显示骨髓炎和软组织感染的作用优于X线和CT检查,易于区分髓腔内的炎性浸润与正常黄骨髓,可以确定骨破坏前的早期感染。

1.急性骨髓炎

骨髓腔内多发类圆形或迂曲不规则的更长 T_1、长 T_2 信号,边缘尚清晰,代表病变内脓肿形成;脓肿周围骨髓腔内可见边界不清的大片状长 T_1、长 T_2 信号,压脂 T_2WI 呈高信号,代表脓肿周围骨髓腔的水肿;病变区可出现死骨,在所有 MRI 序列均表现为低信号,其周围可见环状长 T_1、长 T_2 信号包绕,代表死骨周围的反应性肉芽组织,死骨的显示 CT 优于 MRI;骨膜反应呈与骨皮质平行的细线状高信号,外缘为骨膜化骨的低信号线;周围软组织内可见广泛的长 T_1、长 T_2 信号,为软组织的水肿(图 15-1);有时骨膜下及软组织出现不规则长 T_1、长 T_2 信号,边界清晰,代表骨膜下或软组织脓肿形成;在增强检查时,炎性肉芽肿及脓肿壁可有强化,液化坏死区不强化,因此出现环状强化,壁厚薄均匀。

图 15-1　胫骨骨髓炎

脂肪抑制冠状面 T_2WI,胫骨中上段局限性骨质破坏,周围可见环状

高信号,髓内大片水肿,周围肌肉组织明显肿胀

2.慢性化脓性骨髓炎

典型的影像学特点为骨质增生、骨质破坏及死骨形成,MRI 显示这些病变不如 CT。只有在 X 线和 CT 检查无法与恶性肿瘤鉴别诊断时,MRI 可以提供一定的信息。例如,当 MRI 检查没有发现软组织肿块,而显示病变周围不规则片状长 T_1、长 T_2 水肿信号,病变内部可见多发类圆形长 T_1、长 T_2 信号,边缘强化,提示脓肿可能,对慢性骨髓炎的诊断有一定的帮助。

(三)鉴别诊断

1.骨肉瘤

骨肉瘤的骨质破坏与骨硬化可孤立或混杂出现,而骨髓炎的增生硬化在破坏区的周围。骨肉瘤在破坏区和软组织肿块内有瘤骨出现,周围骨膜反应不成熟,软组织肿块边界较清,局限于骨质破坏周围,而骨髓炎软组织肿胀范围比较广。

2.尤因肉瘤

尤因肉瘤亦可见局限的软组织肿块,无明确的急性病史,无死骨及骨质增生。MRI 有助于区分软组织肿胀与软组织肿块。

二、化脓性关节炎

化脓性关节炎是化脓性细菌侵犯关节面引起的急性炎症。大多由金黄色葡萄球菌引起,其次为白色葡萄球菌、肺炎球菌和肠道杆菌。多见于儿童,好发于髋、膝关节。常见的感染途径有血行感染、邻近化脓性病灶直接蔓延、开放性关节损伤感染。

(一)临床表现与病理特征

急性期多突然发病,高热、寒战,儿童可有烦躁不安、呕吐与惊厥。病变关节迅速出现疼痛与功能障碍。局部红、肿、热、痛明显。关节常处于屈曲位。

早期为滑膜充血水肿,有白细胞浸润和浆液性渗出物;关节软骨没有破坏,如治疗及时,可不遗留任何功能障碍。病变继续发展,关节液内可见多量的纤维蛋白渗出,其附着于关节软骨上,阻碍软骨的代谢。白细胞释出大量的酶,可以协同对软骨基质进行破坏,使软骨发生断裂、崩溃与塌陷。病变进一步发展,侵犯关节软骨下骨质,关节周围亦有蜂窝织炎。病变修复后关节重度

粘连,甚至发生骨性或纤维性强直,遗留严重关节功能障碍。

(二)MRI表现

在出现病变后1~2周,X线没有显示骨质改变之前,MRI就可显示骨髓的水肿,关节间隙均匀一致性变窄。关节腔内长T_1、长T_2信号,代表关节积液。在T_1WI,积液信号比其他原因造成的关节积液的信号稍高,原因是关节积脓内含大分子蛋白物质。关节周围骨髓腔内及软组织内可见范围很广的长T_1、长T_2信号,代表骨髓及软组织水肿。关节囊滑膜增厚,MRI增强扫描时明显强化。

(三)鉴别诊断

1.关节结核

关节结核进展慢,病程长,破坏从关节边缘开始。如果不合并感染,一般无增生硬化。关节间隙一般为非均匀性狭窄,晚期可出现纤维强直,很少出现骨性强直。

2.类风湿关节炎

多发生于手足小关节,多关节对称受累,关节周围软组织梭形肿胀。关节面下及关节边缘处出现穿凿样骨质破坏,边缘硬化不明显。

三、骨与关节结核

骨与关节结核是一种慢性炎性疾病,绝大多数继发于体内其他部位的结核,尤其是肺结核。结核分枝杆菌多经血行到骨或关节,停留在血管丰富的骨松质和负重大、活动多的关节滑膜内。脊柱结核发病率最高,占一半以上,其次是四肢关节结核,其他部位结核很少见。本病好发于儿童和青少年。

(一)临床表现与病理特征

病变进程缓慢,临床症状较轻。全身症状有低热、盗汗、乏力、消瘦、食欲缺乏,血沉增加。早期的局部症状有疼痛、肿胀、功能障碍,无明显的发红、发热。后期可有冷脓肿形成,穿破后形成窦道,并继发化脓性感染。长期发病可导致发育障碍、骨与关节的畸形和严重的功能障碍。

骨与关节结核的最初病理变化是单纯性滑膜结核或骨结核,以后者多见。在发病最初阶段,关节软骨面完好。如果在早期阶段,结核病变被有效控制,则关节功能不受影响。如病变进一步发展,结核病灶便会破向关节腔,不同程度地损坏关节软骨,称为全关节结核。全关节结核必将后遗各种关节功能障碍。如全关节结核不能被控制,便会出现继发感染,甚至破溃产生瘘管或窦道,此时关节完全毁损。

(二)MRI表现

1.长骨干骺端及骨干结核

MRI主要显示结核性脓肿征象。脓肿周边可见薄层环状低信号,代表薄层硬化边或包膜;内层为等T_1、稍长T_2的环状信号,增强扫描时有强化,代表脓肿肉芽组织壁;中心区信号根据病变的病理性质不同而不同,大部分呈长T_1、长T_2信号,由于内部为干酪样坏死组织,其在T_1WI信号强度高于液体信号,在T_2WI信号往往不均匀,甚至出现低信号;周围骨髓腔内及软组织内可见长T_1、长T_2信号,代表水肿;有时邻近关节的病变可导致关节积液。

2.脊柱结核

MRI目前已被公认是诊断脊椎结核最有效的检查方法。病变椎体在T_1WI呈低信号,在T_2WI呈高信号。MRI显示椎旁脓肿比较清楚,在T_1WI呈低信号,T_2WI呈高信号。脓肿壁呈等T_1、等T_2信号,增强扫描时内部脓液不强化,壁可强化(图15-2)。

图 15-2　腰椎结核

脂肪抑制冠状面 T_1WI 增强扫描,椎体内多个低信号病灶,椎间隙破

坏、狭窄,右侧腰大肌内可见较大结核性脓肿

(三)鉴别诊断

1.骨囊肿

好发于骨干干骺的中心,多为卵圆形透亮影,与骨干长轴一致,边缘清晰锐利,内无死骨。易并发病理骨折。无骨折时常无骨膜反应。CT 和 MRI 表现为典型的含液病变。

2.骨脓肿

硬化比较多,骨膜反应明显,发生于干骺端时极少累及骨骺,可形成窦道。

3.软骨母细胞瘤

骨骺为发病部位,可累及干骺端,但病变的主体在骨骺。可有软骨钙化,易与骨结核混淆,也可根据钙化的形态鉴别。病变呈等 T_1、混杂长 T_2 信号,增强扫描时病变呈实性强化。

4.脊柱感染

起病急,临床症状比较重,多为单个椎体受累,破坏进展快,骨修复明显。

5.脊柱转移瘤

转移瘤好发于椎弓根及椎体后部,椎间隙一般不变窄。可有软组织肿块,一般仅限于破坏椎体的水平,易向后突出压迫脊髓。MRI 增强扫描有助于鉴别软组织肿块与椎旁脓肿。

(江万里)

第三节　骨　坏　死

骨坏死是指骨的活性成分(骨细胞、骨髓造血细胞及脂肪细胞)的病理死亡。在 19 世纪,骨坏死曾被误认为由感染引起。后来认识到骨坏死并非由细菌感染引起,故称无菌坏死;此后,人们认识到骨坏死与骨组织缺血有关,故改称无血管坏死,习惯称缺血坏死。根据其发生部位,通常把发生于骨端的坏死称为骨坏死,而发生于干骺端或骨干的坏死称为骨梗死。

一、临床表现与病理特征

病变发展比较缓慢,临床症状出现较晚。主要是关节疼痛肿胀、活动障碍、肌肉痉挛。最常见的发病部位是股骨头,好发于 30～60 岁的男性,可两侧同时或先后发病。患肢呈屈曲内收畸形,"4"字试验阳性。骨坏死最好发于股骨头,其次是股骨内外髁、胫骨平台、肱骨头、距骨、跟骨、舟骨。

骨自失去血供到坏死的时间不等,数天内可无变化,2～4 周内骨细胞不会完全死亡。骨坏

死的病理改变为骨陷窝空虚,骨细胞消失。骨细胞坏死后,新生和增生的血管结缔组织或纤维细胞、巨噬细胞向坏死组织伸展,逐渐将其清除。结缔组织中新生的成骨细胞附着在骨小梁表面。软骨发生皱缩和裂缝,偶尔出现斑块状坏死。滑膜增厚,关节腔积液。病变晚期,坏死区骨结构重建,发生关节退变。

二、MRI 表现

(一)股骨头坏死

早期股骨头前上方出现异常信号,在 T_1WI 多为一条带状低信号(图 15-3),T_2WI 多呈内、外伴行的高信号带和低信号带,称为双线征。偶尔出现三条高、低信号并行的带状异常信号,高信号居中,两边伴行低信号带,称为三线征。条带状信号影包绕的股骨头前上部可见 5 种信号变化:正常骨髓信号,出现率最高,多见于早期病变;短 T_1、长 T_2 信号,罕见,出现于修复早期;长 T_1、长 T_2 信号,见于修复中期;长 T_1、短 T_2 信号,见于修复早期或晚期;混杂信号,以上信号混合出现,多见于病变中晚期。

图 15-3　股骨头坏死
双髋关节 MRI,冠状面 T_1WI 显示双侧股骨头内线状低信号

(二)膝关节坏死

除病变部位和形状大小外,膝关节坏死 MRI 表现的信号特点与股骨头坏死相似。病变通常表现为膝关节面下大小不一的坏死区,线条样异常信号是反应带,常为三角形或楔形,在 T_1WI 呈低信号,而在反应带和关节面之间的坏死区仍表现为脂肪信号,即在 T_1WI 为高信号,在 T_2WI 呈现"双边征",内侧为线状高信号,代表新生肉芽组织,外侧为低信号带,代表反应性新生骨。

(三)肱骨头坏死

MRI 表现与股骨头坏死类似。

(四)跟骨坏死

信号改变与其他部位的缺血坏死无区别。常发生于跟骨后部,对称性发病比较常见。

(五)距骨坏死

分期和影像学表现与股骨头坏死相似。好发于距骨外上方之关节面下。

三、鉴别诊断

(一)一过性骨质疏松

MRI 虽可出现长 T_1、长 T_2 信号,但随诊观察时可恢复正常,不出现典型的双线征。

(二)滑膜疝

多发生于股骨颈前部,内为液体信号。

(三)骨岛

多为孤立的圆形硬化区,CT 密度较高,边缘较光滑。　　　　　　　　　　　　　　　**(江万里)**

参 考 文 献

[1] 吕仁杰.现代影像诊断实践[M].北京:中国纺织出版社,2022.

[2] 郝跃文,齐顺.实用医学影像诊断精要[M].西安:西安交通大学出版社,2021.

[3] 黎海涛.脑小血管病磁共振诊断与临床[M].北京:清华大学出版社,2022.

[4] 陈谦谦.常见疾病影像诊断[M].北京:科学技术文献出版社,2021.

[5] 高剑波,杜勇.X线/CT医学影像诊断学[M].北京:科学出版社,2022.

[6] 周叶,孟凡东.医学影像诊断与应用[M].长春:吉林科学技术出版社,2020.

[7] 李智岗,王秋香.乳腺癌影像诊断[M].北京:科学技术文献出版社,2021.

[8] 于广会,肖成明.医学影像诊断学[M].北京:中国医药科技出版社,2020.

[9] 郑继慧,王丹,王嵩.临床常见疾病影像学诊断[M].北京:中国纺织出版社,2021.

[10] 王翔,张树桐.临床影像学诊断指南[M].郑州:河南科学技术出版社,2020.

[11] 李怀波,崔峥,于璟,等.实用医学影像检查与常见疾病影像诊断[M].西安:西安交通大学出
版社,2022.

[12] 褚华鲁.现代常见疾病影像诊断技术[M].西安:陕西科学技术出版社,2020.

[13] 刘军,伍玉枝,李亚军.肺部炎性病变的影像诊断与鉴别诊断[M].长沙:湖南科学技术出版
社,2021.

[14] 侯黎伟.实用医学影像与检验[M].长春:吉林科学技术出版社,2020.

[15] 胡伟,刘瑞雪,崔传雨.现代医学影像与技术[M].汕头:汕头大学出版社,2021.

[16] 曹阳.医学影像检查技术[M].北京:中国医药科技出版社,2020.

[17] 田捷,李纯明,董迪,等.影像组学基础[M].北京:科学出版社,2022.

[18] 戚加标.医学影像检查与临床诊断[M].天津:天津科学技术出版社,2021.

[19] 沈娟.影像解剖与临床应用[M].长春:吉林大学出版社,2021.

[20] 唐汐.实用临床影像学[M].天津:天津科学技术出版社,2020.

[21] 马飞虹.现代医学影像学诊断精要[M].北京:中国纺织出版社,2022.

[22] 谢强.临床医学影像学[M].昆明:云南科技出版社,2020.

[23] 韩岩冰,聂存伟,李成龙,等.实用医学影像技术与诊疗应用[M].合肥:中国科学技术大学出
版社,2021.

[24] 索峰.现代医学影像诊断与临床[M].长春:吉林科学技术出版社,2019.

［25］贾晋卫.临床医学影像诊断与应用［M］.哈尔滨:黑龙江科学技术出版社,2021.

［26］郭广春,朱宏,葛涌钱,等.现代临床医学影像诊断［M］.开封:河南大学出版社,2021.

［27］张思伟,陈志光.临床急诊影像诊断案例精粹［M］.北京:科学出版社,2022.

［28］周兆欣,赵滨.实用影像学鉴别与诊断［M］.开封:河南大学出版社,2019.

［29］徐永平,蓝思荣,石映平,等.实用医学影像诊断学［M］.开封:河南大学出版社,2021.

［30］翟瑞桥.实用影像诊断与临床应用［M］.长春:吉林科学技术出版社,2019.

［31］霍学军,杨俊彦,付强,等.医学影像诊断与放射技术［M］.青岛:中国海洋大学出版社,2021.

［32］丁元欣.实用医学影像技术临床应用［M］.北京:中国纺织出版社,2022.

［33］姚刚.现代医学影像诊断［M］.沈阳:辽宁科学技术出版社,2021.

［34］李超.实用医学影像诊断精要［M］.哈尔滨:黑龙江科学技术出版社,2021.

［35］王文荣.医学影像技术与诊断精粹［M］.济南:山东大学出版社,2022.

［36］徐婷,刘灵灵,边晓.多层螺旋CT影像诊断颅脑外伤的应用价值［J］.中国医疗器械信息,2021,27(3):62-63.

［37］刘天柱,彭振鹏,黄乐生,等.多排螺旋CT对胃肠道内可疑异位胰腺病灶的影像学诊断［J］.中国医学物理学杂志,2020,37(3):317-321.

［38］陈俊,荣阳,赵鑫蕊,等.颅脑外伤的CT诊断价值分析与影像学研究［J］.中国医药指南,2018,16(35):139-140.

［39］韩玺河,车丽红,邹梅,等.急性缺血性脑血管病76例多模式CT影像学分析［J］.脑与神经疾病杂志,2017,25(3):141-145.

［40］彭飞.单中心基于DCE-MRI和DWI的影像特征对乳腺癌分子分型的诊断价值［J］.现代科学仪器,2022,39(6):113-117.